FACHBÜCHER FÜR ÄRZTE · BAND I

M. LEWANDOWSKYS

PRAKTISCHE NEUROLOGIE FÜR ÄRZTE

VIERTE, VERBESSERTE AUFLAGE

VON

Dr. R. HIRSCHFELD
BERLIN

MIT 21 ABBILDUNGEN

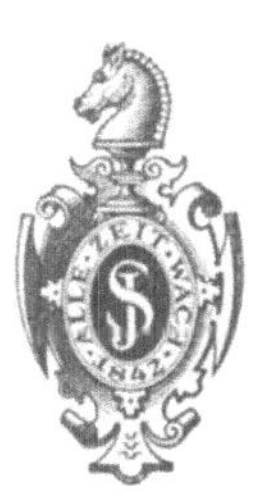

BERLIN
VERLAG VON JULIUS SPRINGER
1923

ISBN 978-3-642-98445-7   ISBN 978-3-642-99259-9 (eBook)
DOI 10.1007/ 978-3-642-99259-9

Aus dem Vorwort zur ersten Auflage.

Das vorliegende Buch ist nur für diejenigen Ärzte geschrieben, welche die Neurologie nicht als Spezialfach betreiben.

Die Neurologie als Spezialfach hat sich so ausgedehnt, daß es selbst dem Neurologen schwer fällt, sie in allen Einzelheiten zu beherrschen. Es liegt darum die Gefahr vor, daß der allgemeine Arzt oder die Vertreter anderer Spezialfächer, daran verzweifelnd, ein so umfangreiches und verzweigtes Fach auch nur in seinen wesentlichen Zügen zu übersehen, die Neurologie entweder ganz vernachlässigen oder sie mit einer gewissen Willkür behandeln. Es wäre das außerordentlich zu bedauern, denn die große Mehrzahl der Nervenkranken stehen in der Behandlung des allgemeinen Arztes und sollen darin verbleiben. Sind doch auch häufig die nervösen Erscheinungen nur Ausdruck einer allgemeineren Erkrankung. Und der Praktiker braucht auch die Neurologie nicht aufzugeben, trotzdem sie so außerordentlich ausgedehnt und verzweigt geworden ist. Denn ihre Grundzüge sind doch sehr einfach, und das Instrumentarium der Neurologie geradezu primitiv zu nennen. Weniger als vielleicht in irgend einem anderen Spezialfach kommt es auf besondere technische Fertigkeiten oder spezielle Apparate an, sondern auf die genaue Kenntnis und Beherrschung einiger weniger fundamental wichtiger Untersuchungsmethoden, und auf die Folgerungen, die aus dem Ausfall dieser Untersuchungen gezogen werden können.

Diese Kenntnis zu vermitteln, ist die Aufgabe des vorliegenden Buches.

Ich habe mich bemüht, die Neurologie von ganz elementaren Voraussetzungen ausgehend, und mit einem Mindestmaß von theoretischer Begründung, zu entwickeln. So ist insbesondere von der Anatomie des zentralen Nervensystems nur das für die Praxis wirklich ganz unentbehrliche aufgenommen. Denn ich weiß aus vielfältiger Erfahrung, daß es demjenigen, der sich nicht in eigener Arbeit mit diesem Gebiet beschäftigt, niemals gelingt, sich ein körperliches Bild, etwa der Gehirnanatomie, zu machen, und daß, was der Student davon zum Examen lernt, in wenigen Wochen vergessen wird.

Der Student muß aber nicht nur viel lernen, was der Arzt nicht braucht, sondern der Arzt braucht auch viel, was der Student nicht lernt.

Aus diesem letzteren Gesichtspunkte habe ich diejenigen Krankheiten verhältnismäßig ausführlich behandelt, welche den Praktiker interessieren, auf Kosten derjenigen, welche ein mehr theoretisches Interesse haben. Zu letzteren rechne ich etwa die Lehre von den progressiven Muskelatrophien, um nur ein Beispiel zu nennen. Es wird dem Arzte weniger wichtig sein, welche von den mannigfachen Formen der progressiven Muskelatrophie vorliegt, wenn er nur weiß, daß eine progressive Muskelatrophie vorliegt, und daß bei allen ihren Formen nichts zu helfen ist. Dagegen bin ich vor allem auf diejenigen Krankheiten und Situationen eingegangen, welche bestimmte Indikationen bieten, und habe versucht, diese Indikationsstellung aus der praktischen Notwendigkeit heraus zu entwickeln, der sich der Arzt gegenüber sieht. Denn es gibt in der Neurologie eine große Anzahl von Fällen, in welchen eine bestimmte, sichere und schnelle Indikationsstellung von der größten Bedeutung ist. Die Neurologie kann nicht nur viel und ganz Bestimmtes leisten; noch mehr kann man, und zwar nicht nur bei den schwersten Erkrankungen, wie etwa dem Hirnabszeß, sondern auch bei unscheinbareren Fällen, z. B. den Psychoneurosen, durch die Vernachlässigung ihrer Regeln schaden.

So habe ich mich denn auch bemüht die wirksamen therapeutischen Methoden so ausführlich zu entwickeln, daß der Arzt in der Lage sein wird, sie selbständig anzuwenden und individuell zu modifizieren. In bezug auf die Therapie bin ich besonders kritisch verfahren. Wenn man große Lehrbücher der Neurologie durchsieht, so hat man leicht den Eindruck, daß in der Neurologie bei fast jeder Krankheit alles nützt, und zieht daraus selbstverständlich den Schluß, daß eigentlich nichts nütze. Es kommt das daher, weil in der Tat eine große Reihe von Krankheitsformen der Neurologie unbeeinflußbar sind, teils indem sie spontan heilen, teils indem sie dauernd fortschreiten, und weil dann, um etwas zu tun, alles Mögliche angewendet wird, ebenso der Urväter therapeutischer Hausrat, wie das Allerneueste der modernen Therapie. Demgegenüber habe ich mich bemüht, die wirklich nützlichen und meist sehr einfachen therapeutischen Maßnahmen herauszuheben. Daß der Arzt aus Rücksicht auf den Patienten manches anwenden wird, von dem er sich eine Wirkung nicht oder nicht mehr verspricht, versteht sich von selbst, aber diese Art der Behandlung bedarf doch wohl keiner besonderen Darstellung.

Die spezielle Einteilung des vorliegenden kleinen Buches hat sich mir von selbst ergeben bei dem Bestreben, eine in fortschreitendem Zusammenhang im ganzen lesbare Übersicht der Neurologie zu geben. Für die schnelle Orientierung im einzelnen soll das Inhaltsverzeichnis und das Register Sorge tragen.

M. Lewandowsky.

Vorwort zur dritten Auflage.

Die steigende Nachfrage nach der „Praktischen Neurologie" hat das Erscheinen der 3. Auflage erforderlich gemacht. Einem letzten Wunsche M. Lewandowskys entsprechend habe ich die Herausgabe des Buches übernommen. Ich habe es mir zur Aufgabe gemacht, die Eigenart des Werkes zu wahren; trägt es doch das Gepräge des scharfsinnigen und originellen Forschers, „den kein Name getäuscht, den kein Dogma beschränkt". Nur wenige Ergänzungen erwiesen sich als notwendig; ich befand mich dabei in der glücklichen Lage das nach dem Tode des Verfassers herausgegebene Büchlein „Kriegsschäden des Nervensystems und ihre Folgeerscheinungen" voll ausnutzen zu können. Dadurch konnte ich den zum Teil etwas veränderten Anschauungen Lewandowskys gerecht werden; das gilt besonders für das Kapitel der Kriegsneurosen. Diese Änderung vorzunehmen, entspricht dem ausdrücklich geäußerten Wunsche des Verstorbenen. Eingefügt habe ich einen kurzen Abschnitt über den striären Symptomenkomplex; bei dem schnellen Fortschreiten der wissenschaftlichen Erkenntnis auf diesem Gebiete trägt derselbe naturgemäß nur provisorischen Charakter. Außerdem wurden von mir im Kapitel „Begutachtung" die vom wissenschaftlichen Senat der Kaiser Wilhelm-Akademie seinerzeit herausgegebenen „Anhaltspunkte für die militärärztliche Beurteilung der Frage der Dienstbeschädigung bei den häufigsten nervösen Erkrankungen der Heeresangehörigen" wiedergegeben, um damit zu einer möglichst einheitlichen Beurteilung dieser wichtigen Frage seitens der Ärzte beizutragen.

Ich hoffe, daß das Buch des allzufrüh verstorbenen Forschers sich auch weiterhin Freunde erwerben wird.

Charlottenburg, im August 1919.

R. Hirschfeld.

Vorwort zur vierten Auflage.

In der vorliegenden 4. Auflage der „praktischen Neurologie" durfte ich auf irgend welche Umgestaltungen, die den Charakter des Buches verändern könnten, um so eher verzichten, als der ursprüngliche Plan, auf dem M. Lewandowsky sein Buch aufgebaut hat, sich als zweckmäßig erwiesen hat. Eine Anzahl von Änderungen mußte jedoch vorgenommen werden, um das Buch auf der Höhe der modernen Forschung zu erhalten.

Abgesehen von einer Reihe mir differentialdiagnostisch wichtig erscheinender Gesichtspunkte, die ich in einige Kapitel eingefügt habe, bin ich ausführlicher auf die Encephalitis epidemica eingegangen. Ich habe es ferner für vorteilhaft erachtet die extrapyramidalen Bewegungsstörungen in ein Kapitel zusammenzufassen. Die Darstellung dieser Erkrankungen habe ich nach dem Vorbilde Lewandowskys den Bedürfnissen des praktischen Arztes angepaßt und daher verhältnismäßig kurz abgehandelt.

Nachdem am 12. 5. 20 das neue Reichsversorgungsgesetz erschienen ist, mußte das Kapitel über die Begutachtungen nach demselben umgestaltet werden. Daß die Kriegsschäden in dieser Auflage noch einen relativ breiten Raum einnehmen, begründe ich mit der Erfahrung, daß auch vom praktischen Arzt noch auf Schritt und Tritt eine Beurteilung der Folgen der Kriegsverletzungen gefordert wird.

Dem Ausbau des Inhaltsverzeichnisses wurde erhöhte Beachtung geschenkt.

Berlin, im Januar 1923.

R. Hirschfeld.

Seite

Seite

Inhaltsverzeichnis. XIII

1. Die erste Aufgabe der Untersuchung von Nervenkranken. Einteilung der Nervenkrankheiten.

Das Gebiet, das die Neurologie heute umfaßt, und das der Neurologe vertritt, setzt sich aus zwei im Grunde ganz verschiedenen Teilen zusammen. Diese beiden Teile sind die organischen Nervenkrankheiten auf der einen Seite, die Psychoneurosen auf der anderen. Die organischen Erkrankungen haben als Grundlage grobe anatomische Veränderungen, die Neurosen — Neurasthenie, Hysterie, Zwangsvorstellungen und verwandte Zustände — besitzen ein anatomisches Substrat nicht. Diese Neurosen sind in der Tat nur seelische Erkrankungen, und zwar die leichtesten, oberflächlichsten seelischen Erkrankungen. An dieser Stelle hört man vielfach folgenden Einwand: Jeder seelische Vorgang habe doch einen körperlichen Parallelvorgang, und jede seelische Erkrankung sei doch anerkanntermaßen eine Gehirnerkrankung. Habe man zwar für die Neurosen noch keine anatomische Grundlage gefunden, so werde und müsse man doch einmal dafür eine finden — und damit fiele dann der ganze Unterschied zwischen den organischen Erkrankungen und den Neurosen dahin. Habe man doch auch bei Geisteskrankheiten, wie etwa der Dementia praecox (Schizophrenie) oder der progressiven Paralyse feinere und gröbere anatomische Befunde erhoben. Man kann diesem Einwand gegenüber ruhig zugeben, daß auch die Neurosen auf molekularen, möglicherweise sogar in ferner Zukunft einmal anatomisch nachweisbar werdenden Veränderungen des Nervensystems beruhen mögen; aber soviel ist sicher: die möglichen Veränderungen der Neurosen sind doch bei weitem nicht so tief, als die feinsten uns bisher bekannten Veränderungen, die nämlich bei einigen Geisteskrankheiten. In der Tat stehen auch klinisch die eigentlichen „Geisteskrankheiten" den organischen Nervenkrankheiten viel näher als die Neurosen; die Geisteskrankheiten stehen nicht nur anatomisch, sondern auch klinisch geradezu zwischen diesen und jenen. Dies im einzelnen auszuführen würde hier zu weit führen. Weil es aber so ist, gibt es auch zwischen den organischen Nervenkrankheiten und den Psychoneurosen keine Übergänge. Man findet häufig die Wendung, daß die Neurosen, unter ihnen besonders die Hysterie, die Symptome der organischen Nervenkrankheiten „nachahmen". Die Forschung der letzten Dezennien hat aber gezeigt, daß diese Nachahmungen von den organisch bedingten Lähmungen, Kontrakturen usw., auf Grund objektiver Merkmale leicht zu unterscheiden sind und daß sie nur eine ganz äußerliche Ähnlichkeit mit den organisch bedingten Zuständen haben.

Auf dem großen Abstand, der die organisch bedingten Nervenkrankheiten von den Neurosen trennt, beruht die außerordentliche Wichtigkeit, die ihrer Unterscheidung zukommt. Man hat den organischen Erkrankungen die „funktionellen“ gegenübergestellt, man tut jedoch besser, dieses Wort zu vermeiden. Denn zu den funktionellen Erkrankungen rechnete man früher manches, das nach den neueren Forschungen zweifellos grob organisch bedingt ist, wie etwa die Chorea, die Paralysis agitans. Auch die Epilepsie wird wohl heute noch meist eine funktionelle Erkrankung genannt, und doch muß sie von den genannten „Psychoneurosen“ auf das schärfste geschieden werden. Der Begriff funktionell ist eben ein dehnbarer, kein fester. In der Tat kommt es auch für die praktische Diagnose zunächst auf die Absonderung der genannten Psychoneurosen an.

Keine positive Diagnose der Hysterie! Es ist nun das eine große Geheimnis der neurologischen Diagnostik, daß die Frage, ob eine nervöse Erkrankung eine Psychoneurose, d. h. meist eine Hysterie ist, nicht durch positive Merkmale dieser Psychoneurosen zu beantworten ist, sondern ausschließlich dadurch, daß man die „organischen“, oder, wenn man lieber will, die schwereren Erkrankungen des Nervensystems in dem oben erläuterten Sinne ausschließt.

Tagtäglich werden viele schwere Fehler gemacht, indem man diese Grundregel außer acht läßt. Man läßt sich durch die Anamnese, durch ein „hysterisches Wesen“ oder auch durch sogenannte hysterische Stigmata verführen, eine Hysterie zu diagnostizieren, wo doch eine organische Krankheit vorliegt, die freilich manchmal durch hysterische Züge überlagert ist. Aber es ist doch leicht ersichtlich, daß für die Beurteilung einer multiplen Sklerose die multiple Sklerose die Hauptsache ist, auch wenn der Kranke nebenbei einige hysterische Züge aufweist, und nicht diese hysterischen Züge. Man würde eben eine an multipler Sklerose Leidende, die man als solche erkannt hat, nicht jahrelang als hysterische Simulantin durch die Krankenhäuser hetzen, auch dann nicht, wenn sie etwas hysterisch ist.

Nicht mit der Sensibilitätsuntersuchung anfangen! Insbesondere sei aus diesem Gesichtspunkt, daß man nämlich die Hysterie niemals allein auf ihre positiven Merkmale hin diagnostizieren darf, schon gleich hier davor gewarnt, die Untersuchung mit der Sensibilitätsprüfung zu beginnen. Man prüfe zunächst weder auf Anästhesie noch auf Stigmata. Man kann manchmal auf einzelnen Pavillons ganze Epidemien hysterischer Anästhesien sehen, weil einige junge Famuli in der Freude ihres Herzens, die Symptome dieser interessanten Krankheit untersuchen zu können, sie ausgiebig suggeriert haben. Dabei aber haben sie natürlich leichte und schwere Symptome organischer Nervenkrankheiten übersehen, und man hat alle Mühe, ihnen klar zu machen, daß eine Tabes mit Pupillenstarre darum noch keine Hysterie wird, weil sie ihr noch eine hysterische einseitige Anästhesie ansuggeriert haben.

In der allgemeinen Praxis wird vielfach auf die Anamnese zu-viel Wert gelegt. „Die Patientin war ihr ganzes Leben lang nervös, also wird auch die jetzige Krankheit Neurasthenie sein“, ist eine Folgerung, die häufig, aber nicht immer stimmt. Ebenso darf man auf die Ätiologie von Anstrengungen, Sorgen, Überarbeitung für Hysterie und Neurasthenie nur dann etwas geben, wenn man zuvor untersucht hat. Selbst der Geübte wird häufig überrascht sein, bei solchen typischen Anamnesen und entsprechenden subjektiven Symptomen bei der Untersuchung dann doch eine organische Erkrankung zu finden. Andererseits darf man die Hysterie nicht von vornherein ausschließen, wenn ein großer kräftiger Mann, der niemals nervös war, plötzlich mit einer Lähmung beider Beine zusammengesunken ist. Die Voraussetzung jeder Diagnose bleibt eben immer die Untersuchung und auch unsere Studenten sollten gewöhnt werden, sich nicht zu lange mit der genauen Anamnese abzugeben, sondern nach einigen orientierenden Fragen über Art und Dauer der Beschwerden zunächst zur objektiven Untersuchung zu schreiten. Im Laufe der Untersuchung erst ergeben sich dann Möglichkeiten und Schlüsse, welche später durch eine speziell gerichtete Anamnese geprüft werden sollten.

Es muß also unsere Aufgabe sein, den Nervenkranken in jedem einzelnen Falle zunächst soweit zu untersuchen, daß wir „organische“ Erkrankungen entweder ausschließen können, oder daß wir sie annehmen müssen. Die nächsten Kapitel werden sich daher immer wieder mit der Frage beschäftigen, inwieweit diese beiden — nicht ganz zusammenfallenden — Postulate zu erfüllen sind.

Das eine aber möchten wir als die Grundlage der modernen Neurologie hier ein und für allemal feststellen, **daß die neurologische Diagnose eine ebenso exakte ist, wie die Diagnose auf anderen Gebieten.** Die in vielen Köpfen spukende Ansicht, daß man in der Neurologie Diagnosen mit „Intuition“ stellen könne, und die sich daraus ergebende Nichtachtung unseres Gebietes kann gar nicht scharf genug zurückgewiesen werden. Daß eine bestimmte Diagnose nicht zu stellen ist, daß der Kranke eine Zeitlang beobachtet werden muß (z. B. bei der Epilepsie), daß Zweifel übrig bleiben, daß ein gewisser Zeitraum der Entwicklung abgewartet werden muß, kommt natürlich in der Neurologie auch vor, aber nicht häufiger als auf anderen Gebieten.

2. Die wichtigsten Handgriffe der neurologischen Untersuchung.

Wir haben dargelegt, daß die alte Einteilung der Nervenkrankheiten in organische und funktionelle uns keinen scharfen Sinn mehr gab, weil eine Stufenleiter die schweren organischen mit den oberflächlicheren organischen und diese mit den Psychosen und Psychoneurosen verbindet. Sehr häufig aber kommt es darauf an, zwischen den beiden Enden der Leiter, den schweren im alten Sinne organischen Nervenkrankheiten einerseits und den leichtesten, insbesondere den Psychoneurosen, der Hysterie, Neurasthenie etc. zu unterscheiden.

1*

Man kann sagen, daß die überwiegende Menge der Kranken, welche überhaupt den Arzt wegen nervöser Beschwerden aufsucht, ihn nur vor die Entscheidung stellt: entweder Hysterie, Neurasthenie, wenn man so will, Nervosität oder organisches, d. h. anatomisch grob nachweisbares zentrales Leiden des Rückenmarks oder Gehirns. Die peripheren Nervenkrankheiten kommen in diesen Fällen weniger in Betracht; soweit erforderlich, werden sie sogleich noch berücksichtigt werden.

Es handelt sich zunächst um jene Fälle, welche mit anscheinend allgemeinen Beschwerden zu uns kommen, mit Klagen über Schwäche, über Kopfschmerzen, über Schwindel, über Schlaflosigkeit, über Gedächtnisschwäche, über Parästhesien etc. etc., ganz einfach manchmal „über die Nerven". Gewiß gehört meist kein großer Scharfblick dazu, um auf Grund der typischen Beschwerden und der entsprechenden Anamnese hier die Diagnose Nervosität od. dgl. zu stellen, und doch kann die Diagnose täuschen. Nicht selten verbergen sich hinter diesen harmlosen Beschwerden eine multiple Sklerose, ein Hirntumor, eine progressive Paralyse, eine Tabes, überhaupt jegliche organische Nervenkrankheit. Nur durch die genaue Untersuchung kann man die Möglichkeit dieser ernsten Erkrankungen ausschließen, und durch diese genaue Untersuchung zugleich das Vertrauen des Kranken und das Vertrauen zur Richtigkeit seiner eigenen Therapie gewinnen. Während das Publikum der Privatpraxis eine solche Untersuchung ohne weiteres als notwendige Vorbedingung der Diagnose erwartet, ist bei den Kassen- und Armenpatienten diese Erkenntnis noch nicht allgemein. Wie häufig habe ich es nicht gehört, auch von Kranken mit Kopfschmerzen: „Ich war schon bei so vielen Ärzten, aber meine Beine hat noch keiner untersuchen wollen." Vom Augenspiegeln natürlich gar nicht zu reden. Das haben die meisten Nervenkranken noch nie erlebt.

Wenn wir uns nun sogleich zu der praktischen Untersuchung Nervenkranker wenden, so sind eine Reihe von sehr einfachen Handgriffen hier voranzustellen, die gleichsam den Grundstock der neurologischen Untersuchung bilden. Wenn diese paar Handgriffe auf den Universitäten praktisch geübt und in ihrer praktischen Bedeutung erschöpfend besprochen würden, so wäre damit zehnmal mehr für die spätere Praxis getan, als mit der Einprägung unbrauchbarer Finessen. Ergibt nämlich die Untersuchung, daß diese „primären" Handgriffe keine pathologischen Reaktionen ergeben, dann kann man in 90% der in Frage kommenden Fälle auch sicher sein, daß keine organische Erkrankung vorliegt.

Derjenige Handgriff, den man zweckmäßig zuerst anwendet, weil der Patient sich dazu noch nicht auszuziehen muß, ist die Untersuchung der Pupillen.

Bei der Untersuchung der Pupillen kommt in allererster Linie die Lichtreaktion der Pupillen in Frage, d. h. die Verengerung der Pupillen bei Belichtung, und zwar ist jede Pupille einzeln unter Bedeckung des anderen Auges zu untersuchen. Dabei ist die erste Bedingung und zugleich fast die einzige Schwierigkeit die Ausschaltung der Akkommodationsreaktion der Pupillen, welche bekanntlich gleich falls in einer Verengerung der Pupille besteht. Man muß also darauf achten, daß der Patient ruhig in die Ferne sieht, und während der Untersuchung auch nicht vorübergehend Hand oder Gesicht des Untersuchers fixiert. Untersucht man bei Tageslicht am Fenster, so gibt man zweckmäßig die Vorschrift, während man die Augen mit der flachen Hand verdeckt: „Sehen Sie ruhig gerade auf das gegenüberliegende Haus, wie wenn Sie durch meine Finger hindurchsehen wollten." Auch wenn man bei künstlicher Beleuchtung untersucht, ist es zweckmäßig, dem Patienten ein bestimmtes Ziel für seinen Blick zu geben, das dann soweit entfernt sein muß, daß eine Akkommodation nicht mehr in Frage kommt, also eine entferntere Zimmerecke, Schrankkante od. dgl. Dabei wähle man die Blickrichtung horizontal, lasse den Patienten nicht nach oben oder nach unten sehen. Der Untersucher selbst stelle sich etwas seitwärts, einmal damit im Augenblick der Belichtung die volle Lichtstärke das Auge trifft, und auch, um den Patienten nicht doch zu einer Akkommodationsbewegung zu veranlassen. Man kann dem Patienten auch die ausdrückliche Vorschrift geben: „Sehen Sie an mir vorbei nach der Zimmerecke od. dgl."

Wenn man bei Tage untersucht, so hat man die Wahl zwischen Tageslicht und künstlicher Beleuchtung der Pupille. Im ersten Falle stellt man den Patienten möglichst nahe an das Fenster, sich selbst dem Patienten gegenüber mit dem Rücken zur Straße, verdeckt beide Augen des Patienten mit den beiden flachen Händen, gibt ihm auf, die Augen auf zu halten und geradeaus zu blicken (s. oben) und zieht dann rasch eine Hand zur Seite, während man sofort die Pupille beobachtet. Das Verfahren, die Augen schließen zu lassen bzw. die Lider des Patienten zuerst passiv zu schließen und dann in die Höhe zu ziehen, ist im allgemeinen nicht so gut, gibt aber manchmal bei schwer belehrbaren Patienten, bei vielen Kindern, auch bei benommenen Patienten, wenn man geeignetes Tageslicht im Krankenzimmer hat, doch raschere Resultate, als das erste Verfahren, wenn man dann auch noch genauer auf die Akkommodation achten muß. Nicht zu empfehlen ist die Benutzung des direkten Sonnenlichts, weil die Blendungsreaktion störend wirken kann; andererseits muß das Tageslicht eine gewisse Stärke haben, und an trüben Tagen ist man durchaus auf künstliche Beleuchtung angewiesen, die man in der Sprechstunde jetzt im allgemeinen überhaupt vorzieht.

Als künstliche Beleuchtung nimmt man am besten eine der kleinen elektrischen Taschenlampen, wie sie überall zu haben sind. Auch hier ist das nicht geprüfte Auge zu verdecken, während man das zu prüfende offen läßt. Dabei ist dann selbstverständlich dafür zu sorgen, daß dieses Auge nicht von vornherein zu stark belichtet ist. Es genügt aber meist in nicht gar zu hellen Räumen, den Patienten mit dem Rücken gegen das Fenster und 2—3 Meter von diesem entfernt zu prüfen. In Krankensälen, wo allseitige Belichtung vorhanden ist, kommt man dadurch mit leichter Mühe zum Ziel, daß man mit einigen Fingern derselben Hand, die das eine Auge schließt, über dem Augenbrauenbogen des zu prüfenden Auges ein Dach bildet und dabei seinen Körper so wendet und zugleich so weit nähert, daß man damit die Hauptrichtungen des Lichts verstopft. An Stelle der elektrischen Taschenlampe kann man auch einen Reflektor beliebiger Art nehmen. Die direkte Beleuchtung durch ein brennendes Streichholz, eine Tischlampe gibt meist keine genügenden Resultate. Auch die fokale Beleuchtung ist zwar brauchbar, aber wegen der großen Annäherung der Linse an das Auge (Gefahr der Akkommodation) nicht gerade zu empfehlen und jedenfalls immer überflüssig.

Ich würde alle diese Einzelheiten nicht anführen, wenn ich nicht Dutzende von Malen die Erfahrung gemacht hätte, daß ganz gut reagierende Pupillen als reaktionslos bezeichnet wurden und umgekehrt, und daß man z. B. im ersten Fall eine Tabes diagnostiziert hatte an Stelle eines harmlosen Rheumatismus, oder im zweiten eine Paralyse übersehen hatte.

Solche Irrtümer können nun auch, wenn auch sehr viel seltener, dadurch hervorgerufen werden, daß der Untersucher zwar richtig untersucht, aber die Reaktion falsch beurteilt, daß er also schwach reagierende Pupillen als reaktionslos bezeichnet. Wir müssen also noch darüber sprechen, wie ausgiebig denn eine normale Pupillenreaktion zu sein hat.

Ausgiebig-
keit der
Reaktion Das ist nun beinahe unmöglich; wer auch nur 20 normale Personen aufmerksam und richtig untersucht hat, der weiß ohnhin, in welchen Grenzen die Ausgiebigkeit der Pupillenreaktion normalerweise schwankt, und wer es nicht getan hat, der muß es noch tun. Trotzdem kann auf einige Punkte aufmerksam gemacht werden. Einmal kann im Alter, in dem auch häufig eine gewisse Enge der Pupillen besteht, die Pupillenreaktion recht gering sein. Man untersucht dann besser im ganz dunklen Raum. Wenn bei alten Leuten aber nur überhaupt eine deutliche, wenn auch geringe Pupillenreaktion besteht, und dabei — wir kommen auf diese Hilfstatsache noch zurück — die Pupillen rund und gleichweit sind, so kann man diese Reaktion unbedenklich als normal und positiv bezeichnen. Zu berücksichtigen ist ferner der Einfluß von Giften auf die Pupillenreaktion. Es handelt sich dabei einmal um die lokale Wirkung von Atropin, Eserin etc. Daß es auch schon vorgekommen ist, daß eine Pupille für starr gehalten wurde, weil dem Patienten soeben von einem Kollegen Atropin eingeträufelt war, das sei nur vorsichtshalber erwähnt. Atropin kann aber auch für längere Zeit, Homatropin für kürzere Zeit die Reaktion der Pupillen stören. Vor allem handelt es sich hier aber bekanntlich um die Wirkung Morphium des Morphiums, das, sei es zu therapeutischen Zwecken gegeben, sei es bei Morphinisten, zu Miosis und zu fast vollständiger Aufhebung der Pupillenreaktion, demgemäß besonders zur Fehldiagnose Tabes führen kann. Man versäume daher in entsprechenden Fällen niemals, danach zu fragen, ob in den letzten Tagen viel Morphium gegeben ist.

Daß umgekehrt fälschlich eine spurweise Reaktion für eine positive angesehen, also eine fast lichtstarre Pupille als reagierend bezeichnet wird, kommt tatsächlich nur selten vor. Erstens sind die Pupillen meist wirklich völlig starr, und zweitens hat man hier Hilfsmomente in den anderen Eigenschaften der Pupille, die später noch in ihrer be-

sonderen Bedeutung betrachtet werden sollen, die aber als i m Zweifelsfalle (!) fast immer entscheidend, hier schon angeführt werden müssen.
Diese Hilfsmomente sind in Zweifelsfällen Ungleichheit, deutliche
Unregelmäßigkeit oder hochgradige Enge (Stecknadelkopf-
größe) der Pupillen. Ist eins von diesen Merkmalen vorhanden
und die Reaktion so schwach, daß man zweifelt, dann sind die Pupillen
praktisch als lichtstarr zu betrachten.

Es sei aber daran erinnert, daß eine verzogene und starre Pupille
auch durch eine alte Iritis verursacht sein kann, und dann natürlich
für die neurologische Untersuchung nicht zu verwerten ist.

Stillschweigende Voraussetzung dieser ganzen Betrachtung der
Lichtreaktion der Pupille ist ferner, daß das Auge nicht blind ist. Einfluß der
Amaurose
Selbst in Fällen, in denen eine totale Optikusatrophie besteht, und die
Pupille natürlich auch nicht auf Licht reagiert, spricht man nicht von
Lichtstarre der Pupille, noch viel weniger etwa bei totaler Amaurose Lichtstarre
durch Glaukom od. dgl. Die Bezeichnung „Lichtstarre" hat zur Vor-
aussetzung, daß ein Sehen da ist, daß eine lichtempfindliche Retina
von den optischen Strahlen getroffen wird, und daß trotzdem keine
Pupillenreaktion eintritt.

Lichtstarre der Pupille (oder auch nur einer Pupille!) ist
in jedem Falle Zeichen einer schweren organischen Erkrankung und
mit der Annahme Hysterie oder Neurasthenie unvereinbar.

Die Prüfung der Lichtreaktion der Pupillen ist nicht das einzige,
wenn auch bei weitem das wichtigste, was an den Pupillen festzustellen
ist. Indem wir uns zur Prüfung der Lichtreaktion anschicken, stellen
wir ohne weiteres noch eins fest, die Weite der Pupillen. Hier ist Pupillenweite
von wesentlicher Bedeutung nicht die absolute Weite der Pupille, sondern
etwaige Differenzen in der Weite der beiden Pupillen. Allerdings kommen
geringe Differenzen in der Weite der Pupillen bei manchen Personen angeboren vor, und wenn nur ein wenig differente Pupillen prompt auf
Licht reagieren, kann man mit dem Symptom im allgemeinen nichts an
fangen, und solche Pupillendifferenz ist mit völliger Gesundheit des
Nervensystems jedenfalls verträglich [1]. Erheblichere Differenzen in
der Pupillenweite sind dagegen auf eine organische Erkrankung allerdings
außerordentlich verdächtig, auch wenn keine Lichtstarre besteht. Besteht letztere, so ist die Diagnose ja ohnehin sicher. Die absolute Weite
gleicher Pupillen gibt nur dann einen Hinweis auf eine organische Erkrankung, wenn sie ganz eng, stecknadelkopfgroß, sind. Sie sind aber
dann eben wieder auch lichtstarr, wenn es sich um eine organische Erkrankung handelt (über die Pupillen im Senium und bei Morphinismus
vgl. oben, im epileptischen Anfall unter Epilepsie).

Wenn die Pupillen auf Licht reagieren, so braucht man die Prüfung
auf Akkommodation gar nicht vorzunehmen, weil sie dann immer Akkommodation
auch auf Akkommodation reagieren. Reagieren die Pupillen aber

---

[1] Wenn andere Symptome hinzukommen, kann allerdings die Differenz in
der Weite lichttüchtiger Pupillen auf eine Sympathikusstörung hinweisen, wie
weiter unten erwähnt werden wird (S. 70).

nicht auf Licht, so hat man auch die Reaktion bei Akkommodation zu
prüfen, indem man einen Gegenstand, am besten den Finger des Arztes,
zuerst in etwa 1 m Entfernung fixieren läßt und dann unter der Auf-
forderung, weiter zu fixieren, den Finger allmählich immer weiter gegen
das Gesicht des Patienten hin führt. Reagieren lichtstarre Pupillen
noch auf Akkommodation, und sehr häufig ist der Unterschied ganz
frappant, dann bezeichnen wir das als Argyll-Robertsonsches Phänomen oder reflektorische Starre. Reagieren die Pupillen weder auf
Licht noch auf Akkommodation, so sprechen wir von absoluter
Starre. Die Bedeutung dieser beiden Arten der Starre fällt nicht ganz
zusammen. Für die jetzige Betrachtung geht sie aber nicht weiter als
die Bedeutung der Lichtstarre überhaupt, d. h. Argyll-Robertsonsches Phänomen ebenso wie absolute Starre sind sichere
Zeichen einer organischen Erkrankung des Nervensystems.

Von der Untersuchung der Augen begeben wir uns sofort zur
Untersuchung der unteren Extremitäten — immer wieder eine
Gelegenheit zur Verwunderung für den Patienten, der selbstverständlich nicht begreift, was die Untersuchung der Beine zur Aufklärung
seiner Kopfschmerzen beitragen könne.

Zur Untersuchung dieser Phänomene muß sich der Patient aus-
ziehen. Sehr zu empfehlen ist, daß der Patient sich von vornherein
vollständig entkleidet, was durchzusetzen bei Männern ja keine Schwierigkeit macht. Frauen wird man ja sich nicht auf einmal ganz nackt aus-
ziehen lassen, sondern sie in bekannter Weise sukzessive untersuchen.
In der Babinskischen Poliklinik in Paris muß sich auch jede Frau
völlig entkleiden. Es bereitet nicht die geringsten Schwierigkeiten
und beschleunigt die Untersuchung ungemein. Man sieht dann auch
häufig beim ganz unbekleideten Menschen Dinge, die sonst leicht der
Feststellung entgehen, so Wirbelsäulendeformitäten, Wachstumsungleich-
heiten etc. Daß aber derjenige Körperteil, den man jeweils untersucht,
unbekleidet sein muß, darüber sollte wirklich kein Zweifel sein.

Die Achillesreflexe bekommt man manchmal beinahe besser durch
die Stiefel hindurch, was die Notwendigkeit nicht ausschließt, sie auch
am unbekleideten Fuß zu untersuchen.

An den Beinen gibt es drei Phänomene, die sämtlich von größter
Wichtigkeit sind, und zwar eines ebenso bedeutungsvoll als das andere:
den Kniereflex, den Achillessehnenreflex und den Fußsohlenreflex.

Der Kniereflex, der ja schon seit langer Zeit fast als wichtigstes
aller Prüfungsmittel der Nervenkrankheiten betrachtet wird, wird am
besten beim liegenden Kranken geprüft, indem man ihn auffordert,
das eine Bein ein wenig über das andere zu legen. Man sage dem Kranken
ja nicht, was man tun will, man bemerke nur kurz, daß man seine Beine
untersuchen müsse, und lasse ihn dabei seine Beine nicht ansehen, sondern
den Kopf rückwärts lehnen und an die Zimmerdecke sehen. Der größte
Fehler, den man machen kann, ist der, daß man von vornherein dem
Kranken aufgibt „nicht zu spannen". Hat er es bis dahin noch nicht
getan, so tut er es nun sicher. Verfährt man ruhig, so braucht man

den Jendrássikschen und andere Handgriffe nur in einer verschwindenden Minderzahl der Fälle, ich schätze auf 1—2 %. Man kann den Patienten natürlich auch sitzen und ihn wie üblich die Beine über einander schlagen lassen, oder auch die Beine nebeneinander im Knie in stumpfem Winkel gebeugt mit der Hacke lose auf den Fußboden aufstellen lassen. Man kann den Patienten sich auch auf einen Tisch setzen und ihn die Beine lose herunterhängen lassen.

Der Schlag auf die Sehne soll kurz und federnd sein. Man kann ihn mit dem Perkussionshammer, der Kante einer Elektrode, einem Lineal od. dgl. ausführen. Die bloße Hand eignet sich nicht so gut dazu, mindestens ist dazu dann eine gewisse besondere Übung erforderlich.

Man achte dann nicht nur auf die Streckbewegung des Unterschenkels, sondern sehe sich auch die Quadrizepszuckung selbst an. Letztere ist manchmal viel deutlicher und sicherer als erstere.

Wenn man keinen Reflexerfolg sieht, so kann man einen der sogenannten Kunstgriffe anwenden, welche wesentlich den Zweck verfolgen, die Aufmerksamkeit des Patienten von dem untersuchten Gebiete abzulenken, und von denen der Jendrássiksche immer noch als ausreichend und vielleicht als der beste erscheint. Man wendet ihn zweckmäßig so an, daß man seine (des Untersuchers) linke Hand in die eine des Patienten legt (nicht also den Patienten seine eigenen Hände auseinander ziehen läßt) und ihm aufgibt bei 1, 2, 3 die Hand des Untersuchers kräftig zu drücken. Das hat gegenüber der anderen Methode den Vorzug, daß man weiß, wann der Patient drückt. In diesem Augenblick führt man dann den Schlag gegen die Sehne.

Kunst-
griffe

Es kommt ganz außerordentlich selten, eigentlich wohl niemals vor, daß man nicht zu einem bestimmten Resultat kommt.

Nicht ganz so leicht zu beurteilen ist der Achillessehnenreflex, d. h. die reflektorische Kontraktion der Wadenmuskulatur bei Beklopfen der Achillessehne. Wenigstens lehrt mich meine persönliche Erfahrung, daß selbst Geübtere den Reflex nicht so ganz selten als fehlend bezeichnen, da, wo er doch vorhanden ist.

Achilles-
sehnen-
reflex

Man prüft den Achillessehnenreflex, indem man beim liegenden Patienten das Bein durch entsprechende Unterstützung des Fußes passiv etwas beugt und zugleich den Fuß etwas dorsal flektiert; dann fühlt man bei positivem Reflex die Plantarflexion des Fußes sehr deutlich. Oder der Patient liegt auf dem Bauch mit senkrecht erhobenem Unterschenkel, oder aber man läßt den Patienten, das Gesicht nach der Lehne, auf einen Stuhl knieen, die Beine recht weit dabei auf den Sitz schieben, so daß die Tibia etwa eine Handbreite über den Sitz noch hervorsteht, und klopfe dann auf die Sehne. Man kann sich durch vorheriges Zufassen davon überzeugen, daß der Kranke nicht zu sehr spannt. Auch hier versuche man es zuerst ohne mündliche Vorschriften an den Kranken auszukommen; sonst sind die Kunstgriffe entsprechend wie beim Patellarreflex. Manchmal tut man gut auch bei knieenden Patienten den Fuß passiv etwas dorsal zu beugen, um die Sehne anzuspannen. Die Schwierigkeit bei der Beurteilung des Reflexes, soweit überhaupt eine solche vorhanden ist, liegt manchmal darin, die rein mechanische Wirkung des Schlages — die Sehne zieht beim Schlage naturgemäß etwas am Kalkaneus — von einer reflektorischen Wirkung zu unterscheiden; hier muß man sich eben eine gewisse Übung verschaffen. Keinesfalls soll man sich begnügen, die Untersuchung nur in einer Stellung auszuführen, wenn man ein unsicheres Resultat bekommt, da die Feststellung des ein- oder doppelseitigen Fehlens des Achillesreflexes für die Diagnose von folgenschwerer Bedeutung ist.

Die Beurteilung sowohl des Patellar- wie des Achillessehnenreflexes wird nun ganz wesentlich dadurch erleichtert, daß es zunächst nur darauf ankommt, ob die beiden Reflexe überhaupt da sind, oder ob sie nicht da sind. Es ist ein beinahe allgemein verbreiteter Irrtum, daß man aus der Stärke des Patellarreflexes etwas schließen könne, z. B. daß bei lebhaften oder — der gewöhnliche und ganz fehlerhafte Ausdruck — bei „verstärkten" Patellarreflexen etwa ein Verdacht auf eine organische Erkrankung gegeben sei. Die Stärke des Patellarreflexes schwankt normalerweise in so weiten Grenzen, daß man mit der Beurteilung der Stärkegrade gar nichts anfangen kann. Selbst sehr starke Reflexe sind mit Gesundheit des Nervensystems, oder mit Neurasthenie, Hysterie u. dgl. durchaus vereinbar, wenn sie nicht zugleich besondere Merkmale aufweisen [1]), auf die wir später (S. 19) zurückkommen. Ebenso sind sehr schwache Reflexe noch nicht pathologisch. Unbedingt pathologisch ist nur das Fehlen der Reflexe oder auch nur eines Reflexes, wenn das nicht durch augenscheinliche Veränderungen in der Nähe der Sehne, z. B. Gelenkergüsse u. dgl., bedingt ist [2]). Pathologisch ist ferner eine sehr deutliche unzweifelhafte Differenz in der Stärke der beiderseitigen Reflexe, wenn etwa also der eine Patellarreflex sehr lebhaft und der andere kaum auszulösen ist. In der Tat werden nämlich solche angeblichen Differenzen viel häufiger gefunden als sie da sind, und die Angaben darüber, ebenso wie die über die absolute Stärke der Reflexe, zu Folgerungen über einen zugrunde liegenden Krankheitsprozeß, z. B. in Gutachten, in ganz unrichtiger Weise benutzt. Man achte auch darauf, daß man die mechanische Erschütterung nicht mit dem Reflex verwechselt. Häufig sieht man auch Kranke, die wissen, worauf es ankommt, und beim Schlag auf die Kniesehne willkürlich mit dem Unterschenkel eine zuckende Bewegung ausführen.

Um auf die Beurteilung der absoluten Stärke des Patellarreflexes zurückzukommen, so ist außer dem Fehlen noch sicher pathologisch eine Verstärkung zum Patellar- bzw. zum Fußklonus. Denn Patellar-

---

[1]) Auch die Ausdehnung der „reflexogenen Zone", z. B. die Möglichkeit, durch Beklopfen der Tibia noch einen Patellarreflex auszulösen, ist an und für sich nicht pathologisch.

[2]) Daß Fehlen der Patellarreflexe angeboren und ohne weitere Bedeutung ist, kommt unter vielen tausend Fällen einmal vor; daß bei hysterischen Lähmungen zeitweise der Kniereflex nicht auszulösen ist, hat wohl die große Mehrzahl der Neurologen überhaupt noch nicht gesehen, und die Fälle, in denen das bisher beobachtet ist, lassen sich an den fünf Fingern einer Hand abzählen. Mit diesen Eventualitäten rechnet man am besten gar nicht.

und Fußklonus sind nur Verstärkungen des Patellar- und Achillessehnenreflexes, wenn sie auch in anderer Weise hervorgerufen werden müssen, als durch die Beklopfung der Sehnen mit dem Hammer. Den Patellarklonus prüfen wir, indem wir die Hand oberhalb der Patella, diese mit Daumen und Zeigefinger umfassen und mit einem Ruck fußwärts drängen. Den Fußklonus prüfen wir, indem wir den Fuß am besten bei leicht gebeugtem Knie in entsprechender Weise dorsalwärts drängen. Aus der Bewegung, die wir so ausüben, und aus der reflektorischen Gegenbewegung des Muskels ergibt sich dann das regelmäßige rhythmische Spiel des Muskels, das wir Klonus nennen.

Auch hier gibt es wieder eine, wenn auch recht selten in Erscheinung tretende Schwierigkeit, den „Pseudoklonus"; es gibt Hysterische und Neurasthenische, die auch eine Art Klonus haben, aber der ist schneller und zugleich unregelmäßiger als der „echte" und tritt anscheinend nur dann auf, wenn der Kranke gegen den dorsal gerichteten Druck des Untersuchers aktiv plantarwärts flektiert. Es ist also darauf zu achten, daß er das nicht tut. Ferner tut man gut, nur die Fälle als echte Kloni zu zählen, die nicht nach 3—4 Schlägen wieder aufhören, sondern nur diejenigen, welche dauernd sind. Es kommt ja vor, daß man auch auf weniger ausgeprägte Kloni etwas geben kann, aber dann sind regelmäßig noch andere Symptome eines organischen Nervenleidens da. Für sich allein beweist nur der echte Dauerklonus etwas.

Wir haben dann endlich noch ein Symptom von allergrößter Bedeutung an den unteren Extremitäten, den Fußsohlenreflex. Dieses Symptom ist verhältnismäßig neu. Während früher fast allgemein die Annahme bestand, daß beim Berühren der Fußsohle zuerst eine Dorsalflexion der Zehen eintrete, hat Babinski zuerst gezeigt, daß die normale Reaktion im Gegenteil die Plantarflexion und daß die Dorsalflexion der Zehen pathologisch sei. Man spricht seitdem von einem „positiven Babinski", wenn die Reaktion pathologisch, von einem negativen, wenn sie normal ist. Man prüft den Fußsohlenreflex, indem man mit einem der Empfindlichkeit des Untersuchten angepaßten Gegenstand mäßig schnell der Länge nach, und zwar von hinten nach vorn über die Fußsohle fährt. Bei sehr empfindlichen Patienten, auch bei Kindern, nimmt man am besten die Fingerkuppe bzw. den Fingernagel, sonst den Stiel des Perkussionshammers, einen Bleistift oder dgl., bei sehr schwer reagierenden eine Nadel. Man streicht zweckmäßig nicht weit vom äußeren Fußrand und achte darauf, daß man weit genug nach vorn kommt (wenn der Reflex nicht schon früher eingetreten ist), d. h. bis über die Köpfchen der Metatarsalknochen. Die Ruhestellung der Zehen ist ohne Belang. Der Reflex kann bei plantar stehenden Zehen positiv und bei dorsal stehenden negativ sein, und dann ist die Richtung der reflektorischen Bewegung entscheidend. Beweisend für den Ausfall des Reflexes ist in erster Linie das Verhalten der großen Zehe. Es ist also pathologisch eine Dorsalflexion der großen Zehe (Abb. 1), und zwar kommt es noch darauf an, ob sie primär erfolgt. Wenn, was bei nicht ganz adäquater Reizung oft geschieht, zuerst eine Plantarflexion der Zehe und dann eine Dorsalflexion eintritt,

„gilt“ die Plantarflexion. Das Verhalten der anderen Zehen ist verschieden, am auffälligsten ist das pathologische Verhalten der großen Zehe dann, wenn die 2.—5. Zehe sich zugleich plantar flektieren. Bedingung aber für die Anerkennung des „Babinski“ ist das nicht. Die kleinen Zehen können auch mit der großen zusammen dorsalflektiert werden. Im allgemeinen soll man eine Dorsalflexion des ganzen Fußes vermeiden; es ist das aber nicht immer möglich, und auch bei einer leichten Dorsalflexion des Fußes kann die Dorsalflexion der Zehe ganz überzeugend sein. Gerade in diesen Fällen muß man aber besonders darauf achten, ob der Extension der ersten Zehe nicht etwa eine Plantarflexion vorausgegangen ist. Am deutlichsten ist die Extension der Zehe

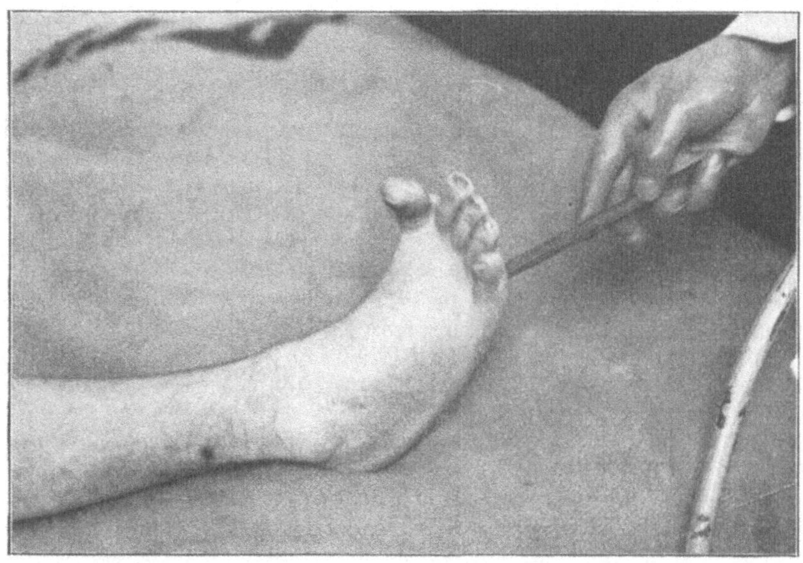

Abb. 1. Positiver Babinski.

Zweifelhafter Ausfall dann, wenn sie langsam erfolgt, und in der Mehrzahl der Fälle ist das der Fall, aber eine unbedingte Regel ist das auch nicht. Es ist auch zuzugeben, daß in einer Reihe von Fällen der „Babinski“ auch für den Geübten zweifelhaft bleibt, so daß man nur Verdacht schöpfen kann und sich nach anderen Zeichen richten muß, aber diese Fälle sind doch die sehr große Minderzahl.

Babinski bei Kindern und Neugeborenen Ein zweifellos positiver Babinski aber bedeutet unter allen Umständen eine organische Erkrankung des Nervensystems, und zwar eine Schädigung der Pyramidenbahn, d. h. der kortiko-spinalen motorischen Leitungsbahn — mit drei Ausnahmen:

1. Bei Kindern bis etwa zum Beginn des 3. Lebensjahres kann die Dorsalflexion normal sein, bei Neugeborenen ist sie sogar beinahe physiologisch;

2. kommt der Babinski in narkotischen und komatösen Zuständen (z. B. nach Skopolamininjektionen oder bei Urämie), wenn auch keineswegs regelmäßig, als Folge der Vergiftung des Nervensystems vor; *Babinski in Narkose und im Koma*

3. kommt der Babinski vorübergehend (d. h. selten länger als Stunden) nach epileptischen und paralytischen Anfällen vor. *Babinski nach epileptischen und paralytischen Anfällen*

Alle diese drei Ausnahmen bestätigen im wahrsten Sinne nur die Regel, denn sie beruhen (1.) auf der Nichtentwickelung oder auf der vorübergehenden Außerfunktionssetzung (2. und 3.) derjenigen Teile des Nervensystems, deren dauernde Schädigung in den anderen Fällen den positiven Babinski bedingt. Praktisch ist es natürlich notwendig, die drei „Ausnahmen" des Babinski bei der Diagnose zu berücksichtigen.

Von gar keiner praktischen Bedeutung ist zunächst das Fehlen oder die schwere Auslösbarkeit des Sohlenreflexes. Die Frage ist nur: *Fehlen des Sohlenreflexes* Babinski positiv oder negativ?

Hat man nun eines von den bisher genannten Symptomen an der Pupille, an den Sehnenreflexen der unteren Extremitäten und den Babinski positiv gefunden, so ist man sicher, daß eine organische Erkrankung vorliegt und die Untersuchung wird dann in bestimmte Bahnen gelenkt, die wir weiterhin besprechen werden. Hat man sie negativ gefunden, so ist noch eins die Pflicht eines ordentlichen Arztes, ohne deren Erfüllung er sein Gewissen unmöglich beruhigt fühlen kann: die ophthalmoskopische Untersuchung. Jeder Arzt sollte imstande sein, ohne künstliche Erweiterung der Pupille so weit zu ophthalmoskopieren, daß er einen zweifellos normalen Befund an der Papille *Ophthalmoskopie* als solchen erkennt. Die künstliche Erweiterung der Pupille durch Homatropin muß für seltene Fälle mit zweifelhaftem Befund oder mit ganz engen Pupillen, oder für unruhige und benommene Kranke vorbehalten bleiben. *Kein unnützes Atropin* Die Atropinisierung stört nicht nur den Patienten in seiner Arbeitsfähigkeit, sondern kann auch dem etwa zugezogenen Spezialisten die Beurteilung der Pupillen unmöglich machen. Denn daß man auf die bloße Versicherung, die Pupillen hätten vor der Atropinisierung reagiert oder nicht reagiert, entscheidenden Wert nicht immer legen kann, ist eine Erfahrung, die wir oben begründet haben.

Was nun jeder Arzt bei der ophthalmoskopischen Untersuchung ausschließen oder sehen muß, ist in erster Linie eine Neuritis optica bzw. Stauungspapille. Eben so häufig kommt Optikusatrophie in Betracht, letztere entweder in der totalen (genuinen oder neuritischen) *Neuritis, Stauungspapille, Optikusatrophie* Form, oder in der auf die temporale Hälfte der Papille beschränkten Form, der „temporalen Abblassung". Über das, was in diesen Richtungen pathologisch ist oder nicht, hat natürlich in letzter Linie der Ophthalmologe zu belehren. Hier sei nur darauf aufmerksam gemacht, daß es eine „Pseudoneuritis optica" gibt, welche allerdings wesentlich nur bei Hypermetropie vorkommt und wohl eine Entwickelungsanomalie darstellt, und daß man mit der Diagnose „temporale Abblassung" im pathologischen Sinne sehr vorsichtig sein soll, weil eine mäßige Blässe der temporalen Papillenhälften physiologisch häufig ist.

Öfters findet sich ein Mißverhältnis zwischen einer erheblichen *Retrobulbäre Neuritis* Funktionsstörung und einem geringen oder negativen Augenspiegelbefund, und zwar bei frischen Fällen retrobulbärer Neuritis. Längere Beobachtung bringt dann Klarheit, ob es sich um diese Störung oder um eine psychogene Affektion handelt. Von Wichtigkeit ist hier das Verhalten der Pupillenreaktion; sie kann in diesen Fällen von Amaurose durch retrobulbäre Neuritis fehlen, muß es aber nicht.

Auch der Neurologe vom Fach wird übrigens gewiß gern in zweifelhaften Fällen mit dem Ophthalmologen beraten; aber zur Erkennung der groben und sicheren Anomalien, wie vor allem zu einem Urteil in den weitaus meisten Fällen, daß der Augenhintergrund normal ist, muß nicht nur der Neurologe, sondern auch jeder praktische Arzt fähig sein, der sich auch nur einigermaßen mit Nervenkranken beschäftigen will.

Wert der bisher genannten Symptome für die Diagnose u. für die Ausschließung einer organischen Nervenkrankheit

Wenn man eine sichere Neuritis optica, eine Stauungspapille oder eine Optikusatrophie festgestellt hat, so ist die Diagnose einer organischen Nervenkrankheit ebenso gesichert, wie durch eine Lichtstarre der Pupille, Fehlen des Patellar- oder Achillessehnenreflexes oder durch einen positiven Babinski.

Wenn andererseits keines dieser Symptome vorhanden ist, so wird das Bestehen einer organischen Nervenkrankheit ganz außerordentlich unwahrscheinlich und ich glaube, behaupten zu können, daß, wenn nur die genaue und zuverlässige Untersuchung dieser wenigen Symptome allgemein verbreitet wäre, mehr als 90 % der groben diagnostischen Fehler vermieden werden könnten, die einfach darin bestehen, daß schwere organische Nervenkrankheiten für Hysterie oder umgekehrt Hysterie für eine organische Nervenkrankheit gehalten wird.

3. Motilitätsausfälle. Pyramidenzeichen.

Nachdem wir im vorigen Kapitel die allerwichtigsten Symptome der Nervenkrankheiten gewürdigt haben, müssen wir nun ein wenig in eine systematische Symptomatologie eintreten. Es ist das durchaus nötig, um später Wiederholungen vermeiden zu können. Diejenigen Symptome, die eine nur spezielle Bedeutung für einzelne Krankheiten haben, werden jedoch später behandelt werden. Bei der Schilderung der einzelnen Symptome werden wir uns überall mit ihrer Lokalisation zu befassen haben, denn in der Neurologie schließt fast jede Diagnose einer Krankheit zugleich eine Lokaldiagnose ein, in viel höherem Grade als das bei irgend einem anderen Organ der Fall ist. Niemals ist das ganze Nervensystem befallen, wie etwa bei vielen Leberkrankheiten das ganze Leberparenchym befallen ist, sondern immer nur sind Teile des Nervensystems erkrankt, und sehr häufig — wenn auch keineswegs immer — ist es so, daß wir vorzugsweise aus der diagnostizierbaren Lokalisation der Erkrankung einen ziemlich sicheren Schluß auf die Art der Erkrankung ziehen, weil wir wissen, daß ein bestimmter ätiologischer Faktor oder eine Erkrankung einer gewissen histologischen Eigenart fast immer das Nervensystem in dieser oder jener charakteristischen Lokalisation und Verteilung befällt.

Auch die praktische Diagnostik wird in ganz außerordentlichem Maße erleichtert, wenn man nicht immer gleich nach dem Krankheitsnamen fragt, sondern sich immer zuerst die Frage vorlegt, wo denn der Ort der Schädigung ist. Selbst bei einem im allgemeinen so einheitlichen Bilde wie dem der Tabes können Irrtümer vorkommen, wenn man nicht zuerst davon ausgeht, daß eine Erkrankung der hinteren Wurzeln vorliegt, und erst dann fragt, ob die Ursache dieser Erkrankung auch die tabische Degeneration sei, so rasch auch in der Mehrzahl der Fälle diese diagnostische Zwischenstation übersprungen werden wird und übersprungen werden kann.

Notwendigkeit einer „allgemeinen Lokaldiagnose"

Wir betrachten in diesem Kapitel nur die Lokalisation der einzelnen Symptome; die praktische Lokaldiagnose aus Symptomenkomplexen, also die Lokaldiagnostik des Rückenmarks und Gehirns, wird erst in späteren Kapiteln (Kap. 17 u. 18) gegeben werden.

Ein ganz besonderes Augenmerk werden wir ferner in Verfolgung des im ersten Kapitel begründeten Grundgedankens der Unterscheidung der organischen und funktionellen Störungen immer darauf richten, ob die einzelnen zu schildernden Symptome bei den Psychoneurosen, der Neurasthenie und der Hysterie vorkommen.

So betrachten wir zunächst die **motorischen Ausfallserscheinungen**, also die Lähmungen und die Bewegungsschwäche (Parese). Wenn ein Kranker über sie klagt oder sie zeigt, so haben wir uns natürlich zunächst von dem Umfang und der Schwere der Bewegungsstörung zu überzeugen. Handelt es sich etwa um eine Schwäche der Schulter, so lassen wir Schulter und Oberarm aktiv nach den verschiedenen Richtungen bewegen. Fällt dabei die Störung noch nicht deutlich in die Augen, so lassen wir die Bewegungen gegen einen Widerstand ausführen, den wir durch Gegendruck unserer Hand ausüben. Ist nur eine Seite betroffen, so vergleichen wir so die Kraft der kranken Seite mit der gesunden. Zur Messung des Händedrucks benutzt man gern ein Dynamometer, ein zusammendrückbares elliptisch gestaltetes Stahlband, welches durch eine Zahnradübertragung einen Zeiger in Bewegung über eine Skala setzt. Bei nachlassendem Druck bleibt der Zeiger stehen, so daß man hinterher ablesen kann. Das Instrument ist durchaus entbehrlich, wenn man einen manchmal schmerzhaft kräftigen Händedruck nicht scheut, und für andere Bewegungen als den Händedruck ist es ohnehin nicht zu gebrauchen. Bei jeder anscheinenden Lähmung haben wir uns auch durch passive Bewegungen davon zu überzeugen, daß es sich nicht etwa nur um eine mechanische Hemmung der Bewegung handelt. Eine sehr große Menge von Kriegsverletzungen sind mir zur nervenärztlichen Diagnose zugegangen, bei denen es sich nur um eine Versteifung der Gelenke oder um behindernde Weichteilnarben handelte. Auch darauf haben wir zu achten und danach zu fragen, ob eine anscheinende Lähmung nicht einfach vorgetäuscht wird durch Schmerzen, welche der Kranke bei dem Versuch der Bewegung empfindet.

Motorische Ausfallserscheinungen

Wenn wir nun die echten Lähmungen und Paresen nach ihrer verschiedenen diagnostischen Bedeutung kennzeichnen wollen, so teilen wir die motorische Bahn, welche an der Großhirnrinde beginnt und

Einteilung der motorischen Bahn

im Muskel endet, zweckmäßig in drei Abschnitte (Abb. 2). Der erste Abschnitt (I) umfaßt die Großhirnrinde selbst, der zweite Abschnitt (II) beginnt in den Zellen der Rinde, in welcher die zentrifugalen Bahnen entspringen (aller Wahrscheinlichkeit nach den Beetzschen Riesenpyramidenzellen) und endigt vor den Zellen der Vorderhörner, der dritte Teil (III) beginnt in den Zellen der Vorderhörner und endigt im Muskel. Den Zellen der Vorderhörner sind die Zellen der Hirnnervenkerne gleichwertig.

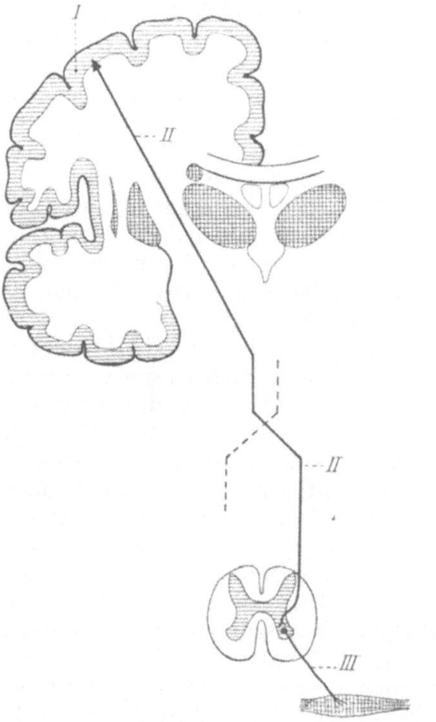

Abb. 2. Einteilung der motorischen Bahn.

I = Intrakortikale Strecke. II = Pyramidenbahn. III = Periphere Strecke aus dem Vorderhorn zum Muskel.

Hysterische Störungen

Zu den motorischen Störungen des ersten intrakortikalen Abschnittes gehören vor allem die hysterischen Störungen. Wir gehen, entsprechend unseren allgemeinen Grundsätzen (S. 2) vorläufig am sichersten, wenn wir sie nicht positiv, sondern negativ, d. h. durch den Ausschluß der beiden anderen Lokalisationen diagnostizieren. Für diese beiden anderen Lokalisationen haben wir positive Merkmale.

Pyramidenzeichen

Der zweite Abschnitt, beginnend an den Beetzschen Riesenpyramidenzellen an der Grenze von Rinde und Mark und endend vor den Vorderhorn- bzw. Hirnnervenkernzellen, ist die Pyramidenbahn; die Symptome ihres Ausfalls fassen wir als Pyramidenzeichen zusammen.

Es ist nun zu merken, daß die wichtigsten, weil ganz objektiven Pyramidenzeichen auf dem Gebiete der Reflexe liegen, und wir haben unter den wenigen bisher schon besprochenen Symptomen bereits nicht weniger als drei Pyramidenzeichen gehabt, nämlich den Babinskischen Reflex, den Patellarklonus und den Fußklonus. Wo wir eins dieser drei Zeichen haben, können wir mit Sicherheit annehmen, daß die Pyramidenbahn an irgend einer Stelle ihres Verlaufs zwischen der Rinde der einen Seite und dem Vorderhorn der anderen Seite geschädigt ist. Finden wir die Pyramidenzeichen einseitig, so wissen wir, welche Pyramide betroffen ist. Wo der Ort dieser Schädigung ist, ob die Riesenpyramidenzellen, ob die innere Kapsel,

Babinski Klonus

Ort der Pyramidenschädigung zunächst unbestimmbar

ob Pons, ob Medulla oblongata, ob die Kreuzung selbst an der Grenze von verlängertem Mark und Rückenmark (hier wechselt also die betroffene Seite!), ob endlich die Pyramidenstränge des Rückenmarks[1]), das können wir aus den Pyramidenzeichen noch nicht sagen, aber sie sind eben darum so ungeheuer wichtig, weil sich der Verlauf der Pyramiden durch das ganze zentrale Nervensystem erstreckt, und weil wir sie deshalb bei einer so großen Anzahl von Erkrankungen des zentralen Nervensystems finden. Wir finden sie also bei den meisten Hirnblutungen und Erweichungen, bei vielen Hirngeschwülsten, sei es, daß diese in der Pyramidenbahn selbst ihren Sitz haben, oder sie nur irgendwo in ihrem Verlauf, z. B. in der inneren Kapsel oder der hinteren Schädelgrube durch Druck aus der Nachbarschaft schädigen, wir finden sie bei vielen Verletzungen des Gehirns, fast regelmäßig bei Verletzungen, Kompressionen oder auch bei Geschwülsten des Rückenmarks, wir finden sie bei der Mehrzahl der multiplen Sklerosen, weil deren Herde meist an irgend einer Stelle des Verlaufs die Pyramidenbahn beteiligen, wir finden sie aus demselben Grunde bei Syringomyelie etc., wir finden sie endlich bei den Strangerkrankungen, welche die Pyramiden beteiligen.

Sowohl für die oben bisher schon angeführten, wie für die gleich noch zu besprechenden Pyramidenzeichen gilt eine Grundregel: sie brauchen niemals alle zusammen vorhanden zu sein, sondern ein einziges Zeichen, wenn es nur sicher festgestellt ist, genügt, um die Pyramidenschädigung zu erweisen. Bei Fällen mit ausgesprochener Lähmung sind häufig alle Zeichen da; wir wissen auch nicht, warum manchmal dieses oder jenes oder die Mehrzahl der Pyramidenzeichen fehlt, aber wenn etwa der Babinski allein vorhanden ist ohne Fußklonus, so ist das genau so beweisend, wie wenn der Fußklonus vorhanden, der Babinski aber negativ ist. Wichtig-
keit der
ein-
zelnen
Zeichen

Der Grund, warum die nunmehr zu schildernden anderen Pyramidenzeichen nicht einen so großen Wert haben, wie die in Kap. 2 berichteten, liegt zum Teil darin, daß die einen (Bauchdeckenreflex) unter manchen Umständen fehlen können, die mit Nervenkrankheiten nichts zu tun haben, die anderen seltener vorkommen und schwerer zu prüfen sind.

Der Bauchdeckenreflex wird dadurch hervorgerufen, daß man mit dem Stiel des Perkussionshammers, einem Streichholz, der Spitze einer Nadel entweder parallel oder senkrecht zur Mittellinie leicht und schnell über die Bauchwand streicht. Man sieht dann die Einziehung des Bauches oder die seitliche Verziehung des Nabels. Der Bauchdeckenreflex ist ein normaler Reflex und Pyramidenzeichen ist das Bauch-
decken-
reflex

---

[1]) Wie aus der Anatomie bekannt (vgl. auch Abb. 12), teilt sich die Pyramidenbahn an der Grenze von verlängertem Mark und Rückenmark in einen kreuzenden Anteil, die Pyramidenseitenstrangbahn, und einen ungekreuzten, die Pyramidenvorderstrangbahn. Die Funktion dieser letzteren, der ungekreuzten Pyramidenvorderstrangbahn, muß eine sehr unbedeutende sein, denn alles, was wir über die Zeichen der Pyramidenläsion wissen, bezieht sich auf den Pyramidenseitenstrang. In diesem Sinne also ist die Pyramidenerkrankung klinisch immer der Ausdruck einer Seitenstrangerkrankung.

Fehlen des Bauchdeckenreflexes, aber nur dann, wenn das Fehlen keine anderen Gründe hat. Solch ein Grund kann z. B. hochgradige Schlaffheit der Bauchdecken, hauptsächlich bei Frauen, sein, oder sehr große Fettleibigkeit, bei welcher der Reflex vielleicht da ist, man ihn aber schlecht oder gar nicht sieht. Ein weiterer Grund sind entzündliche Prozesse (Typhus, Appendizitis) oder große Tumoren im Bauchraum. Drittens endlich kann er wie die meisten Hautreflexe auch bei Anästhesien jeden Ursprungs, bei organischen und hysterischen, und zwar einseitig und doppelseitig fehlen. Trotzdem bleibt er ein recht wichtiges, aber eben nicht fundamentales Zeichen. Sein doppelseitiges Fehlen bei jungen Menschen mit zweifelhaften Symptomen ist besonders häufig auf Beteiligung der Pyramidenbahn durch multiple Sklerose verdächtig. Einseitiges Fehlen ohne lokalen Grund hat die Bedeutung eines wichtigen organischen Symptoms; es ist das Zeichen einer organischen Schädigung der Pyramidenbahn oberhalb des unteren Dorsalmarks oder einer direkten Schädigung des Reflexbogens, der durch das 9.—11. Dorsalsegment geht.

Kremasterreflex   Noch weit weniger wichtig ist der **Kremasterreflex**, erhältlich durch Streichen der Innenseite des Oberschenkels und bestehend in einer Kontraktion des Kremasters, bzw. einer Hebung des Hodens. Pyramidenzeichen ist, analog wie beim Bauchdeckenreflex sein **Fehlen**, das wir auch meist bei organischen Hemiplegien finden, aber eine selbständige Bedeutung in Zweifelsfällen hat er nicht.

Fußrückenreflex   Zu erwähnen ist noch der **Bechterew-Mendelsche „Fußrückenreflex"**, erhältlich durch Beklopfen des Fußrückens am besten in der Gegend des Os cuboideum III; beim Gesunden sieht man dann entweder nichts oder eine Dorsalflexion der 2. bis 5. Zehe, **Pyramidenzeichen** ist (umgekehrt wie beim Babinski!) die **Plantarflexion**. Aber das Symptom ist auch bei Pyramidenerkrankungen selten.

Unterschenkelreflex   Der **Oppenheimsche Unterschenkelreflex** wird erzeugt, indem man mit dem Stiel des Perkussionshammers oder mit der Pulpa des Daumens in kräftigem Zuge von oben nach unten über die Innenfläche des Unterschenkels an der Tibia entlang fährt. Normal ist dann Plantarflexion des Fußes und der Zehen, **Pyramidenzeichen die Dorsalflexion**. Der Reflex ist schwer zu beurteilen, viel seltener als der Babinski und hat außerdem den Nachteil, daß seine Auslösung dem Patienten sehr unangenehm ist. Man überläßt ihn ebenso wie den vorigen am besten dem Neurologen vom Fach, der ihn in einer kleinen Anzahl von Fällen mit Nutzen verwenden wird.

Rossolimos Reflex   Für wichtiger halte ich den **Rossolimoschen Reflex**, erzeugt durch einen Schlag gegen die Zehen von der Plantarseite her und bestehend in einer aktiven reflektorischen Beugung der Zehen. Diese reflektorische Beugebewegung ist pathologisch.

Gekreuzter Adduktorenreflex   Von Bedeutung und auch leichter zu prüfen erscheint mir noch der im allgemeinen wenig bekannte sogenannte **gekreuzte Adduktorenreflex**. Es handelt sich darum, daß bei der Auslösung des Patellarreflexes zugleich eine Zuckung der Adduktoren des Oberschenkels der anderen Seite eintritt. Man muß nur genau zusehen, und die **Kontraktion selbst** beobachten; sonst kann man durch mechanische Erschütterungen der Unterlage getäuscht werden. Der Reflex ist ein Pyramidenzeichen, und zwar meist derjenigen Seite, auf der die Adduktoren zucken. Er ist auch sehr häufig vorhanden. Sein Wert wird nur dadurch etwas eingeschränkt, daß man ihn zuweilen auch bei Fällen schwerer Kachexie (bei Karzinom, Tuberkulose) beobachtet. Wenn er auch da vielleicht auf einer ganz leichten Pyramidenstörung beruhen mag, so ist er eben ein etwas zu feines Reagens.

Steigerung der Sehnenreflexe   Ein Pyramidenzeichen kann endlich die **Steigerung der Sehnenreflexe** bzw. der Periostreflexe schlechthin sein. Es war aber bereits darauf hingewiesen worden, daß wir diese Steigerung nur dann als organisches Zeichen betrachten können, wenn entweder ganz bestimmte Reaktionen vorliegen (Klonus, auch der eben genannte gekreuzte Adduktorenreflex kann als eine Form pathologischer Steigerung eines Sehnenreflexes aufgefaßt werden), oder wenn ganz sichere Unterschiede in der Stärke der Reaktion beider Seiten vorliegen — wobei dann noch manchmal die Schwierigkeit vorliegt, zu unterscheiden, ob der eine Reflex pathologisch verstärkt oder der andere pathologisch abgeschwächt ist.

Von den Sehnenreflexen der oberen Extremität ist am leichtesten und sichersten, unter normalen Bedingungen regelmäßig, der Trizepsreflex auszulösen, indem man bei gebeugtem Arm nahe dem Olekranon auf die Trizepssehne schlägt. Ferner kommen noch der Radiusperiostreflex und der Ulnaperiostreflex, auszulösen durch Schlag auf den Knochen nicht weit oberhalb des Handgelenks, in Frage.

Als weitere Reflexphänomene an den Armen bei Pyramidenbahnschädigungen sind in neuerer Zeit von Mayer der Grundgelenkreflex und von Léri der Handvorderarmreflex beschrieben worden. Der Mayersche Grundgelenkreflex wird in der Weise ausgelöst, daß man die zu untersuchende Hand in Supinationsstellung bringt, sie mit der Rückseite in die eigene Hohlhand legt, sie kräftig umgreift und dann mit dem Daumen die Grundphalange des 2., 3., 4. oder 5. Fingers vom Handrücken her niederdrückt. Die Beugung des Fingergrundgelenks hat nur ganz allmählich zu erfolgen. Man beobachtet dann in einem bestimmten Augenblick, daß der Daumen eine Bewegung ausführt, die im wesentlichen eine Opposition und Beugung darstellt. Schwinden oder deutliche Abschwächung des Phänomens sind pathologisch. Bei der Auslösung des Handvorderarmphänomens wird der zu prüfende Arm des Kranken in möglichste Erschlaffung gebracht; mit der eigenen linken Hand wird die Extremität in Höhe der Handwurzel oder in der Gegend des Ellenbogengelenks unterstützt. Wenn man dann mit der rechten Hand die Finger des Kranken gegen seine Hohlhand und weiterhin die Hand gegen den Unterarm einrollt, so findet reflektorisch eine sich steigernde progressive Beugung des Unterarms gegen den Oberarm statt. Auch hier sind das Fehlen oder die erhebliche Abschwächung des Reflexes als pathologisch anzusehen. Nach meiner Erfahrung ist der Ausfall des Handvorderarmphänomens schwerer zu beurteilen als der Mayersche Reflex und daher für den Praktiker nicht so brauchbar. Bei Kindern vor Vollendung des 2. Lebensjahres fehlen diese beiden Reflexe.

Vom Babinskischen Reflex war bereits erwähnt, daß sein Wert eingeschränkt wird durch drei Ausnahmen, sein Vorkommen 1. beim Neugeborenen und beim jungen Kinde, 2. in manchen Fällen von Koma und Narkose, 3. nach epileptischen und paralytischen Anfällen. Das gleiche gilt vom Fußrückenreflex und vom Unterschenkelreflex. Der Bauchdeckenreflex kann, abgesehen von den bereits oben erwähnten Ausnahmen, nach paralytischen und epileptischen Anfällen auch fehlen. Fußklonus kann unter denselben Umständen eintreten. Selbst in den

Ausnahmen bewähren sich die Zeichen noch als Pyramidenzeichen; so beruht der Babinski beim Neugeborenen darauf, daß die Pyramidenbahn hier noch unentwickelt und marklos ist, so ist auch durch das urämische Koma die Pyramidenbahn vergiftet, so ist sie nach einem epileptischen Anfall „erschöpft". Praktisch aber sind das alles wohl zu beachtende Ausnahmen, weil wir ja vorläufig nur nach Zeichen einer dauernden organischen Schädigung fahnden. Sie sind auch nicht gar so gefährlich, weil die Pyramidenzeichen selbst im urämischen Koma, wo sie am häufigsten sind, nur in einer Minderzahl von Fällen vorkommen, und weil weder diese Fälle noch die postepileptischen Zustände so zu liegen pflegen, daß wir aus einem Symptom eine Indikation zu einem bestimmten therapeutischen Eingriff ableiten und nicht noch etwas abwarten könnten. Und vor allem bleibt der Wert des negativen Ausfalls der Pyramidensymptome ganz unberührt.

Pyramidenlähmung Wir haben aus guten Gründen bisher den Hauptausfall, der infolge der Störung der Pyramidenleitung eintritt, noch nicht berührt, nämlich die Lähmung der willkürlichen Bewegung. Denn einmal sind die Reflexe ein häufig viel feineres Reagens als die motorische Tüchtigkeit. So finden wir etwa noch jahrelang nach einer Kopfverletzung bei einer zufälligen Untersuchung einen einseitigen Babinski bei einem Mann, der seine schwere Arbeit längst wieder aufgenommen hat. So finden wir einen Babinski oder fehlende Bauchdeckenreflexe als Anfangszeichen einer multiplen Sklerose, deren Träger subjektiv nur über Schwindel, Kopfschmerzen und leichte Ermüdbarkeit klagt etc. Und andererseits ist die Deutung der Bewegungsstörung an und für sich lange nicht so zuverlässig wie die der Reflexe. In der Tat sind wir gerade auch bei ausgesprochenen Lähmungen eben häufig ohne die Prüfung der Reflexe gar nicht sicher, ob die Lähmung eine intrakortikale, z. B. hysterische, oder eine pyramidale ist. Wenn freilich ein alter Mann eine Apoplexie bekommt und danach die ganze eine Körperhälfte vom Gesicht bis zum Bein gelähmt ist, so brauchen wir allerdings im allgemeinen überhaupt keine Untersuchung. Aber so einfach liegen die Dinge eben nicht immer. Die Frage, ob eine Monoplegie etwa hysterisch oder organisch ist, taucht durchaus nicht selten auf und daß z. B. hysterische Paraplegien nach Wirbeltrauma jahrelang als organisch angesehen und entsprechend falsch behandelt wurden, ist mehr als einmal vorgekommen. Es ist auch gar nicht möglich, mit Sicherheit aus der Lähmung selbst immer die Diagnose organische oder hysterische Lähmung zu stellen; insbesondere kann sowohl die hysterische Lähmung mit Kontrakturen verbunden, wie die organische völlig schlaff sein. Nur anmerkungsweise sei darauf aufmerksam gemacht, daß Pyramidenlähmungen mittlerer Schwere eine gewisse Verteilung, den sogenannten Wernickeschen *Prädilektionstypus* Prädilektionstypus aufzuweisen pflegen in der Weise, daß am Bein die Kniestrecker weniger gelähmt sind als die Kniebeuger, die Dorsalflexoren des Fußes weniger als die Plantarflexoren und daß zugleich die weniger gelähmten Muskeln die mehr kontrakturierten sind. Am Arm sind es besonders die Flexoren des Unterarms und die Beuger der Finger, die weniger beteiligt (und zugleich stärker kontrakturiert) sind als ihre Antagonisten. Auch dieser Prädilektionstyp ist ganz unabhängig von dem Ort, wo die Pyramidenbahn getroffen ist, er bezeichnet nur die Pyramidenbahn als Ganzes. Wenn der Prädilektionstyp da ist, wird ihn der einigermaßen Geübte ohne weiteres als Pyramidenzeichen erkennen, aber es gibt von ihm viele Ausnahmen (z. B. Beugekontrakturen am Bein), und nicht nur feiner, sondern auch sicherer sind immer die Reflexanomalien.

Endlich sei noch bemerkt, daß auch bei den Pyramidenlähmungen Atrophien vorkommen, die meist gering sind, manchmal aber recht erheblich sein können, aber zum Unterschied von der folgenden Gruppe niemals die scharfe Begrenzung auf einzelne Nervengebiete zeigen, sondern sich im wesentlichen „en masse", d. h. das ganze Glied betreffend, darstellen und auch niemals „Entartungsreaktion" (S. 25) zeigen.

Die Motilitätsausfälle von den Zellen des Vorderhorns (diese eingeschlossen) bis zum Muskel selbst (diesen eingeschlossen) müssen zusammengenommen werden, weil sie qualitativ die gleichen Symptome machen können. Wenn also im Vorderhorn des Rückenmarks gerade alle diejenigen Zellen, welche einen Muskel mit Nervenfasern versorgen, vernichtet würden, so wären die Erscheinungen genau die gleichen, als wenn die Nervenfasern selbst durchschnitten oder wenn die Muskelfasern selbst außer Funktion gesetzt würden. Das, was diesen Zuständen, je nachdem sie im Vorderhorn des Rückenmarks oder im peripheren Nerven oder im Muskel sich abspielen, in jedem Falle das besondere Gepräge gibt, ist nicht der Zustand der Muskulatur, der in allen Fällen im wesentlichen gleich sein kann, sondern die Verteilung der Lähmung. Das will sagen: Die Vorderhornzellen, welche den Nervenfasern für einen Muskel zum Ursprung dienen, sind so verteilt, daß ein einheitlicher Herd in der grauen Substanz niemals alle Nervenzellen eines Muskels und nur diese treffen kann. Vielmehr sind bei Affektionen der Vorderhörner mehrere Muskeln in ganz bestimmter Verteilung betroffen; die Verteilung der Lähmungen ist wieder eine andere, wenn ein Nerv (bzw. ein Nervengeflecht) getroffen ist.

Was nun aber zunächst die gemeinsame Art der Lähmungen anlangt, so sind es vorzugsweise diejenigen, die man als degenerative bezeichnet, d. h. diejenigen, welche zu einer Entartung und zum Schwund der betroffenen Muskeln führen. Der Schwund der Muskulatur ist ja oft ohne weiteres sicht- und tastbar, auch meßbar. Diese Feststellung genügt aber nicht, um die Diagnose auf eine echte degenerative periphere Erkrankung der hier behandelten Art zu stellen. Vielmehr dient zur Entscheidung über die Ursache des Muskelschwundes die elektrische Untersuchung. Es muß hier daher das allernotwendigste über die elektrische Reizung gesagt werden.

Die Ausführung der Untersuchung setzt eine Reihe von Kenntnissen voraus. Denn jeder Muskel, jeder Nerv hat seinen bestimmten Punkt, auf dessen Reizung allein das Gebiet mit hinlänglicher Deutlichkeit mit einer Kontraktion antwortet. Durchaus erforderlich sind auch Erfahrung und Übung für die richtige Beurteilung des Zuckungs-

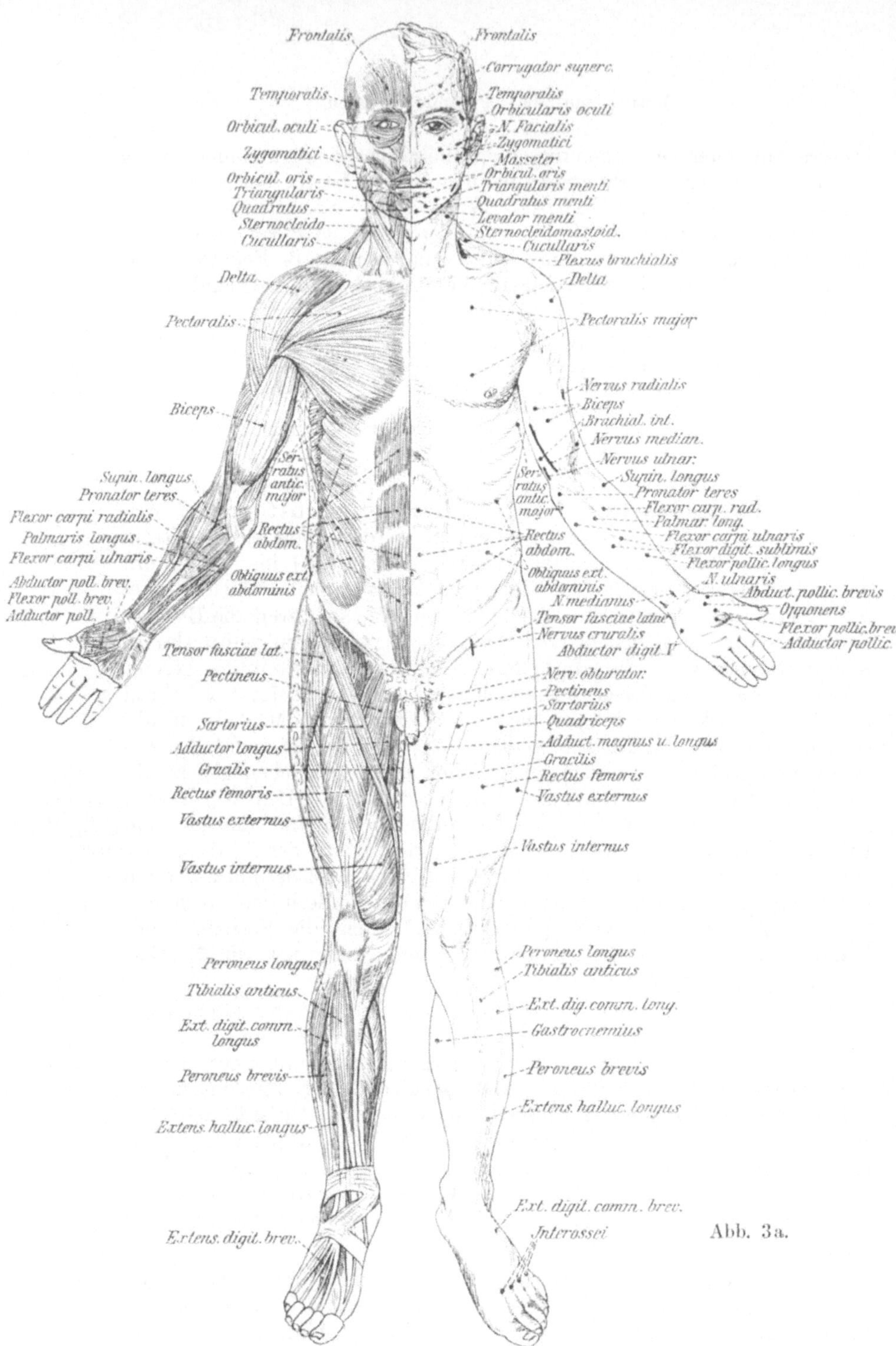

Abb. 3a—c. Die Muskeln und Nerven des Körpers
(Handbuch der Neurologie,

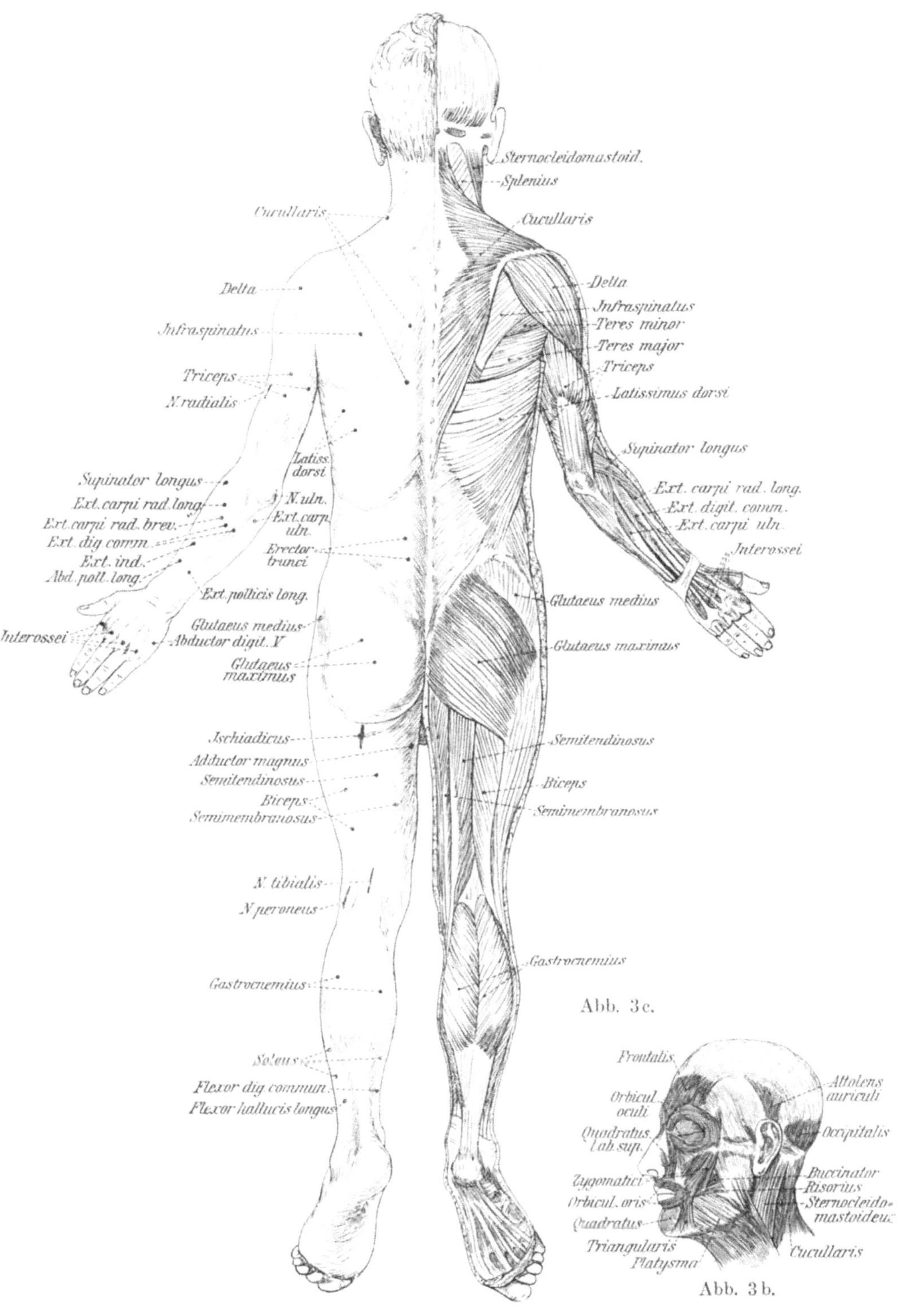

und ihre elektrischen Reizpunkte nach Kramer.
herausgegeben von Lewandowsky.)

ablaufs. Dadurch, daß der Ungeübte die richtigen Punkte verfehlt, kann er zu recht falschen Resultaten kommen.

Galvanischer und faradischer Strom — Wir bedienen uns zu diagnostischen Zwecken des faradischen und des galvanischen Stromes, und auch viele praktische Ärzte verfügen über diese beiden Stromquellen. Ein faradischer Apparat macht jedenfalls nur geringe Kosten, für den galvanischen braucht man eine große Batterie, bzw. Anschluß an eine starke Stromquelle (z. B. die städtischen Elektrizitätswerke) [1]).

Wir benutzen zur diagnostischen Anwendung sowohl des konstanten, wie des faradischen Apparats immer zwei verschieden große gut durchfeuchtete *Elektroden*, eine möglichst große (handtellergroße), die indifferente, die wir an einer beliebigen (gut befeuchteten) Stelle des Körpers, gewöhnlich im Nacken oder auf dem Brustbein aufsetzen lassen, und die differente, die wir auf den Muskel oder den Nerven aufsetzen, den wir prüfen wollen; die letztere muß mit einem Kontakt versehen sein, der erst dann betätigt wird, wenn die Elektrode schon aufgesetzt ist. Die Elektrode wird an den Punkten aufgesetzt, welche sich als die zweckmäßigsten erwiesen haben (Fig. 3 a—c), im einzelnen Fall wird man manchmal etwas suchen müssen, um den besten Punkt zu finden. Man kann sowohl die Nerven, wie die Muskeln reizen. In einzelnen Fällen muß man auch kleinere Anteile von Muskeln durch Verschieben der Elektroden prüfen, wenn etwa nur einzelne Bündel von der Entartung betroffen sind, und sehr viel daran liegt, festzustellen, ob Entartungsreaktion da ist oder nicht. Auch ist auf Vermeidung von Erschütterungen der Elektroden bei Schließen und Öffnen des Unterbrechers zu achten, sowie darauf, daß die Elektrode mit gleichem Druck und unverrückt auf der Hautstelle bleibt.

Die Apparate selbst kann ich hier nicht im einzelnen beschreiben.

Konstanter (galvanischer) Strom — Bei Anwendung des konstanten Stromes handelt es sich nach qualitativer Ermittelung der überhaupt vorhandenen Erregbarkeit noch darum, die minimale Stromstärke zu ermitteln, bei der ein Nerv oder Muskel noch zuckt, und zwar getrennt für die Kathoden- und Anodenreizung. Die Stromstärke wird, nachdem man einmal eine deutliche Zuckung bekommen hat, durch Einschaltung von Widerständen so lange vermindert, bis man nur noch eben eine Zuckung sieht, und dann, während man diesen Minimalstrom weiter durch den Körper gehen läßt, am Milliampèremeter abgelesen. Der normale Muskel reagiert bei Kathodenschließung (= Kathode an der Reizelektrode und Schluß des vorher geöffneten Stromes) bei schwächeren Strömen als bei Anodenschließung. Wenn man nicht weiß, wie der Umschalter steht, d. h. wo am Apparat die Kathode und die Anode ist, so braucht man nur irgend einen einzelnen normalen Muskel, eventuell einen der Daumenmuskeln des Untersuchers zu nehmen; bei derjenigen Stellung des Umschalters, bei der der schwächere Strom als Schließungswirkung genügt, ist die Kathode die differente Elektrode. Besser ist natürlich noch die Benützung von Polpapier (Blaufärbung an

[1]) Dort wo Wechselstrom besteht, braucht man noch einen Transformer.

der Kathode) oder das Eintauchen der beiden Drähte in Wasser, wo sich an der Kathode die Wasserstoffgasblasen entwickeln.

Bei Anwendung des faradischen Stroms gibt es keine Anode oder Kathode, deswegen entfällt hier der Umschalter. Es gibt auch kein absolutes Maß, wie es der Milliampèremeter beim konstanten Strom bietet. Der Rollenabstand ist nur ein ganz ungefähres Maß, auch wenn die Elemente nicht gewechselt werden. Bei Anwendung des faradischen Stroms erhält man nur einen fortdauernden Tetanus und keine einzelnen Muskelzuckungen.

Faradischer Strom

Der Praktiker braucht von der normalen Reaktion nur das zu wissen, daß 1. **alle erreichbaren Muskeln und Nerven auf den faradischen und auf den galvanischen Strom zu reagieren haben,** und 2. **daß die Kathodenschließungszuckung bei schwächeren Strömen eintritt als die Anodenschließungszuckung** (die Nervenreizung bezeichnet man auch als „indirekte", die Muskelreizung als direkte — zwei überflüssige Ausdrücke), 3. **daß die Zuckung normalerweise eine schnell verlaufende blitzartige ist** (was differential-diagnostisch aber nur für die Muskelreizung, nicht für die Nervenreizung in Betracht kommt).

Normale elektrische Reaktion

Eine quantitative Störung der elektrischen Erregbarkeit liegt vor, wenn es einer erheblichen Steigerung der elektrischen Energie bedarf, um eine Zuckung zu erzielen: Herabsetzung der elektrischen Erregbarkeit. Geringe Abweichungen der Erregbarkeit sind für die Beurteilung belanglos; bei einseitigen Störungen erhält man Aufschluß durch den Vergleich mit der gesunden Seite. Abnorm **große Hautwiderstände** (schwielige, trockene Haut, Narbenbildung) setzen den Zuckungseffekt oft stark herab. Umgekehrt kommt eine **Erhöhung der elektrischen Erregbarkeit nur bei der Tetanie** (Seite 270) vor.

Quantitative Störung der Erregbarkeit

Die qualitativen Veränderungen der elektrischen Erregbarkeit betreffen die **Form der Zuckung.**

Die totale Entartungsreaktion (E.R.) besteht nun darin, daß 1. **zunächst die Nervenerregbarkeit aufhört,** 2. **daß die Muskeln für den faradischen Strom unerregbar werden, daß** 3. **bei Anwendung des konstanten Stromes die Anodenschließung früher wirkt als die Kathodenschließung und daß** 4. **die Zuckung nicht mehr schnell, sondern langsam, „wurmförmig" wird.**

E.R.

Von diesen Symptomen ist am meisten Wert zu legen auf den Verlust der Erregbarkeit vom Nerven aus, auf den Verlust der faradischen Erregbarkeit des Muskels und vor allem auf die langsame Zuckung, die sich dabei oft auf die Umgebung der Elektrode beschränkt, und nicht wie in der Norm bei Reizung des Nervenpunktes sich auf den ganzen Muskel erstreckt. Die Umkehrung der Zuckungsformel (A S Z > K S Z anstatt K S Z > An S Z) ist nicht so konstant.

Bei der **partiellen Entartungsreaktion** ist die faradische Erregbarkeit erhalten, ebenso die indirekte galvanische Erregbarkeit. Meist sind höhere Stromstärken erforderlich, um eine Zuckung zu erzielen.

Partielle E.R.

Ich kann nur raten, nicht zu viel auf die unvollkommenen Entartungsreaktionen zu geben, und auf die quantitative Herabsetzung der Erregbarkeit, und sich auch nicht auf die Stromöffnungsreaktionen einzulassen. Es kommt vor allem darauf an, qualitativ zweierlei festzustellen: ob die Muskeln noch auf den faradischen Strom reagieren und ob die galvanische Reizung wurmförmige Kontraktion ergibt. Die Reizung der Nerven ist weniger wichtig. Um aber die Muskelreaktion qualitativ festzustellen, darf man auch vor hohen, dem Untersuchten manchmal recht schmerzhaften Stromstärken nötigenfalls nicht zurückschrecken. Denn eine geringe faradische Erregbarkeit, d. h. eine schwache Kontraktion bei noch so starkem faradischen Strom, mit einer geringen galvanischen Erregbarkeit, aber schneller Zuckung dabei ist etwas ganz anderes als der völlige Verlust der faradischen Erregbarkeit mit langsamer galvanischer Kontraktion. Das zweite ist eine Entartungsreaktion, das erste ist keine; denn eine verminderte faradische Erregbarkeit ist immer eine erhaltene faradische Erregbarkeit und darauf kommt es an. Unbedingt ist daran festzuhalten, daß niemals eine Entartungs-reaktion bei alleiniger Prüfung mit dem faradischen Strom festgestellt werden kann, wie man oft irrtümlicherweise zu hören bekommt.

Grenzen
der Beweis-
kraft der
E.R.

Die Beweiskraft der Entartungsreaktion hat ihre natürlichen Grenzen. Die eine besteht darin, daß sie einige Zeit (mehrere Tage bis Wochen) braucht, um sich zu entwickeln. Wenn also, wie das so häufig der Fall ist, ein Patient mit frischer, plötzlich entstandener Fazialislähmung zu uns kommt, so brauchen wir erst gar nicht elektrisch zu prüfen, wir finden doch nichts und müssen die Diagnose ohne elektrische Untersuchung stellen. Ferner gibt es leichtere periphere Lähmungen, wie z. B. gerade wieder periphere Fazialislähmungen, bei denen es überhaupt nie zu typischer E.R. kommt, sondern die Lähmung schon wieder restituiert ist, ehe E.R. hat eintreten können. Ferner kann die Degeneration so diffus und zu gleicher Zeit so langsam erfolgen, daß während der Muskel in toto deutlich atrophisch ist, doch der jeweils intakte Teil überwiegt und eine normale Reaktion oder eine partielle E.R. gibt, wie das z. B. bei der spinalen progressiven Muskelatrophie der Fall sein kann.

Über-
schätzung
der elek-
trischen
Unter-
suchung

Ich führe das verhältnismäßig so ausführlich an, weil vielfach die Meinung verbreitet ist, der Nervenarzt könne ohne elektrischen Apparat beinahe überhaupt keine Diagnose stellen. Es ist gewiß nicht nur mir, sondern auch anderen Neurologen passiert, daß für Konsultationen bei gewöhnlichen Apoplexien faradische und galvanische Batterien auf Veranlassung des behandelnden Arztes in die Wohnung des Kranken geschafft waren. Der betreffende Kollege wußte auch genau, daß es sich um zentrale Apoplexien handelte, aber er hatte die ganz irrige Vorstellung, als wenn zur Beurteilung solcher Fälle die elektrische Untersuchung etwas nützen könne. Vielfach ist auch das Ersuchen um Erhebung eines elektrischen Befundes an mich gerichtet worden, in dem Sinne, als wenn das gleichbedeutend mit Erhebung des neurologischen Befundes wäre.

Der positive Nachweis der Entartungsreaktion hat allerdings grundlegende diagnostische Bedeutung; denn damit ist eine Erkrankung des spinal-peripheren Neurons, d. h. eine Erkrankung auf der Bahn Vorderhornzelle, vordere Wurzel, peripherer Nerv bis in seine äußersten Verästelungen sichergestellt. Niemals findet sich bei der Erkrankung des zentralen Neurons Großhirnrinde-Pyramidenbahn, niemals bei einer solchen der Muskeln selbst Entartungsreaktion. Ihr Nachweis bedeutet vielmehr die augenblickliche totale Leitungsunterbrechung in dem genannten Gebiete, jedoch nicht etwa eine Zerreißung des Nerven. Sie hat sich bei den im Kriege uns zu Tausenden zuströmenden peripheren Verletzungen als hervorragendes diagnostisches Hilfsmittel bewährt. Ist eine nur einigermaßen gröbere Nervenschädigung da, so finden wir bei der Untersuchung ausnahmslos Entartungsreaktion mit ihren Hauptzeichen: Verlust der faradischen Erregbarkeit und lang-same Zuckung bei galvanischer Reizung. Ihre Feststellung gibt uns differentialdiagnostisch entscheidende Anhaltspunkte gegenüber der hysterischen Lähmung, der abartikulären Atrophie (S. 103), sowie den primären Myopathien (Dystrophien, Myositiden), bei welch letzteren nur quantitative Veränderungen der Erregbarkeit festzustellen sind. Selbst eine außerordentlich starke Herabsetzung der elektrischen Erregbarkeit, die Notwendigkeit also der Verwendung sehr starker Ströme zur Erzielung sehr geringer Bewegungseffekte ist, wie gesagt, noch keine Entartungsreaktion und somit im Zweifelsfall ein Beweis gegen eine periphere Nervenschädigung.

Es gibt eine einzige Erkrankung, bei der die elektrische Erregbarkeit des Muskels vorübergehend verloren geht, das ist die sogenannte paroxysmale familiäre Lähmung. Wie der Name sagt besteht sie in anfallsweise auf-tretenden, stunden- und tagelang dauernden schweren Lähmungszuständen, während deren die Muskeln völlig unerregbar sind. Eine Abart scheint die von mir soge-nannte familiäre Kältelähmung zu sein, bei der die gleichen Erscheinungen unter dem Einfluß von Kälte auftreten. Beide Krankheiten sind typisch erblich, familiär und äußerst selten. Überhaupt kann auch am normalen Muskel durch Kälteeinflüsse eine träge Reaktion hervorgerufen werden.

Die prognostische Bedeutung der E.R. bei peripheren Läh-mungen ist sehr beschränkt. Je länger E.R. bestehen bleibt, um so schlechter wird zwar die Prognose. Am schwersten sind die Fälle, in welchen schließlich jede, auch die galvanische Muskelerregbarkeit, verschwindet. Dann ist das gesamte Gebiet unerregbar. Diese völlige Aufhebung bedeutet schließlich eine definitive Aufhebung jeder Restitutionsmöglich-keit; jedoch ist auch dieses Urteil nur unter großer Reserve zu fällen. Selbstverständlich kann bei manchen primär myopathischen Prozessen durch fettige oder narbige Umwandlung der betroffenen Muskeln eben-falls eine Aufhebung der elektrischen Erregbarkeit als Endzustand ein-treten. Die Verfolgung der Kriegsverletzungen hat auch gezeigt, daß die aktive Funktion eines Muskels sich sehr häufig früher herstellt als seine normale elektrische Reaktion, so daß wir in einem bestimmten Stadium der Heilung dann überraschenderweise Entartungsreaktion bei ganz leidlicher willkürlicher Innervation haben. Dagegen hat der Nach-weis der partiellen E.R. trotz vollkommener Lähmung im betroffenen

Gebiet eine günstige prognostische Bedeutung, da sie uns gestattet, mit einer völligen Wiederherstellung zu rechnen.

Die elektrische Entartungsreaktion ist immerhin aber nur ein Zeichen der Neigung zur Entartung, welche den Lähmungen vom Typus III in ganz besonders hohem Maße zukommt. Die Entartung ist sehr häufig ohne weiteres als Atrophie sichtbar und wir können die Diagnose auf diese Gruppe und ihre Unterabteilungen daher häufig aus der Feststellung der Atrophien und ihrer Vertei-lung, die der Verteilung der Lähmungen entspricht, stellen. So ist etwa eine lokale Ulnarislähmung mit der Atrophie des Adductor pollicis, der Zwischenfingerräume und des Kleinfingerballens auf den ersten Blick erkennbar und mit nichts anderem zu verwechseln. Ist allerdings eine solche charakteristische Verteilung der Atrophie nicht vorhanden, so bedarf man zur Erkennung der Art und Ursache der Atrophie durchaus der elektrischen Untersuchung. Als ein Kennzeichen der echten degenerativen Atrophie mögen noch die im degenerierenden Muskel sehr häufig auftretenden fibrillären Zuckungen erwähnt werden, die allerdings nicht mit harmlosen, bei Nervenkranken sich häufig an der Lidmuskulatur und anderswo findenden faszikulären Muskelkontraktionen zusammengeworfen werden dürfen.

Über die anderen uns bekannten qualitativen Veränderungen der Zuckung, die myasthenische und myotonische, vgl. die betreffenden Abschnitte.

Um die Lähmung und Atrophie eines Muskels festzustellen, braucht man nun allerdings die Kenntnis seiner Wirkung und seiner Lage, und um aus der Muskellähmung auf den Ort der Läsion schließen zu können, braucht man die Kenntnis der Nervenversorgung der Muskeln durch die peripheren Nerven einerseits und die Wurzeln andererseits. Die Wurzeln entsprechen dabei den Rücken-markssegmenten, so daß also für letztere eine besondere Kenntnis nicht nötig ist. Die Bezeichnung segmentale Verteilung und radikuläre Verteilung werden daher synonym gebraucht.

Während also für den ganzen Symptomenkomplex von Gruppe I und II die anatomische Kenntnis genügt, daß es eine Rinde und eine Pyramidenbahn gibt, und daß diese Pyramidenbahn an der Grenze von Hirn und Rückenmark kreuzt, ist die periphere Neurologie angewandte detaillierte Anatomie.

Die peripheren Lähmungen haben durch die Kriegsverletzungen der Nerven, von welchen allein in Deutschland viele Zehntausende zur Beobachtung kamen, eine im Frieden ungeahnte Bedeutung erlangt. Sie sollen daher hier ein wenig genauer geschildert werden [1]). Der Leser möge diese Einzelausführungen ruhig überschlagen, bis ihn eine eigene Beobachtung veranlaßt, dieses oder jenes davon nachzusehen.

Die häufigste Nervenlähmung ist die des N. radialis. Der N. radialis verläuft hinter der Art. axillaris zur dorsalen Seite des Oberarms, hier zwischen den beiden Trizepsköpfen, schlägt sich etwa an der Grenze des mittleren und unteren Drittels des Oberarms nach vorn und

---

[1]) Über die entsprechenden Empfindungsstörungen vgl. später.

durchbohrt den Supinator longus (Brachioradialis). Sein tiefer Ast
versorgt dann nach dem Supinator longus die Handstrecker und die
Strecker der Grundphalangen der Finger, sowie den Abductor pollicis
longus. Die Beteiligung der einzelnen Muskeln an der Lähmung hängt
von der Stelle der Läsion ab. Die Lähmung der aktiven Ellbogen-
streckung, d. h. des M. triceps, kommt nur bei sehr hohem Sitz der
Nervenschädigung in Betracht (Krückenlähmung!). Am häufigsten wird
der Nerv an der Umschlagstelle verletzt, und es folgt daraus neben
einer Erschwerung und Schwächung der Supination die so kennzeichnende
**Lähmung der Handstreckung und der Streckung der Finger-
grundglieder.** Die Hand hängt senkrecht herab, beim Versuch der
Fingerstreckung folgen nur die zweiten und dritten Glieder (Ulnaris-
wirkung). Bringt man die Grundphalangen passiv in Streckstellung
und richtet zugleich auch das Handgelenk auf, so kann man einen
kräftigen Händedruck erzielen; diese Erscheinung beruht auf der durch
die Extensorenlähmung bedingten abnormen Beugestellung der Hand
und Finger und der dadurch zustande gekommenen Annäherung der
Ansatzpunkte dieser Beugemuskeln. Die Störung des Daumens ist in
den einzelnen Fällen auch bei vollständiger Unterbrechung recht verschieden groß. Immer erhalten ist die Streckung im Endgelenk des
Daumens. Während aber in einem Teile der Fälle der Daumen ganz
in die Handfläche hineinhängt und gar nicht von der Hand entfernt
(abduziert) werden kann, ist in anderen Fällen mit der Streckung im
Endgelenk auch eine mäßig kräftige Abduktion möglich. Bei Verletzungen
des Radialis am Unterarm kann die Streckung des Handgelenks erhalten,
aber die Fingerstreckung aufgehoben sein.

Die elektrische Reizung des Radialis wird an derjenigen Strecke
seines Verlaufes vorgenommen, wo er sich von der Hinterseite des Oberarms auf die Vorderseite herumschlägt (Abb. 3). Man muß bei gut ent-
spannter Oberarmmuskulatur — es empfiehlt sich hierzu, den Unterarm
auf eine Stuhllehne auflegen zu lassen — mit einer nicht zu großen
Elektrode zwischen Trizeps und Bizeps gegen den Knochen andrücken.

Die direkte elektrische Erregung der vom Radialis versorgten
Muskulatur ist in der Norm außerordentlich leicht, wovon sich jeder
auf das bequemste überzeugen kann. Anders wenn Entartungsreaktion
vorhanden ist. Bei der üblichen Art der Reizung mit kleiner fest auf-
gesetzter Elektrode sieht man nämlich sehr häufig nur Zuckungen
der Beugemuskulatur, weil die notwendigen starken Ströme auf diese
übergehen und deren schnelle und energische Zuckungen die langsame
und schwache Entartungsreaktion der Strecker völlig verdecken. Man
muß sich dann des Kunstgriffes bedienen, über die Streckseite des Unterarms bei geschlossenem Strom mit der Elektrode hinzustreichen, dann
sieht man — sofern die Erregbarkeit nicht wirklich völlig erloschen
ist — sehr schön die Zusammenziehung der Streckmuskeln, ohne daß
die bei dieser Reizungsart nicht zur Entstehung kommenden Zuckungen
der Beuger stören.

Manchmal ermöglicht die elektrische Untersuchung in schwierigen
Fällen zu entscheiden, ob leichte organische Lähmung oder ein psycho-

gener Zustand vorliegt; es ergibt nämlich dann die elektrische Reizung an der Stelle der Läsion eine Zuckung von normaler Stärke; wenn man jedoch proximalwärts von ihr den Nerven reizt, ist dieser für den Strom nicht passierbar und die Zuckung nicht zu erzielen.

N. ulnaris   Der N. ulnaris verläuft aus dem Plexus mit dem N. medianus im Sulcus bicipitalis und tritt dann durch die bekannte Fossa ulnaris medial vom Olekranon (Musikantenknochen) zum Unterarm. Am Olekranon ist er leicht elektrisch erregbar. Zwischen dem Flexor carpi ulnaris und dem Flexor digitorum profundus verläuft er mit der Art. ulnaris zur Hand. Dicht über dem Handgelenk ist der Nerv noch einmal mit dem elektrischen Strom leicht zu treffen. Er versorgt den Flexor carpi ulnaris, den Anteil des 4. und 5. Fingers vom Flexor digit. communis profundus, an der Hand die Mm. interossei und den Adductor pollicis. Reizt man den Nerv dicht oberhalb des Handgelenks, so bekommt man nur eine Adduktion aller Finger gegeneinander, dabei Beugung der Grundglieder, Streckung der Endglieder. Reizt man ihn am Ellbogen, so kommt dazu die Ulnarbeugung des Handgelenks und eine volle Beugung der zwei letzten, meist noch eine schwächere des dritten Fingers. Von den vom Ulnaris versorgten Muskeln sind besonders gut der Kleinfingerballen und der Adductor pollicis zu prüfen, die Interossei sind in der Norm schwer zu treffen, geben aber gerade im atrophischen Zustand meist sehr deutlich erkennbare Entartungsreaktion. Bei seiner Lähmung ist die Atrophie der Mm. interossei und des Adduct. pollicis in Gestalt einer Vertiefung sämtlicher Spatia interossea ganz unverkennbar, ebenso wie das Verschwinden des Kleinfingerballens. Bei keiner anderen Nervenlähmung kommt es so häufig zur Ausbildung von Kontrakturen infolge Verkürzung der Antagonisten, als bei Ulnarislähmung. Es entsteht dann die sogenannte Klauenhand: die Finger sind im Grundgelenk gestreckt, in den beiden Endgelenken gebeugt — die Funktion des Ulnaris ist die Beugung der Grundglieder und die Streckung der Endglieder —; dabei gelingt es in einigermaßen ausgesprochenen Fällen auch passiv nicht, diese pathologische Kontrakturstellung zu überwinden. Diese Klauenhand braucht aber nicht notwendigerweise einzutreten, immer aber die Funktionsstörung, die bei tiefer Unterbrechung des Nerven in der Aufhebung oder Schwächung der Beugung der Grundglieder besteht, sowie in der Aufhebung der Adduktion und Spreizung der Finger. Die Adduktion des Daumens ist jedoch bei gebeugter Endphalanx, manchmal auch bei gestreckter, durch Medianuswirkung möglich. Bei hoher Ulnarisunterbrechung kommt zu den beschriebenen Ausfällen noch die Lähmung der Beugung des Endgliedes des vierten und fünften Fingers hinzu, während der Ausfall des Flexor carpi ulnaris weniger in die Augen fällt.

N. medianus   Der N. medianus schließt sich aus der Medianusgabel vor der Art. brachialis zusammen und verläuft im Sulcus bicipitalis abwärts. Am Unterarm liegt er zwischen Flexor digitorum sublimis und profundus, dicht über dem Handgelenk liegt er sehr oberflächlich neben der leicht zu findenden Sehne des Palmaris longus und verläuft dann zur Hohlhand. Er versorgt den Pronator teres und Pronator quadratus, die wesentlichen Beuger der Hand: Flexor carpi radialis und palmaris longus, den Flexor digitorum sublimis, vom Flexor digitorum profundus den Anteil des 2. und 3. Fingers, endlich den Flexor pollicis longus und den Daumenballen: Flexor brevis, Opponens und Abductor brevis. Der Nerv ist im Sulc. bicipitalis, in der Ellenbeuge und über dem Handgelenk unschwer zu reizen, ebenso die meisten von ihm versorgten Muskeln, die Beuger der Hand und der Finger, wie besonders die Muskeln des Daumenballens.

Das Bild der Medianuslähmung ist auf den ersten Blick gekennzeichnet durch die Atrophie des Daumenballens, die Stellung des Daumens neben den anderen Fingern (Affenhand) und die Lähmung der Beugung der ersten drei Finger. Der zweite Finger besonders steht gestreckt und kann so gut wie gar nicht gebeugt werden, der dritte ein wenig mehr, der vierte und fünfte können durch die Wirkung des vom Ulnaris versorgten Flexor profundus ziemlich ausgiebig gebeugt werden. Das Endglied des Daumens kann, wenn überhaupt, nur spurweise gebeugt werden. Dagegen ist eine mehr oder minder vollständige Opposition nicht selten möglich, weil häufig Innervationsanomalien in der Weise statthaben, daß der Ulnaris einen Teil des Daumenballens innerviert. (Praktisch hat die Kenntnis dieser abnormen Möglichkeit die Bedeutung, daß trotz der Erhaltung eines Teiles des Daumenballens, und insbesondere einer ziemlich vollkommenen Opposition, der Medianus vollständig durchtrennt sein kann.) Fällt die Störung der Bewegung der ersten drei Finger sogleich ins Auge, so zeigt sich bei genauer Prüfung dann noch eine Schwäche der Beugung im Handgelenk und eine Aufhebung der Pronation des Unterarms (deren Möglichkeit nur durch Innenrotation des Oberarms vorgetäuscht werden kann). Ist der Nerv dicht über dem Handgelenk verletzt, was bei Friedensverletzungen die Regel ist, so kommt es nur zu der Lähmung der Daumenmuskulatur, weil die Äste für die anderen Muskeln weit früher abgegangen sind.

Der N. musculocutaneus versorgt im wesentlichen den Bizeps. Seine Lähmung bedeutet die Aufhebung der Beugung des Unterarms. Die elektrische Prüfung des Bizeps ist außerordentlich leicht.

Der N. axillaris versorgt den Deltoideus, der für die elektrische Prüfung in seiner ganzen Ausbreitung leicht erreichbar ist. Seine Lähmung bedingt die Aufhebung der Seitwärtshebung des Armes bis zur Schulter, der Arm hängt schlaff herunter. Dabei fällt dann die Abflachung der Schulter sogleich in die Augen. Die später zu erwähnende charakteristische Sensibilitätsstörung und der Nachweis der E.R. im Deltoidesgebiet bewahren vor diagnostischen Irrtümern gegenüber der Schultergelenksaffektion (abartikuläre Atrophie).

In seltenen Fällen kann trotz totaler Deltoideuslähmung durch Eintreten des Infraspinatus, Supraspinatus und Pektoralis eine Seitwärts- und sogar Aufwärtshebung des Armes ermöglicht werden, wie überhaupt gleichgerichtete Muskeln sich auch anderwärts bis zu einem gewissen Grade ersetzen können (auch Ulnaris und Medianus).

Der N. thoracicus longus versorgt den Serratus anticus major. Seine elektrische Untersuchung macht Schwierigkeiten, seine Lähmung ist aber an dem flügelförmigen Abstehen des Schulterblatts vom Brustkasten bei der Hebung des Arms nach vorn ganz unverkennbar für den, der sie auch nur einmal gesehen hat. Die Folge der Lähmung ist die Unmöglichkeit, den Arm über die Horizontale hinaus zur Senkrechten zu heben. Die **doppelseitige** Serratuslähmung ist eine häufige Teilerscheinung der **Dystrophia musculorum progressiva.**

N. sub-scapularis — Die Nn. **subscapulares** (gewöhnlich zwei bis drei) versorgen neben dem M. subscapularis den Latissimus dorsi und den Teres major. Bei Lähmung des Latissimus dorsi kann der Arm nicht nach hinten und innen bewegt werden.

N. supra-scapularis — Der N. **suprascapularis** versorgt die Mm. supraspinatus und infraspinatus. Bei seiner Lähmung tritt das Schulterblatt wie skelettiert unter der Haut hervor. Die dadurch bedingte Funktionsstörung ist isoliert indes nur gering.

Nn. thorac. ant. — Die Nn. **thoracici ant.** versorgen die Pektorales. Die Pektorales sind leicht zu reizen, ihre Funktion besteht wesentlich in der Adduktion des Arms, die bei ihrer Lähmung wesentlich abgeschwächt ist.

Wurzel-ursprung — Die bisher genannten Nerven gehören dem Plexus brachialis an, der sich aus der 5.—8. Zervikalwurzel und Teilen der 4. Zervikalwurzel sowie der 1. Dorsalwurzel zusammensetzt.

Nach der Höhe des Austritts geordnet setzen sich die einzelnen genannten Nerven aus folgenden Wurzeln zusammen. Aus der Zusammenstellung ergibt sich zugleich, daß die einzelnen Wurzeln sich vielfach teilen, um mehreren Nerven ihre Fasern zuzuführen.

N. subscapularis	C. 5—8.
„ axillaris	C. 5—6.
„ suprascapularis	C. 5—6.
„ thoracicus longus	C. 5—7.
„ musculocut.	C. 5—6.
„ medianus	C. 5—8 D. 1.
„ ulnaris	C. 7—8 D. 1.
„ radialis	C. 5—8 D. 1.
Nn. thoracicus ant.	C. 6—8 D. 1.

Plexus-läh-mung — Aus der beigegebenen Abbildung 4 mag man sich eine Vorstellung von dem Ursprung und der Zusammenordnung der Armnerven machen. Dadurch, daß mehrere Nervenbündel gelähmt sind, entstehen die sogenannten Plexuslähmungen. Je nachdem die Schädigung mehr proximal oder mehr distal angreift, haben wir dabei alle Übergänge von dem „radikulären" bis zu dem „peripheren" Verteilungstypus der Lähmung unter Beteiligung bald dieser bald jener Nervenstränge, und wir haben durch die Kriegsschußverletzungen eine sehr große Fülle von Bildern kennen gelernt, von denen jedes seine besonderen Züge zeigt. Als besondere feste Typen sind seit langem die „obere" (Erbsche) und die „untere" (Klumpkesche) Plexuslähmung bekannt. Erstere kommt zustande bei Schädigung der 5. und 6. Zervikalwurzel, aus der der Axillaris, der Muskulokutaneus und ein Teil des Radialis hervorgehen. Demgemäß ist aufgehoben die Seitwärtshebung des Arms, die Beugung des Unterarms und

die Supination. Die Klumpkesche Lähmung entspricht der 8. Zervikal-
und 1. Dorsalwurzel. Sie äußert sich in einer Lähmung der kleinen
Hand- und Fingermuskeln, der Hand- und Fingerbeuger, und ist beson-

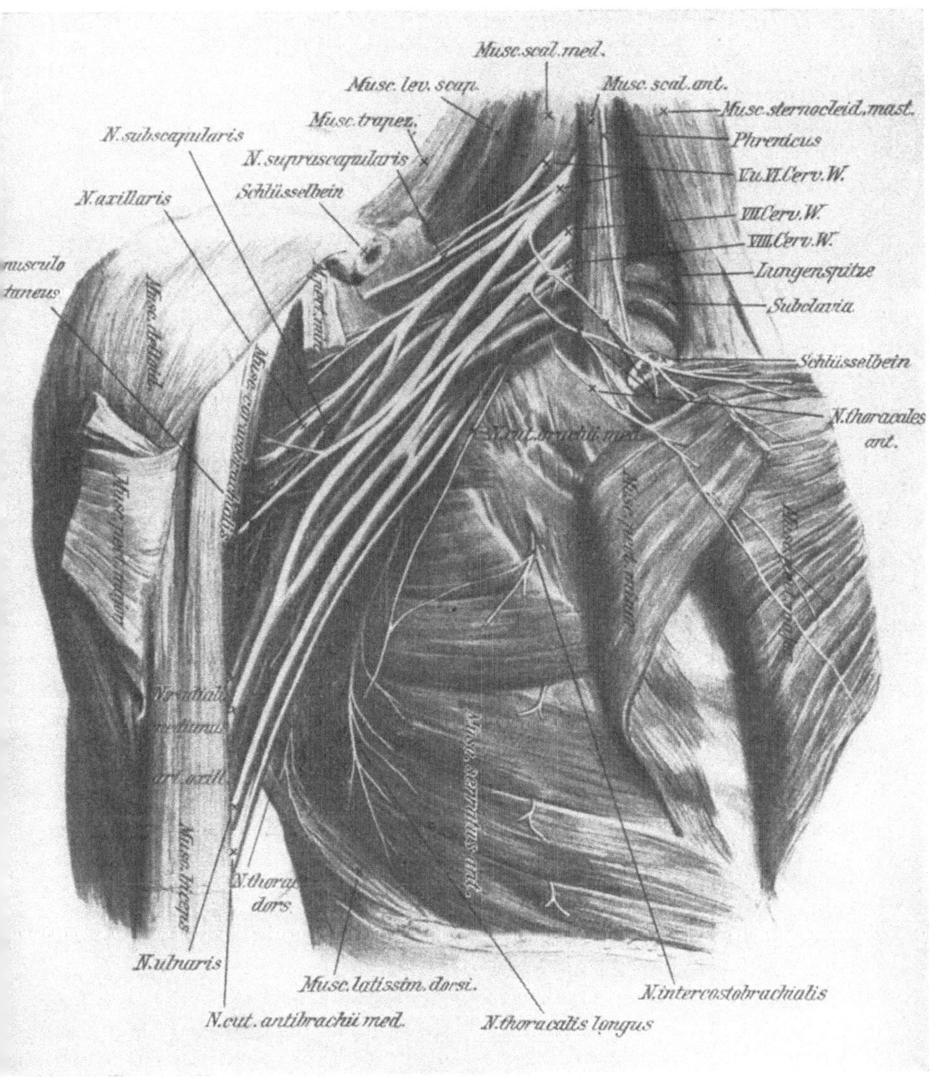

Abb. 4. Armplexus (nach E. Unger).

ders gut kenntlich durch ein Nebenzeichen, die Verengerung der Pupille
auf der betroffenen Seite, weil aus den genannten Wurzeln auch der
Augensympathikus entspringt.

M. trape-
zius

Vom Plexus cervicalis wird noch ein wichtiger Schultermuskel wenigstens zum Teil versorgt, der M. trapezius sive cucullaris. Der Hauptteil des M. trapezius wird vom N. accessorius, also einem Hirnnerven inneriviert. Bei Lähmung des M. cucullaris (also sowohl Akzessoriuslähmung, wie Lähmung der Zervikaläste) steht die Schulter tief, das Schulterblatt weit von der Mittellinie ab, der untere Winkel ist etwas vom Brustkorb abgehoben und ist nach innen, der äußere nach unten verschoben (sogenannte Schaukelstellung). Die Hebung der Schulter (Achselzucken) ist außerordentlich schwach und unausgiebig. Die Atrophie des Trapezius ist immer sehr deutlich zu erkennen, ebenso seine Erregbarkeit infolge seiner oberflächlichen Lage immer gut zu prüfen.

Am Bein ist die Innervation sehr viel einfacher als am Arm.

N. femoralis

Der N. femoralis versorgt den Quadrizeps und den Iliopsoas. Der Funktionsausfall des letzteren zeigt sich in dem Ausfall oder in sehr großer Schwäche der Hüftbeugung. Elektrischer Untersuchung ist er unzugänglich. Dagegen ist der Quadrizeps überall und der Femoralis an der Leistenbeuge leicht erreichbar. Die Atrophie des Quadrizeps ist leicht sicht- und tastbar, der Ausfall seiner Funktion hebt die Streckung des Kniegelenks auf.

N. obturatorius

Der N. obturatorius versorgt die Adduktoren des Oberschenkels. Seine Lähmung ist von geringerer praktischer Bedeutung.

Nn. glutaei

Die Nn. glutaei versorgen die gleichnamigen Muskeln. Von ihnen beherrscht der Glutaeus maximus die Hüftstreckung. Seine elektrische Prüfung ist leicht, sehr unsicher dagegen die des Glutaeus medius, unmöglich die des Glutaeus minimus, welche den Oberschenkel abduzieren und innenrotieren.

N. ischiadicus

Der N. ischiadicus versorgt am Oberschenkel die Beuger (Semimembranosus, Semitendinosus, Bizeps). Er verläuft vom For. ischiadicum majus ungefähr in der Mitte zwischen Trochanter major und Tuber ischiadicum, zwischen Adductor magnus und langem Kopf des Bizeps. Oberhalb der Kniekehle teilt er sich in Tibialis und Peroneus.

N. tibialis

Der N. tibialis verläuft durch die Mitte der Kniekehle, dann zwischen den Wadenmuskeln abwärts, weiter zwischen Flexor digitor. longus und Flexor halluc. longus gegen den Malleolus internus zur Fußsohle. Er versorgt die gesamte Wadenmuskulatur, die langen Zehenbeuger und sämtliche kleinen Fußmuskeln. Der Nerv ist in der Kniekehle leicht erreichbar, ebenso die Wadenmuskulatur selbst. Ihre Atrophie ist leicht sichtbar und meßbar. Der Hauptausfall der Tibialislähmung besteht in dem Verlust der Plantarflexion des Fußes und der Zehen. Ist der Nerv erst in dem distalen Teil seines Verlaufs getroffen, so sind nur die kleinen Fußmuskeln gelähmt und atrophisch. Man versäume daher nicht, in solchen Fällen die Fußsohle elektrisch zu reizen. Auch eine etwaige Entartungsreaktion ist an den kleinen Fußmuskeln durchaus deutlich und leicht nachzuweisen.

N. peroneus

Der N. peroneus verläuft lateral durch die Kniekehle bis hinter das Capitulum fibulae und von hier um die Fibula herum zur vorderen Fläche des Unterschenkels. Er ist auf dieser Strecke seines Verlaufs immer leicht erregbar. Dann teilt er sich in einen oberflächlichen Ast, von dem (neben Hautästen) noch Äste zum Peroneus longus und brevis gehen, und in einen tiefen, der den Tibialis anticus, den Ext. digitor. longus und brevis, sowie den Ext. halluc. longus und brevis versorgt. Sowohl die Hebung des Fußes (Tibialis ant.), wie die Streckung der Zehen, wie die Auswärtswendung des Fußes sind elektrisch leicht zu erzielen. Der Ausfall des Peroneus bedingt eine Senkung des äußeren Fußrandes bei einer schlaffen Equinusstellung. Beim Gange „steppt" der Kranke, er muß das Knie mehr beugen, damit der herunterhängende Fuß nicht am Boden hängen bleibt.

Ist der Ischiadikus am Oberschenkel verletzt, so sind die Störungen natürlich gleich der Summe des Peroneus- und Tibialisausfalles, d. h. Fuß und Zehen sind vollständig gelähmt. Nur bei ganz hoher Ischiadikusverletzung kommt es infolge von Lähmung eines Teiles der Unterschenkelbeuger zu einer Parese der aktiven Beugung des Unterschenkels.

Wie bei der oberen, sei auch für die untere Extremität der Segmentursprung der Hauptnerven hierhergesetzt: Wurzel-
ursprung
der Bein-
nerven

      N. obturatorius . L. 2—4.

      „ cruralis . . . . L. 1—5

      „ glutaei . . . . L. 4—5 S. 1—2.

      „ ischiadicus . . L. 4—5 S. 1—3.

Die segmentalen bzw. radikulären Motilitätsstörungen unterscheiden sich, um es noch einmal zu sagen, nicht qualitativ, sondern nur durch die Verteilung der Störungen von den peripheren, weil die motorischen Fasern eben in den peripheren Nerven anders zusammengeordnet sind, als in den Vorderhörnern und in den Wurzeln.

Aus dem Gebiete der segmentalen Innervation der Muskeln Segmen-
tale Inner-
vation seien im übrigen nur ganz wenige Tatsachen erwähnt:

Die Lähmungen der 5. und 6. Zervikalwurzel wurden bereits als obere Plexuslähmung beschrieben.

Im 6. und 7. Zervikalsegment sind wesentlich die Vorderarmmuskeln lokalisiert.

Sehr wichtig ist die Innervation durch das 8. Zervikalsegment und auch noch durch das 1. Dorsalsegment (vgl. auch oben unter Klumpkesche Lähmung), weil durch die auf deren Schädigung zurückzuführende Lähmung und Atrophie der kleinen Fingermuskeln eine große Reihe krankhafter atrophischer Störungen charakterisiert werden (z. B. die Aran-Duchennesche Form der spinalen Muskelatrophie).

Vom 4. Zervikalsegment entspringt der N. phrenicus zum Zwerchfell.

Die Dorsalsegmente gehören weiterhin hauptsächlich den kurzen Rückenmuskeln, den Interkostalmuskeln und den Bauchmuskeln an.

Die ersten Lumbalsegmente versorgen die Muskeln der Hüfte und des Oberschenkels, das 3. und insbesondere das 4. den wichtigen Quadrizeps, 5. Lumbalsegment und 1.—2. Sakralsegment die Kniebeuger, sowie die Muskeln des Unterschenkels und des Fußes.

3*

Das 3. und 4. Sakralsegment hat die wichtige Versorgung der Blase und des Mastdarms.

Zu allen peripheren und segmentalen Lähmungen können nach längerem Bestehen fixe Kontrakturen der nichtgelähmten Muskeln hinzutreten, wie sie schon bei der Ulnarislähmung beschrieben wurden (vgl. auch unter motorische Reizerscheinungen).

Die Sehnen-reflexe bei degenera-tiven Läh-mungen Ein charakteristisches Zeichen für die Affektionen des ganzen III. Teiles der motorischen Bahn, also für die peripheren, radikulären und Vorderhornlähmungen ist das Fehlen der Sehnen- bzw. Periost-reflexe im Bereiche der Lähmung. Denn diese Reflexe gehen über das Vorderhorn, durch die vorderen Wurzeln und die peripheren Nerven (vgl. Abb. 11). Eine Reihe der Sehnenreflexe war schon genannt (Tri-zeps-, Radius-, Ulna-, Patellar-, Achillesreflex). So kann etwa das Fehlen eines Achillessehnenreflexes ein feines und zugleich objektives Zeichen für eine leichte Tibialisverletzung sein. Für den Kopf sei der praktisch fast entbehrliche Masseterreflex angeführt, zu erzielen durch einen Schlag von oben gegen den Unterkiefer bei leicht geöffnetem Munde.

Es ist jedoch zu bemerken, daß die Sehnenreflexe manchmal auch bei recht hochgradigen Lähmungen noch erhalten sind, weil nicht der ganze Muskel zerstört, vielmehr noch genug funktionierende Substanz verblieben ist.

4. Motilität des Kopfes.

Gesondert zu besprechen sind die Bewegungsstörungen im Bereiche des Kopfes. Es handelt sich um die Augenmuskeln, die Gesichtsmuskeln, die Muskeln der Mundhöhle und des Kehlkopfes. (Der zu den Hirnnerven gehörende, aber einen Teil des Schultermuskels Kukullaris und den Sternokleidomastoideus versorgende Accessorius [11. Hirnnerv] war schon früher [S. 34] erwähnt.)

Verschie-dene Lo-kalisation Auch bei den Kopf- bzw. Hirnnerven müssen wir verschiedene Lokalisationen ihrer Lähmungen unterscheiden, und zwar können wir auch hier die drei Abschnitte der Körpermotilität wiederholen: I. einen intrakortikalen (der wesentlich für die hysterische Lähmung Supra-nukleäre Lähmung in Betracht kommt), II. einen Weg, der die Rinde mit den Kernen ver-bindet und III. den Abschnitt von den Kernen, diese eingeschlossen, bis zum Muskel (diesen eingeschlossen) (vgl. Abb. 2).

Der Weg II ist nun nur da, wo schon eine geschlossene Pyramiden-bahn besteht, d. h. ungefähr von der Medulla oblongata an, die „Pyra-mide", so daß wir nicht schlechthin von Pyramidenlähmungen sprechen können; für die oberen Hirnnerven verlaufen die kortikalen Bahnen zusammen mit den Pyramidenfasern im Fuß der Brücke. Weiter kor-tikalwärts verlaufen die Fasern dann wie die Pyramidenfasern und mit ihnen zusammen in der inneren Kapsel. Man wendet als Bezeichnung für den ganzen Abschnitt am besten die der „supranukleären Läh-mung" an.

Über den Abschnitt III der motorischen Kopfnerven ist zu sagen, daß eine Unterscheidung von peripherer Nervenlähmung und Wurzellähmung hier im Unterschied zu den spinalen Nerven durch die Verteilung der Lähmung im allgemeinen nicht möglich ist, weil die motorischen Hirnnerven im Unterschied von den Spinalnerven schon als einheitliche Gebilde aus der Hirnsubstanz austreten und weiter verlaufen.

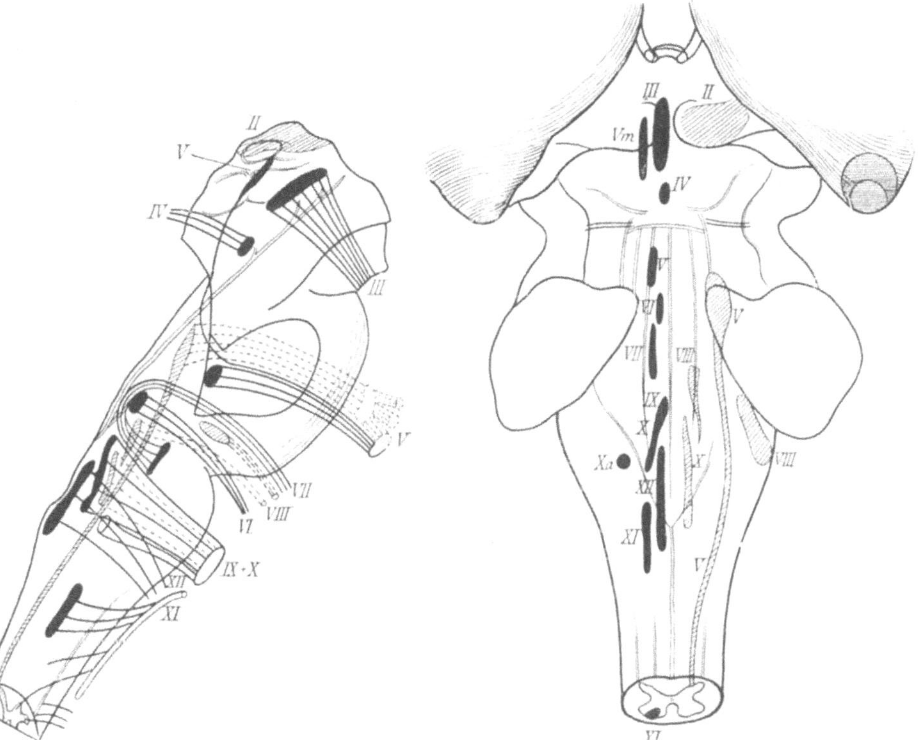

Abb. 5. Die Lage der Hirnnervenkerne im Hirnstamm mit Benutzung eines Toldtschen Schemas von der Seite und von oben (nach Fortnahme des Kleinhirns) gesehen.

Schwarz die motorischen Kerne, schraffiert die sensiblen. *II* = Optikus (vorderer Vierhügel). *III* = Okulomotorius. *IV* = Trochlearis. *V* = Trigeminus, bestehend aus zwei motorischen Wurzeln, von denen die eine im Mittelhirn, die andere im Pons entspringt und der sensiblen, die bis in das Rückenmark hinunterreicht. *VI* = Abduzens. *VII* = Fazialis. *VIII* = Akustikus. *IX + X* = Vagoglossopharyngeus. *Xa* = Nuc. ambiguus vagi (Ursprung der motorischen Kehlkopfnerven). *XI* = Accessorius mit Zuzug aus dem Rückenmark. *XII* = Hypoglossus.

Während wir es also einer Lähmung der Hand im allgemeinen ansehen können, ob sie segmental bzw. radikulär oder peripher bedingt ist, können wir bei einer Lähmung der Augenmuskeln oder der Zunge gar nicht oder nur durch Hilfsmomente des einzelnen Falles erschließen, ob die Lähmung den Kern, den Nerv an der Basis oder in seinem weiteren Verlauf betroffen hat.

Was den Abschnitt II anlangt, so wird die Diagnostik dadurch kompliziert, wenn auch kaum erschwert, daß zum Unterschied von den Extremitäten für eine Reihe der Kopfmuskeln eine doppelseitige Innervation, d. h. von beiden Hemisphären aus besteht. Das hat zur Folge, daß an diesen Muskeln sich einseitige Störungen des „supranukleären" Weges nur wenig oder gar nicht zu äußern brauchen.

Auf Grund dieser Vorbemerkungen werden nun die praktischen Fragen der Diagnostik auf diesem Gebiete leicht verständlich sein.

Fazialis-
lähmung
Periphere
Fazialis-
lähmung

Nehmen wir zuerst den N. facialis (VII), so äußert sich seine totale periphere Lähmung bekanntlich in einem einseitigen Verlust der gesamten Innervation des Gesichts und einer entsprechenden Entstellung des Gesichts in der Ruhe. Wesentlich ist vor allem die Unmöglichkeit, das Auge zu schließen und das Herabsinken des Mundwinkels mit Verschwinden der Nasolabialfalte. Beim Versuche, die Lider zu schließen, sehen wir das Auge sich nach oben drehen (eine „Mitbewegung", die normalerweise vom geschlossenen Lide verdeckt wird), so daß wir die weiße untere Sklera zu Gesicht bekommen

Bellsches
Phänomen

(Bellsches Phänomen). Besteht die Lähmung lange genug (vgl. S. 26), so können wir E.R. im Fazialisgebiet nachweisen.

Supra-
nukleäre
Fazialis-
lähmung

Für die supranukleäre Lähmung, wie sie also am häufigsten bei Hemiplegie vorkommt, ziemlich charakteristisch ist nun das Verschontbleiben des oberen Fazialis. Das Auge kann geschlossen werden. Es erklärt sich das dadurch, daß das obere Fazialisgebiet zu den oben erwähnten gehört, die doppelseitig innerviert werden. Leichte Störungen im oberen Fazialisgebiet finden sich aber trotzdem sehr häufig, und man darf nicht etwa aus einer Schwäche des Augenlidschlusses ohne weiteres auf eine periphere Lähmung schließen. Andererseits kann natürlich auch eine periphere Fazialislähmung sich auf den unteren Fazialis beschränken, wenn der Nerv erst nach seiner Teilung in die beiden Äste getroffen ist, was aber so gut wie ausschließlich bei ohne weiteres sichtbaren Verletzungen im Gesicht vorkommt. E.R. findet sich bei supranuklearer Lähmung ebensowenig wie an den Extremitäten bei Pyramidenlähmung. Ihr Fehlen ist aber unter gewissen früher (S. 26) erwähnten Bedingungen kein unbedingt entscheidendes Merkmal für die supranukleäre gegen die periphere Fazialislähmung.

Zunge

Für die Zungeninnervation durch den Hypoglossus (XII) gilt ein Satz: die Zunge wird nach der Seite des gelähmten Muskels herausgestreckt, d. h. also bei peripherer Lähmung nach der Seite des Herdes bzw. der Verletzung, bei supranukleärer (z. B. Hemiplegie) nach der dem Herde entgegengesetzten Seite. In den Mund zurückgezogen kann die Zunge nach der gesunden Seite abweichen, beim Herausstrecken aber zieht die Zusammenziehung der gesunden Hälfte die Zunge immer nach der gelähmten. Die Entscheidung, ob die Lähmung dabei supranukleär oder peripher ist, kommt hier selten in Betracht; sie ist meist durch die Art der begleitenden Symptome, z. B. der bei supranukleärem Sitz fast immer zugleich bestehenden Fazialislähmung von vornherein entschieden. Bei peripherer Hypoglossuslähmung tritt eine starke Abmagerung der gelähmten Zungenhälfte ein, die bei der Betastung sich als weich und dünn erweist und auch oft partielle E.R. und dabei häufig fibrilläre Zuckungen zeigt.

Was die Augenmuskeln anlangt, so stehen sie bekanntlich unter der Herrschaft dreier Nerven, des Okulomotorius (III), Trochlearis (IV) und Abduzens (VI). *Augenmuskeln*

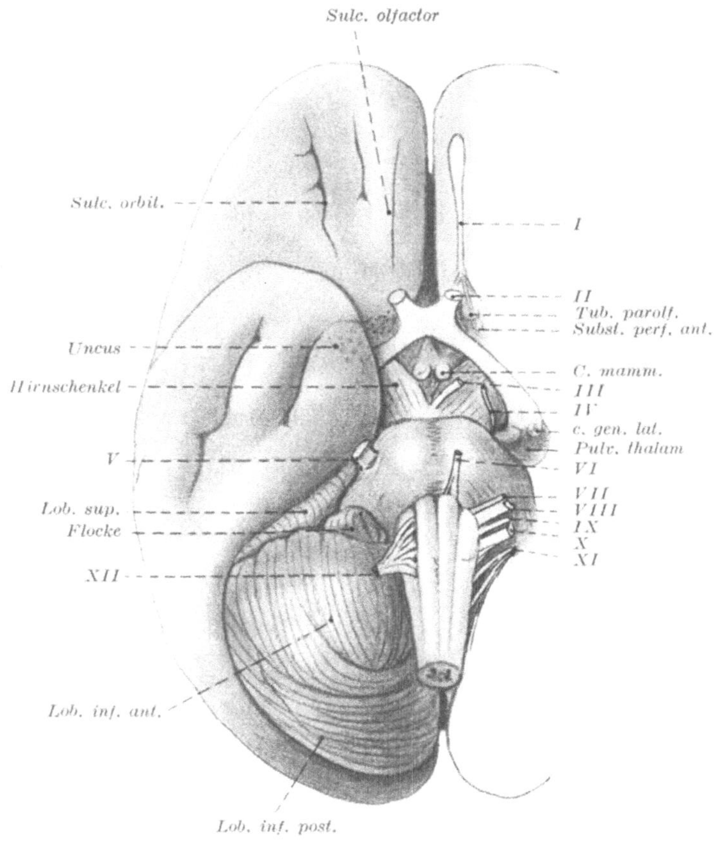

Abb. 6. Ursprung der Hirnnerven nach H. Vogt.
(Handb. der Neurologie, herausgegeben von Lewandowsky.)

Der Okulomotorius versorgt alle Augenmuskeln mit Ausnahme des Externus (N. abducens) und des Obliquus sup. (N. trochlearis), ferner den Levator palpebrae und den Sphincter pupillae. Seine Lähmung ist also ganz unverkennbar. Er braucht nicht in toto gelähmt zu sein, sondern es kann z. B. fast ausschließlich der Levator palpebrae gelähmt sein (Ptosis) oder vorzugsweise der Sphincter pupillae (Mydriasis und absolute Starre). *Okulomotorius* *Ptosis Mydriasis*

Abduzens-
lähmung

Häufig isoliert und daher wichtig sind Abduzensparesen oder Lähmungen. Man hüte sich aber, die Beobachtung, daß die Pupille beim Blick zur Seite nicht bis ganz an den Lidwinkel herangeht, ohne weitere Prüfung als den Ausdruck einer organischen Abduzensparese aufzufassen. Es kommt das auch bei Normalen vor. Gröbere Abweichungen sind natürlich pathologisch.

Die isolierte Trochlearislähmung spielt keine Rolle.

Doppel-
bilder

Die für die Augenmuskellähmungen überhaupt ausschlaggebende Prüfung auf Doppelbilder mittelst farbiger Gläser muß in den Lehrbüchern der Ophthalmologie nachgesehen werden. In groben Fällen kommt man auch ohne farbige Gläser zum Ziel. Die Frage nach der subjektiven Wahrnehmung von Doppelbildern ist wichtig, genügt aber an und für sich nicht.

Supra-
nukleäre
Augen-
lähmungen

Für die supranukleären Lähmungen ist es wichtig, daß bei ihnen weder einzelne Augenmuskellähmungen, noch überhaupt einseitige Störungen vorkommen, sondern daß, wenn überhaupt supranukleäre Störungen da sind, sie erstens doppelseitig und zweitens konjugiert sind.

Déviation
conjuguée

Eigentlich ist es überhaupt nur eine supranukleäre Augenbewegungsstörung, die in Frage kommt, d. i. die Déviation conjuguée. Es ist das die bekannte Erscheinung, daß nach Hemiplegien der Kranke seinen Herd ansieht, d. h. von der Seite der gelähmten Glieder wegsieht. Dabei sind nicht nur die Augen, sondern auch der Kopf nach derselben Seite gedreht. Auch diese Erscheinung ist nur vorübergehend, und zwar deswegen, weil eine Gehirnhälfte bald die andere ersetzt und auf die Dauer dann zu einer völlig normalen Innervation beider Augen genügt.

Die sehr seltene laterale Blicklähmung, wo die Augen nicht deviiert sind, der Kranke aber seine beiden Augen nur bis zur Mittellinie bewegen kann, beruht auf gleichseitigen Herden im Pons. Vertikale Blicklähmungen kommen (noch seltener) bei Vierhügelaffektionen vor.

Sitz der
peripheren
Augen-
muskel-
lähmungen

Wenn wir also entweder einseitige Störungen haben oder nichtkonjugierte doppelseitige, z. B. Lähmung beider Interni, sind wir völlig sicher, daß es sich um nukleäre oder um periphere Lähmungen handelt, und zwar sind am häufigsten und praktisch wichtigsten diejenigen Lähmungen, welche durch Läsion der Nerven an der Basis (z. B. durch eine syphilitische Meningitis) zustande kommen. Für einen Sitz dicht an der Orbita spricht es, wenn nicht nur ein Augennerv, sondern alle ergriffen sind. Andererseits kommt natürlich die Lähmung einzelner Muskeln auch sehr häufig bei ganz peripherem Sitz der Läsion vor.

Nystagmus

Bei der Prüfung der Augenbewegungen achtet man zugleich darauf, ob Nystagmus vorhanden ist. Der Nystagmus tritt am deutlichsten oder allein dann auf, wenn die Augen forciert nach einer Seite gewandt werden. Der echte Nystagmus, das rhythmische konjugierte „Schlagen" der Augen nach einer Seite ist ein Zeichen von Störungen im Bereiche des Bogengangs- (Vestibular) Apparates oder seiner Bahnen in der Medulla oblongata. Nicht jede geringfügige Zuckung der Augäpfel, die in den Endstellungen eintritt und sich alsbald erschöpft, ist als pathologisch zu bewerten. Auch ist der echte Nystagmus nicht zu verwechseln mit „nystagmiformen Zuckungen" unregelmäßiger Art, welche sehr häufig Augenmuskellähmungen begleiten, ohne von selbständiger Bedeutung zu sein. Nicht gar so selten sieht man bei von Geburt an Schwachsichtigen

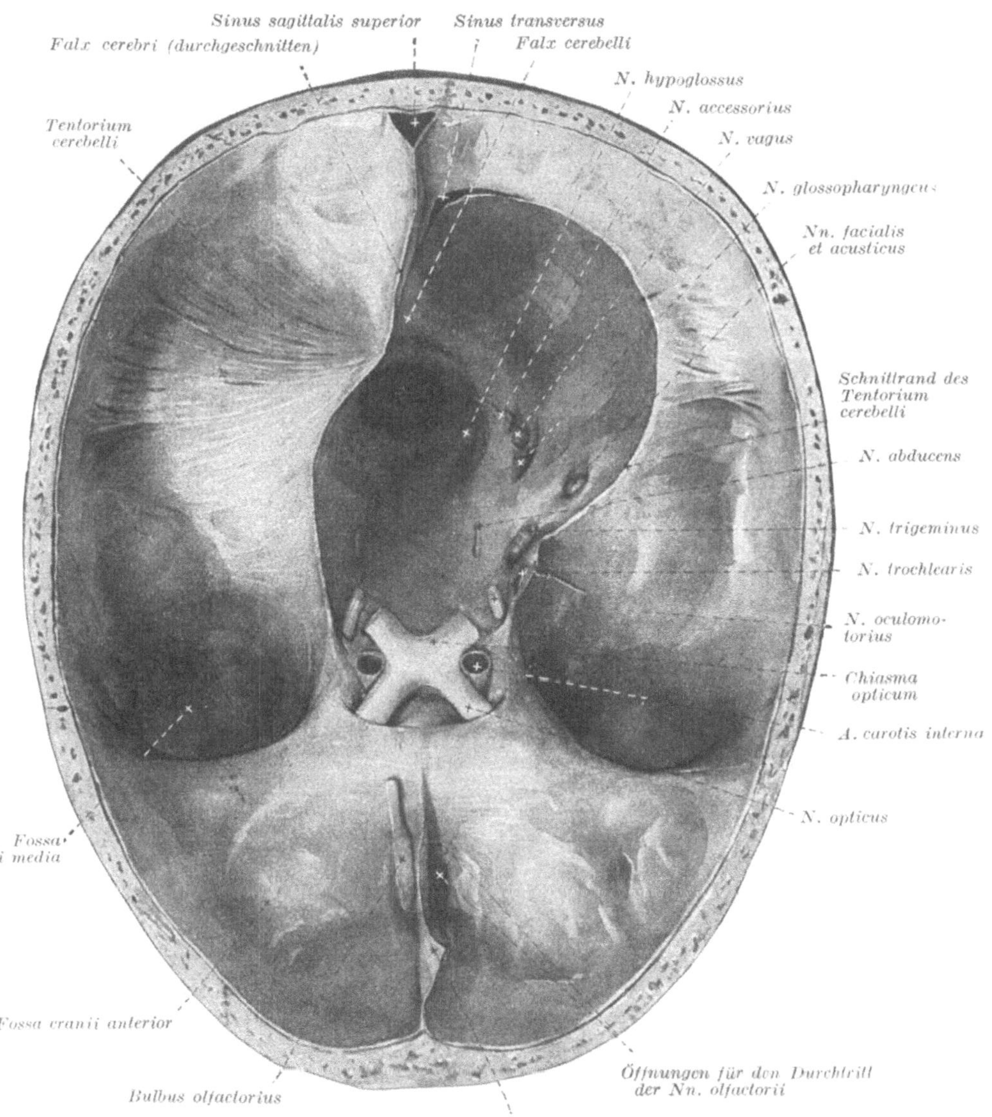

Abb. 7.   Schädelbasis nach Spalteholz.

ein Augenzittern, das aber nicht als Störung im Sinne einer Nervenkrankheit aufgefaßt werden darf. Über den kalorischen Nystagmus vgl. unter Schwindel.

Stimmbandlähmungen Ausgesprochene Störungen der Kehlkopfmuskeln, wie insbesondere Rekurrenslähmung oder auch einseitige oder doppelseitige Postikuslähmung sind entweder nukleären oder (häufiger) peripheren Ursprungs. Supranukleäre Störungen spielen hier überhaupt keine Rolle.

N. vagus Der N. recurrens ist ja nur ein Ast des N. vagus (X). Dieser Hirnnerv gibt außer dem Rekurrens noch den Laryngeus superior zum Cricothyreoideus ab und außerdem Äste zum Gaumen und zur Pharynx- sowie zur Ösophagusmuskulatur. Eine Gaumensegel- und Schlucklähmung kann natürlich nur dann hervortreten, wenn der Vagus nahe der Schädelbasis betroffen ist, während seine Lähmung am Halse wesentlich nur eine Rekurrens- bzw. Stimmbandlähmung macht, weil dieser Vagusast ja erst aus der Brust an der Luftröhre entlang wieder zum Kehlkopf zurückläuft.

N. accessorius Über die Versorgung des M. trapezius (Cucullaris) durch den N. accessorius (XI) war bereits gesprochen. Außer dem Trapezius versorgt der Akzessorius noch den Sternokleidomastoideus. Der Sternokleido ist der Betastung und Reizung durch seine oberflächliche Lage ja außerordentlich leicht zugänglich. Sein einseitiger Ausfall macht wenig Erscheinungen, da die Drehung und Neigung des Kopfes bei seinem Fehlen von den Nackenmuskeln noch gut ausgeführt wird. Das Fehlen seines charakteristischen Reliefs ist aber immer leicht zu erkennen.

Die Lähmung des motorischen Trigeminus (V) für die Kaumuskulatur spielt keine erhebliche Rolle.

Doppelseitige Affektion der Hirnnerven *Bulbärparalyse* Von besonderer Bedeutung sind die doppelseitigen Lähmungen der unteren Hirnnerven, weil sie einen Zustand ergeben, den man speziell als „Bulbärparalyse" bezeichnet hat, und dessen Komponenten man z. T. aus der synonymen Bezeichnung der „Labio-glosso-pharyngeal-Paralyse" entnehmen kann. Sie beteiligt aber oft auch die Gesichts- und Kiefermuskeln. Die Erscheinungen sind je nach den vorzugsweise ergriffenen Muskeln im einzelnen Fall ein wenig verschieden, ergeben aber immer ein Bild, das man kaum verkennen wird. In leichten Fällen ist die Sprache zuerst nasal, in schweren verwaschen *Dysarthrie* (dysarthrisch) bis zur völligen Tonlosigkeit und Unverständlichkeit. Der Gaumen hebt sich wenig oder gar nicht. Das Kauen ist erschwert. Selbst das Schlingen macht Schwierigkeiten.

Sitz der Bulbärparalyse Die Bulbärparalyse kann nuklear, peripher und supranuklear bedingt sein. Bei der nuklearen Form findet man deutliche Atrophien. Eine Bulbärparalyse durch Affektion der Nervenstämme selbst kommt nur selten vor; häufiger dagegen eine durch Affektion der Muskeln. *Bulbärparalyse ohne Befund* Es ist dies die sogenannte „Bulbärparalyse ohne Befund" (ohne Befund nämlich am Nervensystem), und sie bildet eine Teilerscheinung der später zur Besprechung kommenden Myasthenie.

Mit der „Bulbärparalyse ohne Befund" darf nicht verwechselt werden die „Pseudobulbärparalyse". Das ist nämlich nichts weiter

als ein schlechter, aber allgemein gebräuchlicher Name für die supra- Pseudo-
bulbär-
paralyse
nukleare Form der Bulbärparalyse, wo also die Kerne und die Peri-
pherie intakt sind, die Innervation aber durch doppelseitige Herde
im Bereiche der kortikofugalen Bahnen zwischen Rinde und Kernen
gestört ist.

5. Motorische Reizerscheinungen.

Die motorischen Reizerscheinungen stellen eine sehr bunte und
verschiedenartige Gesellschaft dar.

Als die erste erwähnen wir die muskuläre Kontraktur. Es Kontrak-
tur
handelt sich dabei um dauernde Muskelspannung. Die echte muskuläre Kontraktur erkennt man leicht an dem federnden Widerstand,
den der Muskel leistet, wenn man die Kontraktur passiv überwindet.
Denn man kann die muskuläre Kontraktur durch passive Gegenbewegung langsam überwinden, wonach sich die Kontraktur freilich
sofort wieder einstellt.

Die muskuläre Kontraktur ist fast immer ein Pyramidenzeichen, Pyrami-
denkon-
traktur
und es war auf die typische Verteilung der Pyramidenlähmung und
Kontraktur bereits hingewiesen. Es tritt hier der Fall ein, daß
die Folge eines Ausfalls einer willkürlichen Bahn, nämlich der
Pyramidenbahn, eine teilweise und unwillkürliche Überfunktion
der gelähmten willkürlichen Muskulatur ist.

Die Kontraktur kommt aber, wenn auch nicht in derselben Verteilung, auch bei Hysterie vor. Die Differentialdiagnose gegenüber der
organischen Kontraktur ermöglichen unsere früheren „Pyramidenzeichen" (S. 14).

Nicht mit der echten Kontraktur zu verwechseln sind die binde- Bindege-
webige
Retrak-
tionen
gewebigen Retraktionen der Muskulatur. Diese sind durch
Gegenzug nicht zu überwinden. Sie können eintreten bei peripheren
Lähmungen dadurch, daß die Antagonisten der gelähmten Muskeln
sich allmählich retrahieren. So kommt z. B. die oben schon beschriebene Klauenhand bei Ulnarislähmung zustande, so entstehen
z. B. Achillessehnenverkürzungen bei spinaler Kinderlähmung etc.
Sie können sich auch mit der echten Kontraktur kombinieren, ein Fall,
der beim Erwachsenen sehr selten, aber bei der zerebralen Hemiplegie der Kinder ganz gewöhnlich ist. Der Pes equinovarus und
die Kontraktur der Flexoren der Hand und der Finger bei diesen Kindern
sind fast immer durch fixe fibröse Kontrakturen wesentlich mitbedingt.

Ganz und gar nicht darf man ankylotische Verwachsungen der Ankylo-
tische
Verände-
rungen
Gelenke als muskuläre Kontrakturen bezeichnen.

Dagegen steht der Kontraktur ganz außerordentlich nahe die so- Rigidität
genannte Rigidität, ein Symptom, das vornehmlich der Paralysis
agitans, daneben noch den mit Veränderungen des Linsenkerns zu-
sammenhängenden Erkrankungen (fortschreitende Linsenkernatrophie
und Pseudosklerose) zukommt. Dabei haben wir bei passiven Bewegungen einen im allgemeinen nicht sehr großen, aber auffällig gleich-

mäßigen Widerstand zu überwinden, so daß wir den Eindruck der Starre des ganzen Gliedes bekommen.

Es folgen nun einige Bewegungsstörungen, die schwer zu beschreiben, aber leicht wieder zu erkennen sind, wenn man sie einmal gesehen hat.

Chorea
Es ist das zuerst die Chorea mit ihren schnellen, zuckenden, unregelmäßigen Bewegungen, die manchmal wie willkürliche Unarten aussehen, in den schweren Fällen aber bis zu den furchtbarsten Jaktationen führen (vgl. Kap. Chorea).

Athetose
Die Athetose hat im Gegensatz zur Chorea langsame, manchmal vertrackte und übermäßige, meist auf die Extremitätenenden beschränkte Bewegungen. Sie kommt so gut wie ausschließlich als dauernde Folge der zerebralen Kinderlähmung vor und hat deswegen nur eine sehr geringe praktische Bedeutung.

Zittern
Dann die verschiedenen Formen des Zitterns: die ganz feinen und schnellen Zitterbewegungen der Hände und Finger bei Basedowscher Krankheit; die gröberen durch die gleichzeitige charakteristische Handhaltung des Pillendrehens meist auf den ersten Blick erkennbaren Zitterbewegungen der Paralysis agitans, welche sich auf den ganzen Körper, den Kopf, die Kiefer ausbreiten können; die ganz groben wackelnden und langsamen Bewegungen der multiplen Sklerose; die unregelmäßigen und unruhigen, besonders an den Händen und der Zunge wahrnehmbaren Zitterbewegungen der progressiven Paralyse und des Alkoholismus, sowie einiger anderer Vergiftungen (Quecksilber), das ein wenig schüchterne Zittern des Greisenalters. Das Zittern tritt im allgemeinen bei der Bewegung (Intentionstremor) oder bei einer bestimmten Haltung (Fingerspreizen ist die beliebteste Prüfungsart) am besten oder überhaupt erst hervor. Nur bei der Paralysis agitans wird unter der Bewegung das Zittern besser oder verschwindet ganz, um in der Ruhe wiederzukehren.

Das Zittern kann auch bei Neurasthenikern oder Hysterischen vorkommen. Besonders in Gutachten findet man häufig das Zittern der Augenlider bei Augenschluß (Lidflattern) als Zeichen der Neurasthenie erwähnt. Man kann die Neurasthenie aber auch ohne das diagnostizieren.

Großer epileptischer Anfall
Die mächtigste motorische Reizerscheinung ist der große epileptische Anfall. Er besteht aus einer tonischen und einer klonischen Phase. Gewöhnlich bildet die Kontraktion der Gesichtsmuskeln und die tonische Drehung der Augen nach einer Seite die Eröffnung der Szene, dann folgt die gewaltige tonische Anspannung der ganzen Muskulatur, die sich in klonischen Krämpfen löst. Der Anfall dauert alles in allem gewöhnlich nicht länger als 2 Minuten. Da man den Anfall nur in seltenen Fällen selber zu sehen bekommt, ist auf die Anamnese und die Begleitumstände für die Diagnose Epilepsie besonderer Wert zu legen, insbesondere auf die völlige Bewußtlosigkeit, auf den Zungenbiß, auf die kurze Dauer, oft auf den noch unmittelbar nach dem Anfall nachweisbaren positiven Babinski, wie das im Kapitel der Epilepsie ausführlich auseinandergesetzt werden wird.

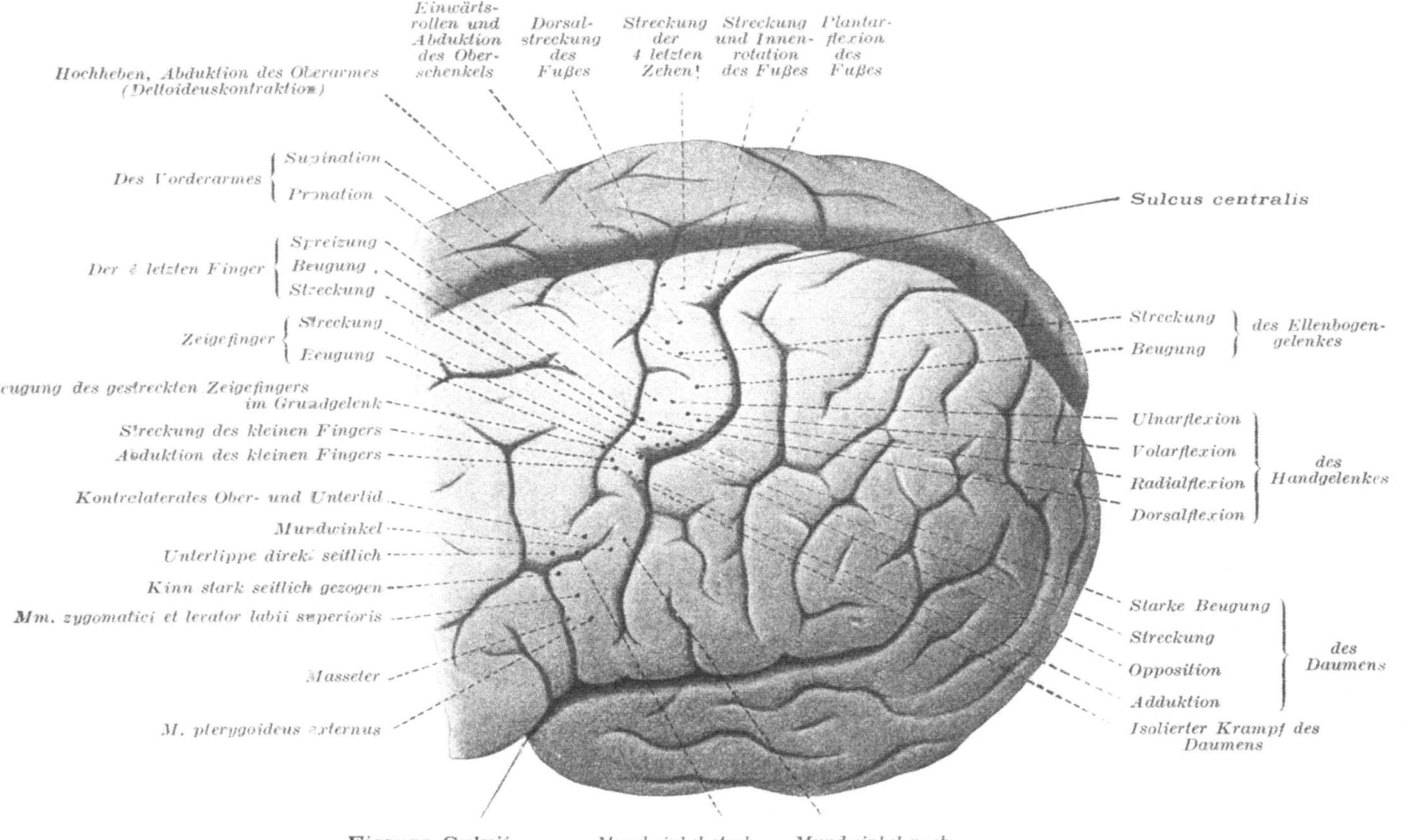

Abb. 8. Elektrische Reizpunkte der menschlichen Großhirnrinde nach F. Krause. Alle elektrischen „Foci" liegen vor der Zentralfurche.

Jacksonscher Anfall

Während der große epileptische Anfall auf einer plötzlich über die ganze Großhirnrinde hereinbrechenden Reizung beruht, bezeichnen wir als Jacksonsche Anfälle solche, in denen nur Teile der Rinde in Erregung versetzt werden, von denen aus sich die Reizung dann allmählich über die Hirnrinde ausbreiten kann. Der Jacksonsche Anfall ist gewissermaßen ein Experiment der Natur, welches die Anordnung der Zentren auf die Rinde demonstriert. Seine Ausbreitung, wenn er nicht auf einen einzelnen Muskel beschränkt bleibt, stimmt genau mit der Anordnung der durch die elektrische Reizung der Großhirnrinde festgestellten Zentren der einzelnen Körperteile überein. Er beginnt im Unterschied von dem großen epileptischen Anfall gewöhnlich klonisch, z. B. am Daumen, geht auf die Finger, den Arm, die Schulter, dann auf das Bein und die andere Seite. Er kann an jeder Stelle haltmachen, kann sich aber auch allmählich zu einem allgemeinen Krampf entwickeln. Seine Verlaufsgesetze ergeben sich am besten aus umstehender Abb. 8. Über die Begleitumstände muß auf das Kapitel Epilepsie verwiesen werden. Bemerkt sei nur, daß das Bewußtsein im Jacksonschen Anfall erhalten bleiben kann, so daß der Kranke seinem Anfall zusieht, aber nicht erhalten bleiben muß.

Zuckungen in den Extremitäten können auch durch die Reizung der Pyramidenbahn in ihrem Verlauf, z. B. durch eine Rückenmarksgeschwulst bedingt sein, solche Zuckungen haben aber mit Epilepsie nichts zu tun (vgl. auch später unter lokale Krämpfe).

Paralytische und eklamptische Anfälle

Den epileptischen Anfällen stehen nahe die Anfälle der progressiven Paralyse und der Eklampsie, auch manche der Urämie. Diese können sogar ganz als große epileptische Anfälle verlaufen. Häufig aber sind sie diffuser und verzettelter, insbesondere die paralytischen können stundenlang in ziemlich milder Weise sich fortschleppen.

Hysterischer Anfall

Die hysterischen Anfälle erkennt man daran, daß sie keiner der bekannten Arten gleichen, und an der Theatralik, mit der sie gewöhnlich in Szene gesetzt werden. Die Charcotsche Auffassung von den 4 Phasen des hysterischen Anfalles, die man überflüssigerweise noch vielfach abgebildet findet, ist falsch, die 4 Phasen sind nur ein Kunstprodukt der Dressur der Hysterischen in der Salpêtrière gewesen (vgl. Kapitel Hysterie).

Über Tetanus, Tetanie, die lokalen peripheren Krämpfe, Krampi, Tiks, Beschäftigungskrämpfe, vgl. die besonderen Kapitel.

Mitbewegungen

Im weitesten Sinne wären dann noch unter den motorischen Reizerscheinungen die Mitbewegungen aufzuführen, das sind solche Bewegungen, welche unwillkürlich zusammen mit willkürlichen Bewegungen entstehen. In einem gewissen Maße sind sie physiologisch, besonders ausgesprochen finden sie sich oft in den gelähmten Gliedern bei zerebraler Hemiplegie.

Sie sind denn auch schon zur Diagnose der zerebralen Hemiplegie (als Pyramidenzeichen) verwandt worden. Wenn man einen Kranken mit Hemiplegie sich platt mit etwas auseinandergespreizten Beinen auf den Boden legen läßt und ihn nun auffordert, mit auf die Brust gekreuzten Armen sich aufzusetzen, so bleibt der gesunde Fuß auf dem Boden liegen, während der hemiplegische sich durch unwillkürliche Mitbewegung etwas vom Boden hebt (Babinskis Mitbewegung). Die Bedeutung dieser Erscheinung für den Praktiker ist gering.

6. Sensibilitätsstörungen.

Wir prüfen den Sinn für Berührung (und Druck), für Schmerz, für warm und kalt und den Lagesinn.

Für Prüfung der Berührungs- und Schmerzsensibilität genügt die Fingerkuppe und eine Stecknadel, für die Temperaturprüfung müssen noch 2 Reagenzgläser, eines mit Eiswasser, eines mit Wasser von 50—60 ⁰ C zu Hilfe genommen werden. *Mittel der Sensibilitätsuntersuchung*

Die Prüfung auf Sensibilitätsausfälle soll erst geschehen, wenn man Reflexe, Augenhintergrund, Pupillen untersucht und man sich auch ein Bild von der Motilität gemacht hat. Hat man bei diesen Untersuchungen nichts gefunden, so kann man auf die Sensibilitätsuntersuchung beinahe verzichten (und tut es häufig, wenn nicht spezielle Beschwerden auf eine Beteiligung der sensiblen Sphäre hindeuten). Hat man bei den vorhergehenden Symptomen etwas gefunden, so lenkt das die Sensibilitätsuntersuchung in gewisse Bahnen.

Wenn wir der Sensibilitätsuntersuchung an und für sich so nur einen verhältnismäßig geringen Wert beimessen, so liegt das daran, daß keine andere Funktionsprüfung so von subjektiven Faktoren des Untersuchers und des Untersuchten abhängig ist. Darauf beruht zunächst die Tatsache, daß bei Hysterischen nichts häufiger gefunden wird als Sensibilitätsausfälle, und es ist ziemlich sicher, daß in mehr als $^9/_{10}$ dieser Fälle diese Sensibilitätsausfälle durch die ärztliche Untersuchung suggeriert sind (vgl. Kapitel Hysterie). Man kann fast jeder Hysterischen in wenigen Minuten eine einseitige Hypästhesie suggerieren, und bei vielen genügt die Frage: „Fühlen Sie auf der einen Seite besser als auf der anderen?" um nicht nur für die eine Untersuchung, sondern dauernd die Hypästhesie zu erzeugen. Dabei haben diese hysterischen bzw. suggerierten Hypästhesien, Analgesien u. dgl. einen sehr geringen Wert; denn wir finden sie häufig aufgepfropft auf organische Störungen, wie Syringomyelie, multiple Sklerose etc., und sie komplizieren dann nur den Fall. Die Hysterie aber müssen wir, wie schon wiederholt betont, nicht durch ihre „Stigmata", sondern durch den Ausschluß der organischen Erkrankungen diagnostizieren. Es ist meiner Auffassung nach ein direkter Fehler, die Hysterie positiv durch die absichtliche Suggestion eines Sensibilitätsausfalles diagnostizieren zu wollen. *Subjektive Bedingungen der Sensibilitätsprüfung* *Suggestion*

Man frage bei allen Sensibilitätsuntersuchungen daher zunächst immer der Suggestion einer Sensibilitätsstörung entgegen, also vor allem in ganz gleichgültigem Ton, und scheue sich auch nicht, wenn man den organischen Ursprung der Sensibilitätsstörung bezweifelt, sofort milde Gegensuggestionen zu geben, etwa: „Passen Sie genau auf, ist es wirklich verschieden? Vielleicht habe ich verschieden stark berührt" od. dgl. Die organischen Störungen reagieren auf solche Gegensuggestionen gar nicht. *Vermeidung der Suggestion*

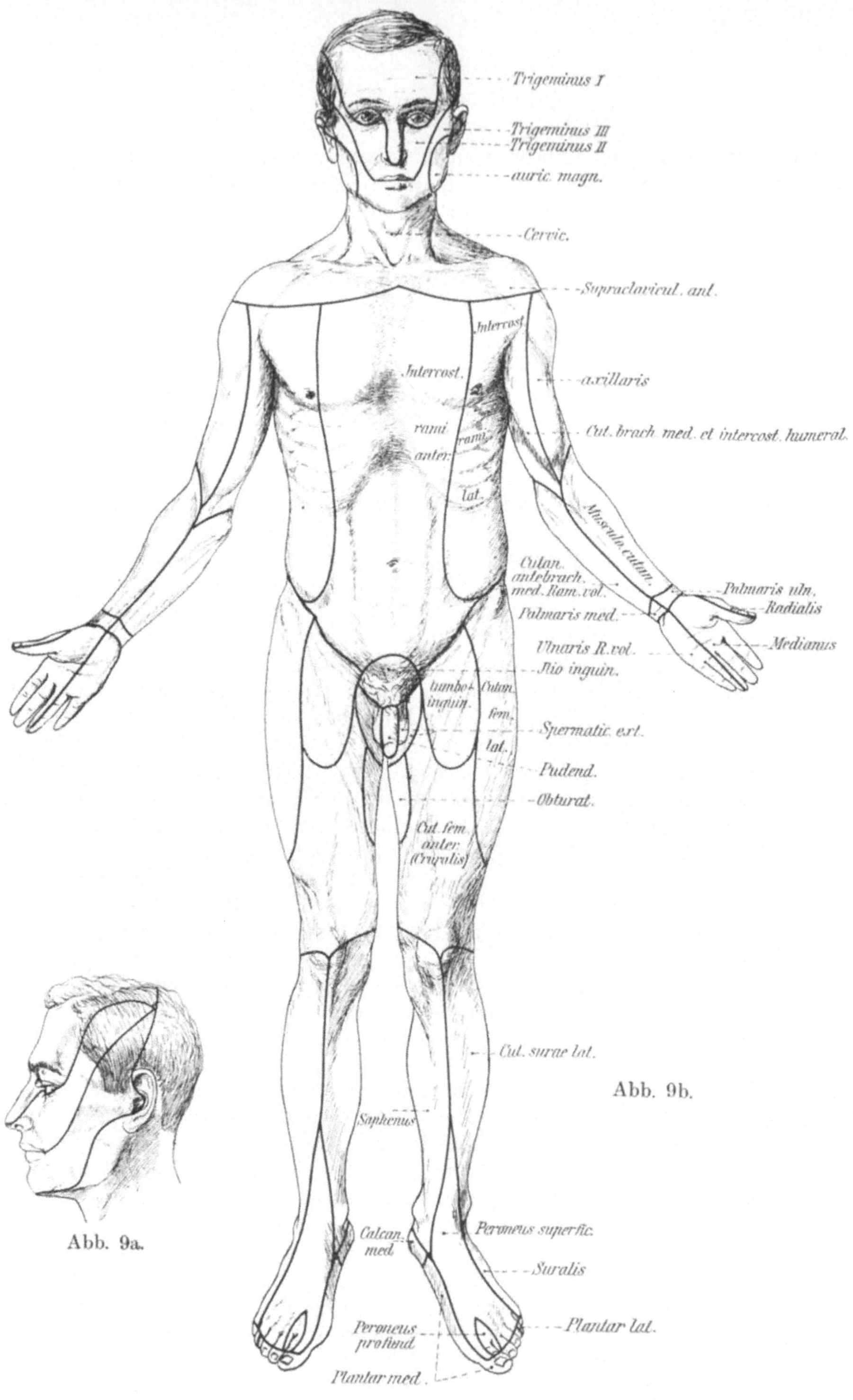

Abb. 9a—c. Die Gebiete der sensiblen
(Handbuch der Neurologie,

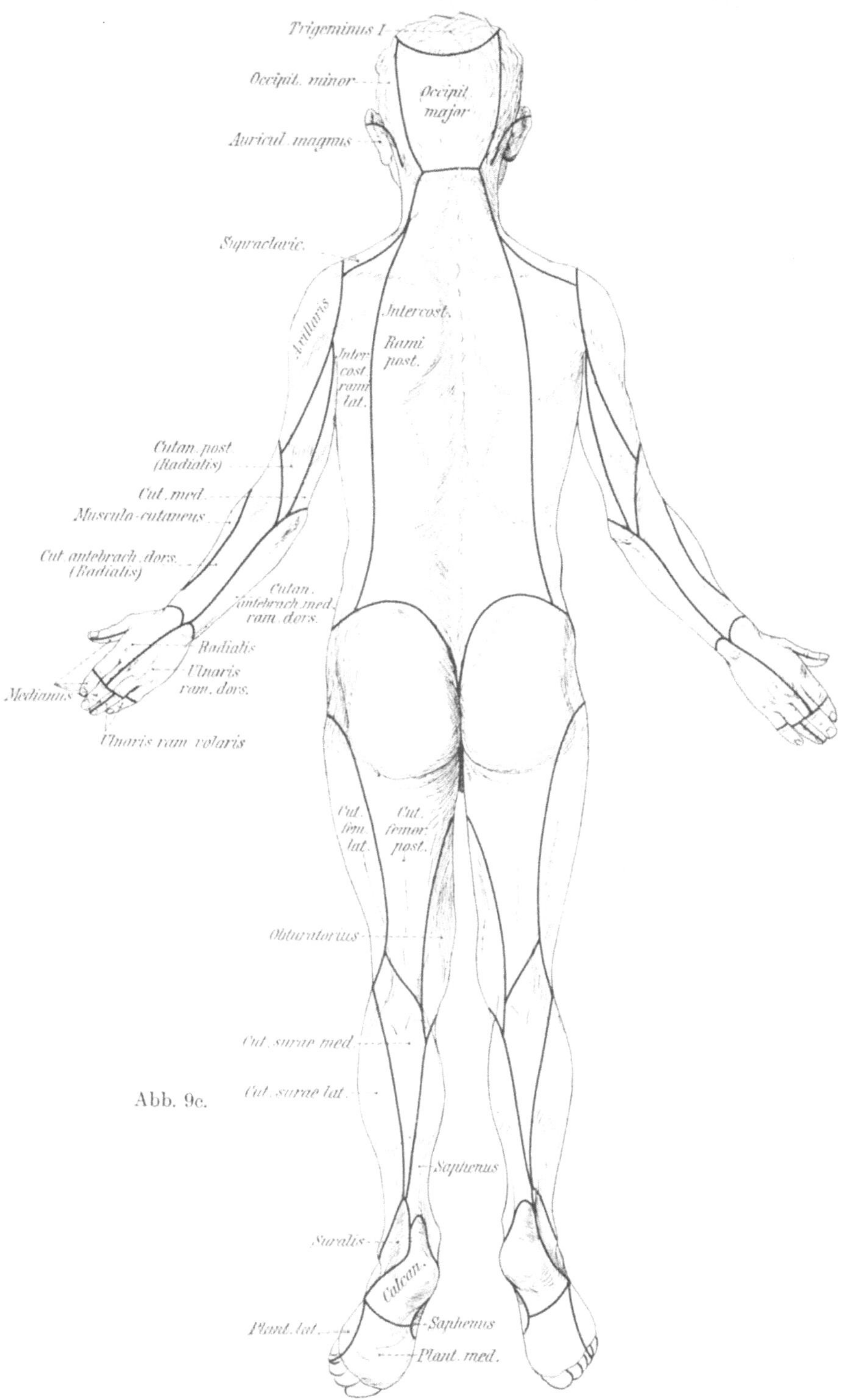

Nerven nach Kramer.
herausgegeben von Lewandowsky.)

Lewandowsky-Hirschfeld, Prakt. Neurologie. 4. Aufl.   4

Untersuchung der Somnolenten und Dementen

Ein Ausdruck der subjektiven Beeinflußbarkeit der Sensibilität ist ferner die große Schwierigkeit der bezüglichen Untersuchungen bei somnolenten oder etwas dementen Personen. Hier kann nur der Geübte nicht durch eine, sondern durch mehrere Untersuchungen zu einem gewissen Ergebnis kommen, und auch nicht immer.

Bedeutung der Ermüdbarkeit

Da auch der normale und noch mehr der irgendwie kranke Mensch bei Sensibilitätsuntersuchungen leicht ermüdet, kann man eine genaue Untersuchung meist nicht in einer Sitzung durchführen. Auch dann, wenn es sich nur um eine grobe Untersuchung, um Stichproben handelt, muß man daher immer Vexierversuche einschieben, um zu prüfen, ob der Kranke überhaupt noch aufpaßt.

Ausschluß der Augen

Daß man dem Kranken die Augen verbindet oder ihn die Augen schließen läßt, ist eigentlich nur bei Prüfung der Gesichtssensibilität nötig. Sonst stören diese Maßnahmen nur den Kranken und machen ihn unruhig. Es genügt, wenn man ihn wegsehen läßt, z. B. nach links, wenn man den rechten Arm prüft etc., oder wenn man ihm die Aussicht auf die Beine durch ein entsprechendes Arrangement der Bettdecke verbaut.

Bildung des Kranken

Man schärfe von vornherein auch dem Kranken ein, daß auch eine ganz leichte Berührung eine Berührung ist. Denn immer wieder antwortet der anscheinend anästhetische Kranke zur Verzweiflung des Untersuchers auf die Behauptung, „er müsse das gefühlt haben", „ja, aber beinahe gar nicht" [1]).

Form der Prüfung

Ob man dem Kranken aufgibt, jede geschehene Berührung mit einem „jetzt" zu bestätigen, oder ob man ihn bei jeder Berührung fragt, ob er fühlt, richtet sich nach der Individualität des Kranken. Bei schwer zu prüfenden Kranken bekommt man manchmal das beste Urteil, wenn man sie mit einem Finger auf die soeben berührte Stelle zeigen läßt. Es ist das dann zugleich eine Prüfung des Lokalisationsvermögens, dessen Feststellung in manchen Fällen ohnehin erwünscht ist.

Bei der Prüfung auf Berührung gehe man zuerst mit ganz leichten Reizen vor. Wie bemerkt, genügt die Fingerkuppe, selbstverständlich tuts ein Pinsel oder ein Stück Watte auch. Wenn allein stärkere Berührungen und tieferer Druck gefühlt werden, so ist das ein pathologisches Zeichen.

Bei der Prüfung auf „spitz oder stumpf" (Schmerzsinn) oder „warm oder kalt" ist die Art der Prüfung natürlich gegeben.

Bei organischen Störungen ist es meist zweckmäßig, bei der Sensibilitätsprüfung an den Extremitäten in verschiedenen Höhen zirkulär um die Extremität herum zu prüfen, am Rumpf dagegen in der Längsachse des Körpers.

---

[1]) Wenn man Simulation vermutet, so möge man den alten Trik anwenden, den Kranken in bestimmter Weise aufzufordern „ja" zu sagen, wenn er berührt, „nein", wenn er nicht berührt wird, wobei man ihm die Augen verschließt. Es gibt immer noch Kranke, die dann bei Berührung des angeblich unempfindlichen Gebiets treuherzig „nein" antworten. Keineswegs bedeutet aber der positive Ausfall der Prüfung immer Simulation.

Weiß man einmal erst, daß die Sensibilitätsstörung organisch ist, braucht man sich vor Suggestionen natürlich nicht mehr so sehr in acht zu nehmen. Die äußerste Grenze organischer Sensibilitätsstörungen findet man vielmehr am besten dann häufig so, daß man aus der gesunden in die kranke Region fortschreitend den Kranken auffordert anzugeben, wo er die Reizung schwächer, dumpfer od. dgl. spüre.

In manchen Fällen ist die Prüfung des Muskelsinnes unentbehrlich, die der Praktiker zweckmäßig auf die Prüfung des Lagesinnes beschränkt. Unter möglichster Vermeidung eines Druckes faßt man das zu prüfende Glied — es kommt hier wesentlich auf Finger und Zehen an — bringt es in eine beliebige Stellung und fordert den Kranken auf, mit der anderen Seite — falls diese gesund ist — die gleiche Lage einzunehmen. Oder man bringt den Finger oder die Zehe zuerst in zwei extreme Stellungen, sagt dem Kranken, dies ist „oben", dies ist „unten", und prüft nun, bei wie kleinen Bewegungen der Patient in der Angabe der Richtungen Fehler macht. *(Muskel- und Lagesinn)*

Bei allen Sensibilitätsprüfungen darf man auf vereinzelte Fehler nichts geben. Wie weit solche Fehler gehen dürfen, das kann man allerdings nicht lehren, aber ein jeder kann sich hier in kurzer Zeit durch die Prüfung einer Anzahl Gesunder ein genügendes Urteil verschaffen. *(Einzelfehler)*

Wenn wir, unserem Programm getreu, nun wieder fragen, inwieweit wir aus einem Sensibilitätsausfall auf die Lokalisation der zugrunde liegenden Erkrankung schließen können, so liegen die Dinge hier ein wenig komplizierter als bei den Motilitätsausfällen, und zwar einmal deswegen, weil die Sensibilität nicht eine einheitliche Funktion ist, wie die Motilität, sondern weil sie in eine Anzahl von „Qualitäten" zerfällt, und zweitens, weil sie im Innern des Zentralnervensystems nicht nur über eine Bahn verfügt, wie die Motilität — Pyramidenbahn — sondern über mehrere. *(Anatomische Grundlage der Sensibilitätsausfälle)*

Diese beiden Schwierigkeiten treten allerdings erst dann ins Spiel, wenn es sich um eine zentrale Erkrankung handelt. Sowohl bei **Erkrankung der peripheren sensiblen Nerven**, wie bei solchen der sensiblen Wurzeln sind — verschwindende Ausnahmen abgerechnet — alle **Qualitäten gleichmäßig beteiligt** (weil die Fasern für Berührung, Schmerz und Temperatur bis zum Rückenmark innig gemischt verlaufen), und man bekommt daher meist schon aus der Prüfung des Berührungs- und Schmerzsinnes allein ein richtiges Urteil. Es muß aber festgehalten werden, daß große individuelle Differenzen vorkommen. *(Periphere Sensibilitätsstörungen)*

Bei peripheren und radikulären Sensibilitätsausfällen findet man häufig trotz Herabsetzung der Berührungsempfindung bei länger dauernder Schmerzreizung, d. h. nicht ganz kurzen Stichen oder Kneifen, eine scheinbare Hyperalgesie. Die Reizung wird sehr unangenehm empfunden und strahlt weit aus. Diese Hyperalgesie hat als solche keine Bedeutung, man muß sie aber, um ein falsches Urteil zu vermeiden, kennen.

Wie bei der Motilität entscheidet zwischen peripherem Nerv und Wurzel auch bei der Sensibilität die Verteilung, hier besser die Umgrenzung der Sensibilitätsstörung. Die Begrenzung

4*

geht aus den Abb. 9a—c für die peripheren und aus der Abb. 10 für die radikulären Störungen hervor. Nur einige wenige Erläuterungen über praktisch häufig vorkommende Fälle.

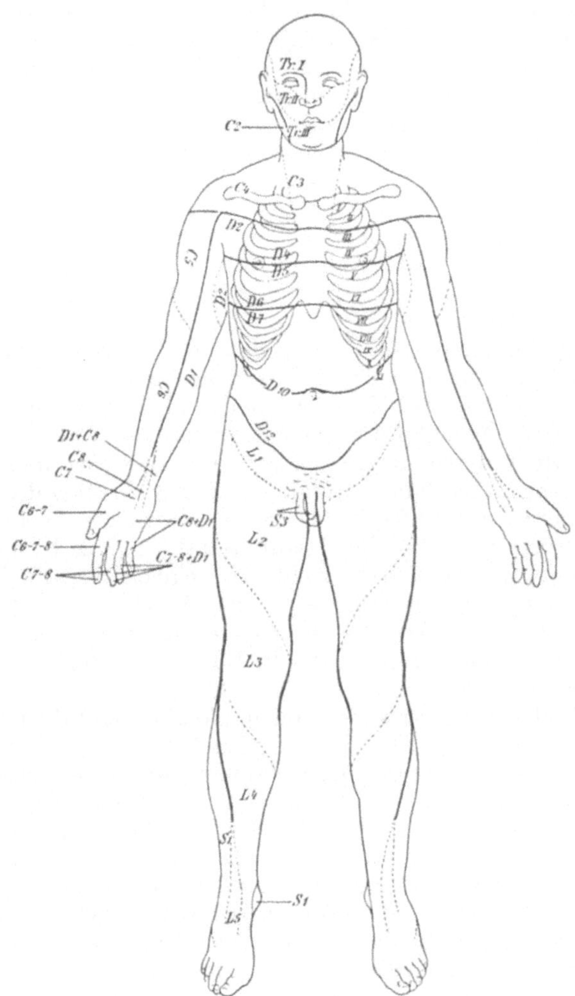

Abb. 10. Segmentale Sensibilitäts-
(Handbuch der Neurologie,

Wenn der Radialis, wie gewöhnlich, in der Mitte des Oberarms getroffen wird, so findet sich gewöhnlich nur eine Empfindungsstörung von geringer Ausdehnung am Rücken des Daumens und dem angrenzenden Teil des Handrückens. Aus dieser Tatsache darf man indessen nicht auf eine geringfügige Nervenschädigung schließen, was prognostisch und therapeutisch von Bedeutung ist.

Für den **Ulnaris** ist kennzeichnend die Empfindungsstörung

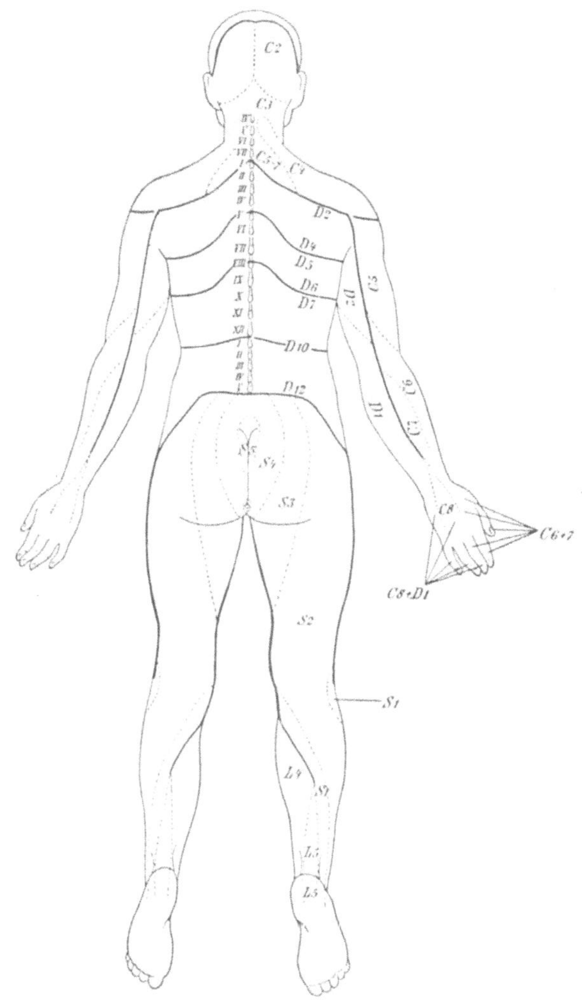

verteilung nach E. Flatau.
herausgegeben von Lewandowsky.)

an den $1^1/_2$ letzten Fingern, die recht konstant ist, für den Medianus die an den $3^1/_2$ ersten Fingern.

Der **Axillaris** versorgt annähernd die Haut über dem M. deltoideus, den er ja motorisch innerviert.

Über den Bereich der anderen Nerven und über die besonderen Empfindungsnerven der oberen Extremität kann auf die Abb. 9a—c verwiesen werden; die Grenzen sind aber bei den einzelnen Individuen, wie wir bei den Kriegsverletzungen gesehen haben, doch nicht ganz unerheblich verschieden.

Am Bein macht selbst eine nicht zu hohe totale Unterbrechung des N. ischiadicus am Oberschenkel eine auffallend geringe Sensibilitätsstörung, die sich wesentlich auf den äußeren Umfang des Unterschenkels und den Fuß beschränkt. Sie setzt sich zusammen aus dem Peronealgebiet, das die äußere untere Fläche des Unterschenkels und den Fußrücken umfaßt, und dem Tibialisgebiet, das wesentlich die Zehen und die Fußsohle umgreift.

Wie am Kopf sich die einzelnen Äste des Trigeminus und das Trigeminusgebiet von dem der Spinalnerven (Occipitalis und Aurikularis)scheidet, geht aus den Abb. 9 u. 10 hervor. Dem Trigeminus gehört nur das Gesicht bis zum Ohr und der vordere Teil des behaarten Kopfes.

Radikuläre Sensibilitätsstörung

Die radikulären Zonen erstrecken sich, unabhängig von der Ausbreitung der peripheren Nerven, im allgemeinen an den Extremitäten in längs verlaufenden, am Rumpf in zirkulären Streifen. Man merke sich, daß der radiale Teil des Armes und der Hand, wie die Figur zeigt, aus höheren Segmenten (C 5—7) versorgt wird, als der ulnare (C 8 und D 1). Am Rumpf ist ungefähr orientierend das untere Ende des Sternums, durch das etwa die Grenze von D_6 und D_7 bezeichnet wird, der Nabel, der etwa der Grenze von D 10 und D 11 entspricht, und die Leistenbeuge, welche ziemlich genau die Scheide zwischen Lumbal- und Dorsalwurzeln bildet. Am Rücken denke man nicht etwa, daß die Wirbelfortsätze auch den sensiblen Segmenten entsprechen, sondern ersehe aus der Abbildung, daß die sensiblen Wurzeln sich weit nach unten von den entsprechenden Dornfortsätzen erstrecken. Außerordentlich wichtig ist die Versorgung der Haut der Geschlechtsteile, der Schleimhaut der Blase, der Haut um den After und der Afterschleimhaut durch die untersten, d. h. die Sakralwurzeln.

Die Ausfälle brauchen weder bei peripheren, noch bei radikulären Störungen total zu sein, vielmehr ist das selbst bei peripheren Störungen die große Ausnahme, und kommt bei radikulären Störungen beinahe überhaupt nicht vor, weil die sensiblen Wurzeln sich derart überlagern, daß mindestens drei ein Gebiet gemeinsam versorgen. Aber der Verlust der Empfindung für leichte Berührung genügt durchaus, um die Diagnose zu stellen, und man muß weiterhin auch damit rechnen, daß, wenn nur ein Teil der Fasern eines Nerven betroffen wird, die Grenzen der Sensibilitätsstörung untypisch sein können.

Die obengenannten Schwierigkeiten, die also in dem Augenblicke anfangen, in dem die Wurzeln in das Rückenmark eintreten, sind außerordentlich leicht überwunden, wenn man einen Augenblick einer anatomisch-physiologischen Überlegung folgen will.

Teilung der sensiblen Fasern beim Eintritt in das Rückenmark

Beim Eintritt in das Rückenmark teilen sich die sensiblen Fasern: diejenigen, welche die Temperaturen und den Schmerz leiten, gehen zunächst in die graue Substanz und steigen dann in den weißen Rückenmarkssträngen zum Großhirn auf, die für Berührung (und für den Muskelsinn) gehen sofort in die Hinter- und Seitenstränge (Abb. 11).

Bei Erkrankungen der grauen Substanz, d. h. wesentlich solchen der Hinterhörner haben wir deshalb eine mehr oder weniger große Dissoziation der Sensibilität in der Weise, daß Temperaturempfindung und Schmerzempfindung gestört, die Berührungsempfindung aber erhalten ist (Abb. 16). Die Anordnung der Sensibilitätsstörung ist in diesem Falle noch immer die radikuläre, weil die Anordnung der grauen Substanz der der Wurzelfasern entspricht. Man nennt diese Form der Störung, welche bekanntlich bei der Syringomyelie eine große Rolle spielt, auch den „Hinterhorntypus" der Sensibilitätsstörung.

Wenn nun nicht oder nicht allein die graue Substanz betroffen, sondern die sensiblen Rückenmarksstränge unterbrochen sind, was ja viel häufiger ist, z. B. bei jeder Verletzung des Rückenmarks, beim Tumor des Rückenmarkes etc. etc. vorzugsweise in Betracht kommt, so wird vor allem die Ausbreitung der Sensibilitätsstörung eine andere. Sie befällt dann nämlich den ganzen Körperabschnitt, der unterhalb der Unterbrechung liegt, und schließt nach oben mit einer Linie ab, die der oberen Begrenzungslinie des befallenen Segments entspricht (Abb. 14). Also ist dann nur die obere Grenze segmental bzw. radikulär.

Ist die Querschnittsunterbrechung nicht vollständig, sind aber alle Bahnen einigermaßen gleichmäßig beteiligt, so ist die fast ausnahmslose Regel, daß die Sensibilitätsstörung nach den distalen Extremitätenenden zunimmt.

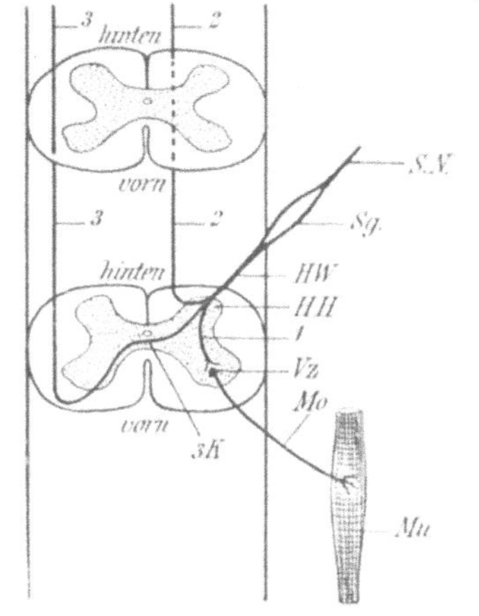

Abb. 11. Die wichtigsten Wege der Sensibilität.

Durch den sensiblen Nerv (*S. N.*) treten alle sensiblen Nervenfasern in das Spinalganglion *Sg.*, von dort in die hintere Wurzel (*H. W.*) und das Hinterhorn (*H. H.*). Hier teilt sich die Sensibilität. 1 ist die Verbindung zum Vorderhorn (*Vz* = Vorderhornzelle), also der reflektorische Weg zum motorischen Nerv (*Mo*) und zum Muskel (*Mu*). 2 steigt im Hinterstrang der gleichen Seite auf. 3 kreuzt in der grauen Kommissur (*3 K*) und steigt im Vorderseitenstrang der entgegengesetzten Seite auf (Brown-Séquardsche Bahn vgl. Text S. 55 und Abb. 15). Die Verbindungen zum Kleinhirn sind fortgelassen.

Nun kann aber noch der Fall eintreten, daß nur einzelne Stränge befallen sind; dann ist die Begrenzung wie bei den Querschnittsstörungen überhaupt; aber die Störung kann sich auf einzelne Qualitäten beschränken (Abb. 15), und zwar ist es sicher, daß der Lagesinn (Muskelsinn) wesentlich im Hinterstrang, und zwar ungekreuzt geleitet wird, während Wärme, Kälte und Schmerz im vorderen Seitenstrang, und zwar gekreuzt aufwärts steigen. Ist also der Seitenstrang isoliert betroffen, so gibt es dieselbe Dissoziation wie beim „Hinterhorntypus", aber in anderer Verteilung, nämlich erstens gekreuzt, und dann von der Störungsstelle an abwärts über die ganze Körperhälfte. Der Berührungssinn verfügt über gekreuzte und ungekreuzte Bahnen im Seitenstrang und Hinterstrang, so daß er in den Fällen, wo nur einzelne Stränge oder selbst eine ganze Rückenmarkhälfte geschädigt sind, nur unwesentlich gelitten hat.

Sensibilitätsbahnen vom Rückenmark zum Gehirn

Verfolgen wir nun die Wege der Sensibilität großhirnwärts, so wird die Sachlage schon am Beginn des verlängerten Marks wieder sehr viel einfacher, dadurch, daß die im Rückenmark noch nicht gekreuzten Bahnen am Beginn des verlängerten Marks in der Schleifenkreuzung auch noch kreuzen und sich mit der schon

Kreuzung aller Qualitäten

im Rückenmark gekreuzten vereinigen. Während also bei einseitiger Unterbrechung der Bahnen im Rückenmark die Störungen teils gleichseitig (Lagesinn), teils gekreuzt (Schmerz und Temperatur) sind (Abb. 15), sind von dem Beginn der Medulla oblongata an bis zur Rinde alle Störungen herdkontralateral. Die Bahn der Sensibilität geht wesentlich durch die Schleife, die dorsal von der Pyramide liegt, allmählich zum Thalamus und von da durch die innere Kapsel zur Großhirnrinde. Eine Dissoziation der Sensibilität kann jedoch auch hier noch vorkommen, weil die Bahnen des Temperatur- und Schmerzsinnes zwar beide gekreuzt sind, aber doch noch so weit auseinander liegen, daß oft nur Temperatur bzw. Schmerz betroffen sind.

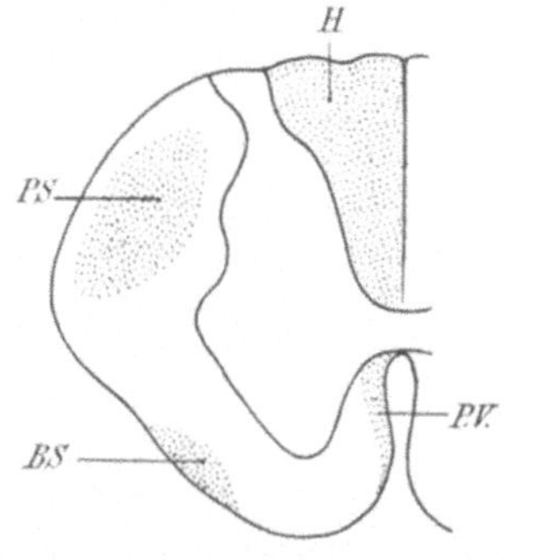

Abb. 12. Die wichtigsten Bahnen auf dem Querschnitt.

Typus der zentralen Sensibilitätsstörung

H. = Hinterstrangbahn (2 in Abb. 11),
PS. = Pyramidenseitenstrangbahn,
PV. = Pyramidenvorderstrangbahn,
BS. = Brown-Séquardsche Bahn = 3 in Abb. 11.

Der Typus der Sensibilitätsstörung bei Herden von der oralen Grenze des Rückenmarks an aufwärts ist jedenfalls die ziemlich gleichmäßige, sich aber wie bei den Rückenmarksstrangstörungen fast immer nach den distalen Extremitätenenden zu steigernde Verminderung der Empfindungsschärfe. Eine vollkommene Aufhebung der Sensibilität, wie sie bei totaler Rückenmarksquetschung vorhanden ist, kommt bei den höheren Herden (so insbesondere den Herden der Hemiplegie) fast niemals vor. Insbesondere längere schmerzhafte Reize dringen bei zerebralen Sensibilitätsstörungen fast immer durch, wenn auch oft mit erheblicher Verzögerung. Ein neues Moment tritt dann

Störung der Lokalisation

besonders bei den zerebralen Sensibilitätsstörungen zutage, die Störung der Lokalisation der Empfindung (vgl. S. 50). Der Kranke fühlt die Berührung oder den Schmerz zwar als solche, aber wenn er aufgefordert wird, die Stelle des Reizes anzugeben, macht er große, manchmal ganz enorme Fehler, viel größere, als sie bei peripheren Sensibilitätsstörungen vorkommen. Über die Stereoagnosis vgl. unter Lokalisation im Gehirn.

Trigeminus bei zentralen Herden

Der Trigeminus kann natürlich erst von der Medulla oblongata aufwärts betroffen werden, und zwar ist die Sensibilitätsstörung im Gesicht dann gleichseitig, wenn der Herd so tief unten sitzt, daß die Sensibilität noch nicht gekreuzt ist, dann kontralateral, wenn die Trigeminussensibilität auch gekreuzt ist. Sind, wie meist, die anderen sensiblen Bahnen mitbetroffen, so haben wir im zweiten Falle also eine Hypästhesie einer ganzen Seite vom Kopf bis zum Fuß, im ersteren

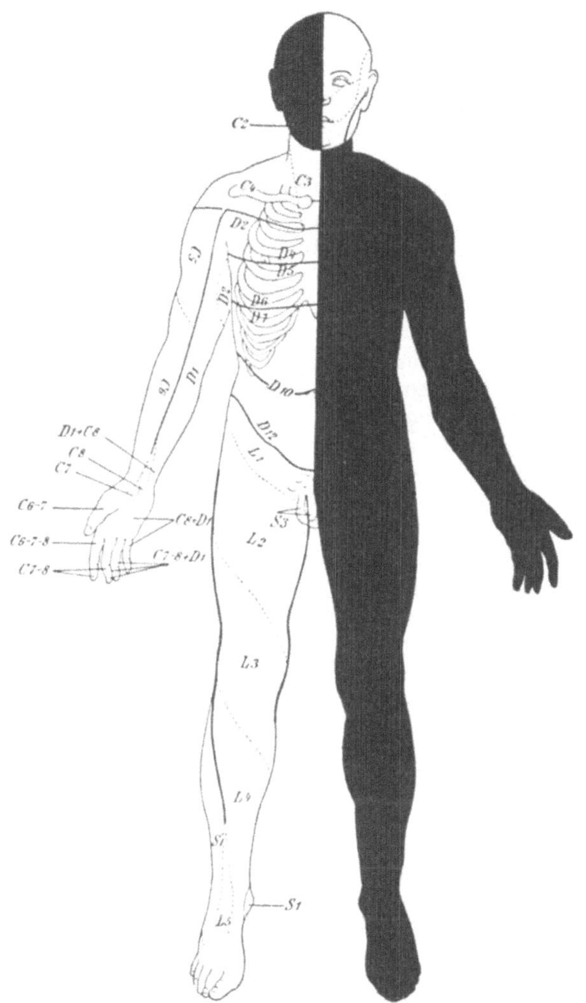

Abb. 13. Hemianaesthesia alternans (Herd in der Medulla oblongata).

eine Anaesthesia alternans, gekreuzt an den Extremitäten, ungekreuzt im Trigeminusgebiet (Abb. 13).

Zu merken ist, daß bei den zerebralen Herden das Trigeminusgebiet häufig verhältnismäßig sehr wenig ergriffen ist, während die Extremitäten deutlich betroffen sind (das Umgekehrte ist seltener). Es

Anaesthesia alternans

Häufige Verschonung des Gesichts

liegt das daran, daß die Bahnen sich im Gehirn mehr verteilen und demnach einzelne verschont bleiben. Praktisch ist es darum wichtig, weil man aus einer Hemianästhesie, die das Gesicht verschont, nicht ohne weiteres den Schluß ziehen darf, daß der Herd unterhalb des Eintritts des Trigeminus in den Hirnstamm liegt.

Haut- und Schleimhautreflexe bei organischen Sensibilitätsstörungen Areflexie der Cornea

Im Bereiche einer organischen Sensibilitätsstörung, gleichviel welcher, d. h. sowohl peripherer wie zentraler Lokalisation, können die Haut- und Schleimhautreflexe ausfallen. Es gibt sogar Fälle, wo das Verhalten dieser Reflexe ein feineres Reagens darstellt als der Ausfall der eigentlichen Sensibilitätsprüfung. So ist der Verlust des Lidschlußreflexes bei Berührung der Kornea nicht selten ein frühes Zeichen einer Affektion des sensible Trigeminusstammes.

Sehnenreflexe bei Sensibilitätsstörungen ohne Bedeutung

Die Sehnenreflexe brauchen auch bei ausgedehnten Anästhesien peripheren und radikulären Ursprungs nicht verloren zu gehen, sondern nur bei denen, welche auch die tiefe Sensibilität (d. h. die Sensibilität der Muskeln und Gelenke) beteiligen, und das ist insbesondere bei der an anderer Stelle zu besprechenden tabischen Degeneration der hinteren Wurzeln der Fall. Bei zentraleren Anästhesien gehen die Sehnenreflexe überhaupt nicht verloren. Zur Definition der Anästhesien sind also die Sehnenreflexe im allgemeinen zu entbehren.

Unterscheidung hysterischer Sensibilitätsstörungen von organischen

Die Unterscheidung der hysterischen Sensibilitätsstörungen von den organischen ist viel schwerer als die Unterscheidung der Motilitätsstörungen. Letztere helfen vielfach indirekt. Wenn wir etwa eine organische, motorische Querlähmung des Rückenmarks feststellen, so werden wir kaum auf die Idee kommen, daß eine entsprechende Sensibilitätsstörung hysterisch sein könnte. So ganz sicher ist aber auch dieser Weg keineswegs, Fälle von Syringomyelie oder multipler Sklerose können sich mit hysterischen Sensibilitätsstörungen so verquicken, daß auch dem Geübtesten manchmal eine Abgrenzung unmöglich ist. Ein positives Zeichen der hysterischen Sensibilitätsstörung ist ihre große Wandelbarkeit, unter Umständen auch die Möglichkeit, sie wegzusuggerieren. Aber dieses Merkmal braucht nicht notwendig vorhanden zu sein. Dann hilft manchmal die Art der Begrenzung, die bei der Hysterie eben nicht den Begrenzungen bei organischen Störungen entspricht. So sind an den Extremitäten nach oben zirkulär abschneidende Sensibilitätsdefekte, z. B. strumpf- oder handschuhförmige, fast immer hysterisch. Oder auch wenn jemand, der eine Handverletzung erlitten hat, eine Sensibilitätsstörung zeigt, die sich genau auf die vier ersten Finger beschränkt, so werden wir sofort den Verdacht auf Hysterie fassen. Denn eine organische derartig begrenzte Störung gibt es nicht. Die hysterischen Defekte zeichnen sich auch meist aus durch ihre scharfe Begrenzung: völlige Anästhesie und normale Berührungsempfindlichkeit grenzen häufig scharf aneinander, was bei organischen Störungen kaum jemals vorkommt. So finden wir bei den Hypästhesien, die eine ganze Seite einnehmen, und die an und für sich bei organischen und bei hysterischen Störungen vorkommen, die Grenze bei der Hysterie oft genau in der Mittellinie, während bei den zentralen Lähmungen immer größere Partien

seitlich der Mittellinie wenig oder gar nicht gestört sind. Ebenso kommen
absolute Sensibilitätsaufhebungen mit Ausnahme der an und für sich
unverkennbaren Rückenmarksquetschungen bei organischen Störungen
so gut wie nie vor. Wenn ein Glied also für Reize aller Art absolut
unempfindlich ist, wenn man es stechen, kneifen kann, ohne daß der
Patient das geringste merkt, so besteht im Zweifelsfalle die allergrößte
Wahrscheinlichkeit, daß die Störung hysterisch ist.

Die Hautreflexe geben an und für sich kein ganz sicher unter-
scheidendes Merkmal für oder gegen Hysterie. Vor allem ist die
Schwer- oder Nichtauslösbarkeit der Zehenreflexe bei Hysterie gewöhnlich, während dasselbe Verhalten der Bauch- und Kremasterreflexe
dabei sehr selten ist. Verlust der Sehnenreflexe bedeutet jedoch eine
organische Störung.

7. Ataxie.

Ataxie ist ein Ausdruck für eine Ungeordnetheit, eine Inkoordination Definition
der Bewegungen. Der Ataktische verfehlt das Ziel seiner Bewegung,
sowohl in der Richtung wie in der Entfernung. Die Bewegung selbst
ist schwankend, unruhig. Zur Ataxie gehört es auch, daß der
Kranke ruhige Haltungen der Glieder oder des Körpers nicht einhalten
kann, daß auch dabei die Glieder oder der Körper schwanken.

In ausgesprochenen Fällen erkennen wir die Ataxie ohne weiteres,
wenn der Kranke zur Tür hereinkommt. In leichteren Fällen haben
wir eine Anzahl von allgemein üblichen Bewegungsaufgaben, bei
denen sich das Ataktische der Bewegung besonders gut zeigt. Für die
oberen Extremitäten ist zu nennen der Fingernasenversuch: man fordert Finger-
nasen-
versuch
den Kranken auf, mit dem ausgestreckten Zeigefinger gegen die Nasen-
spitze zu fahren. Der Ataktische greift vorbei, der Finger macht aus-
fahrende Bewegungen. An den unteren Extremitäten ist die Aufgabe
gebräuchlich, den einen Hacken auf das andere Knie setzen zu lassen. Knie-
hacken-
versuch
Besonders wichtig ist die Prüfung des Stehens bei aneinander ge-
schlossenen Füßen. Fast immer tritt die Ataxie auch bei den genannten
Extremitätenversuchen hervor, wenn man die Augen schließen läßt, weil
dann der Kranke nicht durch das Sehen die Bewegung korrigieren kann.
Die Prüfung des Stehens bei Fußaugenschluß ist als Rombergscher Romberg-
scher
Versuch
Versuch bekannt, bei dem der Patient in ausgesprochenen Fällen in
Gefahr kommt, infolge von Schwanken umzufallen.

Bei der reinen Ataxie ist die grobe Kraft der Muskulatur intakt, die Ataxie kann sich aber auch mit Paresen oder Spasmen kombinieren.

Die ganz überwiegende Zahl der Ataxien sind eine Folge oder Folge
von Sen-
sibilitäts-
störungen
besser ein motorischer Ausdruck von Sensibilitätsstörungen, und zwar
der „tiefen Sensibilität“, d. h. der Sensibilität der Muskeln und
Gelenke. Diese Sensibilität ist dazu da, um den Menschen über die Stel- Tiefe Sen-
sibilität
lung der Glieder zu orientieren; auf Grund dieser Orientierung, welche
wesentlich unbewußt erfolgt, werden die Bewegungen geordnet. Wenn
die Benachrichtigung des zentralen Nervensystems durch die Sensibilität
ausfällt, so werden die Bewegungen unregelmäßig und ungeordnet.

Daher kommt es, daß in den — wie gesagt ganz überwiegenden — Fällen, wo die Ataxie Folge einer Störung der Sensibilität ist, auch andere Zeichen von Störungen der Sensibilität vorhanden sind. Dazu gehört vor allem der Verlust der Sehnenreflexe; die Sehnenreflexe werden ausgelöst durch die Erregung der tiefen Sensibilität des Muskels mittelst des Schlages auf die Sehne, und so kann ihr Verlust auch eine Sensibilitätsstörung, wenn auch nicht im Sinne einer Störung der bewußten Sensibilität bedeuten, und in den Fällen von Ataxie, in denen auch die Sehnenreflexe fehlen, ist es der sensible, der zentripetale Teil des Reflexbogens, dessen Degeneration an dem Verlust der Reflexe schuld ist; und zwar liegt die Störung entweder im peripheren sensiblen Nerv oder in der hinteren Wurzel bzw. im Hinterstrang, und ebenda liegt auch die Ursache der Ataxie.

Als ein weiteres Zeichen der gestörten Tiefensensibilität ist ein Symptom anzusehen, das erst in neuerer Zeit recht bekannt geworden ist, und das die Fälle der „sensugenen" Ataxie fast immer begleitet, die Hypotonie. Als solche bezeichnet man die Tatsache, daß sich die Gelenke weiter strecken und beugen lassen, als normal ist. So kann man beim Tabiker das Bein oft so weit in der Hüfte beugen, daß man es beinahe der Schulter anlegen kann, so kann man das Knie bis zu einem stumpfen Winkel durchdrücken (Genu recurvatum) etc. Das kommt daher, weil die passive Beweglichkeit durchaus nicht allein eine Funktion der Anatomie der Gelenkbänder und Kapseln ist, sondern eben reflektorisch, d. h. durch die Sensibilität, schon gehemmt wird, ehe die anatomische Grenze erreicht ist.

Vor allem bei der Tabes als der häufigsten Erkrankung der hinteren Wurzeln finden sich diese drei Symptome, Ataxie, Verlust der Sehnenreflexe und Hypotonie meist zusammen, aber wie wir später genauer ersehen werden, sind sie doch nur Symptome der sensiblen Bahn überhaupt, und kommen auch bei anderen als bei tabischen Affektionen derselben vor, nur daß die Affektionen einigermaßen ausgedehnt sein müssen. Ausfall einer oder nur weniger hinterer Wurzeln kann leicht durch die übriggebliebenen kompensiert werden.

Endlich kann man die Störung der Lageempfindung bei der Ataxie, speziell der tabischen, sehr häufig auch unmittelbar in der gewöhnlichen Weise (S. 51) nachweisen. In einer Anzahl von Fällen gehören dazu allerdings feinere Methoden, die hier nicht zur Darstellung kommen können.

Nun gibt es auch eine zweite Art der Ataxie, bei der die Zentralorgane für die Koordination selbst geschädigt sind, und bei der infolgedessen Störungen der Sensibilität und der Reflexe fehlen können. Es ist das die Kleinhirnataxie. Diese zeichnet sich dadurch aus, daß ganz besonders das Gehen und Stehen gestört ist, während die einzelnen Bewegungen der Extremitäten fast oder ganz koordiniert bleiben. Solch ein Kranker kann also z. B. den Kniehackenversuch leidlich gut ausführen, trotzdem er nicht mehr frei stehen kann — ein Gegensatz, der bei der sensugenen Ataxie nie vorkommt. Die Art der Ataxie beim Kleinhirnkranken ist als Taumeln oder „Gang des Betrunkenen" bekannt. Die Kranken selbst gebrauchen häufig den Ausdruck: „Ich gehe, wie wenn ich betrunken wäre." Häufig taumelt der Kranke immer nach ein und derselben Seite, und zwar bei einseitigen Herden meist nach der Seite des Kleinhirnherdes. Diese Abweichung nach einer Seite wird meist deutlicher, wenn man den Kranken die Augen schließen läßt, ihm z. B. aufgibt, aus einer Ecke des Zimmers mit geschlossenen Augen gerade auf den Untersucher zuzukommen. Es handelt sich bei diesem Abweichen nach einer Seite allerdings um eine Störung, welche in die Kleinhirnataxie mit eingeht, welche aber doch im Prinzip von ihr unterschieden werden muß und manchmal auch fast allein vorhanden ist, nämlich um eine primäre Richtungsabweichung, nicht eigentlich um eine Unsicherheit der Bewegung. Man hat diese Richtungsabweichung nicht nur bei der Fortbewegung des ganzen Körpers, sondern auch bei den Bewegungen einzelner Glieder und Gliedabschnitte sichtbar gemacht (Báránysche Zeigeversuche). Um etwa die Armbewegungen im Schultergelenk auf Richtungsabweichungen zu prüfen, setzt man sich dem Kranken gegenüber, läßt ihn seinen Arm mit gestrecktem Ellbogengelenk und ausgestrecktem Zeigefinger von seinem Knie bis zur Horizontalen heben, und zwar in der Weise, daß der ausgestreckte Zeigefinger des Untersuchten von unten den an entsprechender Stelle hingehaltenen Finger des Untersuchers berührt. Man läßt dann den Patienten zunächst einmal bei offenen Augen das Heben und Senken des Armes wiederholen, immer so, daß sein Finger den des Untersuchers von unten grade trifft. Bei offenen Augen kann das jeder, auch der Kleinhirnkranke. Läßt man aber nun die Augen schließen, so trifft der Gesunde auch ohne Leitung des Gesichts den vorgehaltenen Finger ohne weiteres. Viele Kleinhirnkranke aber fahren nun vorbei, und zwar weichen sie konstant nach einer Seite, meist nach außen ab. Man kann es leicht lernen, diesen einfachen Versuch anzustellen und auch bald ein Urteil darüber gewinnen, wann die Abweichung als unbedingt krankhaft anzusehen ist, wann nicht, so daß auch der allgemeine Praktiker sich wohl dieses Versuches bedienen mag, wenn er Verdacht auf eine Kleinhirn- oder eine Labyrintherkrankung hat. Denn das muß noch hervorgehoben werden, sowohl das Taumeln des Körpers, wie die Richtungsabweichungen beim Zeigeversuch kommen nicht allein bei Kleinhirn- sondern auch bei Labyrintherkrankungen vor, z. B. bei Labyrinthitis nach Otitis media. Die Unterscheidung der Labyrinth- von den Kleinhirnerkrankungen ist ganz außerordentlich schwierig und gehört nicht mehr hierher.

Der eben dargestellte Zeigeversuch ist nur einer von vielen möglichen, weil ein Zeigeversuch in jedem Gelenk und nicht nur für die vertikale, sondern auch für die horizontale Richtung angestellt werden kann. Er ist ferner ein sog. spontaner Zeigeversuch. Eine andere Gruppe von Zeigeversuchen wird während einer Labyrinthreizung durch Ausspülung des Ohres mit warmem und kaltem Wasser angestellt. Unter dem Einfluß solcher Reize zeigt der Gesunde in ganz gesetzmäßiger Weise vorbei, während sich bei dem Kleinhirnkranken Abweichungen von dem Verhalten des Gesunden nachweisen lassen. Diese Versuche sind außerordentlich schwierig zu beurteilen und anzustellen, noch schwieriger zu deuten, und nur das Prinzip sollte hier angedeutet werden, weil von diesen Dingen sehr viel die Rede ist.

Im Anschluß an die Schilderung der Kleinhirnataxie sei ein Symptom erwähnt, das Babinski bei Kleinhirnkranken entdeckt und als Adiadochokinesie bezeichnet hat: Man fordert den Patienten auf, macht es ihm am besten vor, die Hand möglichst schnell zu supinieren und zu pronieren. Auf der Seite der Kleinhirnerkrankung geht es häufig lange nicht so schnell als auf der gesunden Seite. Das Symptom kann oft gute Dienste leisten, jedoch ist im Auge zu behalten, daß diese Fertigkeit schon bei den gesunden Menschen verschieden gut ausgebildet ist. Auch ist zu berücksichtigen, daß schon normalerweise die linke Hand diese Bewegung weniger gut ausführt.

Auch bei zerebralen Sensibilitätsstörungen kann eine geringe Ataxie der hypästhetischen Glieder vorkommen.

Die Ataxie ist jedenfalls immer ein Symptom einer organischen Erkrankung, aber man sehe sich vor, nicht das Schwanken eines Neurasthenikers beim Rombergschen Versuch als Ataxie zu nehmen. Da sind eben die anderen Zeichen der oben genauer erörterten Sensibilitätsausfälle (Reflexe etc.) manchmal von entscheidendem Wert. Meist allerdings genügt beim Neurastheniker ein energisches Anfahren, um ihn zum ruhigen Stehen zu bringen. Beim Tabiker würde ein solches Vorgehen die Ataxie nur verschlimmern.

Ein hysterisches Zeichen ist die Astasie-Abasie, die Unfähigkeit, zu stehen und zu gehen, ohne ersichtliche sonstige Störungen, insbesondere auch ohne Ataxie.

8. Störungen der Sinnesfunktionen.

Die Prüfung der Sehfunktion wird durch die ophthalmoskopische Untersuchung eingeleitet. Es war auf deren fundamentale Wichtigkeit schon hingewiesen (S. 13). Mehr als die Neuritis, die Papillitis und die neuritische Atrophie interessiert uns an dieser Stelle die genuine Atrophie und die temporale Abblassung der Papille. Der ersteren entspricht gewöhnlich eine konzentrische Einschränkung des Gesichtsfeldes, bekanntlich zuerst für Farben, der letzteren ein zentrales Skotom. Es bedarf aber zur Feststellung dieser Gesichtsfeldeinschränkung doch eines Perimeters; wenn auch eines der primitiven Handperimeter meist genügt, der Praktiker wird diese Untersuchung selten ausüben. Die Neuritis und Papillitis nervi optici machen, ehe nicht eine Atrophie eingetreten ist, sehr häufig nur ganz unbedeutende und subjektiv gar nicht wahrgenommene Sehstörungen.

Sehr wichtig ist die Kenntnis der retrobulbären Neuritis, welche mit einer organischen schweren Sehstörung bis zur Amaurose einsetzen kann, ohne daß ein Augenspiegelbefund vorhanden ist.

Die Differentialdiagnose gegenüber der hysterischen Amblyopie gibt in diesen Fällen gewöhnlich das Verhalten der Pupille, welche bei Hysterie nie Störungen zeigt, während bei einer im Sehnerven lokalisierten Neuritis retrobulbaris, wenigstens wenn die Sehstörungen hochgradig oder total sind, die Lichtreaktion der Pupille erheblich gestört oder aufgehoben ist. Die hysterische Amblyopie ist übrigens hier zu Lande selten. Über andere hysterische Sehstörungen wird später berichtet werden (Kapitel Psychoneurosen).

Im Tractus opticus vereinigen sich bekanntlich die Fasern

der homonymen Retinahälften, und wir haben daher vom Tractus opticus an aufwärts als Symptom der einseitigen Zerstörung der Sehbahn bis zur Okzipitalrinde die Hemianopsie, und zwar kann bei Affektionen der linken Seite der Patient in seinem rechten Gesichtsfeld oder in homonymen Teilen desselben (Quadrantenhemianopsie etc.) nichts sehen und umgekehrt. In den meisten Fällen kommt man zur groben Feststellung der Hemianopsie mit sehr einfachen Mitteln aus. Man verdeckt das eine Auge des Kranken, postiert eine Hilfsperson ihm gegenüber, deren ihm gerade gegenüber vorgehaltenen Finger er ansehen muß. Die betreffende Person hat darauf zu achten, daß er es auch tut. Man tritt selber hinter den Kranken und führt nun im Halbkreis (wie am Perimeter) ein nicht zu kleines Stückchen Papier an seinem Auge vorbei. Oft braucht man auch gar keine Hilfsperson, sondern läßt, dem Kranken gegenüber sitzend, einen Zeigefinger des Untersuchers fixieren, während die andere Hand sich im Halbkreis von der Seite nähert. Bei unvollkommenen hemianopischen Störungen und Skotomen, wie sie bei den Rindenverletzungen des Krieges häufig sind, bedarf es allerdings sehr exakter Untersuchung am Perimeter.

Hemianopsie

Außer der homonymen Hemianopsie, wo also eine temporale und eine nasale Gesichtsfeldhälfte ausgefallen ist, kommt, wenn auch selten, noch in Betracht die bitemporale Hemianopsie, wo die beiden äußeren Hälften des Gesichtsfeldes fehlen. Sie kommt dadurch zustande, daß bei Prozessen, die auf das Chiasma, also die Kreuzung der Sehnerven drücken (Hypophysentumoren), gerade die kreuzenden Fasern, welche den beiden inneren Netzhauthälften entsprechen, eher getroffen werden als die am Chiasma gewissermaßen nur vorbeiziehenden Fasern der äußeren Retina- (inneren Gesichtsfeld-) Hälften (vgl. Abb. 20).

Bitemporale Hemianopsie

Auf die feinere Hörprüfung will ich hier gar nicht eingehen. Es sei auf die Lehrbücher der Otologie verwiesen. Es gibt eigentlich nur einen Fall, in welchem die genaue Hörprüfung für die Diagnostik des therapeutischen Handelns auch des Neurologen bestimmend ist, das ist der Verdacht auf Akustikustumor (vgl. unter Hirntumor). Hier handelt es sich darum, andere mögliche Ursachen der Schwerhörigkeit außer der Nervenaffektion auszuschließen, insbesondere Otosklerose. Auch der Neurologe wird sich hier meist mit dem Otologen beraten müssen. Hörstörungen nervösen Ursprungs kommen natürlich auch aus anderen Gründen noch vor (Schädelbrüche, Tabes etc.) und da genügen meist die einfachsten Methoden (Uhr, Wiederholenlassen von geflüsterten Worten).

Hören

Zentrale Taubheit setzt doppelseitige Herde im Gehirn voraus; ihre Unterscheidung und überhaupt die Unterscheidung „nervöser" Hörstörungen von hysterischen ist manchmal ganz unmöglich. Die Störungen des Sprachverständnisses sind bei der Besprechung der Aphasie im Kapitel Gehirnlokalisation erörtert.

Sehr wichtig ist natürlich in einer großen Reihe von Fällen die Ohrenspiegeluntersuchung, insbesondere bei benommenen Kranken und meningitisch erkrankten Kindern darf sie nicht unterlassen werden, weil sich in einer Otitis die Quelle einer zerebralen Erkrankung darbieten kann.

Otoskopie

Ge-
schmacks-
und
Geruchs-
prüfung

Geschmacks- und Geruchsprüfung sind nur sehr selten vonnöten. Geschmacksprüfungen sind in einem Falle von einem gewissen Werte, wenn man bestimmen will, ob eine Fazialislähmung vor oder hinter dem Ganglion geniculi stattgefunden hat — in letzterem Falle fehlen Störungen.

Geruchsprüfungen, die man nicht mit Salmiak und Äther, sondern mit Blumen, einem Stück Seife od. dgl. anstellen soll, auf beiden Seiten getrennt, sind allerdings manchmal für die Erkennung von Prozessen, die den Riechnerven zerstört haben, von Wichtigkeit. Hier muß man jedoch mit der durch Schleimhauterkrankung der Nase erworbenen Anosmie rechnen.

9. Die Lumbalpunktion.

Technik

Die Quinckesche Lumbalpunktion ist ein einfacher Eingriff, der natürlich unter allen Maßregeln der Asepsis auszuführen ist. Es sind eine ganze Reihe von Instrumentarien angegeben, von denen z. B. das Kroenigsche zu empfehlen ist. Narkose ist nur bei sehr unruhigen Patienten nötig, auch bei Kindern manchmal angenehm.

Der Eingriff ist möglichst in Seitenlage des Patienten auszuführen. Beim sitzenden Patienten ist er zwar vielleicht eine Spur einfacher, aber gefährlicher und die Ergebnisse der wichtigen Druckmessung bieten keinerlei Vergleichsmöglichkeiten mit den üblicherweise im Liegen gewonnenen. Der Patient muß am Rand des Bettes liegend einen Buckel machen und die Beine an den Leib ziehen. Eine vor dem Kranken stehende Hilfsperson hält mit der einen Hand den Kopf, mit der anderen die Kniee des Kranken. Der Einstich erfolgt in der Mittellinie oder ein wenig seitlich davon. Die Nadel ist horizontal und etwas kopfwärts gerichtet einzuführen. Als Einstichstelle wählt man gewöhnlich den Raum zwischen 3. und 4. Lumbalwirbel, man kann auch einen Wirbel höher oder tiefer eingehen und einige bevorzugen den Raum zwischen Kreuzbein und letztem Lendenwirbel. Man fühlt meist sofort, wenn man durch die ligamentösen Widerstände in den Wirbelkanal eingedrungen ist; auch fühlt der Kranke dabei häufig durch die Berührung der Kauda einen in das Bein ausstrahlenden Schmerz. Die Tiefe, bis zu welcher die Nadel eindringen muß, beträgt beim Erwachsenen im Durchschnitt 5 cm, auch bis 7 cm.

Bei Kindern ist der Eingriff am leichtesten, und man kommt hier manchmal schon in 1 cm Tiefe auf Flüssigkeit.

Glaubt man im Kanal zu sein, so zieht man den Mandrin vorsichtig heraus, und sobald man Flüssigkeit in der Nadel erscheinen sieht, schließt man den Hahn und setzt die Ansatzröhrchen an, in denen beim Öffnen des Hahns dann die Lumbalflüssigkeit emporsteigt, und die man durch Anfügen weiterer Ansatzstücke beliebig verlängern kann.

Druck-
messung

Für die Druckmessung kommt sehr viel darauf an, daß möglichst nichts, höchstens wenige Tropfen, verloren gehen. Schon der Verlust weniger Kubikzentimeter kann den Druck ganz unverhältnismäßig stark herabsetzen.

Die Höhe des Druckes liest man mit Hilfe eines von einer Hilfsperson angehaltenen Zentimetermaßes in Zentimeter Wasser ab. An der stehenden Liquorsäule sieht man die Atemschwankungen und die Pulsschwankungen.

Nachdem der Druck bestimmt ist, kann man nun Lumbalflüssigkeit ablassen; dazu schließt man wieder den Drehhahn der Nadel, so daß nur die Flüssigkeit, die in den Druckröhren sich befindet, ablaufen kann, öffnet die Klemme, mit der der untere Gummischlauch bis dahin verschlossen war, und läßt die Flüssigkeit in ein Reagenzglas. Dann schließt man die Klemme wieder, öffnet den Hahn, läßt die Flüssigkeit erst wieder aufsteigen, bestimmt wieder den Druck und so fort.

Im allgemeinen soll man den Druck dauernd bestimmen und nicht nach Gutdünken ablassen. Nicht nur, daß man sich eines wichtigen diagnostischen Hilfsmittels beraubt, es können durch Außerachtlassung der Druckbestimmung schwere Unglücksfälle verschuldet werden. Der Normaldruck beträgt 60—150 mm Wasser im Liegen, für sicher pathologisch tut man aber gut, bei tadellos ausgeführter Punktion, erst Drucke von vielleicht 200—300 mm an anzusehen, der Druck kann bis 1000 mm und darüber steigen. Ist der Druck normal, so darf man nur ganz langsam wenig (5—10 ccm) ablassen, wenn man die histologische Untersuchung machen will. Drucksteigerung

Ist der Druck hoch, läßt man allmählich ab, bis der normale Druck von etwa 120—150 erreicht ist. Bei sehr hohem Drucke ist es vorsichtiger, noch nicht einmal soweit herunter zu gehen, sondern schon bei 300 aufzuhören. Sofort hat man aufzuhören, wenn bei anfangs erhöhtem Druck nach Ablassen weniger Kubikzentimeter der Druck plötzlich auf ganz niedrige, unternormale Werte sinkt. Es kann das die Gefahr eines Abschlusses der Schädelhöhle von der Rückgratshöhle durch Einpressen des Inhalts der hinteren Schädelgrube in das Foramen magnum und Kompression der Medulla oblongata bedeuten.

Außer der Druckmessung kommt die Untersuchung der physikalischen Beschaffenheit und des Zellgehalts der Lumbalflüssigkeit als diagnostische Methode in Betracht. Die normale Zerebrospinalflüssigkeit ist wasserklar. Jede Trübung, auch die leichteste, ist das Zeichen einer schweren Erkrankung, Fehlen einer Trübung beweist noch nichts gegen eine seröse oder tuberkulöse Meningitis. Leider wird die Beurteilung des physikalischen Zustandes und auch die spätere Untersuchung des Zellgehaltes nicht selten durch Blutbeimengungen gestört, die durch Anstechen intraduraler Venen bedingt sind, ein Vorkommnis, das man mit Sicherheit gar nicht vermeiden kann. Das Schlimme dabei ist, daß ja auch nicht artifiziell bedingte Blutbeimengungen zur Lumbalflüssigkeit (bei Ventrikelblutungen, bei Pachymeningitis haemorrhagica) vorkommen. Indessen sind gröbere artifizielle Blutbeimengungen doch meist nur in den ersten Kubikzentimetern enthalten, später wird die Flüssigkeit klar, während bei den präformierten Blutbeimengungen die Flüssigkeit dauernd von derselben sanguinolenten Beschaffenheit bleibt. Auch ist die Farbe älteren Blutes eine andere. Die mikroskopische Untersuchung des Sediments Trübungen Blutbeimengungen kann aber auch durch ganz minimale artifizielle Beimengungen von Blut illusorisch werden.

Sediment

Zur Untersuchung des Sediments wird die Flüssigkeit entweder auf einer Wasserzentrifuge oder auf einer besonders guten Handzentrifuge in einem Spitzglas mindestens $^1/_4$ Stunde zentrifugiert, die Flüssigkeit abgegossen und von dem Sediment dann ein Tropfen in einer Kapillarpipette aufgenommen und auf ein Deckglas gebracht. Schon die Betrachtung des frischen Präparates lehrt, ob eine Vermehrung der Zellen vorhanden ist oder nicht. In der normalen Flüssigkeit sind nur ganz wenige Zellen, bei Immersionsvergrößerung etwa 1—4, während wir bei pathologischer Vermehrung selbst mäßigen Grades meist dichte Haufen von Zellen sehen. Man wird zweckmäßig auch ein Präparat trocknen, fixieren und färben, in derselben Weise wie Blutpräparate.

Eiweiß-
gehalt

Phase I

Pandy-
reaktion

Wasser-
mannsche
Reaktion

Sachs-
Georgi
Meinicke

Für die allgemeine Praxis noch nicht geeignet sind die feineren Zellzählungen mit besonders dafür hergestellten Objektträgern, und für diesen Zweck ist auch die chemische Untersuchung auf den Eiweißgehalt oder einzelne Eiweißbestandteile noch nicht reif. Es muß aber erwähnt werden, daß die vielbesprochene Phase I von Nonne-Apelt darin besteht, daß 3 Minuten nach Mischung einer neutral reagierenden, heiß gesättigten Ammoniumsulfatlösung mit der gleichen Menge Liquor im Reagenzglas eine Opaleszenz oder eine Trübung auftritt. Ein positives Resultat ist krankhaft. Die Karbolsäurereaktion nach Pandy dient zur gleichen Feststellung: 1 ccm (Acid. carbol. crystall. 10,0 und Aq. dest. ad 150,0) und 1 Tropfen Liquor, während der Lumbalpunktion in einem Reagenzglase vermischt, wird 3 Minuten stehen gelassen. Opaleszenz oder Trübung ist wie bei der vorigen Prüfung krankhaft. Die Wassermannsche Reaktion im Liquor ist von großem Wert, stimmt aber in ihren Ergebnissen mit denen aus dem Blut nicht völlig überein, wie im Kapitel: Syphilogene Nervenkrankheiten auseinandergesetzt werden wird. Die Ausflockungsreaktionen von Sachs-Georgi und Meinicke, die mit der Wassermannschen Reaktion eine ziemlich weitgehende Übereinstimmung zeigen, seien nur genannt, da der Praktiker sich ihrer kaum je bedienen wird.

Goldsol-
reaktion

Mastix-
reaktion

Die in neuerer Zeit angewendeten kolloid-chemischen Reaktionen beruhen auf der Fähigkeit krankhaft veränderter Spinalflüssigkeiten, gewisse Suspensionskolloide auszuflocken. Erwähnt sei die Goldsolreaktion nach Lange, deren Prinzip darin besteht, daß pathologischer Liquor durch Ausflockung einen Farbenumschlag der von Lange angegebenen Goldsollösung hervorruft. Auf eine nähere Wiedergabe der Reaktion wird um so eher verzichtet, als sie für den Praktiker nicht in Frage kommt und die Anschaffung der Goldsollösung fast unerschwinglich ist. Eine weitere Kolloidreaktion, die ebenso brauchbar, jedoch der erwähnten aus dem Grunde überlegen ist, weil sie den Vorzug hat, leichter und billiger herstellbar zu sein, ist die von Emanuel eingeführte sogenannte Mastixreaktion. Von Reagentien ist außer einer alkoholischen Mastixlösung nur noch eine entsprechend eingestellte Kochsalzlösung erforderlich.

Schwierig-
keit der
Punktion

So einfach nun im Betriebe eines Krankenhauses oder einer Klinik auch die Ausführung einer Lumbalpunktion ist, in der Privatpraxis hat sie ihre großen Bedenken. Schon die Durchführung einer wirklichen Asepsis im chirurgischen Sinne erfordert Vorbereitungen oder die Mitnahme geschulter Hilfspersonen, die auch für das Halten des Kranken, wenn der Arzt schon das ganze Instrumentarium mit den wechselnden Handgriffen selber versorgt, notwendig sind. Es ist im übrigen bemerkenswert, daß trotz sicherlich oft ungenügender Asepsis fast nie eine Infektion der Meningen durch die Lumbalpunktion erfolgt. Wenn man nicht zwei Personen zur Hilfe hat, so riskiert man, die Punktion, gelingt sie nicht sofort beim ersten Einstich tadellos, infolge der Unruhe des Kranken aufgeben zu müssen. Die Punktion gelingt aber häufig nicht beim ersten Einstich, man muß zwei- oder dreimal einstechen, und ich habe gesehen, daß Ärzte, die viele tausend Punktionen gemacht hatten, selbst unter Krankenhausbedingungen manchmal keine Lumbalflüssigkeit bekamen. In den Kanal kommt man schon, aber es müssen sich wohl manchmal Wurzelfäden, vielleicht auch entzündliche Auflagerungen so vor die Kanüle legen, daß man trotz wiederholten Einschiebens des Mandrins keine Flüssigkeit bekommt. Im Krankenhaus oder Sanatorium wiederholt man den Versuch dann am nächsten Tag mit einer Vorbereitung von 5 Minuten. Versagt die Punktion einmal in der Privatpraxis, so ist das sehr unangenehm.

Dazu kommt, daß die Lumbalpunktion sehr unangenehme subjektive Folgen haben kann, und nicht einmal ganz ungefährlich für das Leben ist. Unannehmlichkeiten

Die unangenehmen Folgen sind Schmerz im Rücken, Kopfschmerzen, Ohrensausen und Schwindel, letzterer besonders beim Aufrichten aus liegender Stellung. Die Einzelnen sind dagegen sehr verschieden empfindlich, Tabiker und Paralytiker anscheinend besonders unempfindlich, aber es ist unbedingt nötig, daß der Kranke nach einer Lumbalpunktion sich mindestens 24 Stunden im Bett hält. Ich warne ferner davor, „Traumatiker" lumbal zu punktieren. Es ist mir zu oft vorgekommen, daß diese später ihre neurasthenischen Beschwerden ganz oder zum größten Teil nicht mehr auf das Trauma, sondern auf die Lumbalpunktion zurückführten, und für den Praktiker kann das im Zeitalter der Haftpflicht unter Umständen recht unangenehme Folgen haben.

Dagegen ist die Lebensgefahr der Lumbalpunktion früher erheblich überschätzt worden, weil man ganz ohne Vorsicht und ohne Druckmessung beliebig viel Lumbalflüssigkeit abließ und dann Blutungen in die Hirnhäute, Blutungen aus Tumoren in die Ventrikel die Folge waren. Die Gefahren der Lumbalpunktion bei — wie oben geschildert — kunstgerechter Ausführung sind außerordentlich kleine, aber die Gefahren sind doch nicht ganz wegzuleugnen. Es kann besonders bei Geschwülsten der hinteren Schädelgrube plötzlicher Tod eintreten durch den oben angedeuteten Mechanismus. Es sind mir ferner Fälle bekannt, wo bei Meningitis in der ersten Stunde nach der Punktion ein plötzlicher Tod durch Atemstillstand eintrat. Da ein solcher Tod bei Meningitis doch ganz ungewöhnlich ist, glaube ich, daß hier derselbe Mechanismus wie bei den Geschwülsten der hinteren Schädelgrube eingetreten ist, daß nämlich die Druckverminderung hauptsächlich im Wirbelkanal stattgefunden hatte, und daß der intrazerebrale Druck, anstatt sich auszugleichen, das Kleinhirn mit der Medulla oblongata in das Foramen magnum hineingepreßt hat, was autoptisch mit Sicherheit kaum festzustellen ist. Auch Großhirntumoren habe ich, ohne daß etwa Blutungen zustande gekommen wären, auffallend kurze Zeit nach einer Lumbalpunktion zugrunde gehen sehen. Wenn diese Dinge auch außerordentlich selten sind, so sind sie doch für den Praktiker Gefahren ein Grund, die Lumbalpunktion nur dann auszuführen, wenn er davon eine für die praktische Beurteilung oder Behandlung ins Gewicht fallende Entscheidung erwarten kann.

Diagnostische Bedeutung Dieses ist vor allem der Fall bei einer großen Reihe von unklaren Benommenheitszuständen, wo wir entscheiden sollen, ob eine Meningitis im Spiel ist oder vielleicht eine Urämie, ein Typhus od. dgl. vorliegt. Hier gibt die Lumbalpunktion sehr häufig sowohl durch den negativen, wie durch den positiven Ausfall in wenigen Minuten eine Entscheidung. Zweitens kann die Lumbalpunktion von höchstem Wert sein, um die Art einer bereits diagnostizierten Meningitis durch den bakteriologischen und zytologischen Befund (Leukozyten bei eitriger Meningitis, meist Lymphozyten bei tuberkulöser s. auch unter Meningitis) festzustellen. Drittens kann es für die Frühdiagnose eines Hirntumors von großem Wert sein, eine Drucksteigerung festzustellen, welche der Stauungspapille manchmal lange vorausgehen kann. Viertens ist die Lymphozytose ohne Drucksteigerung ein fast regelmäßiges Zeichen der Tabes und Paralyse und (hier manchmal auch mit Drucksteigerung) der Lues cerebrospinalis. Indessen ist die Anzahl der Kranken dieser vierten Gruppe, wo wir bei der Differentialdiagnose dieser Erkrankungen den Befund der Zerebrospinalflüssigkeit wirklich brauchen, doch nicht sehr groß, wie später des näheren ausgeführt wird, besonders durch die Benutzung der Wassermannschen Reaktion im Blute. Es kommen nach meiner Erfahrung in dieser Gruppe wesentlich einige Fälle in Betracht, wo die Differentialdiagnose Polyneuritis (negativer Befund der Lumbalflüssigkeit) oder Tabes (Lymphozytose) anders als durch Lumbalpunktion nicht zu stellen ist. Unter gewissen Bedingungen ergibt das Lumbalpunktat eine sehr starke Vermehrung des Globulingehalts — sehr starken positiven Ausfall der Phase I von Nonne-Apelt — ohne Vermehrung des Zellgehaltes und manchmal Gelbfärbung (Xantho-

Froinsches Syndrom chromie) des Punktats durch Beimischung von Bilirubin (Froinsches Syndrom). Dieser Befund stellt manchmal ein Hilfsmittel dar zur Unterscheidung von Tumoren und einfachen intramedullären Prozessen. Die Erscheinung deutet auf einen Abschluß des Subarachnoidalraums durch Verklebungen und Verwachsungen hin, zu der sich kapilläre Blutungen gesellen und spricht im Zweifelsfalle gegen multiple Sklerose.

Queckenstedtsches Symptom Bei Kompressionen, die einen Teil des Subarachnoidalsacks vom freien Liquor abschließen, übertragen sich Drucksteigerungen durch Lageveränderungen oder Komprimieren des Halses nicht auf das abgeschlossene Stück; der Liquor zeigt dadurch dort keine Druckschwankungen, wohl aber treten diese durch Husten, Niesen und Pressen auf (Queckenstedtsches Symptom).

Zu erwähnen ist, daß Lymphozytose im Liquor auch bei Myelitis nicht syphilitischen Ursprungs, bei multipler Sklerose, bei Herpes zoster und einigen anderen Erkrankungen, angeblich auch bei Bleivergiftung, vorkommen kann.

Die Lumbalpunktion ist also sicherlich in den passenden Fällen kunstgerecht angewandt, ein ausgezeichnetes und unentbehrliches Hilfsmittel der Diagnose, aber der Praktiker tut, wie gesagt, gut daran, sie nicht wahllos, sondern nur in ganz bestimmten Fällen anzuwenden.

Die **Neißer-Pollaksche Hirnpunktion** besteht in der Punktion des Gehirns ohne größere Trepanation, nur durch einen kleinen unter Lokalanästhesie mit einem elektrischen Drillbohrer leicht herzustellenden kleinen Kanal. Diese Methode hat sich zur Feststellung von pathologischem Schädelinhalt z. B. von Geschwülsten in gewissen Fällen brauchbar gezeigt (vgl. auch unter Hirntumor). Sie ist jedoch durchaus dem Krankenhaus und der Klinik vorbehalten, da sie nicht ohne jede Gefahr ist, und man darauf vorbereitet sein muß, wenn etwa Eiter aspiriert wird, sofort die Trepanation anzuschließen.

Auch die **Ventrikelpunktion** zur Feststellung (und auch zur Therapie) eines Hydrozephalus (vgl. unter Entwickelungshemmungen des Gehirns) wird man nur in einem Krankenhaus vornehmen.

Durch Einblasung von Luft in Mengen von 20—120 ccm in den Lumbalsack können wichtige Teile des Gehirns zur röntgenographischen Darstellung gebracht werden (Enzephalographie). Auf diesen „Enzephalogrammen" kommen die luftgefüllten Hohlräume, nämlich das Ventrikelsystem und die Hirnfurchen, sehr deutlich zur Darstellung. Dadurch werden manchmal wichtige Schlüsse auf intrakranielle, aber auch auf spinale Prozesse ermöglicht. Die Erfahrungen mit dieser Methode sind noch keineswegs abgeschlossen.

10. Krankhafte Störungen des vegetativen Systems.

Das **vegetative Nervensystem** wurde früher meist als das sympathische bezeichnet. Neuerdings hat man jedoch ein sympathisches System im engeren Sinne unterschieden als denjenigen Teil des alten sympathischen Systems, der aus dem Brustmark seinen Ursprung nimmt. Diesem sympathischen System im engeren Sinne hat man die anderen Teile, welche aus dem Mittelhirn, dem verlängerten Mark und dem Sakralmark hervorgehen als „autonome", besser parasympathische entgegengestellt, welche den „sympathischen" vielfach antagonistisch gegenüberstehen. So gehört der Vagus, der den Herzschlag verlangsamt, nach dieser neueren Einschränkung des Wortes „sympathisch" zum autonomen System, der Accelerans cordis zum sympathischen usw. Es empfiehlt sich daher, den mehrdeutigen Ausdruck des sympathischen Systems von nun ab zu vermeiden, und von dem Ganzen, als dem viszeralen oder dem **vegetativen Nervensystem** zu sprechen.

Dieses vegetative Nervensystem umfaßt die motorische Innervation aller glatten Muskeln des Körpers, aller Drüsen, und von quergestreiften Muskeln die des Herzens. Es gehören außer dem Herzen und den Drüsen zum Innervationsgebiet des vegetativen Nervensystems also die Pupille und die glatten Muskeln der Orbita, die Muskulatur fast des gesamten Magendarmkanals, die Blase, die Muskulatur der Genitalien, alle Gefäße. Anatomisch ist das vegetative System bekanntlich ausgezeichnet durch die in seine Nervenwege überall eingestreuten Ganglien. Trotzdem ist das vegetative Nervensystem keineswegs unabhängig vom Gehirn und vom Rückenmark. Der Einfluß der psychischen Erregungen auf die Herztätigkeit ist bekannt, in der Blase haben wir ein vegetatives Organ, das unter ausgesprochen willkürlichem Einfluß steht. In der Tat entspringen alle sympathischen Nervenfasern aus der Zerebrospinalachse, und zwar aus dem Mittelhirn mit dem Okulomotorius (für den Sphincter pupillae und die Orbitalmuskeln), aus der Medulla oblongata im Vagus [1]) (besonders für Herz und Magendarmkanal), aus dem Dorsolumbalmark (für den Dilatator pupillae, die Gefäße des Körpers und der Eingeweide, zum Teil auch noch für die Muskulatur der Eingeweide) und aus dem Sakralmark für Anus, Rektum, Blase und äußere Geschlechtsorgane. Die aus dem Rückenmark entspringenden Fasern verlaufen zuerst zu den vorderen Wurzeln und mischen sich dann entweder den zerebrospinalen gemischten Nerven bei (z. B. die Fasern für die Gefäße) oder bilden eigene Nerven, wie den Halssympathikus und die Splanchnici. Dabei sind aber die vegetativen Organe von der Zerebrospinalachse in ihrer Funktion keineswegs so abhängig, wie die quergestreiften Körpermuskeln. Diese sind ja ohne Zusammenhang mit dem Rückenmark völlig gelähmt und funktionsunfähig, die Organe des vegetativen Systems besitzen wenigstens zum Teil in sich selbst die Möglichkeit der Funktion. Es gilt das z. B. für den Magendarmkanal, in erster Linie aber für das Herz. Es ist noch eine Streitfrage ob diese Selbständigkeit des Herzens in den Nervenganglien oder im Herzmuskel selbst liegt, ob eine neurogene oder myogene Automatie angenommen werden muß, sicher ist aber soviel, daß der Vagus und der Sympathikus (Accelerans) nur regulierend auf die Herztätigkeit einwirken. Sowohl am Herzen, wie an anderen Organen des vegetativen Systems wird diese Regulation durch einander entgegenwirkende, antagonistische, Nervenpaare ausgeübt. Am Darm wirkt der Vagus erregend, der Splanchnicus hemmend u. s. f.

Von den krankhaften Erscheinungen, welche durch Störungen im Ursprung und Verlaufe der vegetativen Nervenfasern hervorgebracht werden können, sei hier nur das allerwichtigste erwähnt.

Okulo-
motorius
Mydriasis Eine Affektion des Okulomotorius oder seines Kernes macht Mydriasis und zugleich absolute Pupillenstarre. Weil im Okulomotorius auch noch Fasern für die quergestreiften Muskeln des Auges verlaufen, kommt diese Mydriasis fast immer zugleich mit Paresen oder Lähmungen der Augenmuskeln vor.

Auch die verschiedenen Formen der Pupillenstarre bei Tabes beruhen schließlich auf Störungen im Bereiche des vegetativen Systems, hauptsächlich wohl des Okulomotorius. Aber der spezielle Sitz gerade dieser Störung ist noch umstritten.

Vagus Zerstörungen des Vagusstammes am Halse können in bezug auf das Herz symptomlos verlaufen, wenn nur ein Vagus betroffen ist. Auf eine Reizung und Lähmung des Vaguskernes wird die Pulsver-
Druckpuls langsamung und Pulsbeschleunigung bei Steigerung des Zerebrospinaldrucks (Tumor, Meningitis) bezogen, auf eine Reizung des
Erbrechen zum Vaguskern in sehr engen Beziehungen stehenden Brechzentrums das Erbrechen bei zerebralen Erkrankungen.

---

[1]) Der Vagus ist ein Nerv, der aus drei ganz verschiedenen Elementen gemischt ist: 1. aus „sympathischen oder autonomen" (s. oben), 2. aus sensiblen vom Eingeweidekanal, der Lunge, dem Kehlkopf herstammenden und 3. aus motorischen Nervenfasern zur quergestreiften Muskulatur der Stimmbänder.

Sehr charakteristisch sind die Folgen der Unterbrechung des Halssympathikus (Hornerscher Symptomenkomplex): Enge der Pupille durch Lähmung des Dilatators. Verengerung der Lidspalte durch Lähmung der glatten Müllerschen Orbitalmuskeln, Hyperämie und Hyperthermie des Gesichts auf der betroffenen Seite und Anhidrosis daselbst durch Lähmung der Vasokonstriktoren und der Schweißfasern. Wenn der Sympathikus am Halse betroffen ist (Verletzungen, Tumoren), so kann dieser Symptomenkomplex rein zur Erscheinung kommen. Wenn die betroffenen Fasern aber in ihrem Ursprung im Rückenmark oder in den Wurzeln beschädigt sind, so ist diese Zumischung vegetativer Symptome zu Bewegungs- und Empfindungsstörungen uns ein wichtiges Zeichen für den Ort der zugrunde liegenden Erkrankung. Denn wir wissen, daß die Fasern für die Pupille in der Höhe der obersten Dorsalsegmente und des untersten Zervikalsegmentes das Rückenmark verlassen. So haben wir bei der Klumpkeschen Plexuslähmung (vgl. S. 33) sehr häufig eine Miosis, und auch für die Lokalisation intramedullärer Erkrankungen ist das Zeichen von Wert.

Sehr wichtig sind dann noch die Blasen- und Mastdarmstörungen bei Erkrankungen des Rückenmarks. Sie äußern sich entweder in einer Retentio urinae et alvi oder in einer Inkontinenz. Häufig geht der letztere Zustand aus dem ersten hervor. Sie kommen nicht nur durch eine Zerstörung der Ursprungsstellen der Blasen- und Mastdarmnerven im Sakralmark bzw. im Konus zustande, sondern auch durch höher gelegene Rückenmarksveränderungen, weil durch diese der Weg vom Gehirn zum Sakralmark und dadurch jede willkürliche Regulierung der Urin- und Harnentleerung unterbrochen wird. Die Störungen der Blasen- und Mastdarmfunktionen sind meist begleitet von Störungen der Innervation der Genitalien, beim Manne von Verlust der Erektionsfähigkeit. Auch diese Störungen des vegetativen Systems treten fast immer mit den anderen Zeichen der Rückenmarksläsion (Lähmungen, Sensibilitätsstörungen) zusammen auf.

Eine besondere Bedeutung haben die Blasenstörungen bei Tabes (vgl. das betreffende Kapitel), aber auch sie sind jedenfalls von einer Erkrankung des Rückenmarks abhängig.

Die vasomotorischen Neurosen haben ihr eigenes Kapitel in diesem Buche. Auch wird auf die „funktionellen" oder psychogenen Störungen im Bereiche des vegetativen Systems noch eingegangen werden. Wir werden auch bei einer ganzen Reihe von Erkrankungen noch auf Störungen im Bereiche des vegetativen Systems stoßen. Hier lag uns nur daran, einige allgemeine Tatsachen aus der Pathologie dieses Systems von vornherein festzustellen.

Wir haben das vegetative System von vornherein als ein motorisches System definiert. Damit ist wohl vereinbar, daß die Organe des vegetativen Systems (Herz, Darm, vielleicht auch die Gefäße) sensible Fasern haben, nur verlaufen diese Fasern mit den übrigen sensiblen Fasern durch die hinteren Wurzeln bzw. durch die sensiblen Gehirnnerven.

11. Benommenheit und Bewußtlosigkeit.

Sehr häufig kommt der Praktiker in die Lage, ein Urteil über die Ursache eines Zustandes der Benommenheit oder der Bewußtlosigkeit abgeben zu müssen.

Allgemeine Ursachen

Es handelt sich dabei vor allem darum, zu bestimmen, ob der Zustand der Benommenheit oder der Bewußtlosigkeit, den er vorfindet, primär durch intrakranielle Erkrankung, oder sekundär durch einen Zustand allgemeiner Intoxikation oder Infektion, z. B. durch einen Typhus, eine Wurstvergiftung, eine Alkoholvergiftung, ein Coma uraemicum oder diabeticum herbeigeführt ist.

Es kommt dann darauf an, eine Herdstörung des Gehirns, eine Meningïtis oder endlich einen postepileptischen oder paroxysmalen paralytischen Zustand zu beweisen oder auszuschließen.

Wenn wir in solchem Falle eine Anamnese haben, so kann sie uns natürlich viel helfen. Erfahren wir ganz sicher, daß der Zustand aus voller Gesundheit plötzlich eingetreten ist, so sind eine Reihe von Ursachen, wie insbesondere Infektionskrankheiten fast auszuschließen. Erfahren wir, daß der Kranke ein Epileptiker ist, so wird es sich aller Wahrscheinlichkeit nach um einen epileptischen Zustand handeln, wobei freilich zu berücksichtigen ist, daß Hirnblutungen durch Schädelverletzungen im epileptischen Anfall nicht ganz selten vorkommen. Erfahren wir, daß ein in mittlerem Alter stehender Kranker in letzter Zeit psychische Sonderbarkeiten gezeigt hat, daß er reizbar geworden ist, sein Geschäft vernachlässigt hat etc., so wird sich unsere Aufmerksamkeit sofort auf einen paralytischen Zustand richten. Die häufigste Ursache der plötzlichen Bewußtseinsverluste bei älteren Leuten aber ist natürlich die Apoplexie durch Hirnblutung oder Erweichungsherde des Gehirns.

Ist der Zustand der Benommenheit langsam eingetreten, so werden wir eher zunächst an eine allgemeine Ursache infektiöser oder toxischer Entstehung denken. Langsam eintretende Apoplexien sind selten. Von den intrakraniellen Affektionen kommen in diesem Fall in erster Linie die Meningitiden in Frage.

In keinem Falle darf eine gründliche Untersuchung des Nervensystems versäumt werden. Diese ist unser einziges Hilfsmittel in den häufigen Fällen, wo jede Anamnese fehlt. Über die Zeichen der organischen Erkrankungen des Nervensystems im Zustande von Benommenheit und Bewußtlosigkeit läßt sich etwa folgendes sagen:

Eine typische Hemiplegie kann der Prüfung auch im Koma kaum entgehen. Neben der einseitigen schlaffen Lähmung ist auch die Déviation conjuguée noch bei völlig Bewußtlosen zu erkennen. Leichtere einseitige Erscheinungen (Babinskischer Reflex, Fußklonus) u. dgl. lassen es aber meist zweifelhaft, ob es sich um eine leichtere bzw. ungewöhnlich lokalisierte Apoplexie oder um die Reste eines epileptischen oder paralytischen Anfalls handelt. Doppelseitige Reflexstörungen, insbesondere doppelseitiger Babinski kommt nicht nur bei organischen Herderkrankungen, sondern gelegentlich bei Koma jeder

Ursache, am häufigsten beim urämischen, vor (s. S. 19). Auf das **Fehlen
der Sehnenreflexe** und auch der **Pupillarreflexe** bei Komatösen
ist zur Diagnose einer organischen Erkrankung des Nervensystems
nicht allzuviel zu geben, wenngleich in der großen Mehrzahl der Fälle
Sehnenreflexe und Pupillarreflexe bis zur Agonie erhalten bleiben. Immerhin bleiben aber differente, verzogene und lichtstarre Pupillen auf
Lues oder Paralyse auch im Koma mindestens sehr verdächtig. **Lähmungen der äußeren Augenmuskeln** sind auch in Zuständen der
Bewußtlosigkeit wichtig zur Diagnose entsprechend gelegener, sei es
basaler, sei es intrazerebraler Herde. **Hemianopsien** kann man wenigstens in Zuständen mäßiger Benommenheit durch die Beobachtung
des reflektorischen Lidschlusses bei Zufahren gegen das Auge von verschiedenen Seiten her mit einer gewissen Wahrscheinlichkeit feststellen.

Ganz allgemein muß man in Zuständen mäßiger Benommenheit
die Untersuchung des Nervensystems mit großer Zähigkeit durchführen.
Man bekommt dann manchmal z. B. auf dem Gebiete der **Sprachfunktionen** Resultate, die ein Unerfahrener gar nicht zu erzielen
versucht hätte.

Die **Nackensteifigkeit** der Meningitis bleibt wohl immer auch
im Koma bestehen, auch die Beugung des gestreckten Beines gegen
den Rumpf, das sog. **Kernig**sche Symptom, führt gewöhnlich in demselben Zustande zu einer schmerzlichen Verziehung des Gesichts.

In jedem Falle ist es ferner sehr wichtig, die **Ophthalmoskopie**
und die **Otoskopie** auszuführen. Die Ophthalmoskopie kann nicht nur
Beweise für intrakranielle Drucksteigerung (Meningitis, Tumor) in einer
Stauungspapille, sondern auch urämische und diabetische Veränderungen
ergeben. Ein normaler Augenspiegelbefund beweist freilich an und für
sich noch nichts gegen alle diese Erkrankungen.

Die **Otoskopie** ist insofern mit Vorsicht zu brauchen, als wir
außerordentlich oft alte otitische Veränderungen sehen, welche mit den
vorliegenden zerebralen Stauungen gar nichts zu tun haben. Andererseits kann ihr Ausfall entscheidend sein für die Diagnose einer Meningitis,
eines Hirnabszesses oder einer Sinusthrombose.

In irgend zweifelhaften Fällen ist gerade bei benommenen Kranken
die **Lumbalpunktion** anzuwenden. Ergibt diese keinen pathologischen
Befund und fehlen sichere Zeichen einer zerebralen Herderkrankung,
so können wir mit der einen Ausnahme eines postepileptischen oder
alkoholischen Zustandes wohl alle primären nervösen Ursachen des Zustandes ausschließen.

Auf die Untersuchung der inneren Organe kann ich hier natürlich
nicht eingehen. Bemerkt sei, daß der **unwillkürliche Abgang von
Harn und Kot** bei allen Arten der Benommenheit vorkommt, daß man
ihm also ohne ganz spezielle Befunde keine Wichtigkeit im Sinne einer
primären zerebralen oder medullären Störung beilegen darf.

Das **Fehlen von Fieber** spricht immer gegen eine allgemeine
infektiöse Ursache, aber im allgemeinen auch gegen Meningitis. Temperatursteigerungen kommen dagegen auch bei primären nervösen Störungen

vor, abgesehen von der Meningitis auch bei Apoplexie und im paralytischen Anfall. Eine Verfolgung der Temperaturkurve oder ein Blick auf eine etwa vorhandene kann natürlich hier von vornherein manches entscheiden.

12. Der Schwindel.

Nachdem wir bis jetzt nur Tatsachen der allgemeinen Pathologie und Diagnostik besprochen haben, wenden wir uns nun zu zwei Gegenständen, die zwar meist nur Symptome anderer Krankheiten darstellen und insofern also sich an das bisher behandelte Gebiet anschließen, in einzelnen Formen jedoch schon eine nosologische Selbständigkeit beanspruchen, dem Schwindel und den Kopfschmerzen.

Schwindel ist jede Unsicherheit oder Fälschung unseres Raumbewußtseins. Daher können bei seiner Auslösung auch alle Organe beteiligt sein, welche diesem Raumbewußtsein dienen, d. h. das Labyrinth und seine zentralen Bahnen und Zentren, das Auge, das uns über den Sehraum orientiert, die tiefe Sensibilität, welche uns von der Lage unserer Glieder im Raume unterrichtet, und endlich kann eine Art Schwindel auch durch leichte Trübungen des Bewußtseins selbst hervorgerufen werden.

Labyrinthschwindel — Die schwersten Schwindelerscheinungen werden durch Affektionen des Labyrinths ausgelöst. Sie bilden zum Teil auch die nosologisch selbständige Form des Schwindels. Es handelt sich meist um die ausgesprochenen Formen des spontanen Drehschwindels. Die Patienten glauben umhergewirbelt zu werden, in einen Abgrund zu stürzen, oder sie fühlen, wie die Umgebung sich um sie dreht. Es handelt sich also da um ausgesprochene Scheinbewegungen des eigenen Körpers oder des umgebenden Raumes. Steht der Kranke, so stürzt er meist zu Boden. Ja, selbst wenn er am Tisch sitzt und sich mit aller Kraft festzuhalten sucht, kommt es vor, daß er durch die innere Gewalt mitsamt dem Stuhl und Tisch zu Boden geschleudert wird. So heftig sind natürlich auch bei Labyrintherkrankung nur die schlimmsten Fälle, es finden sich auch dabei oft nur leichte Andeutungen von Schwindel. Das allgemeine Bewußtsein geht bei dem reinen Labyrinthschwindel nur selten auf Augenblicke verloren, gewöhnlich bleibt es klar, und das ist eins der wichtigsten Zeichen gegenüber etwaigen apoplektischen Anfällen. Immerhin sind ganz kurze Bewußtseinsverluste, die vielleicht nur Bruchteile einer Sekunde betragen mögen, auch bei Labyrinthschwindel nicht ungewöhnlich.

Eine nicht seltene Begleiterscheinung des Labyrinthschwindels ist das Erbrechen.

Im Schwindelanfall selbst und einige Sekunden später besteht meist Nystagmus, in den anfallsfreien Zeiten kann er auch bei Labyrintherkrankung fehlen.

Otosklerose — Der Labyrinthschwindel kommt in erster Linie durch Erkrankung des Labyrinths selbst zustande. Bei der eigentlichen Otosklerose soll sich nach dem Urteil der Otologen das Labyrinth nicht allzu häufig beteiligen.

Es gibt aber chronische Ohrerkrankungen, die der Otosklerose vielleicht nahe stehen und besonders im mittleren und höheren Alter vorkommen, welche neben Schwerhörigkeit bald außerordentlich heftige, anfallsweise auftretende Schwindelerscheinungen machen. Trotzdem gehen diese Kranken vielfach als Neurastheniker, oder ihre Klagen werden auf eine Arteriosklerose des Gehirns bezogen, die aber ganz fehlen kann.

Selbst bei Ceruminalpfröpfen kann übrigens Schwindel vorkommen.

Eine andere Form ist der eigentliche Menièresche Symptomenkomplex [1]), der bei bis dahin gesundem Ohr apoplektiform auftritt, gewöhnlich zusammen mit starkem Ohrensausen, Schwerhörigkeit oder Taubheit auf einem Ohr. Er beruht auf Blutungen oder Entzündungen [2]) des Labyrinthes. Die Schwindelanfälle wiederholen sich auch nach einmaliger Blutung meist einige Male durch Wochen hindurch und sind auch durch Kopfdrehungen, durch Bücken, Hintenüberneigen zu provozieren. Wir bemerken bei den Kranken auch außerhalb der Schwindelanfälle ein Unsicherheitsgefühl beim Gehen, soweit sie dazu überhaupt imstande sind, sehr häufig auch eine Ungeschicklichkeit bei einfachen Lageveränderungen, wenn sie z. B. aus der sitzenden Positur sich hinlegen wollen, so fallen sie gewissermaßen hin, ein Zeichen, daß der vorübergehenden Reizung des Labyrinths, die sich in den Schwindelanfällen kundgibt, doch ein dauernder Ausfall des Gleichgewichtsapparates, der sich im Labyrinth befindet, zugrunde liegt.

Dieser Ausfall zeigt sich auch in dem Fehlen der Reaktionen, welche wir für die Vestibularisfunktionen besitzen, auf der Seite der Funktionsstörung. Die erste Stelle unter diesen Funktionsprüfungen nimmt heute die Prüfung des kalorischen Nystagmus ein, der nach Injektion von kaltem resp. warmem Wasser in den Gehörgang entsteht. Es tritt nach Spritzen von Wasser von 25^{0} C oder weniger ein horizontaler und rotatorischer Nystagmus nach der entgegengesetzten Seite auf, bei Spritzen warmen Wassers ein rotatorischer Nystagmus nach der gleichnamigen Seite. Gleichzeitig mit dem Nystagmus treten auch Richtungsabweichungen, Fallen nach der dem Nystagmus entgegengesetzten Seite und die gleiche Abweichung bei den Zeigeversuchen (S. 61) auf. Auch diese Richtungsabweichungen fallen bei Unerregbarkeit des Labyrinths zugleich mit dem kalorischen Nystagmus aus. Genauere Angaben muß ich mir an dieser Stelle versagen.

Der galvanische Schwindel beim Durchströmen des Kopfes mit einem galvanischen Strom ist für die Zwecke des Praktikers ungeeignet, da sein Verhalten selbst für klinische Zwecke noch nicht übersichtlich prüfbar ist. Ebenso wird der Praktiker kaum in die Lage kommen den Drehstuhl als Funktionsprüfung des Labyrinthapparates anzuwenden, es sind das doch Prüfungen, die dem otologischen oder neurologischen Spezialarzt vorbehalten bleiben dürften. Beide sind

---

[1]) Der Name wird mitunter für jeden Schwindel bei Ohrerkrankung, also auch für die vorgenannte Form gebraucht.

[2]) Die Labyrinthitis kann eine eiterige oder nicht eiterige sein. Nichteiterige Formen kommen z. B. nach Infektionskrankheiten vor.

auch theoretisch dadurch kompliziert, daß stets beide Labyrinthe erregt werden.

Im übrigen ist es wichtig zu wissen, daß der künstliche Drehschwindel und der Drehnystagmus vom Labyrinthe ausgelöste Erscheinungen sind. Taubstumme, deren Labyrinthe ganz fehlen, haben keinen Drehschwindel und keinen Drehnystagmus.

Mit dem Drehschwindel hängt auch die Seekrankheit zusammen, deren gesamte Erscheinungen, auch das Brechen, durch die Erregungen des Labyrinths infolge der unregelmäßigen Bewegungen der Schiffe ausgelöst werden.

Zu dem Labyrinthschwindel steht dann der Schwindel durch Affektionen des N. acusticus (genauer seines Vestibularanteils [1]) und seiner Bahnen in engster Beziehung. Der Unterschied ist nur der, daß nicht das Endorgan selbst, sondern der Weg vom Endorgan zum Zentrum betroffen ist. Demgemäß sind z. B. die Schwindelerscheinungen bei Tumoren des Akustikus oder bei Verletzung des Akustikus durch Schädelbasisbrüche von dem eigentlichen Labyrinthschwindel gar nicht zu unterscheiden. Sitzen Herde innerhalb der Medulla oblongata oder des Kleinhirns, so ist das Bild häufig nicht mehr so typisch, weil da gewöhnlich die Nervenfasern beider Labyrinthe in mehr diffuser Weise betroffen sind. Solche Herde sind z. B. bei multipler Sklerose, bei Apoplexie der Medulla oblongata, bei Tumoren des Kleinhirns Ursache des Schwindels. Der Schwindel ist hier natürlich immer nur ein Symptom unter vielen anderen.

Hier sind dann diejenigen Schwindelzustände anzuschließen, welche durch Zirkulationsstörungen des Gehirns hervorgerufen werden, und die z. B. bei Chlorose und anderen Bluterkrankungen so häufig vorkommen, aber auch bei Herzerkrankungen, wenn die dem Gehirn zugeführte Blutmenge ungenügend wird. Vielleicht gehört hierher auch der arteriosklerotische Schwindel. Sie haben selten den Charakter des heftigen Drehschwindels, es ist mehr das Gefühl des Schwankens und des Verschwimmens der Gegenstände vor den Augen, was diese Kranken empfinden. Der Kranke selbst kann diese Form von kleinen Ohnmachten manchmal von einem einfachen Schwarzwerden vor den Augen nicht unterscheiden, und in der Tat gehen diese Schwindelanfälle häufig in Ohnmachten über. Sie dürften wesentlich auf Funktionsstörungen des Großhirns beruhen, und gerade mit Rücksicht auf die ganz verschiedene Bedeutung, welche dieser Form gegenüber dem Labyrinthschwindel zukommt, darf man nicht unterlassen, sich genau nach der Art des Schwindels zu erkundigen, d. h. nach der genauen subjektiven Empfindung. Man kann aus ihr meist ohne spezielle Untersuchung der Labyrinthfunktionen Art und Sitz des Schwindels mit großer Wahrscheinlichkeit bestimmen.

Lange nicht so häufig als der Labyrinthschwindel ist der Augenschwindel. Man hat früher, als man den Labyrinthschwindel und die

---

[1] Der N. acusticus (besser N. octavus) besteht aus 2 Teilen, dem eigentlichen Hörnerv, der von der Cochlea kommt = N. cochlearis, und dem Gleichgewichtsnerv, der vom Vestibulum bzw. Bogengängen kommt = N. vestibularis.

Bedeutung des Labyrinths als spezifisches Organ des Gleichgewichts noch nicht genau erkannt hatte, die Häufigkeit des Augenschwindels überschätzt. Sein bekanntestes Beispiel ist der Höhenschwindel beim Blick in die Tiefe, der ja nicht als krankhaft zu betrachten ist. Schwindel kommt ferner, wenn auch nicht gerade gewöhnlich, bei Augenmuskellähmungen vor, hat aber dann nicht den Charakter des Drehschwindels, sondern mehr den einer allgemeinen Unsicherheit.

Dasselbe ist von dem Schwindel der Tabischen zu sagen, der durch die Störung der Tiefensensibilität erzeugt wird.

Indessen kommt bei Tabes auch echter Labyrinthschwindel durch syphilitische oder tabische Erkrankung des Labyrinths und seiner Bahnen vor.

In seltenen Fällen kann der Schwindel auch reflektorisch erzeugt werden, und zwar meist vom Eingeweideapparat aus durch Affektion des Darms oder des Magens, z. B. durch Obstipation oder Eingeweidewürmer. Ehe man sich aber dazu entschließt, diese Ursache anzunehmen, müssen alle anderen sorgfältig ausgeschlossen werden.

Endlich ist dann noch der neurasthenische bzw. hysterische Schwindel zu erwähnen. Er zeichnet sich meist aus durch ein Mißverhältnis in den subjektiven Beschwerden und ihren objektiven Folgen. Hysterische, die dauernd Schwindelempfindungen haben, können z. B. mit großem Vergnügen Aeroplanfahrten machen. Auch die subjektiven Erscheinungen haben manchmal etwas charakteristisch Extravagantes. Die Kranken empfinden Wellenbewegungen u. dgl., dabei stehen sie ganz fest auf ihren Füßen. Man muß trotzdem zugeben, daß dieser Schwindel manchmal nicht ganz leicht von dem durch Hirnanämie hervorgerufenen zu unterscheiden ist.

Die Therapie des Schwindels richtet sich nach der Grundkrankheit oder kann sich wenigstens nach der Grundkrankheit richten. So ist es selbstverständlich, daß eine eiterige Labyrinthitis zu operieren ist, daß der Versuch gemacht werden muß, einen Kleinhirntumor zu exstirpieren etc. Bei Chlorotischen bessern sich die Schwindelanfälle durch die entsprechende Behandlung mit Arsen, Eisen etc., bei Arteriosklerose (vgl. ein späteres Kapitel) tut eine Jodkur manchmal sehr gutes. Die Behandlung des neurasthenischen und hysterischen Schwindels ist die allgemeine der Neurasthenie und Hysterie (vgl. später).

Leider gibt es gerade für die Mehrzahl der schwersten und quälendsten und gerade dem Praktiker zu Gesicht kommenden Schwindelerscheinungen, diejenigen bei chronischen Ohrveränderungen keine ätiologische Therapie. Hier wirkt Brom, in nicht zu kleinen Dosen (3—5 g) monatelang hindurch genommen, manchmal jedoch ganz außerordentlich gut, und ich möchte diese symptomatische Behandlung besonders empfehlen. Auch hier wird, wie bei der Brombehandlung der Epilepsie (vgl. ein späteres Kapitel), häufig der Fehler gemacht, daß man zu kleine Dosen gibt oder nicht konsequent genug verfährt. Das Brom ist auch wesentlicher Bestandteil mancher gegen otosklerotische Beschwerden angepriesener angeblich spezifischer Mittel. Auch kleine Adalingaben mehrmals am Tage tun manchmal gutes. Bei Menière ist auch Chinin empfohlen worden, und zwar in folgender Darreichung:

Chinin 0,1 drei bis vier Tage dreimal eine Pille, drei Tage dreimal zwei Pillen, drei Tage viermal zwei Pillen, drei Tage Pause. Diese Kur ist zwei- bis dreimal zu wiederholen. Inwieweit die bei Otosklerose gebräuchlichen otologischen Maßnahmen, Vibrationsmassage u. dgl. einen Erfolg haben, kann ich nicht beurteilen. Auch die einmalige Lumbalpunktion ist empfohlen. Vor elektrischer Behandlung, insbesondere vor galvanischer Durchströmung des Kopfes bei Schwindel ist zu warnen, da sie nichts nützt und die Beschwerden oft verschlimmert.

Prognose
Die Prognose ist nach der Art der Grundkrankheit und der Möglichkeit der Therapie zu stellen. Von den zu berücksichtigenden und schon oben genannten Grundkrankheiten sei auch hier noch einmal auf die multiple Sklerose, die nicht selten mit anscheinendem Labyrinthschwindel debutiert, aufmerksam gemacht, da sie die Prognose gänzlich verändert. Was den echten Labyrinthschwindel anlangt, so können sich die Erscheinungen nach Verlust eines Labyrinthes, das z. B. durch einen akuten Menièreschen Anfall verloren gegangen ist, in hohem Maße spontan wieder ausgleichen. So tritt auch der Schwindel bei Otosklerose oft mit dem Fortschreiten des otosklerotischen Prozesses zurück.

13. Kopfschmerz und Migräne.

Der Kopfschmerz ist immer nur ein Symptom Als Ausnahmen von dieser Regel und als selbständige Krankheit können wir nur die Migräne zulassen, weil bei ihr der Kopfschmerz wenigstens die alles beherrschende Rolle spielt. Als Symptom ist der Kopfschmerz wohl das allerhäufigste nicht nur der Neurologie, sondern vielleicht der ganzen Medizin.

Der Kopfschmerz dürfte auf pathologischen Vorgängen im Gehirn oder in den Meningen beruhen; wenn er so viele krankhafte Zustände begleitet, so zeigt diese Tatsache, daß Gehirn und Meningen bei ihnen beteiligt sind.

Kopf-
schmerz
bei all-
gemeinen
Erkran-
kungen
und Ver-
giftungen
So gibt es ja keine fieberhafte Allgemeinkrankheit, welche keine Kopfschmerzen macht. Ferner ist der Kopfschmerz eine häufige Begleiterscheinung fast aller Vergiftungen, z. B. der Kohlenoxydvergiftung, wie auch der gewerblichen Vergiftungen durch Anilin, Schwefelkohlenstoff etc. Er ist die gewöhnliche Nachwirkung der Narkose und somit auch der akuten Alkoholvergiftung.

Der Kopfschmerz spielt auch eine große Rolle bei den fieberlosen Autointoxikationen, heftiger Kopfschmerz ist insbesondere einigermaßen charakteristisch für die Urämie.

Auch der Gichtkopfschmerz spielt eine gewisse Rolle, und sehr gewöhnlich sind die in ihren Ursachen (Hysterie) meist allerdings komplizierten Kopfschmerzen bei Chlorose.

Reflek-
torische
Kopf-
schmerzen
Weiter gibt es dann eine Reihe von Kopfschmerzen, die reflektorisch entsteht, insbesondere durch Erkrankungen im Bereiche des Schädels. Hierher gehören der Kopfschmerz bei Hypermetropie infolge Überanstrengung des Akkommodationsmuskels, der Schläfen-

kopfschmerz bei Zahnerkrankungen, welcher die eigentlichen Zahnschmerzen ganz verdecken kann, hierher endlich die Kopfschmerzen bei adenoiden Vegetationen — die häufigste Ursache der sogenannten Cephalaea adolescentium —, bei Erkrankungen der Nase und ihrer Nebenhöhlen.

Viel erwähnt wird neuerdings der sogenannte Schwielenkopfschmerz, der auf leichten myositischen Veränderungen der Nackenmuskeln beruht. Wir finden in der Tat bei einer Anzahl von Kopfschmerzfällen die Nackenmuskulatur druckempfindlich.

Auch Organe der Brust und des Bauches können reflektorische Kopfschmerzen verursachen. Die Kopfschmerzen bei Obstipationen, bei Entozoen, bei manchen Magenaffektionen, bei der Gravidität und der Menstruation gehören (zum Teil wenigstens) hierhin.

Die heftigsten Kopfschmerzen machen die organischen Erkrankungen des Gehirns und seiner Häute, insbesondere die entzündlichen Erkrankungen der Dura und der weichen Hirnhäute. Auch die sogenannten syphilitischen Kopfschmerzen beruhen auf einer Affektion der Dura bzw. des mit ihr einheitlich verbundenen Periosts; dort, wo die Kopfschmerzen immer an ein und derselben Stelle auftreten, wird man an eine syphilitische Erkrankung bestimmter Hirngefäße denken müssen. Rasende Kopfschmerzen bis zur Ohnmacht macht der Tumor cerebri, auch der Hirnabszeß. Die Kopfschmerzen nach Schädelverletzungen werden bei diesen genauer besprochen werden. Es gibt keine Gehirnerkrankung, die keine Kopfschmerzen macht. Selbst der benommene Hemiplegiker faßt sich oft noch stöhnend nach der Kopfseite, auf der die Blutung stattgefunden hat. Kopfschmerzen sind auch ein wichtiges Zeichen der multiplen Sklerose. Die Kopfschmerzen bei Arteriosklerose des Gehirns können außerordentliche Stärke erreichen.

Der Kopfschmerz ist ferner gewöhnliches Anfangssymptom vieler, vielleicht der meisten Psychosen, er kommt bei der Paralyse ebenso vor, wie bei der Dementia praecox und bei der Melancholie. Manche Epileptiker ersehen bekanntlich des Morgens aus ungewöhnlichen Kopfschmerzen, daß sie in der Nacht einen Anfall gehabt haben, aber auch unabhängig von den Anfällen stellt er sich ein.

Endlich haben wir die Kopfschmerzen bei den Psychoneurosen, der Hysterie und Neurasthenie. Bei dem Neurastheniker tritt er besonders häufig bei Ermüdung ein, und damit ist der Übergang zum Gesunden gegeben. Auch gesunde Personen bekommen häufig nach heftiger und andauernder Anstrengung Kopfschmerzen.

Zu unterscheiden von diesen Kopfschmerzen sind die konstitutionellen Kopfschmerzen. Es gibt sonst in nervöser Hinsicht ganz gesunde Leute, die fast dauernd unter heftigen Kopfschmerzen zu leiden haben, ohne daß sich eine lokale oder allgemeine Ursache nachweisen ließe.

Die eigentliche Kopfschmerzkrankheit ist die Migräne. Ihr Bild ist ja außerordentlich bekannt. Meist handelt es sich um halbseitige tiefe Kopfschmerzen, aber es kommen auch doppelseitige, z. B. Stirn-

Art der Schmerzen
kopfschmerzen vor. Manche Kranke haben einmal auf dieser, ein anderes Mal auf der anderen Seite ihre Migräne. Die Krankheit tritt in Anfällen auf, die meist einige Stunden bis einen Tag, seltener länger dauern. Der Kopfschmerz ist meist sehr heftig. Die Kranken scheuen jede Bewegung und suchen ein dunkles Zimmer auf. In anderen Fällen können die Kopfschmerzen recht unbedeutend sein. Dem Kopfschmerz selbst gehen häufig stundenlange Beschwerden unbestimmter Art voraus, aus denen der Betreffende mit Wahrscheinlichkeit oder Sicherheit, manchmal schon beim Aufstehen merkt, daß er an dem Tage seinen Anfall bekommen wird. Andere Male beginnt der Anfall jedoch plötzlich,

Flimmer-skotom
und dann oft zunächst mit einem **Flimmerskotom**, jener bekannten Erscheinung, die von dem Kranken als ein im Gesichtsfeld sich hin und her bewegender leuchtender Punkt oder als eine Zackenfigur beschrieben wird. Das Flimmerskotom kann aber auch fehlen. Für den Anfall selbst ist ganz charakteristisch das Gefühl von Übelkeit und sehr häufig **Erbrechen**. Nach dem Aufhören der Schmerzen tritt häufig Gähnen oder Schlaf ein, aus dem der Kranke gesund erwacht.

Bei manchen Kranken und bei manchen Anfällen kann der sonst so kennzeichnende Kopfschmerz fehlen, und nur das Flimmerskotom oder auch nur Erbrechen auftreten. Einzelne Fälle von sogenanntem **periodischem Erbrechen** bei Kindern erweisen sich durch die Anamnese oder die Verfolgung als Äquivalente der Migräne.

Besondere Formen d. Migräne
Seltene Fälle von Migräne kombinieren sich mit im Migräneanfall auftretenden und ihn dann längere oder kürzere Zeit überdauernden zerebralen Störungen, wie Hemiparesen, Aphasien. Auch die „periodische **Okulomotoriuslähmung**" ist als eine Form der Migräne anzusehen.

Vasomotorische Erscheinungen
Im Migräneanfall finden wir sehr häufig **vasomotorische** Differenzen der beiden Gesichtsseiten. Die Patienten wissen auch, daß im Anfall ein Ohr heiß wird u. dgl. Auch Pupillendifferenzen finden sich, sind aber inkonstant.

Erblichkeit
Über die Ursache der Migräne wissen wir sehr wenig oder nichts. Vielleicht handelt es sich beim Anfall um einen Krampf der Hirngefäße; so viel ist sicher, daß sie eine **besondere** sehr häufig **vererbte** Krankheit darstellt. Sehr oft wird sie zusammen mit Gicht oder gichtischer

Anfall auslösende Ursachen
Disposition beobachtet. Die Anfälle treten sehr häufig nach geistiger ermüdender Arbeit ein, wie sie andererseits nach Erholungsreisen oft längere Zeit ausbleiben. Auch psychische Erregungen, ungewohnter Alkoholgenuß, üppige Mahlzeiten, Nikotinmißbrauch, sexuelle Exzesse lösen oft Anfälle aus, aber eben nur bei Migränekranken oder Disponierten. Die Lehre von einer echten hysterischen Migräne halte ich nicht für begründet. Aber es ist doch wichtig, zu wissen, daß suggestive und autosuggestive Einflüsse bei der Auslösung der einzelnen Anfälle wirksam sein können.

Auch körperliche Krankheiten, sowohl akute fieberhafte, wie chronische, die zu einer Abnahme des Körpergewichts führen, können die Migräne fördern. Bei Frauen ist die Menstruation nicht selten ein auslösender Faktor.

Die Migräne ist keineswegs auf eine Stufe mit den Psychoneurosen, also insbesondere der Hysterie zu stellen. Hier liegt eine große Schwierigkeit, die wir nicht verschleiern wollen. Wir haben bisher immer nur von der Unterscheidung der Psychoneurosen von organischen Erkrankungen des Nervensystems gesprochen. Bei der Migräne stoßen wir auf eine Krankheit, bei welcher wir keinen organischen Befund erheben können und die doch keine Psychoneurose sein soll. Es liegt das vor allem daran, daß der Migränöse außerhalb der Anfälle ja ein ganz gesunder Mensch ist. Die Gicht ist gewiß keine Psychoneurose und doch können wir bei vielen Gichtikern außerhalb der Anfälle gar nichts nachweisen. Das Beispiel des Gichtanfalls möge auch beweisen, wie wenig etwa mit der Anwendung des beliebten und nichtssagenden Wortes funktionell geholfen wäre. Ist die Gicht etwa eine „funktionelle" Krankheit? Die Symptomatologie des Migräneanfalls hat sehr deutliche Beziehungen zu organischen Veränderungen. So finden sich mit den Flimmererscheinungen oder auch ohne diese Hemianopsie oder zentrale Skotome, in seltenen Fällen treten auch echte periphere Lähmungen auf (Augenmuskeln oder Fazialis) — von den Veränderungen der Pupillen und den vasomotorischen Erscheinungen am Kopf ganz abgesehen. Am Kopfschmerz selbst und am Erbrechen haben wir freilich einen Anhaltspunkt nicht. Wir müssen uns aber damit zufrieden geben, daß die Migräne eine Krankheit für sich ist, die gewöhnlich aus der Beschreibung, welche die Kranken geben, diagnostiziert werden muß. Wer sie eine „Neurose" nennen will, muß sie doch von den gewöhnlichen Psychoneurosen durchaus unterscheiden. In dieser Bewertung darf uns auch die Tatsache nicht irre machen, daß für die Auslösung einzelner Anfälle doch bei manchen Personen häufig psychische Einflüsse von Bedeutung sind [1]).

Die Vielheit der Ursachen, welche der Kopfschmerz hat, muß zu genauer Untersuchung jedes Kranken mahnen, der wegen Kopfschmerzen den Arzt aufsucht. Zuerst wird man Allgemeinerkrankungen ausschalten. Es ist besonders in der neurologischen Poliklinik gar nicht so selten, daß ein Mann wegen Kopfschmerzen behandelt zu werden wünscht, der eine akute fieberhafte Influenza oder gar eine frische Syphilis hat. Wenn wir Albumen im Urin finden, bekommt der Fall natürlich sofort ein besonderes Aussehen. Harmloser ist die Feststellung einer Blutarmut oder Chlorose, aber für die Therapie doch keineswegs ohne Bedeutung. Auch die Möglichkeit einer Schwangerschaft soll man nicht ganz vergessen. Ich habe eine Patientin gesehen, der die völlig gesunde Stirnhöhle eröffnet worden war, und die sich als im 2. Monat schwanger erwies.

Es müssen ferner alle oben genannten organischen Gehirnkrankheiten ausgeschlossen werden, wobei auf andere Kapitel verwiesen werden kann. Nur die Augenspiegeluntersuchung sei auch hier noch einmal hervorgehoben. Bei Kindern sind beginnende Meningitiden als Ursache von Kopfschmerzen nicht zu vergessen.

Untersuchung bei Kopfschmerzen

---

[1]) Es ist das auch bei anderen zweifellos nicht psychogenen Erkrankungen so, z. B. bei manchen Epileptikern. Ich habe vorgeschlagen, diese Gruppe von Fällen nicht eigentlich psychogener Erkrankungen, die aber auf psychische Einflüsse deutlich reagieren, als „hysterophil" zu bezeichnen.

Wenn wir also Allgemeinerkrankungen und organische Hirn- und Hirnhauterkrankungen ausgeschlossen haben, ist, abgesehen von der Epilepsie und den Psychosen, nur noch die Migräne von den neurasthe- nischen und hysterischen und den reflektorisch bedingten Kopfschmerzen zu unterscheiden, was durch die bezeichnenden An- gaben der Migränekranken meist unschwer gelingt. Praktisch werden wir ja die Diagnose der Migräne aus den charakteristischen Aussagen meist schon vorher gemacht haben, wir werden auch oft genug den ersten sicheren Eindruck einer Neurasthenie nur bestätigen können; und trotzdem muß jeder Fall mit genau der gleichen Sorgfalt wieder untersucht werden. Denn der Hirntumor und die Paralyse können ganz typische Migräneanfälle machen, und die Kopfschmerzen der multiplen Sklerose sind von denen der Neurasthenie nicht zu unterscheiden.

Wir haben überhaupt darauf verzichtet, auf alle die verschiedenen Arten, in denen Kopfschmerzen empfunden und beschrieben werden, einzugehen, weil Art und Ort der Kopfschmerzen niemals an und für sich eine Unterscheidung der verschiedenen Formen er- möglicht. Es sei aber noch erwähnt, daß die Angabe, heftige Kopf- schmerzen, für die wir sonst keine Ursache finden, dauerten auch nachts an und hinderten den Schlaf, immer auf syphilitische Kopf- schmerzen verdächtig ist, und daß dieser Verdacht dann durch den schlagenden Erfolg einer Jodkalibehandlung manchmal alsbald er- härtet wird.

Da der Kopfschmerz fast immer nur ein Symptom ist, die alleinige Behandlung von Symptomen aber auf die Dauer meist nutzlos ist, so werden wir in erster Linie immer die Ursache der Kopfschmerzen zu behandeln haben, z. B. also Chlorose oder Nephritis. Soweit eine organische Ursache des Kopfschmerzes im Gehirn und in den Hirn- häuten vorliegt, wird die ursächliche Therapie in späteren Kapiteln dieses Buches gegeben werden. Die reflektorischen Kopfschmerzen sind durch Wegschaffung der reflektorischen Ursache zu behandeln — Kor- rektur von Hypermetropie, Myopie, Behandlung von Zähnen, Entfernung von adenoiden Vegetationen. Die Kopfschmerzen, die mit Empfindlich- keit der Nackenmuskulatur einhergehen und vielleicht von hier aus reflektorisch bedingt sind, sind durch kräftige und längere Zeit fort- gesetzte Massage der Nackenmuskulatur oft sehr günstig zu beeinflussen — eine einfache und auch dem Praktiker zugängliche, von ihm aber bisher nicht genug gewürdigte Maßregel. Auch Injektionen von einigen Kubikzentimetern physiologischer Kochsalzlösung in die Nackenmusku- latur tun in diesen Fällen oft gute Dienste. Es muß aber doch bemerkt werden, daß der echte sogenannte „Schwielenkopfschmerz" doch lange nicht so häufig ist, als die Lobredner der Massage und der Injektionen in die Nackenmuskulatur meist wollen. Die Behandlung der neurasthe- nischen und hysterischen Kopfschmerzen dagegen hat wieder die all- gemeine Behandlung dieser Krankheitsformen zur Voraussetzung, soweit die äußeren Verhältnisse diese gestatten.

Ein Neurastheniker, der unter Kopfschmerzen leidet, will und kann sich aber nicht auf Tage, nicht einmal auf Stunden seiner Arbeit entziehen. Also bleibt uns in vielen Fällen gar nichts anderes übrig, als eine rein symptomatische Behandlung der Kopfschmerzen (vgl. im übrigen das Kapitel Neurasthenie).

Zu dieser symptomatischen Behandlung haben wir eine ganze Reihe von Maßnahmen zur Verfügung. An erster Stelle nenne ich die physikalischen Maßnahmen, und zwar eine geschickte Kopfmassage, die mit der schon erwähnten Nackenmassage zweckmäßig verbunden wird. Man braucht sie nicht mit der traditionellen Technik und der Unzahl von geheiligten Handgriffen, welche die Massagespezialisten kennen, auszuführen. Die Hauptsache ist, daß man die ganze Kopfhaut mit kleinen vibrierenden und rotierenden Fingerbewegungen bearbeitet besonders an den Stellen, wo die Patienten Schmerz angeben. Von den „Naegelischen Handgriffen", die im wesentlichen in der Herbeiführung extremer Kopfstreckung oder Kopfbeugung, Kopfrückwärtslegung bestehen, habe ich nicht viel gesehen. Sie entsprechen immerhin der Erfahrung mancher Patienten, daß ihre Kopfschmerzen bei gewissen Stellungen des Kopfes erleichtert werden. Ferner sind heiße Stirn- und Nackenumschläge (tägl. 2—3×5 Minuten, so heiß es vertragen wird, und die Umschläge so häufig wechseln, daß sie heiß bleiben) manchmal von außerordentlich guter, auch dauernder Wirkung, während Eis-, Essig- u. dgl. -Umschläge meist nur einen vorübergehenden Einfluß auf die Schmerzen haben. Die physikalischen Maßnahmen eignen sich am besten für die Fälle von dauerndem geringem Kopfschmerz und Kopfdruck, und man soll versuchen, gerade bei diesen Fällen zunächst ohne Medikamente auszukommen.

Wenn das Elektrisieren bei Kopfschmerzen einen Einfluß hat, so ist es wohl ein suggestiver.

Von den medikamentösen Mitteln hat manchmal ausgezeichnete Wirkung das Brom (1—3 g pro Tag), das ja ohnehin als ein Mittel gegen etwaige zugrunde liegende Neurasthenie viel Anwendung findet. Es bewährt sich aber auch bei nicht neurasthenischen, z. B. arteriosklerotischen Kopfschmerzen. Es ist natürlich nicht gegen einen Kopfschmerzanfall, sondern als mindestens über Wochen eine dauernd durchgeführte Medikation zu brauchen. Bei Migräne mit häufigen und lang dauernden Anfällen, die auf anderem Wege nicht zu bekämpfen sind, ist eine systematische Bromkur mit größeren Dosen (4—5 g) sehr zu empfehlen. Ein Vorzug der Mischungen der Bromsalze vor den einzelnen ist nicht ersichtlich. Neuerdings werden auch systematisch verabfolgte kleine Luminaldosen (täglich 0,05—0,1 g) gerühmt.

Die eigentlichen Symptomatika für den Kopfschmerz sind ja wohl allgemein bekannt. Ich nenne (unter Anführung der Tagesdosen) Chinin $^1/_2$—1 g, Pyramidon (0,3—0,8), Antipyrin (0,5—2,0), Aspirin bzw. Acidacetylosalicylicum (0,5—2,0), Phenacetin (0,25—1,0), Laktophenin (0,5), Migränin (Mischung von Zitronensäure, Antipyrin, Koffein soll in Dosen von 1,1 g gegeben werden), das Trigemin (Mischung von Antipyrin und Butylchloralhydrat) 0,6—1,0 g. Es gibt eine Unmenge von Mischungen unter dem Namen Migränepulver etc., auf die man verzichten kann. Vielleicht am freiesten von Nebenwirkungen von allen genannten und zugleich sehr wirksam ist das Pyramidon; gegen Antipyrin bestehen bekanntlich nicht selten Idiosynkrasien (Exantheme), die Salizylpräparate (z. B. Aspirin) erzeugen auch in kleinen Dosen nicht selten Schweiße und machen häufig Magenschmerzen; Chinin — immer noch eines der wirksamsten Mittel, wenn nicht das wirksamste — erzeugt bekanntlich häufig Ohrensausen. Es ergibt sich aber von selbst die Notwendigkeit, häufig mit den einzelnen Mitteln zu wechseln, so daß nur die eine Vorschrift zu beachten ist, die Patienten sich nicht allzusehr an das Arzneinehmen überhaupt gewöhnen zu lassen. Die gleichen Mittel in ziemlich hohen Dosen sind auch im Migräneanfall anzuwenden. Es gelingt auch nicht selten, durch eine Dosis von 0,6—1,0 g Pyramidon oder 1,5—2,0 g Aspirin beim allerersten Beginn der Erscheinungen gegeben einen Migräneanfall zu kupieren, und man wird das jedenfalls versuchen. Bei anderen Patienten wird der Anfall unter dieser Medikation zwar milder, zieht sich aber in die Länge, so daß die Patienten selbst den kurzen und heftigen Anfall vorziehen. Bei einer Anzahl von Kranken wird durch die mehrfache Kupierung von Migräneanfällen ein mehr chronischer Zustand von leichten Kopfschmerzen erzeugt, der verschwindet, wenn ein Anfall sich einmal ordentlich entladet (Ähnliches sieht man bei der Epilepsie). Alkohol wirkt auf jede Art von Kopfschmerzen verschlimmernd, oft löst er Anfälle von Migräne aus. Sein Genuß ist also je nach Lage des Falles einzuschränken oder ganz zu verbieten. Bei der echten Migräne wirkt auch das Rauchen oft ausgesprochen schädlich. Von einigen wird bei schwerer echter Migräne die konsequente Durchführung einer purinarmen Diät[1]) wie bei der Gicht empfohlen. Die Prognose der Kopfschmerzen hängt natürlich

Prognose von der Prognose der Grundkrankheit ab. Die Migräne ist unberechenbar; sie kann für lange Zeit oder auch für immer plötzlich verschwinden.

14. Schmerzen. Neuralgien. Neuritis. Polyneuritis.

a) Schmerzen und Neuralgien.

„Nervenschmerzen" Schon das Laienpublikum unterscheidet zwischen „Nervenschmerzen" und denjenigen Schmerzen, welche von einer Erkrankung der Organe herrühren. Wenngleich der Laie meist dabei von der Vorstellung ausgeht, daß es Schmerzen gibt, die mit den Nerven und dem Gehirn gar nichts zu tun haben, und daß der Schmerz auch in dem Organ „sitzt", wo er empfunden wird, so liegt dieser Laienvorstellung doch eine auch

---

[1]) Etwa folgende Vorschrift wird vielfach gegeben: 1. Frühstück: 2 weiche Eier, leichter Tee oder koffeinfreier Kaffee mit Sahne, Brot, Butter, Fruchtmarmelade, Honig und Käse. 2. Frühstück: Ein Glas Milch, Kefir, Brot, Butter. Mittag: 300 g einer sämigen Suppe (Grieß, Graupen, Reis, Tapioka, Sago, Hafermehl oder Fruchtsuppe), keine Bouillon!, 150 g Kartoffeln, 150 g grüne Gemüse ev. Salate, 200 g Pudding (Grieß, Reis, Mondamin) mit Fruchtsauce oder Kompott. In das Mittagessen lassen sich 50—100 g Butter verarbeiten. Nachmittags: eine Tasse Tee mit Zutat wie zum 1. Frühstück. Abends ein Teller saure Milch mit Bratkartoffeln, Brot, Butter, Käse, eventuell Eierspeisen, Pudding. Zweimal am Tage Obst.

medizinisch prinzipiell wichtige Unterscheidung zugrunde. Der Arzt, der eine Neuralgie oder eine Neuritis oder Schmerzen durch sonstige Erkrankungen des Nervensystems annimmt, muß in allen Fällen eine Erkrankung anderer Gewebe, durch welche das Nervensystem erst sekundär erregt wird, ausschließen. Wer alle die Möglichkeiten, die hier zu Irrtümern Veranlassung geben können, beschreiben wollte, der müßte die ganze Medizin, nicht nur die innere, sondern auch die Chirurgie durchgehen. Nur auf ganz wenige, aber praktisch wichtige Dinge sei hier kurz hingewiesen. Es genügt ja, daß der Praktiker an diese Dinge denkt, dann wird er folgenschwere Irrtümer vermeiden, auch dann, wenn eine Entscheidung im einzelnen Fall nicht gleich getroffen werden kann.

Bei Kopf- und Gesichtsschmerzen kommen die Erkrankungen des knöchernen Skeletts nicht selten in Frage. Die syphilitischen Dolores osteocopi gehören zwar schon halb und halb zur Neuralgie, aber man versäume es nie, den Schädel auch auf gröbere Abweichungen zu untersuchen. Dabei berücksichtige man allerdings, daß besonders die Okzipitalfläche des Schädels recht verschiedenartig gestaltet ist, und daß man nicht harmlose Buckel oder Vertiefungen hier für pathologische Produkte halten darf. Auf die Schmerzhaftigkeit des Schädels an und für sich ist sehr wenig zu geben, sie kommt in fast gleicher Weise bei Schädelerkrankungen, bei Gehirn- und Meningealerkrankungen und sogar bei Hysterie vor. Um Schädelerkrankungen auszuschließen, kann man die Röntgenuntersuchung in Anwendung ziehen.

Auch den Kiefer vergesse man nicht zu untersuchen. Schon manche Kiefergeschwulst ist lange Zeit als Neuralgie gegangen.

Einige Schwierigkeiten bereiten die Zahnkrankheiten, Schwierigkeiten, die manchmal nur mit Hilfe eines sachverständigen Zahnarztes zu überwinden sind. Gar nicht so selten sehen wir aber auch heute noch Patienten mit Trigeminusneuralgie, die sich einen, wenn das nicht half, mehrere oder gar sämtliche Zähne einer Kieferseite haben ziehen lassen, und umgekehrt ist es manchmal ganz außerordentlich schwierig, einen wirklich schuldigen Zahn zu finden; indessen besitzt die Zahnheilkunde in der Röntgenuntersuchung und der Prüfung der einzelnen Zähne mit dem elektrischen Strom neue und, wie es scheint, Fortschritte bedeutende Methoden.

In viel erheblichere Konflikte geraten wir bei den Nasenkrankheiten, und zwar scheint mir hier die Gefahr vorzuliegen, daß neurasthenische oder hysterische Beschwerden am Kopf viel häufiger, als es nützlich ist, ja sogar mit Nachteil von der Nase aus zu beeinflussen versucht werden. Ich spreche natürlich nicht von so schweren Erkrankungen, wie dem Empyem der Highmorshöhle oder der ausgesprochenen Eiterung der Stirnhöhle, die sogar zu einer Neuritis optica führen kann. Ich weiß auch, daß Kopfschmerzen im Kindesalter sehr häufig durch eine Auskratzung der adenoiden Wucherungen beseitigt werden. Ich gebe selbst zu, daß es nasale Reflexneurosen gibt, wie — in recht seltenen Fällen — das Bronchialasthma. Aber ich kann nicht zugeben, daß auf die vage Vermutung, daß irgendwelche nervösen

Beschwerden mit geringen Veränderungen in der Nase, wie leichteren Katarrhen und Schwellungen, zusammenhängen könnten, eine langdauernde lokale Behandlung der Nase am Platze wäre. Hat der Behandelnde Glück, so werden zwar mit der Behandlung, weil sie suggestiv gewirkt hat, die Beschwerden verschwinden, um meist bald wieder aufzutauchen; hat er Pech, so werden sich — und das ist sicherlich viel häufiger der Fall — die nervösen Beschwerden nicht bessern, sondern eher verschlimmern. Von der Anschauung einiger Spezialisten, die in der Nase mit der Geschlechtsfunktion korrespondierende Stellen u. dgl. suchen, sehe ich dabei noch ganz ab.

Auge
Bei Gesichtsschmerzen in der Augengegend versäume man dann ferner nicht, an die Möglichkeit eines Glaukoms zu denken. Über die reflektorischen Kopfschmerzen vgl. S. 78.

Extremitäten
Die geringsten Schwierigkeiten macht die Diagnose der Neuralgie nach der hier behandelten Richtung an den Extremitäten, wegen deren verhältnismäßig leichter Abtastbarkeit. Indessen können kleine nur durch das Röntgenverfahren zu ermittelnde und verhältnismäßig benigne osteomyelitische Herde das Bild von Gelenkneuralgien machen, und an schwer zu erreichenden Stellen, wie insbesondere der Hüfte, können auch gröbere lokale Erkrankungen zu ernsthaften Schwierigkeiten Veranlassung geben. Daß es z. B. manchmal ohne genaueste Röntgenuntersuchung gar nicht so einfach ist, die Diagnose einer angeborenen Hüftgelenksluxation zu stellen, sei erwähnt, wenngleich es sich hier nicht um die Diagnose von Schmerzen handelt. Auch tiefe Eiterungen der Hüftgegend — Senkungsabszeß und dergl. — machen Schwierigkeiten. Die Schwierigkeit bei entzündlichen Gelenkerkrankungen ist dann die, daß sie sich nicht selten mit Neuralgie verbinden, aber dann ist praktisch immer zuerst die Gelenkaffektion in Angriff zu nehmen. An den unteren Extremitäten vergesse man nicht die Plattfußbeschwerden und auch nicht die Varizen.

Lunge
Lungenkrankheiten geben nur selten zu Zweifeln Veranlassung. Daß man bei Interkostalschmerzen und bei Schmerzen in der Schultergegend die Lunge zu untersuchen und nach entsprechenden Beschwerden zu fragen hat und dann auch oft Lungenerkrankungen findet, ist selbstverständlich. Die neuralgischen Schmerzen, hauptsächlich im linken Herz
Arm, bei Herzkrankheiten sind bekannt. Die Wirbelerkrankungen werden in einem besonderen Kapitel abgehandelt.

Abdomen
Die mit Schmerzen einhergehenden Abdominalerkrankungen machen Schwierigkeiten weniger gegenüber den einfachen Neuralgien, als gegenüber den tabischen Krisen. Hier können manchmal bekanntlich organische Erkrankungen, wie Gallensteine u. dgl. nur mit großen Schwierigkeiten diagnostiziert oder ausgeschlossen werden. Vom neurologischen Standpunkt kann man dann sagen, daß eine Tabes allein aus dem Schmerz nicht diagnostiziert werden kann, und daß, wenn aus anderen Zeichen eine Tabes diagnostiziert ist, deren ursächliche Beziehung zu den vorhandenen Schmerzen sehr wahrscheinlich ist. Freilich kann sich auch einmal beides kombinieren; ich sah einen Fall, der einen großen Stein der Harnblase und doch eine Tabes hatte.

Die Mode, alle möglichen Beschwerden auf eine **Wanderniere** Niere
zu beziehen, scheint vorbei zu sein.

Ein Gebiet endlich, über welches sich der Neurologe nur mit Genitalien
äußerster Zurückhaltung äußern kann, sind die Schmerzen infolge
Erkrankung der **weiblichen Genitalien**. Aber aus der gynäkologischen Literatur der letzten Zeit scheint sich der Schluß zu ergeben,
daß die Gynäkologen vom Fach sich mehr und mehr von der lokalen
Behandlung aller zweifelhaften nervösen Beschwerden zurückziehen.
Andererseits muß man mit den außerordentlich heftigen, manchmal
neuralgischen Beschwerden vertraut sein, welche durch Verwachsungen
im Bereiche der Genitalien, z. B. auch infolge künstlicher Fixationen
des Uterus, ausgelöst werden können, und welche meist ausgezeichnet
durch die von gynäkologischer Seite vorzunehmende Lockerung dieser
Verwachsungen durch Massage beeinflußt werden.

Ehe wir diesen Gegenstand verlassen, müssen noch die sogenannten Headsche
Zonen
Headschen Zonen erwähnt werden. Daß bei Erkrankungen innerer
Organe häufig eine gesteigerte Empfindlichkeit gewisser Hautregionen
vorhanden ist, ist einem jeden bekannt. Nicht bekannt war, daß eine
große Regelmäßigkeit in der Ausbreitung dieser Hauthyperalgesien bei den Erkrankungen der einzelnen Organe (z. B.
des Magens, der Leber etc.) **statthat,** und daß diese Zonen wesentlich segmental angeordnet sind (vgl. S. 52, 53). Es rührt das daher, daß
auch die inneren Organe mit sensiblen Fasern ausgestattet sind, die
zusammen mit den sensiblen Fasern der Haut in den hinteren Wurzeln
zum Rückenmark ziehen. Die Erregung der Organfasern irradiiert auf
die Fasern der Haut, so daß sogar Schmerzen in entfernten Gebieten ausgelöst werden können, wie z. B. die bekannten Schulterschmerzen bei
Gallensteinleiden, oder aber wenigstens eine Hyperalgesie zustande
kommt, eben die **Head**schen Zonen. Man kann sie mittelst der
Prüfung der Schmerzhaftigkeit von Nadelstichen sehr fein begrenzen.
Eine wesentliche Bedeutung für die **praktische Diagnostik** haben sie
bisher **nicht** erlangt, wohl aber bilden sie eine beachtenswerte **Fehlerquelle** gegenüber primär neuralgischen Erkrankungen.

Wenn wir nun eine Erkrankung anderer Gewebe als der nervösen Neur
algische
Schmerzen
als Sym
ptom
anderer
Erkran
kungen des
Nerven
systems
ausgeschlossen haben, handelt es sich weiter darum festzustellen, ob
die Schmerzen ein Symptom einer anderen nervösen Grundkrankheit
sind, oder ob sie eine eigentliche Neuralgie (bzw. Neuritis, über den Zusammenhang weiter unten!) darstellen. Praktisch werden wir meist
diese Untersuchung des ganzen Nervensystems zuerst vornehmen, und
wenn wir ein Grundleiden finden, der genaueren Untersuchung der
Organe ziemlich überhoben sein. So können also Schmerzen im Arm,
im Rücken etc. Ausdruck eines **Rückenmarkstumors,** einer **Syringomyelie, einer multiplen Sklerose,** vor allem auch einer
Lues spinalis oder einer **Tabes** sein, und dann hat die Behandlung
des Grundleidens einzusetzen, und selbst da, wo, wie etwa bei der Syringomyelie oder der multiplen Sklerose, eine solche nicht möglich ist, ist
leicht einzusehen, wie die Beurteilung und Prognose durch die Feststellung eines Grundleidens geändert wird.

Echte
Neur-
algie

Die echte Neuralgie entsteht meist auf der Basis von Infektionskrankheiten, in malariafreien[1]) Ländern jetzt wohl am häufigsten bei Erkältungskrankheiten (Influenza) und hier entweder im Beginn oder Verlauf, oder auch nach anscheinendem Ablauf der eigentlichen Krankheit. Auch kann die Krankheit selbst beinahe unbemerkt verlaufen sein, und erst auf unsere ausdrückliche Frage hören wir, daß einige Tage vor dem Einsetzen der Neuralgie der Kranke sich schlecht und fiebrig gefühlt habe od. dgl. Inwieweit lokale thermische Einflüsse (Erkältung) oder „rheumatische" in Frage kommen, ist nicht ganz sicher. In vielen Fällen scheint der Zusammenhang doch ein ziemlich zwingender. Ebenso sind lokale Traumen unter den sicheren Ursachen der Neuralgien anzuführen. Seltener sind schon die Fälle, wo Intoxikationen mit Blei oder anderen Metallen oder Alkohol angeschuldigt werden, die Erscheinungen pflegen aber hier schon etwas diffuser zu sein als bei den infektiös entstandenen, und dasselbe gilt von den Neuralgien bei Diabetes (S. 285), bei Gicht, bei Karzinomkachexie, bei Basedow; auch hier pflegt es sich um mehr kontinuierliche, wenn auch zeitweise unterbrochene Schmerzen zu handeln. In den letzten Jahren lieferte der Krieg mit seinen Witterungsunbilden einerseits, seinen Infektionskrankheiten, insbesondere Ruhr und Typhus andererseits, eine große Anzahl neuralgischer Erkrankungen.

Beziehung
von Neuralgie und
Neuritis

Die Ursachen der Neuralgien sind dieselben oder sehr ähnliche wie die der Neuritis, und in der Tat scheint es uns sehr zweifelhaft, ob irgend ein durchgreifender Unterschied zwischen Neuralgie und Neuritis besteht. Man verlangt von einer reinen Neuralgie gewöhnlich, daß sie nicht auf die motorischen Fasern der Nerven übergreife, also nicht zu atrophischen Lähmungen führe, daß kein dauernder Ausfall von Sensibilität und dementsprechend auch keine Reflexstörungen nachzuweisen sind. Ist das eine oder das andere da, so spricht man von einer Neuritis. Diese „neuritischen" Erscheinungen sind manchmal aber so gering, daß die Neuralgie alles beherrscht, und gerade bei ausgesprochener Neuritis kommen die schwersten neuralgischen Anfälle vor. Es ist für viele Fälle mindestens ein Streit um des Kaisers Bart, ob man von einer Neuralgie oder einer Neuritis sprechen will. Würde man genau untersuchen, so würde man m. E. wahrscheinlich schon mit unseren heutigen Methoden irgendwo im Verlaufe des neuralgischen Nerven oder seiner Wurzeln auch immer neuritische Veränderungen degenerativer oder infiltrativer Art finden. Trotzdem mag man im klinischen Sinn die Bezeichnung Neuralgie beibehalten.

Schmerzanfälle

In diesem Sinne also bestehen die echten Neuralgien in Schmerzanfällen, die längere oder kürzere Zeit dauern und voneinander durch mehr oder weniger lange Intervalle getrennt sind. Eine wie enorme Intensität diese Neuralgien erreichen können, ist jedem Praktiker aus den Schilderungen seiner Patienten bekannt. „Wie wenn heißes Eisen ins Gesicht gegossen würde", „Wie wenn der ganze Arm ausgerissen

---

[1]) Die Malaria spielt aber, seitdem unsere Heere vielfach in verseuchten Landstrichen gestanden haben, auch bei uns wieder eine gewisse Rolle und darf durchaus nicht vergessen werden.

würde" etc. Natürlich gibt es auch leichte Formen bis zu einem schwachen Ziehen oder Reißen. Die Dauer der Neuralgie schwankt von einem vereinzelten neuralgischen Anfall bis zu vielen Jahren. Wer einmal eine Neuralgie gehabt hat, neigt häufig zu Rezidiven. So gibt es Menschen, die bei *Rezidive* jeder Influenza in dem einmal betroffen gewesenen Nervengebiet wieder ihre Neuralgie bekommen. Die Verteilung der Neuralgie richtet sich nach der Verteilung der Nerven und Nervenäste, wie z. B. im Trigeminus bekanntlich die einzelnen Äste (vgl. Abb. 9a) isoliert betroffen werden können; der Schmerz kann dann auf die benachbarten Nervengebiete irradiieren. Man ist in neuerer Zeit darauf aufmerksam geworden, *Irradiation* daß ein nicht unerheblicher Teil der Neuralgien, z. B. viele Fälle von Ischias, ihre Ausbreitung nicht nach Nerven-, sondern nach Wurzelgebieten nehmen, so daß angenommen werden muß, daß in diesen Fällen *Radikuläre Formen* die Neuralgie ihre Entstehung nicht in den Nerven, sondern in den Nervenwurzeln findet.

Viele Neuralgien sind auch außerhalb des Paroxysmus ausgezeichnet durch Druckpunkte, die sich im Verlaufe der ergriffenen Nerven *Druck-punkte* finden; diese Druckpunkte können jedoch auch völlig fehlen.

Die Trigeminusneuralgie erstreckt sich manchmal nur auf *Trige-minus-neuralgie* einen, häufiger auf zwei, nur selten auf alle drei Äste des sensiblen Trigeminus (Abb. 9a). Als (häufig fehlende) Druckpunkte sind zu erwähnen der Supraorbitalpunkt, der Infraorbitalpunkt und der Kinnpunkt an den Stellen, wo die drei Äste aus dem Knochen heraustreten. Gerade bei der Trigeminusneuralgie sehen wir nicht ganz selten eine bisher noch nicht erwähnte Eigenschaft der Neuralgie, daß sie nämlich zu reflektorischen, d. i. willkürlich nicht beherrschbaren Zuckungen in den entsprechenden motorischen Nerven, bei Trigeminusneuralgie also besonders im Fazialisgebiet, führen kann.

Bei der Okzipitalneuralgie finden wir einen (nur selten fehlenden) Druckpunkt an der Austrittsstelle des N. occipitalis major.

Über die Brachialgien und Interkostalneuralgien ist nichts Besonderes zu sagen, die Druckpunkte folgen dem Laufe der Nerven.

Bei der Ischias, der häufigsten Neuralgie überhaupt, kommen *Ischias* mehr als bei den anderen Neuralgien lokale Ursachen, insbesondere Durchnässungen, ätiologisch in Betracht. Auch können an und für sich harmlose Erkrankungen im Bereiche des Beckens, wie Hämorrhoiden, selbst einfache Obstipation die Erscheinungen einer Ischias mindestens sehr verschlimmern. Ebenso kann der Druck des schwangeren Uterus Ischias — ebenso übrigens auch andere Neuralgien an den unteren Extremitäten — hervorrufen. Doppelseitige Ischias muß wenigstens den Verdacht einer Wirbelerkrankung erwecken (vgl. unter Wirbeltumor), kommt aber auch gelegentlich als einfache Neuralgie, z. B. bei Diabetes vor. Selbstverständlich muß man auch bei einseitiger Ischias immer an die Möglichkeit einer ernsteren Beckenerkrankung, z. B. eines Tumors denken. Vor kurzem ist auch auf die Bedeutung von Varizen auf der Oberfläche und im Innern der Hüftnerven für das Entstehen von Ischias aufmerksam gemacht worden. Schmerzen im Ischiadikusgebiet können ferner bei Kranken auftreten, bei denen der Körper des 5. Lendenwirbels mit dem Kreuzbein verschmilzt oder die Querfortsätze desselben mit dem Darmbein in Gelenkverbindung auftreten (Sakralisation des 5. Lendenwirbels). Klärung bringt das Röntgenbild.

Diagnostisch wichtig sind die Druckpunkte längs des Verlaufes der Nerven, die aber, wie auch bei den anderen Neuralgien, fehlen können. Auch sind gerade bei den Neuralgien im Bereiche des Ischiadikus nicht selten nur Äste des Nerven befallen, so daß man anscheinend atypische Druckpunkte findet[1]). So gut wie konstant ist dagegen das Lasèguesche (oder Kernigsche) Phänomen, die Schmerzhaftigkeit der Beugung des im Knie gestreckten Beines gegen den Rumpf. Es ist genau das gleiche Symptom, das wir bei der Meningitis finden, und es kommt dadurch zustande, daß die Dehnung des entzündeten (bzw. neuralgischen) Nerven oder bei der Meningitis seiner Wurzeln schmerzhaft ist. Es ist bei einiger Übung leicht, die Dehnungsschmerzhaftigkeit des Ischiadikus zu beurteilen, und dadurch Hysteriker und Simulanten von den echten Ischiadikern wohl immer zu unterscheiden. Man darf nur diese Prüfung nicht so vornehmen, daß der Patient instinktiv fühlt, der Arzt erwartet, daß er bei der Beugung des gestreckten Beines Schmerzen äußere, sondern man muß das gewissermaßen nebenbei und absichtslos machen. Viele Patienten kennen allerdings diese Prüfung schon und äußern in dem Bestreben, die Beschwerden zu übertreiben, eine ganz unmäßige Schmerzhaftigkeit schon bei einer so leichten Hebung des Beines, die bei keiner echten Ischias Schmerzen hervorruft.

Die Scoliosis ischiadica ist eine Haltungsanomalie bei Ischias, die wohl durch eine Schonung des schmerzenden Nerven entsteht, die aber nicht mit primären Verkrümmungen der Wirbelsäule verwechselt werden darf.

Zu den Neuralgien kann wegen seines unangenehmsten Symptoms auch noch der Herpes zoster gerechnet werden. Er beruht auf einer hämorrhagischen Entzündung der Spinalganglien, in deren Bereiche die — also segmentale — Neuralgie dann einsetzt. Der Herpes zoster der Kopfganglien führt zu entsprechender Lokalisation im Kopfgebiet, insbesondere im Trigeminus. Das zweite Symptom ist dann die bekannte bläschenförmige Eruption, welche sich immer nach Segmenten bzw. Wurzelgebieten ausbreitet. Am Rumpf hat sie daher ja auch den populären Namen der Gürtelrose. Der Herpes zoster ist wahrscheinlich in der Mehrzahl der Fälle eine spezifische Infektionskrankheit. Sie beginnt meist mit leichtem Fieber. In einer Minderzahl von Fällen scheint der Herpes zoster aber nur ein Symptom der Lokalisierung anderer infektiöser Prozesse in den Spinalganglien zu sein.

---

   [1]) Auch die Metatarsalgie, auch als „Mortonsche Krankheit" bekannt, wird neuerdings mehrfach auf eine Neuralgie des Ischiadikus bezogen. Dagegen dürfte die Coccygodynie zum Teil auf lokale Prozesse am Steißbein zurückzuführen sein. Man muß sich bei allen den zirkumskripten Neuralgien sehr vorsehen, lokale entzündliche Veränderungen (z. B. Knochenhaut- und Schleimhautentzündungen) nicht zu übersehen.

Die Therapie der Neuralgien muß in erster Linie darauf gerichtet *Therapie* sein, die Erkrankung ätiologisch zu behandeln. Eine Reihe von Hinweisen auf die zahlreichen Ursachen ergeben die vorhergehenden Seiten. Erst die Behandlung des Grundleidens liefert meist brauchbare Resultate.

Vermag man eine bestimmte Ätiologie nicht aufzudecken, so ist man darauf angewiesen, rein symptomatisch zu behandeln.

Das beste ist, jede akut beginnende Neuralgie auf einige Tage ins Bett zu stecken, eine Maßnahme, die freilich bei Neuralgien geringer Intensität auf den Widerstand des Patienten stößt. Die physikalischen Heilmethoden bewähren sich in frischen Fällen oft in hervorragendem Maße: In erster Linie handelt es sich um Schwitzprozeduren, sofern sie nicht auf Grund von Kontraindikationen zu vermeiden sind (Herz usw.). Es kommen hier in Frage Schwitzbäder im Bett unter dem elektrischen Lichtbügel (oder andere Bettschwitzapparate); man wird sie bei kräftigen Kranken täglich, später jeden 2. Tag eine Stunde lang anwenden, nachdem man vorher reichlich heiße Getränke dargereicht hat. Nach der Prozedur empfiehlt sich Trockenreiben, eventuell spirituöse Waschungen. Alle Arten lokaler Hitze (Sandsäcke, Föhn, Heißluftkästen) sind hier zu verwenden. Auch Diathermie wird mit Erfolg appliziert. Sie ist ja die einzige Methode, welche den Körper nicht nur von außen, sondern auch vermittels der Eigenschaft gewisser hochgespannter Ströme, auf ihrem ganzen Wege Wärme zu erzeugen, von innen erwärmt. Nach meinen Erfahrungen möchte ich behaupten, daß wohl die Mehrzahl der Neuralgien, und zwar sowohl im akuten, wie im chronischen Stadium mehr oder weniger günstig auf die Diathermie reagieren, einzelne Fälle ganz überraschend. Eine Minderzahl von Fällen ist refraktär, insbesondere fast alle Trigeminusneuralgien. Die lokale Hitze soll 3—4 mal täglich eine Stunde lang so heiß wie es der Kranke verträgt, angewendet werden; die Haut soll nach einigen Sitzungen eine dauernde Rötung zeigen. In der Nacht wende man Prießnitzumschläge an. Manchmal wirken übrigens kalte Packungen besser als warme. Auch hautreizende Mittel zur Einreibung werden gerühmt: Mesotan, Rheumasan, Jodtinktur usw. Vorsichtige Anwendung des Äthylchloridspray bei oberflächlich liegenden Nerven führt manchmal zu gutem Erfolg. Bei jeder Neuralgiebehandlung soll zunächst ein kräftiges Abführmittel gegeben werden. Von Medikamenten hat sich mir das Chinin nicht nur bei Malarianeuralgie, sondern auch bei den Influenzaneuralgien (und auch bei Herpes zoster) immer noch als das mächtigste antineuralgische Mittel erwiesen. Bei Malarianeuralgie wird es etwa 6 Stunden vor dem zu erwartenden Anfall als Chinin. hydrochlor. 1 g in Oblatenkapseln gegeben; bei Neuralgien anderer Ätiologie verabfolgt man 2—3 mal täglich eine Dosis von 0,3—0,5 g. Bei Anämischen und Abgemagerten empfiehlt sich ein Arsenpräparat: Sol. arsen. Fowl. 30,0 Ds. 3 mal täglich 2 Tropfen, jeden 3. Tag um je einen Tropfen steigend, nach 3 Wochen ebenso wieder fallend, oder Solarson oder Optarson subkutan. Bei den rheumatisch infektiösen Formen werden Salizylpräparate mit Erfolg gegeben, die ich nicht im einzelnen anführen will.

Sie können, wenn erforderlich, mit Schlafmitteln kombiniert gereicht werden. Das in den letzten Jahren empfohlene Vakzineurin, eine Mischung von Autolysaten des Bacillus prodigiosus und des Staphylokokkus wird häufiger mit günstigem Erfolg angewandt. Bei Trigeminusneuralgien bewährten sich Inhalationen von Chlorylen (mehrmals täglich ca. 20 Tropfen auf ein Taschentuch träufeln und inhalieren); das Mittel wird auch neuerdings innerlich in dünndarmlöslichen Gelatineperlen à 0,25 (3 × tägl. 2—3 Perlen) erfolgreich angewandt. Meist handelt es sich jedoch um vorübergehende Besserungen. In schweren Fällen wird man zu den Narkotika greifen müssen.

Morphium Solange wie möglich vermeide man jedoch das Morphium. Ein Arzt, der bei Neuralgie Morphium gegeben hat, bekommt oft diese nicht zur Heilung, weil er dem Drängen des Kranken und seiner Umgebung wieder Morphium zu geben, nicht widerstehen kann. Es ist andererseits zuzugeben, daß manche Neuralgien von einer Stärke sind, daß alle Schlafmittel nichts helfen und Morphium unvermeidlich ist. Auf die Mechanotherapie muß man bei frischen Fällen ganz verzichten. Nach Abklingen der akuten Erscheinungen soll zunächst die sekundär beteiligte Muskulatur im versorgten Gebiet oder in der Nachbarschaft des erkrankten Nerven vorsichtig behandelt werden, und zwar hauptsächlich in Form der Duschmassage. Dasselbe gilt von

Nervendehnung der Nervendehnung und den Nägelischen Handgriffen (siehe
Nervenpunktmassage S. 83), sowie von der sogenannten Nervenpunktmassage, die nichts anderes als eine Muskelmassage ist. Je nach der Lage des Falles, aber nicht früher als 14 Tage nach Beginn, fange man bei der Ischias mit unblutigen Nervendehnungen an; dieselben sind überhaupt nach jeder Ischias anzuraten, auch wenn keine Beschwerden mehr bestehen. Sie sind gewissermaßen das Kernigsche Phänomen (S. 90) zu therapeutischen Zwecken angewandt. Allein es geht ohne Schmerzen dabei nicht ab. Energische Patienten können auch selber lernen, täglich mehrere Male solche Übungen in der Dehnung des Ischiadikus vorzunehmen, bis sie das kranke Bein ebensoweit wie das gesunde beugen können. Die blutige Nervendehnung hat man ganz aufgegeben. Bei

Massage der Massage der Ischias berücksichtige man das ganze Bein von der Lende bis zum Fuß. Man orientiert sich dabei auch über die nicht immer übereinstimmende Verteilung der Neuralgie, d. h. über die Stellen, die besonders schmerzhaft sind und behandelt diese besonders sorgsam, auch soweit als möglich in die Tiefe dringend. Man kann in einer Sitzung nicht immer das ganze Bein massieren. Bei den chronischen Ischiasfällen ist nach den ersten Sitzungen eine zuweilen sehr erhebliche Steigerung der Schmerzen durch die Massage gar nicht zu vermeiden, so daß man diese Steigerung manchmal sogar durch eine Morphiumeinspritzung ausgleichen muß. Bei Trigeminusneuralgie nützt manchmal eine Massage der Kopfhaut, der Gesichtshaut und der Gesichtsmuskeln, die sehr vorsichtig ausgeführt werden muß. Auch die

Thermisch-hydriatische Behandlung galvanische Behandlung (Anode auf die schmerzhafte Stelle) leistet öfters Gutes. Man läßt den Strom einschleichen, bis er eine Intensität von 2—5 Milliampère erreicht. Gerühmt wird ferner die Wirkung der sogenannten faradischen Hand: Der Arzt ergreift die Elektrode mit **Elektro-therapie** der linken Hand und streicht mit der befeuchteten rechten über die schmerzhaften Teile des Kranken, der die andere Elektrode in der Hand hält. Oft wirkt Blaulichtbestrahlung und Radiumbehandlung gut. Vor allem erwecke man in dem Patienten nicht die Hoffnung, daß mit ein paar Sitzungen die Sache abgemacht sei. Geht es schneller, um so besser. Für diejenigen, die es sich leisten können, ist zur Heilung chronischer Neuralgien dann noch eine Badereise nach einem der **Badereise** bekannten Thermal- und Mineralbäder das beste Mittel. Ich nenne Aachen, Baden-Baden, Badenweiler, Gastein, Wiesbaden, Wildbad, Warmbrunn, Teplitz, Leuk, Ragatz und verschiedene andere. Auch die Moorbäder kommen hier sehr in Betracht, wenn sie schonend angewendet werden: Flinsberg, Elster, Franzensbad, Marienbad, Pyrmont, Polzin usw. **Psychi-scher Faktor**

Ein Faktor bei dem Erfolg dieser Badereisen, wenn auch nicht der Hauptfaktor, ist auch bei der echten Neuralgie unzweifelhaft der psychische. Ein Herausreißen aus der Umgebung, in der sich die Kranken sozusagen an ihre Neuralgie gewöhnt haben, und die Versetzung in eine völlige psychische Ruhe wirkt ganz erheblich mit neben der exakten Durchführung der in einem Privathaus selbst unter günstigen Verhältnissen häufig mangelhaft bleibenden Technik der Therapie.

Ein besonderer Zweig der Therapie hat sich in der Injektionstherapie **Injektions-therapie** entwickelt. Für die Ischias kommen die großen Langeschen Eingießungen von Kochsalzlösungen in Betracht. Schepelmann hat dafür eine stumpfe Nadel mit Mandrin angegeben[1]). Man geht in der Mitte zwischen Trochanter maior und Tuber ischii mit der nach unten gehaltenen Nadel ein, entfernt nach Durchbohrung der Haut und der Muskeln in 4—6 cm Tiefe den Mandrin und sondiert mit der stumpfen Nadel, bis man in 5—8 cm Tiefe den derben Nervenstrang findet, und der Patient den ziemlich heftigen in die Zehen ausstrahlenden Schmerz davon angibt. Gegen den Nervenstrang wird die Nadel angedrückt, um die Nervenscheide zu perforieren, und dann werden aus einer 150 ccm Spritze unter starkem Druck zuerst in den Nerven selbst wenige Kubikzentimeter physiologischer Kochsalzlösung eingespritzt, der Rest wird dann nach Zurückziehen der Nadel in die Umgebung, eventuell noch weitere 150 ccm nachgegeben. Andere Autoren spritzen nur in die Umgebung des Nerven. Nach der Injektion können trotz aseptischer Ausführung Fiebererscheinungen auftreten. Man braucht meist mehrere Injektionen, ganz sicher ist die Methode auch nicht, aber wenn es darauf ankommt, schwere chronische Fälle in kurzer Zeit wenigstens vorläufig beschwerdefrei zu machen, ist sie zu empfehlen.

Es sind ferner die Chatelinschen epiduralen Injektionen in den das **Epidurale In-jektionen** Kreuzbein längs durchziehenden Kanal, also an die Wurzeln des N. ischiadicus, zu erwähnen. Man spritzt hier nur 10 ccm ein. Der Patient liegt in Seitenlage. Man tastet sich die hintere bzw. untere (von Bandmassen) verschlossene Öffnung des Sakralkanals ab und wendet, nachdem man durch die Ligamente senkrecht hindurchgedrungen ist, die Nadel um etwa 20^0 nach oben. Man dringt dann meist ganz ohne Schwierigkeit mit einer entsprechend langen Nadel 6—7 cm in den Knochen ein. Man soll sich überzeugen, daß keine Lumbalflüssigkeit ausfließt, d. h. daß man — was aber wohl kaum jemals geschehen wird — nicht in den Lumbalsack selbst geraten ist. Es wird angegeben, daß man manchmal 15 Injektionen in Intervallen von je 2—3 Tagen nötig hat. Das durchzusetzen hat in der Privatpraxis seine Schwierigkeiten. Ich habe von der Methode nicht so Gutes gesehen wie andere, trotzdem sie angenehmer ist als die Injektion in den Nervenstamm, weil die anatomischen Verhältnisse gar keinem Zweifel unterliegen,

---

[1]) Zu haben bei Fr. Baumgartel, Halle.

während man nach dem Ischiadikusstamm im weichen Gewebe tappt. Andererseits ist es klar, daß die Fälle von Wurzelischias durch die Injektionen in den Stamm kaum beeinflußt werden können. Beide Methoden sind aber nur für eine kleine Anzahl von Fällen unentbehrlich.

Alkoholinjektionen

Die Schlösserschen Alkoholinjektionen kommen meines Erachtens nur für den Trigeminus in Betracht. Man injiziert 1—2 ccm 80^0/$_0$igen Alkohcl in den Nervenstamm. Die Wirkung beruht auf der vollkommenen Zerstörung des Nerven durch den Alkohol; nach einer gelungenen Injektion muß also eine Anästhesie bestehen, wie nach einer Durchschneidung der betreffenden Fasern. Wenn die Leitung sich nach Monaten oder Jahren wieder herstellt, so kann auch die Neuralgie wieder erscheinen.

Chirurgische Behandlung

Bei den schwersten Fällen, die sich gar nicht beherrschen lassen, kommt die chirurgische Behandlung in Frage, die nach allgemeiner Anschauung sich zuerst auf die Extraktion der peripheren Äste zu beschränken hat, und erst dann, wenn sich diese peripheren Operationen als nutzlos erwiesen haben, zur Resektion des Ganglion Gasseri schreiten darf. Indessen ist vor einiger Zeit eine Methode ausgearbeitet (Härtel), diese Operation durch die Injektion von Alkohol in das Ganglion Gasseri zu ersetzen.

Psychotherapie

Schon bei dem Einfluß der Badereise hatten wir auf das psychische Moment bei der Behandlung der Neuralgie hingewiesen, und so sicher die echten Neuralgien organische, im Nerven sich abspielende Krankheitsprozesse sind, so sicher spielt bei vielen Neuralgien, besonders im späteren Stadium, das psychische Moment eine große Rolle. Der Kranke hat sich so an seine Schmerzen gewöhnt, er hat die Zuversicht auf Heilung so völlig verloren, daß die früher organische Neuralgie nunmehr wesentlich psychogen fortgesetzt wird. Es sind das diejenigen Fälle, wo insbesondere eine anscheinend schwere chronische Ischias in wenigen Tagen oder sogar auf einen Schlag unter dem Einfluß einer dem Patienten imponierenden und von allen bisher versuchten ganz abweichenden Behandlung, oder eines Arztes, zu dem der Kranke besonderes Vertrauen faßt, geheilt wird. So kann es z. B. gelingen, durch einen tiefen Einstich in die Glutäen ohne jede Injektion die Krankheit zur Heilung zu bringen.

Psychogene Neuralgien

Wir befinden uns damit auf dem Gebiete der rein funktionellen psychogen entstandenen Neuralgien, wie sie insbesondere bei Hysterischen vorkommen. Wenn meist die Diagnose organischer und funktioneller Erkrankungen keine unüberwindlichen Schwierigkeiten macht, wenn vielmehr motorische Symptome und auch sensible Ausfallssymptome fast sicher in der einen oder der anderen Richtung zu diagnostizieren sind, so muß man bei der Diagnose der Schmerzen Schwierigkeiten zugeben. Brauchen doch die reinen Neuralgien eben gar nichts anderes zu haben als die Schmerzanfälle. Können doch sogar die Druckpunkte fehlen oder auch bei den echten Neuralgien an atypischen Stellen sitzen. Es gibt hier in der Tat Fälle, wenn auch immerhin eine recht geringe Anzahl, wo man auf den Gesamteindruck und die Anamnese hin die Diagnose stellen muß. Man wird sagen dürfen, daß, wenn ein erfahrener Beobachter ernsthaft zweifelt, die Wahrscheinlichkeit einer Hysterie sehr groß ist.

Simulation von Schmerzen

Mit dieser Unvollkommenheit unserer Diagnostik hängt die Bedeutung der Schmerzen für die Simulanten zusammen, so wenig simulierte Schmerzen etwa mit hysterischen auf eine Stufe zu stellen sind. Trotzdem ist Simulation von Schmerzen fast unmöglich zu erweisen. Man kann zwar unter Umständen nachweisen, daß der Betreffende keine organische Neuralgie hat, aber niemals, daß er keine Schmerzen hat. Von den angegebenen Unterscheidungsmitteln ist auch nicht eines wirklich brauchbar.

b) Neuritis und Polyneuritis.

Die Neuritiden oder Nervenentzündungen zeigen eine ganz außerordentlich verschiedene Erscheinungsweise. Wenn man im allgemeinen geneigt ist, mit der Diagnose Neuritis die Vorstellung der Schmerzhaftigkeit zu verbinden, so ist das durchaus nicht für alle Neuritiden richtig. Es gibt Neuritiden, die völlig schmerzfrei verlaufen, und zwar auch dann, wenn die Neuritis einen nicht rein motorischen Nerv, wie den Fazialis, sondern einen gemischten Nerv, etwa den Peroneus oder den Ulnaris betrifft. In dem letzteren Fall fehlen allerdings leichtere oder schwerere Parästhesien fast nie, aber zu ausgesprochenen Schmerzen braucht es nicht zu kommen. Eine weitere große Verschiedenheit wird durch die Ausbreitung bedingt. Von den Formen, wo nur ein Nerv oder ein Nervenast betroffen ist, steigt sie bis zu denen, wo fast der ganze Körper und Kopf völlig gelähmt sind.

Ein Teil der zirkumskripten Neuritiden ist durch lokale Ursachen bedingt; es seien hier einmal die Neuritiden, die sich an Traumen bzw. an entzündliche Affektionen der Weichteile anschließen, erwähnt, andererseits die professionellen Neuritiden, die immer in denjenigen Nervengebieten auftreten, welche durch den Beruf am meisten heimgesucht werden (Tambourneuritis am linken Daumen, Plätterinnenneuritis etc.). Im Kriege haben wir gelernt, daß bei den Beschwerden nach Erfrierungen außer der Schädigung der Gefäße auch neuritische Veränderungen wirksam werden können.

Es können aber auch aus allgemeinen oder unbestimmten Ursachen sich Neuritiden einzelner Nerven entwickeln. Es sind das genau die gleichen Ursachen, die bei der Neuralgie wirksam sind, die wir ja nur aus praktisch-klinischen Gründen von den Neuritiden getrennt haben. Der wirkliche Unterschied der Neuralgie von der Neuritis ist aber nur in der Schwere der Erscheinungen, speziell dem Vorkommen von dauernden Sensibilitätsausfällen und bei einer Anzahl von Fällen in der Beteiligung der motorischen Nervenfasern mit der Folge von atrophischen Lähmungen und Reflexanomalien zu suchen. So sprechen wir nicht mehr von einer Ischias, sondern von einer Neuritis ischiadica, wenn wir eine hypästhetische Zone im Peroneusgebiet haben oder der Achillessehnenreflex fehlt; so können bei einer Brachialneuritis die Muskeln des Armes und der Hand atrophisch werden usw.

Zu den Mononeuritiden ohne sensible Erscheinungen gehört auch die gewöhnliche periphere Fazialislähmung (vgl. S. 38). Meist erscheint sie plötzlich ohne ersichtliche Ursache, man nennt sie dann rheumatisch, in einer Anzahl von Fällen hängt sie mit infektiösen Ohrenerkrankungen zusammen.

Die Mononeuritiden stimmen in bezug auf die Therapie des Schmerzes ungefähr mit der Neuralgie überein und es ist auf das soeben

Gesagte zu verweisen. Die Prognose ist naturgemäß etwas schlechter, die Heilung erst in längerer Zeit zu erwarten. Eine sehr günstige Prognose hat im allgemeinen die rheumatische Fazialislähmung (ihre Symptome vgl. S. 38). Sie heilt mit wenigen Ausnahmen in 4—10 Wochen. Um etwas zu tun, kann man während dieser Zeit elektrisieren. Soweit ich urteilen kann, geht es ohne Elektrizität aber ebenso schnell, und die seltenen ungünstigen Fälle heilen auch mit Elektrizität nicht oder unvollkommen. Im Beginn pflegt man wohl einige Tage lang kräftige Salizyl- oder Aspirindosen zu geben. Man vergesse auch nicht, dem Kranken einige Vorschriften über Reinhaltung und Schutz des infolge der Fazialislähmung offenstehenden Auges zu geben. Bei der Heilung einer peripheren Fazialislähmung kann es zu einer Kontraktur der paretischen Gesichtsseite kommen, so daß auf den ersten Blick die gesunde Seite als paretisch erscheint.

Tic nach Fazialisverletzung   Recht häufig sieht man bei Leuten, die früher eine, sei es traumatische, sei es rheumatische Fazialislähmung gehabt haben, eine besondere Form des Fazialistics, eine unwillkürliche Verziehung des Mundwinkels. Sieht man genauer zu, so kann man beobachten, daß dieser Tic immer synchron mit dem Lidschlag erfolgt, und läßt man die Augen zukneifen, so stellt sich unwillkürlich die gleiche Verziehung des Mundwinkels ein. Dieser Tic ist also eine Mitbewegung des Lidschlages und erklärt sich daraus, daß bei der Regeneration Nervenfasern, die eigentlich in die Lidmuskulatur hätten auswachsen sollen, anstatt dessen zur Mundmuskulatur ausgewachsen sind (falsche Verbindung).

Auf die Symptome der Neuritis der einzelnen Nerven gehe ich nicht näher ein, sie ergeben sich durchaus aus dem, was über die motorische und sensible Versorgung durch die peripheren Nerven gesagt wurde (S 28 und S. 51). Es handelt sich nur darum, das Ausbreitungsgebiet der motorischen und der sensiblen Störung, des sensiblen Ausfalls sowohl wie der Schmerzen zu bestimmen. Sind motorische Lähmungen vorhanden, so pflegt sich bald mehr weniger ausgesprochene Entartungsreaktion einzustellen.

Bernhardtsche Sensibilitätsstörung   Eine nicht gar so seltene Mononeuritis sei noch erwähnt, nämlich die eines Hautnerven, des N. cut. femor. lat., nach ihrem ersten Beobachter auch Bernhardtsche Sensibilitätsstörung genannt. Sie zeigt sich in einer Unterempfindlichkeit und in Schmerzen an der Außenseite des Oberschenkels, entsprechend dem Ausbreitungsgebiet des genannten Nerven (Abb. 9, S. 48/49). Die Diagnose ist, sofern man nur daran denkt, gar nicht zu verfehlen.

Polyneuritis Ätiologie   Die Polyneuritis ist entweder infektiösen oder toxischen Ursprungs. In manchen Fällen können wir die Ursache nicht ermitteln, sie wird dann häufig als „idiopathische“ Polyneuritis bezeichnet. In neuerer Zeit meint man, daß ein Teil dieser idiopathischen Fälle dem Virus der Heine-Medinschen Krankheit (vgl. diese) ihre Entstehung verdankt. Eine bei uns nur gelegentlich bei aus den Tropen heimkehrenden Personen gesehene Form der idiopathischen Polyneuritis ist ferner die epidemische oder endemische „Beri-Beri“. Auch die Lepra, die wir ja kaum mehr zu Gesicht bekommen, betrifft das Nerven-

system in Form einer Polyneuritis. Bei der Gruppe der Erkältungs-
polyneuritiden überwiegen die Fälle mit akutem Beginn bei Fehlen von
ataktischen Erscheinungen.

Für den Praktiker am wichtigsten sind 1. die sicherlich häufigste Alkohol
Form, die Alkoholpolyneuritis, 2. die postdiphtherische, 3. die Diphtherie
durch Blei. Die Anamnese ist daher zunächst nach diesen drei Rich- Blei
tungen zu orientieren. Man entdeckt auf diese Weise dann manchmal, daß
anscheinend harmlose Mandelentzündungen doch wahrscheinlich Diphtherie gewesen sind. Erst wenn glaubwürdig diese drei Ursachen ausgeschlossen werden können, forsche man nach weiteren Ursachen. Als solche Andere
kommen beinahe alle Infektionskrankheiten und ebenso die chemischen Ursachen
Intoxikationen in Betracht. Von den ersteren erwähne ich infektiöse
Prozesse aller Art, z. B. septische Aborte, Typhus, Ruhr, Influenza
(letztere als Ursache der Polyneuritis seltener als der Mononeuritis).
Sehr häufig bricht die Polyneuritis erst in der Rekonvaleszenz der Infektionskrankheit aus. Bei der Diphtherie beträgt der Abstand von
der akuten Erkrankung meist 3—6 Wochen, indessen kann die Latenz
auch fehlen. Von der zweiten Gruppe nenne ich Schwefelkohlenstoff (Gummiarbeiter), Kohlenoxyd, Arsen (Tapetenuntersuchung).
Auch zu Arzneien verwendete Stoffe können Polyneuritis machen, wie
Kreosot, Sulfonal (vgl. auch das Kapitel über Vergiftungen), Salvarsan. Endlich ist noch eine dritte Gruppe, die sogenannten dys-
krasischen Neuritiden bei Karzinomkachexien, bei Diabetes,
bei Tuberkulose und Syphilis (syphilotoxischen Ursprungs) zu nennen,
und endlich gehören hierhin Polyneuritiden bei Arteriosklerose,
weiter solche in der normalen Schwangerschaft oder nach normalem
fieberlosem Puerperium.

Zuerst muß man die Polyneuritis aber aus dem Zustandsbild Zustands-
diagnostizieren; das ist im allgemeinen recht leicht. Eine Polyneuritis bild
liegt zunächst immer dann vor, wenn über den Körper verstreute periphere Lähmungen mit Verlust der Sehnenreflexe, und — falls die Polyneuritis nicht ganz frisch ist — auch mit E.R., mit Sensibilitätsausfällen,
und meist mit heftigen spontanen Schmerzen und großer Druckempfindlichkeit der Nervenstämme bestehen. Es ist dieses Bild, welches also Gemischt
alle Elemente der peripheren Nerven, die motorischen wie motorisch
die sensiblen, beteiligt zeigt, das gewöhnliche, insbesondere der sensible
Alkoholpolyneuritis. Intensität und Ausdehnung der Erscheinungen Form
können verschieden sein. Für gewöhnlich sind die Endverzweigungen
der Nerven am stärksten betroffen; die Intensität nimmt von der
Peripherie zu den proximaleren Partien in auffallender Weise ab. Einzelne
Patienten kommen in den Anfangsstadien noch in die Sprechstunde;
aber in verhältnismäßig häufigen Fällen ist das Bild ein schweres, die
Lähmung in Armen und Beinen so stark, daß der Kranke sich nicht
bewegen, auch nicht allein essen kann. Nicht selten haben wir einen
Wechsel der Symptome; während z. B. im Beginn die Beine gelähmt
waren und an den Armen nur leichte Schwäche und Schmerzen bestanden,
werden im Verlauf die Beine besser, aber es setzen schwere Lähmungen
der Arme ein. Auch die Gesichts- und Kopfnerven können von

Polyneuritis betroffen werden, es können also doppelseitige Fazialislähmung, seltener doppelseitige Neuritis optica, Neuritis der Gehörs- und Gleichgewichtsnerven (Polyneuritis cerebralis menièreformis), auch Augenmuskellähmungen verschiedenster Art bestehen. Ja es kann die Polyneuritis auch am Kopf beginnen. Naturgemäß muß bei der Diagnosenstellung im Auge behalten werden, daß diese Hirnnerven häufiger noch durch basale Prozesse (Meningitiden, Tumoren) mitbetroffen werden. Zu den frühesten Zeichen der postdiphtherischen Lähmung gehört oft bei Kindern das Chvosteksche Phänomen. Sehr gegen Polyneuritis spricht die Mitbeteiligung von Blase und Mastdarm. Selbstverständlich ist eine reine Polyneuritis dann ausgeschlossen, wenn Pyramidensymptome, also z. B. das Babinskische Zeichen, bestehen.

Es gibt dann Formen der Polyneuritis, bei welcher gerade diejenigen Elemente der Nerven von dem neuritischen Prozesse betroffen werden, welche auch der Prädilektionsort tabischer Degenerationsprozesse sind. Diese Formen haben daher auch den Namen der „Pseudotabes peripherica" erhalten. Ihr wesentliches Kennzeichen ist die Ataxie und dementsprechend die Störung der tiefen Sensibilität wie der Sehnenreflexe (vgl. S. 60), während die Störung der oberflächlichen Sensibilität und der motorischen Kraft sehr unbedeutend sein und auch die Empfindlichkeit der Nervenstämme beinahe fehlen kann. Es ist das eine Form, die wir besonders häufig, wenn auch mit Übergängen zu der ersten allgemeinen Form als postdiphtherische Lähmung sehen. Der Kranke kommt zu uns mit der Klage, daß er unsicher gehe, kein Gefühl in den Händen habe etc.

Recht charakteristisch für die postdiphtherische Lähmung ist dann bekanntlich die Gaumensegelparese und die Akkommodationsparese. Der Kranke verschluckt sich und kann nur unter großen Schwierigkeiten lesen.

Die ataktische Form kommt übrigens nicht nur bei der Diphtherie, sondern auch bei anderen infektiösen und toxischen Ursachen vor. Charakteristisch für diese Form scheint die subakute Entwickelung und der schleichende Verlauf zu sein. Es ist klar, daß manchmal die Differentialdiagnose der echten Tabes gegenüber Schwierigkeiten machen muß, wie das im Kapitel der Tabes besprochen werden wird.

Im Kriege habe ich einige Male Fehlen der Kniesehnenreflexe als halb zufälligen Befund gesehen bei Leuten, die nur über allgemeine Beschwerden klagten und jedenfalls keine ausgesprochenen Paresen und auch keine Schmerzen hatten. Da auch Tabes in jeder Weise bei diesen Kranken ausgeschlossen werden konnte, nehme ich an, daß es sich bei ihnen um leichteste Fälle von Polyneuritis gehandelt hat.

Als eine besondere Form sei noch diejenige genannt, die sich auf die oberflächlichen Hautnerven beschränkt, und zu ganz außerordentlich quälenden Parästhesien und enormer Empfindlichkeit der Haut an den betroffenen Stellen führt, wobei leichtere trophische und vasomotorische Veränderungen der Haut bestehen können. Die Sehnenreflexe sind bei dieser Form natürlich erhalten.

Unter den Verlaufsformen sei noch eine als typisch hervorgehoben, die Landrysche auf- oder absteigende Paralyse. Nicht alle Landryschen Paralysen sind zwar Polyneuritiden, es gibt auch

Landrysche Paralysen als Verlaufsform der Poliomyelitis (Heine-Medinsche Krankheit). Jedenfalls kann aber auch die Polyneuritis so verlaufen, daß sie allmählich, meist im Verlauf von einigen Tagen, von den Füßen über den Rumpf zu den Armen und manchmal von da noch auf das Gesicht fortschreitet oder auch den umgekehrten Weg beschreibt. Es sind das manchmal Formen, die die Sensibilität sehr wenig beteiligen, sich vielmehr auf die Motilität beschränken, also das Bild schmerzloser Lähmungen machen.

Endlich gibt es alle Übergänge von der Polyneuritis zur Mono- neuritis. Sind ja doch zum großen Teil die Ursachen der beiden Erkrankungen die gleichen. Es ist auch in jeder Beziehung gleichgültig, ob wir eine auf beide Beine beschränkte Neuritis eine Polyneuritis nennen wollen oder nicht. Eine besondere Stellung nimmt die Bleineuritis ein, welche gewöhnlich nur einzelne Nerven betrifft, und zwar am häufigsten die Radiales, dabei fast immer als rein motorische Form ohne Schmerzen und Sensibilitätsstörungen sich darstellend. Bei der Polyneuritis arsenicalis treten wiederum sensible Reizerscheinungen an den gipfelnden Teilen stark hervor, sowie Lähmungserscheinungen an denselben Teilen, die neben den Streckern auch die Beuger mit starker Neigung zu Kontrakturen betreffen. *[Übergänge zur Mononeuritis]* *[Bleineuritis]* *[Arsenneuritis]*

Die Allgemeinsymptome einer entzündlichen Erkrankung spielen bei der Polyneuritis nur eine sehr geringe Rolle. Fieber kann in den ersten Tagen bestehen, ist aber auch hier meist schon Symptom der Grundkrankheit oder einer Komplikation. *[Allgemeinsymptome]*

Trophische Störungen der Haut, Trockenheit, Abschilfern, Dekubitus, Mal perforant sind nicht ungewöhnlich. *[Trophische Störungen]*

Zu der unendlichen Mannigfaltigkeit der Verteilung, der Ätiologie und der Schwere der Erkrankung kommt nun weiter eine große Verschiedenheit des Verlaufs. Es gibt Polyneuritiden, die in wenigen Tagen zum Tode führen, andere, die chronisch bleiben, solche, die langsam nach Monaten und Jahren heilen, solche, die schnell heilen. Nur bei wenigen Formen kann man den Verlauf aus der Ätiologie mit großer Wahrscheinlichkeit voraussagen. Dazu gehört die postdiphtherische Polyneuritis, die bei Erwachsenen fast ausnahmslos in völlige Heilung übergeht; wenn sie bei Kindern nicht selten zum Tode führt, so liegt das nicht eigentlich an der Polyneuritis, sondern an der Beteiligung des Herzens. Diese Beteiligung des Herzens dürfte wohl auf eine muskuläre Erkrankung zurückzuführen sein. An eine Besserung werden wir andererseits überhaupt nicht denken bei der senilen arteriosklerotischen langsam progressiven Polyneuritis und bei der Polyneuritis der Karzinomkachexie. Bei den metallischen Giften ist die Prognose meist im Sinne einer langsamen Gesundung nach Entfernung aus dem toxischen Bereiche zu stellen, aber die Fälle können auch mit dauernden Defekten ausheilen. *[Verlauf]* *[Prognose]*

Die Alkoholpolyneuritis hat eine recht zweifelhafte Prognose, schon weil es sich um in ihrer allgemeinen Konstitution meist sehr geschwächte schwere Trinker handelt. Sie verbindet sich sehr häufig mit den enzephalitischen Erkrankungen der Trinker, mit Delirien und anderen

psychotischen Zuständen. Unter diesen ist hier zu erwähnen die meist
mit Polyneuritis verbundene sogenannte Korsakowsche Psychose,
welche sich auszeichnet durch eine Aufhebung der Merkfähigkeit
für die jüngste Vergangenheit und durch Konfabulationen,
welche die Lücken dieser Merkfähigkeit ausfüllen. Diese Kranken können
also über ihre frühere Vergangenheit Auskunft geben, sie wissen aber
in den schweren Fällen nicht, wo sie sich augenblicklich befinden, ob in
einem Krankenhaus, einem Schloß oder einer Badeanstalt; sie wissen
nicht, ob es morgens oder abends ist, nicht ob sie ausgegangen sind,
oder ob sie zu Bett geblieben sind. Sie konfabulieren darauf los, was
sie alles erlebt haben oder lassen sich wenigstens die unglaublichsten
Erlebnisse suggerieren. Nicht alle Fälle sind natürlich so schwer. Oft
finden wir die Störungen nur angedeutet. Diese Komplikationen geben
dann der Alkoholpolyneuritis eine ziemlich schlechte Prognose; fast
immer verläuft die Korsakowsche Psychose mindestens sehr chronisch
und gelangt selten zu völliger Heilung.

Die Korsakowsche Psychose kommt übrigens auch gelegentlich bei Polyneuritiden anderen Ursprungs vor.

In den sehr akut verlaufenden Fällen, z. B. bei vielen Landryschen Lähmungen, hängt die Prognose von der Beteiligung der Atemmuskulatur ab. Bleibt sie verschont, so kann der Kranke in wenigen
Wochen wieder gesund sein. Sonst tritt das tödliche Ende manchmal
schon am zweiten Tage der Krankheit ein.

Sehr wichtig ist die Berücksichtigung der Überbleibsel von
Neuritiden und Polyneuritiden zur Vermeidung falscher Diagnosen.
Es sind dann häufig noch Reste von Lähmungserscheinungen, namentlich an den Extremitätenenden, auch sehr unangenehme sensible Reiz-
und Ausfallserscheinungen noch lange Zeit nachweisbar. Insbesondere
bleiben die Patellar- und Achillessehnenreflexe manchmal noch
erloschen, nachdem der Kranke schon monatelang seinem
Beruf nachgeht. Durch die so häufige Ischias ist nicht der
Patellarreflex, aber der Achillessehnenreflex gefährdet. Bei einem
Kranken, der den Arzt wegen allgemeiner nervöser Beschwerden aufsucht, darf man also ein zufällig gefundenes isoliertes Fehlen des
Achillessehnenreflexes nicht ohne weiteres mit den augenblicklich be-
stehenden Beschwerden in Zusammenhang bringen — so wichtig das
Zeichen in anderen Fällen sein kann. Man erkundige sich dann nach
Ischias, nach Blei etc. und denke auch an die senile Neuritis, die sich
häufig nur in solchen kleinen Zeichen äußert.

Außer den bereits erwähnten Schwierigkeiten der Abgrenzung
gegenüber der Tabes ist oft die Unterscheidung von Poliomyelitis
und idiopathischer und postinfektiöser Polyneuritis nicht ganz leicht.
Es ist auf die Verteilung der Lähmung zu achten, die sich bei der
Polyneuritis viel mehr an die Ausbreitungsgebiete der peripheren Nerven
hält, wobei es sich meist um eine Summation von Partiallähmungen
vieler Nerven unter Bevorzugung ihrer Endausbreitungsgebiete handelt
und alle möglichen Übergänge von schwerster Lähmung meist an den

distalsten Gebieten bis zu den leichtesten Affektionen in proximaleren Teilen vorkommen. Eine sehr starke Asymmetrie der Verteilung kommt der Poliomyelitis zu. Eine Verwechslung mit Polyarthritis ist bei guter Untersuchung leicht vermeidbar. Gegen eine Verwechslung mit der Polymyositis acuta oder subacuta schützt das Fehlen aller eigentlichen neurogen bedingten Lähmungssymptome bei dieser Erkrankung.

Die Therapie der Polyneuritis ergibt sich aus der der Neuralgie und der der Neuritis. Nur daß die dort erwähnten Maßregeln meist noch energischer und konsequenter durchgeführt werden müssen. Bettruhe ist bei der Polyneuritis für Wochen geboten, auch dann, wenn der Patient etwa imstande wäre, etwas umherzugehen. Auf Verhütung von Deformitäten ist besonders zu achten: Entsprechende Lagerung, Anlegung von Binden und andere provisorische Apparate (Vermeidung des Spitzfußes bei Peroneusparese). Schwitzkuren sind ganz im Beginn nur mit Vorsicht anzuwenden; wenn Fieber besteht, zu vermeiden. Man begnügt sich mit warmen Einpackungen und Antineuralgicis. Bei der postdiphtherischen Neuritis wird man einerseits mit Rücksicht auf die gute Prognose, andererseits auf die Gefährdung des Herzens überhaupt jede eingreifende Behandlung vermeiden. Später aber leisten Schwitzkuren sehr gutes, gleichgültig wie man sie durchführt. Als einfache und wirksame Methode wird neuerdings das Pilokarpin, subkutan tägl. 0,005—0,015, gelobt. Auch wird empfohlen, jeden zweiten Tag nach einer Strychnininjektion von 3 mg ein kurzes Bad von 35 bis 40° C zu geben und dann im Bett nachschwitzen zu lassen. Die Strychnininjektionen sind ein altes und anscheinend in gewissen Grenzen wirklich nützliches Mittel. Man beginnt mit 1 mg täglich und kann bis 8 mg steigen, einige Kranke bekommen aber schon bei kleinen Dosen leichte Strychninkrämpfe, besonders dann, wenn man täglich Strychnin gibt; man muß dann wieder zurückgehen. Das Vakzineurin mag versucht werden.

Massage ist außerordentlich nützlich, nützlicher als Elektrizität. Vor allem achte man auch auf eine sorgsame Hautpflege wegen der Gefahr von Dekubitus und Mal perforant. Badekuren in der Rekonvaleszenz sind sehr anzuraten.

Eine spezifisch ätiologische Behandlung ist neuerdings bei den neuritischen und neuralgischen Nachkrankheiten der Ruhr sehr empfohlen worden, nämlich die Injektion von Dysenterieserum (10 ccm). Es sind ganz überraschend schnelle Erfolge danach beobachtet. Bei anderen postinfektiösen Polyneuritiden (Diphtherie) hat man indes Analoges nicht gesehen.

Einige Beziehungen zur Polyneuritis hat wohl die Adipositas dolorosa oder Dercum'sche Krankheit, eine besondere Form der Fettsucht, die sich durch Kombination mit Schmerzen auszeichnet.

Hier wäre dann auch wohl die nicht ganz aufgeklärte osteomalazische Lähmung der Muskeln des Beckens und des Oberschenkels zu erwähnen. Sie kann einen erheblichen Anteil an der Bewegungsstörung der Osteomalazie haben.

Ganz abseits von allen anderen Polyneuritiden stehen einige sehr seltene familiär-hereditäre Formen, zu denen auch die sogenannte Charcot-Mariesche neurotische Muskelatrophie zu zählen scheint.

15. Myalgie, Myositis und andere Muskelerkrankungen.

Myalgie   Die Myalgie ist wahrscheinlich ebenso als eine leichte Entzündung des Muskels, d. h. als eine Myositis aufzufassen, wie die Neuralgie als eine leichte Neuritis. Klinisch decken sich diese leichten Fälle ungefähr mit dem, was populär als Muskelrheumatismus bezeichnet wird. Ursachen In der Tat ist die eine Ursache Erkältung, eine andere Muskeltraumen verschiedener Art (Muskelzerrungen etc.), eine dritte weniger bekannte die Syphilis. An die letztere denke man besonders bei jungen Frauen, deren Myalgien, häufig mit nächtlichen Exazerbationen, allen Behandlungsmethoden trotzen, da die Frauen selbst gewöhnlich von der luetischen Infektion nichts wissen. Zu den Muskeltraumen kann man auch die Myalgien durch dauernde Überanstrengung rechnen, wie sie z. B. bei Geigern und Klavierspielern vorkommen.

Myalgien der Rückenmuskulatur kommen ferner sehr häufig bei anämischen Personen vor und entstehen oder verstärken sich bei Mädchen und Frauen unter reflektorischen Einflüssen bei der Menstruation und Erkrankungen der Genitalien.

Schmerzen   Die spontanen Schmerzen bei der Myalgie sind mehr kontinuierlich als die der Neuralgie. Druck auf den Muskel, mehr noch der Versuch willkürlicher Bewegung ist schmerzhaft, die willkürliche Bewegung manchmal durch die Schmerzen unmöglich. Am bekanntesten ist Lumbago das Bild der Myalgie bei der Lumbago (Hexenschuß) und der Torticollis rheumatica (dem steifen Hals), auch Myalgien der Interkostalmuskeln und der Bauchmuskulatur sind gar nicht selten, letztere können zur Verwechselung mit Appendizitis führen. Die Myalgie kann sich mit der Neuralgie kombinieren; so ist es manchmal gar nicht möglich zu sagen, wo eine Ischias aufhört und eine Myalgie der Lenden- und Gesäßmuskulatur anfängt.

Therapie   Die Therapie besteht in Salizylpräparaten, Hitze, Hautreizen, eventuell lokalen Blutentziehungen. Der faradische Strom erweist sich bei der Myalgie als nützlich. Chronische Fälle sind mit Massage zu behandeln. Auch kann hier, z. B. bei chronischer Lumbago, die intramuskuläre Injektion von $2-5$ ccm $40-80\%$igen Alkohols sehr empfohlen werden.

Die syphilitische Myalgie ist natürlich spezifisch zu behandeln.

Oft sehr hartnäckig und neben Massage durch absolutes manchmal mehrmonatiges Ruhen des Berufes zu behandeln sind die eben erwähnten Myalgien bei Geigern und Pianisten (über die lokalen Beschäftigungskrämpfe vgl. ein späteres Kapitel).

Myositis   Ausgesprochene Myositiden sind viel seltener als Neuritiden. Sie sind an der Schmerzhaftigkeit, der bedeutenden Anschwellung der Muskulatur, dem Ödem der Haut über den Muskeln unschwer zu erkennen. Die Myositis kann lokal oder multipel auftreten. Unter den Fällen von Polymyositis finden sich außerordentlich schwere durch

Infektion bedingte Krankheitsfälle, die auch letal verlaufen können. Wochenlanges Fieber ist bei der Polymyositis im Gegensatz zur Polyneuritis gewöhnlich. An der Entzündung beteiligt sich manchmal sehr ausgesprochen die Haut (Dermatomyositis), häufig die Nerven (Neuromyositis). In den letzten Fällen liegt also eine Mischform von Neuritis und Myositis vor. Syphilis kann ebenso wie Ursache von Myalgien, auch von gummösen Myositiden sein, aber wohl nie von den ganz schweren diffusen Formen, wie sie bei anderen Infektionen gesehen werden.

Eine besondere Form der Myositis kommt bekanntlich bei Trichinose vor, für welche die gleichzeitigen gastrointestinalen Erscheinungen und das gruppenweise Auftreten, ferner das Auftreten von Ödem der Augenlider im Beginn Hinweise geben.

Der Krieg hat natürlich schwerere und leichtere Myositiden und Myalgien in großer Menge mit sich gebracht — von den traumatischen Muskeleiterungen noch abgesehen. Die Ursachen sind wie bei den Neuritiden infektiöse und Witterungseinflüsse, daneben auch wohl die Überanstrengung der Muskulatur bei schweren Märschen. Die leichteren Fälle, in denen eine nachweisbare Schwellung der Muskulatur nicht oder nicht mehr besteht, vielmehr nur eine Druckschmerzhaftigkeit an dieser oder jener Stelle, subjektiv Schmerzen und schnelle Ermüdbarkeit unter Zunahme der Schmerzen, sind in bezug auf ihre berufliche Verwendungsfähigkeit sehr schwierig — bei einmaliger Untersuchung oft gar nicht — zu beurteilen, wie denn überhaupt die exakte Diagnose der leichteren Muskelerkrankungen völlig im argen liegt. Als ein Symptom leichter Myositiden sind mir die Krampi, die schmerzhaften Muskelkrämpfe, deren Prototyp der Wadenkrampf ist, die aber auch in jedem anderen Muskelgebiet vorkommen können, aufgefallen.

Mehr myositisch als neuritisch sind auch die ischämischen Muskelveränderungen nach Esmarchscher Blutleere und nach zu festen Verbänden. Im Beginn des Krieges habe ich eine Anzahl davon infolge zulange liegen gelassener Esmarchscher Binde gesehen. Ihre Prognose ist eine sehr schlechte, daher die Differentialdiagnose von Neuritiden, bzw. Narkosenlähmungen, die durch die gleiche Ursache zustande kommen können, und von Nervenverletzungen praktisch wichtig; die Verteilung der Lähmung, welche (ebenso wie die Sensibilitätsstörung) bei der ischämischen Muskelnekrose nicht den Nervengebieten folgt, ermöglicht die Unterscheidung. Wenn etwa nach einem Schuß durch den Unterarm die ganze Hand und sämtliche Finger gelähmt sind, so hat man immer Ursache, danach zu fragen, ob und wie lange eine Esmarchsche Binde gelegen hat. Denn daß alle drei Nerven der Hand durch eine Verletzung getroffen sind, kommt eben beinahe nie vor.

Die seltene Myositis ossificans progressiva ist ohne weiteres zu erkennen.

Eine sehr wichtige Erkrankung ist die lokale Muskelatrophie, die ohne Nervenverletzung nach Erkrankung oder Versteifung von Gelenken vorkommt, die sogenannte abartikuläre Atrophie.

Ihre Pathologie ist noch nicht ganz aufgeklärt. Sicher ist soviel, daß sie bei akuten (z. B. gonorrhoischen) Gelenkaffektionen ganz außerordentlich schnell zur Entstehung kommt, und daß sie nach Ablauf der eigentlichen Gelenkerkrankung fortbestehen und schwere Funktionsstörungen machen kann. Ihr Lieblingssitz ist die Schultermuskulatur nach Erkrankung oder Verletzung des Schultergelenks und der Quadrizeps bei Kniegelenkentzündung. Viele sich lang hinziehende Beschwerden nach einer solchen beruhen auf der Quadrizepsatrophie und können fast immer durch eine energische und sachgemäße Massage in nicht langer Zeit beseitigt werden. Sie sind manchmal so hochgradig, daß sie äußerlich von den Atrophien nach Nervenverletzung nicht zu unterscheiden sind. Die elektrische Prüfung ergibt aber bei ihnen keine E.R., sondern nur eine quantitative Herabsetzung der Erregbarkeit.

My-
asthenie

Endlich haben wir noch einer Muskelerkrankung zu gedenken, der Myasthenie. Es handelt sich hier um die gleiche Erkrankung, die früher als Bulbärparalyse ohne Befund bekannt war, ein Name, der aber fallen gelassen werden muß, seitdem es feststeht, daß alle Muskeln des Körpers von dieser Paralyse befallen, und daß sogar die bulbären Muskeln von der Erkrankung verschont bleiben können, ferner daß die Ursache der Erkrankung nicht im Bulbus, überhaupt nicht im Nervensystem, sondern in den Muskeln liegt. In den Muskeln finden wir nicht nur mikroskopische lymphozytäre Infiltrate, sondern wir haben in ihnen auch eine fast spezifische Reaktion, eben die myasthenische (Jollysche) Reaktion, gekennzeichnet durch die Erschöpfbarkeit des Muskels, der bei Wiederholung des Reizes (am besten des faradischen) sich immer weniger, schließlich oft gar nicht mehr, kontrahiert.

Die leichte Erschöpfbarkeit der Muskulatur ist auch das vornehmste Zeichen der willkürlichen Bewegung bei dieser Krankheit. Es ist sehr bezeichnend, daß solche Kranke z. B. morgens nach dem Aufwachen gut sehen, gut essen, gut gehen können. Nach einigen Stunden bekommen sie Doppelbilder, das Lid fällt herunter, sie können nicht mehr kauen, sie verschlucken sich, sie können nur mit Mühe gehen. Man kann diese Erschöpfbarkeit auch durch das Wiederholenlassen willkürlicher Bewegungen besonders im Bereiche des Kopfes demonstrieren. Es gibt solche Kranke, die nur wenige Bissen essen können, dann versagt die Mund- und Schlundmuskulatur ihren Dienst. In schwereren Fällen findet sich außer der Erschöpfbarkeit auch eine ausgesprochene dauernde Muskelschwäche.

Wichtig-
keit der
Augenläh-
mungen

Die Krankheit beginnt am häufigsten in den Augenmuskeln (Ptosis und Doppelbilder). Der Befund einer Augenmuskelparese muß immer an Myasthenie denken lassen, wenn andere Ursachen (Syphilis, Tabes) auszuschließen sind. Demnächst folgen in der Häufigkeit des Beginnes die Gesichts- und Kaumuskeln, dann die Extremitätenmuskeln.

Wegen der Häufigkeit des Beginnes am Kopfe ist die Krankheit früher mit der echten progressiven Bulbärparalyse verwechselt worden; tatsächlich bekommt man sie, wenigstens meiner Erfahrung nach, erheblich häufiger zu sehen als letztere. Sie zeichnet sich vor der echten

Bulbärparalyse, abgesehen von der anderen Verteilung der Lähmungen und der Erschöpfbarkeit der Muskulatur durch die **Unregelmäßigkeit** **Verlauf** **des Verlaufs** aus. Während die echte Bulbärparalyse eine progressive, dauernd fortschreitende ist, zeigt die Myasthenie schubweise Verschlimmerungen und manchmal schnelle Besserungen. Niemals besteht bei der Myasthenie eine Kombination mit Pyramidenerkrankungen oder sonstigen zentralen Erscheinungen, die Sensibilität ist nur manchmal mit leichten Schmerzen beteiligt, die Sehnenreflexe sind fast immer normal, das Herz wohl wesentlich durch die ungenügende Atemtätigkeit etwas geschädigt. Wenn man das Bild der Myasthenie nur einige Male gesehen hat, ist es schwer, die Diagnose zu verfehlen, freilich darf man sich nicht durch die subjektive Klage der leichten Ermüdbarkeit allein verführen lassen, die Diagnose zu stellen. Die leichte Ermüdbarkeit ist sowohl ein Zeichen mancher psychogenen Neurosen, wie auch organischer zentraler Erkrankungen, insbesondere auch der multiplen Sklerose. Die Gefahr für das Leben liegt bei der Myasthenie einmal in der **Erschwerung des Kauakts**, und wesentlich in der Beteiligung der **Atemmuskulatur**. So kommen **plötzliche Todesfälle** aus leidlichem Wohlbefinden heraus unter den Zeichen der Erstickung vor, andererseits weitgehende Besserungen und völlige Remissionen aus ziemlich verzweifelt erscheinenden Zuständen. Die Dauer des Verlaufes schwankt zwischen Wochen (mit tödlichem Ausgang) und Jahrzehnten. Manchmal erfährt man bei anscheinend frischen Erkrankungen, daß vor Jahren einmal schon leichte Erscheinungen z. B. Doppeltsehen bestanden haben. **Prognose** Ob völlige Heilungen vorkommen, ist zweifelhaft. **Jedenfalls ist jede Myasthenie auch in der Remission dauernd auf das schwerste gefährdet**, die Prognose der Familie gegenüber also entsprechend zu stellen.

Die **Ursache** der Myasthenie ist völlig im Dunkeln. Verhältnismäßig häufig ist eine Hyperplasie des Thymus gefunden, aber häufig auch vermißt.

Die **Therapie** ist demnach eine rein symptomatische und auf die **Therapie** Vermeidung der Erschöpfung durch Ruhe gerichtet. Jede Myasthenie soll zunächst, wenn man sie diagnostiziert hat, einige Wochen Bettruhe einhalten. Selbst leichte Fälle sind ohnehin arbeitsunfähig. Nach einer solchen Ruhekur sieht man manchmal erhebliche Remissionen. Aber auch darüber hinaus ist der Myasthenische immer wieder auf die Wichtigkeit langen Ausruhens hinzuweisen. Sonst kommen noch die sogenannten roborierenden Maßnahmen in Betracht; Arsenkuren, Strychnin, Chinin; Koffein (dreimal täglich 0,05—0,2 g) sind zu empfehlen, ohne daß man davon eine ursächliche Beeinflussung der Krankheit erwarten dürfte. Auch Organpräparate (Nebennieren, Hypophysis) hat man versucht. Massage und Elektrizität sind kontraindiziert.

Eine sehr auffallende **Muskelschwäche**, die nach neuerer Anschauung **Rachi-** nicht auf der Knochenveränderung, sondern auf einer eigentümlichen Veränderung **tische** der Muskulatur selbst beruht, kommt dann bei **rachitischen Kindern** vor. **Muskel-** Man darf sie nicht mit den später zu beschreibenden Myopathien verwechseln. **schwäche** Letztere sind fortschreitend, erstere heilungsfähig.

Ange-
borene
Muskel-
defekte

Endlich wären dann noch die angeborenen Muskeldefekte zu erwähnen, die besonders häufig an den Brustmuskeln ihren Sitz haben. Die angeborenen Defekte der Gesichts- oder Augenmuskeln werden von einigen auf sog. angeborenen oder früh erworbenen Mangel der Hirnnervenkerne (infantiler Kernschwund) zurückgeführt.

Über die progressive Muskelatrophie und die Myotonie vgl. ein späteres Kapitel.

16. Nervenverletzungen.

Vor dem Kriege war über die Verletzungen peripherer Nerven etwa folgendes zu sagen:

Nerven-
wunden

Bei offenen Wunden, welche Nerven getroffen haben könnten (Stich, Schnitt, Schuß), soll man genau untersuchen, ob sich aus der Motilität oder besonders, weil die Motilität bei einem soeben gequetschten Gliede manchmal nicht zu untersuchen ist und auch nebenbei Sehnenverletzungen vorliegen können, aus Sensibilitätsausfällen eine Nervenverletzung ergibt. Auch die elektrische Untersuchung durch Reizung der motorischen Nerven oberhalb der Verletzungsstelle ist anzuwenden. Es ist sehr unangenehm, wenn man eine Nervenverletzung etwa erst nach Heilung der Wunde und Abnahme des Verbandes entdeckt. Denn jede Nervenverletzung soll sofort freigelegt und wenn nötig genäht werden, man warte nicht, ob die Restitution ohne Naht eintritt. Auch da, wo nicht der ganze Nerv, sondern nur ein Teil seines Umfangs zerrissen ist, soll genäht werden, da keine Gewähr gegeben ist, daß die zertrennten Fasern spontan zusammenwachsen. Auch die Nervenverletzungen, die im Verlauf von Operationen wohl vorkommen können (z. B. Akzessoriuslähmungen bei Drüsenoperationen am Halse), sollen sofort genäht werden. Freilich ist das nicht immer möglich, wie insbesondere bei der wohl häufigsten operativen Nervenverletzung: der Fazialislähmung bei der Radikaloperation des Ohres. Mit der Naht ist eigentlich alles geschehen, was geschehen kann; von dem Einfluß einer Elektrotherapie oder irgend einer anderen Maßnahme habe ich mich nicht recht überzeugen können. Die Heilung kann auch nach der Naht sehr lange auf sich warten lassen. Selbst die ersten Spuren einer Wiederkehr der Sensibilität oder Motilität zeigen sich häufig erst nach 3—6 Monaten und später. Eine vollkommene Restitution tritt erst nach Jahren ein. Wenn die ersten Spuren von Motilität sich zeigen, kann man zweckmäßig durch die Übung willkürlicher Bewegungen nachhelfen.

Nerven-
lähmung
durch
stumpfe
Gewalt

Die Nervenlähmungen durch stumpfe Gewalt kommen zustande durch Druck oder durch Zerrung. Hier sind zu erwähnen die Arrestantenlähmungen, ferner die Schlafdrucklähmungen, welche gewöhnlich den Radialis betreffen, bei denen aber neben der traumatischen Einwirkung meist noch eine neuritische Komponente im Spiel ist; es handelt sich meist um Alkoholisten. Die Narkosenlähmungen betreffen meist den Plexus brachialis, der durch die Elevation des Arms gezerrt wird. Durch denselben Mechanismus kommen die Entbindungslähmungen der Kinder zustande, die meist die ganz typische Erbsche

Plexuslähmung darstellen (S. 32). Man muß sich hier überzeugen, daß keine Knochenverletzung vorliegt[1]). Die Entbindungslähmungen der Mutter entstehen durch den Druck des Kopfes auf die Nerven der unteren Extremität, z. B. den Kruralis. Nicht ganz selten sind auch die Plexuslähmungen nach Verletzung der Schulter, mit und ohne Luxation des Humerus. Bei Frakturen kann der Nerv entweder durch die Fraktur selbst oder später durch die Kallusbildung geschädigt werden. Ich nenne noch die Lähmungen durch zu feste Verbände, durch Krückendruck; die Serratuslähmungen nach heftigen Anstrengungen sind durch eine Zerrung des N. thoracicus longus zu erklären. Eine seltene, immerhin aber erwähnenswerte Ursache von Paresen und Schmerzen in der oberen Extremität kann eine Halsrippe werden (Druck auf den Plexus). Auch die Drucklähmungen der Halsnerven — Vagus, Rekurrens, Sympathikus — durch Geschwülste, Strumen oder Aneurysmen — bedürfen einer kurzen Erwähnung.

Eine operative Therapie kommt bei den Nervenlähmungen durch stumpfe Gewalt wesentlich nur für die durch Frakturen und durch kallöse Narben bedingten in Frage, wo entweder der Nerv von Knochenfragmenten zu befreien oder aus kallösen Verwachsungen zu lösen ist. Die anderen Fälle zeigen erfahrungsgemäß fast nie Kontinuitätstrennungen, und es hat sich da entweder um Quetschungen oder um Erschütterungen des Nerven gehandelt. Man wird trotzdem in manchen Fällen traumatischer Entstehung, um nichts zu versäumen, sich veranlaßt sehen, den Nerven freizulegen, wie ich es z. B. einmal bei Plexuslähmung nach einfachem Fall auf die Schulter veranlaßt habe, wird aber meist nichts finden, und kann dann den Heilungsvorgang im wesentlichen nur den Naturkräften überlassen. Daneben sorge man für regelmäßige Massage, Verhinderung von Kontrakturen; man kann auch Elektrizität anwenden, die Kathodengalvanisation wird meist empfohlen. Faradisation hat nur so lange einen Sinn, als noch faradische Erregbarkeit besteht. Daß die elektrische Behandlung etwas nutzt, glaube ich zwar nicht, aber es wäre Torheit, sie in solchen Fällen, wo sie sicher nichts schadet und möglicherweise nützen könnte, zu perhorreszieren; wir haben ja sonst nichts. Man inhibiere ferner reichlichen Alkoholgenuß, der außerordentlich ungünstig wirken kann. Ich habe eine Plexuslähmung gesehen, die so lange ganz gut heilte, wie der Mann nicht trank, und dann wahrscheinlich unter dem Einfluß des Alkoholismus in einem Stadium noch schwerer Parese mit Kontrakturen fixiert wurde.

Die Prognose der hier behandelten Fälle ist im allgemeinen keine schlechte, die Drucklähmungen heilen fast alle, bei den Zerrungslähmungen ist die Heilung zweifelhafter, so bleiben Serratuslähmungen häufig dauernd bestehen, dagegen heilen die Entbindungslähmungen der Kinder mit wenigen Ausnahmen, die Plexuslähmungen durch stumpfe Gewalt beim Erwachsenen haben eine schlechtere Prognose.

---

[1]) Es kommen, wie hier bemerkt sei, bei Kindern lähmungsartige Zustände der Extremitäten besonders nach Trauma vor, die aber nur durch die Furcht vor Schmerzen bei Bewegungen zu erklären sind.

Orthopädisch-chirurgische Maßnahmen kommen erst dann in Betracht, wenn eine weitere Besserung ganz ausgeschlossen ist. Dann sind z. B. auch bei Entbindungslähmungen noch im späten Alter erfolgreiche Muskel- und Sehnentransplantationen gemacht worden. Nervenpfropfungen sind besonders bei Fazialislähmungen im Bereiche des Mittelohres gemacht worden, weil es da nicht gelingt, die beiden Stümpfe zu nähen; man hat den Fazialis in den Akzessorius oder den Hypoglossus gepfropft. Die Erfolge sind, selbst falls die fremden Nerven in das Fazialisgebiet auswachsen, nicht gerade ideal, weil ein „Umlernen" der Nerven nicht statthat. Ist also eine Pfropfung auf den N. accessorius erfolgt, so kann der so Operierte meist sein Gesicht doch nicht willkürlich bewegen, sondern es bewegt sich unwillkürlich, wenn er die Schulter hebt. Man hat daher versucht, Muskelverpflanzungen vom Temporalis oder von der anderen Gesichtsseite aus vorzunehmen, oder hat, um wenigstens eine kosmetische Besserung zu erzielen, durch zweckmäßig geführte Nähte eine Raffung der gelähmten Gesichtsseite vorgenommen

Kriegsverletzungen Der Krieg hat nun die Lehre von den peripheren Nervenverletzungen auf eine leider sehr viel breitere Grundlage gestellt. Tausende und tausende von peripheren Nervenverletzungen waren zu beurteilen, zu behandeln und zu versorgen. Dabei sind die Verletzungen durch scharfe Waffen — Säbel und Lanze — bei der Art des modernen Krieges selten und bei ihnen die Anzeige zur operativen Freilegung des Nerven immer sofort gegeben. Es handelt sich fast ausschließlich um die Schußverletzungen, teils durch Infanteriegeschoß, teils durch Granatsplitter und Schrapnell.

Anzeige z. Operation Die praktische Frage, die nun bei allen diesen Schußverletzungen der Nerven zunächst und immer beantwortet werden muß, ist diese: Welche Nervenverletzungen bedürfen einer Operation und wann? Schon diese Fragestellung ist etwas Neues gegenüber der Friedenspraxis. Denn bei den scharfen Verletzungen des Friedens oder auch bei den sehr seltenen Schußverletzungen des Friedens mit Waffen geringer Durchschlagskraft (Revolver) können wir beinahe sicher sein, daß einer traumatischen Nervenlähmung auch eine Kontinuitätstrennung des Nerven entspricht und deshalb sind wir gewöhnt, alle traumatischen Nervenlähmungen zu operieren. Bei den Schußverletzungen des Krieges sehen wir demgegenüber, daß totale Lähmungen zustande kommen, ohne daß der Nerv wirklich durchrissen, manchmal sogar ohne daß er direkt überhaupt verletzt ist, nur durch die Erschütterung des am Nerven vorübergehenden Geschosses: Commotio nervi im engeren Sinne. Wir sind nun klinisch nicht in der Lage zu diagnostizieren, daß ein Nerv wirklich durchschossen ist. Der schwerste klinische Befund, den wir erheben können, ist: Völlige Lähmung aller vom Nerven versorgten Muskeln mit kompletter E.R., diese allerdings erst einige Wochen nach der Verletzung, Aufhebung der Sehnenphänomene und die typische Empfindungsstörung in dem ganzen ihm zukommenden Gebiet. Dieser schwerste klinische Befund beweist aber noch nicht, daß der Zusammenhang des Nerven wirklich völlig getrennt ist, sondern er kommt auch in vielen Fällen vor, in denen die Operation nur geringere Verletzungen nachweist, oder die sich spontan so schnell wieder herstellen, daß eine totale Quertrennung der Nerven ausgeschlossen werden kann. Operiert man in den ersten Wochen nach der Verletzung, so erweist sich, daß nur in $^1/_3$—$^1/_6$ der Fälle der vollen Außerfunktionssetzung auch eine völlige Durchtrennung des Nerven entsprach. Ist freilich ein Teil der Nervenfunktion erhalten geblieben, oder stellt er sich nach längerer oder kürzerer Zeit wieder her, so können wir mit voller Bestimmtheit sagen, daß der Nerv nicht ganz durchschossen sein kann, und zwar unterscheiden wir bei diesen teilweisen Lähmungen zwei Arten: 1. eine gleichmäßige Funktionsherabsetzung der gesamten getroffenen Nerven, 2. eine umschriebene Außerfunktionssetzung eines Teiles des Nervenquerschnittes. Die erste Form würde vorliegen, wenn etwa alle vom N. medianus versorgten Muskeln nur schwach innerviert werden können, dazu vielleicht auch keine volle, sondern nur teilweise Entartungsreaktion nach angemessener Zeit eingetreten ist, die zweite, wenn von allen Medianusmuskeln nur die des Daumens gelähmt, deren Nervenfasern also geschädigt, die anderen aber ganz verschont geblieben wären. Die zweite Möglichkeit ist anatomisch dadurch begründet, daß in einem Nervenstamm die Fasern für die einzelnen Muskeln nicht durcheinandergemischt, sondern — wenigstens bis zu einem gewissen Grade — als einzelne Teilkabel verlaufen. Auch die sensiblen Fasern verlaufen in solchen Teilkabeln, so daß bei einer partiellen Nervenverletzung sie entweder für sich betroffen oder auch für sich verschont sein können. So erhalten wir eine unendliche Menge von Bildern, aus deren jedem wir schließen können, daß der Nerv nicht total durchschossen sein kann.

Wenn die Indikation zu einer operativen Freilegung des Nerven nun nur dann gegeben wäre, wenn eine völlige Nervendurchtrennung stattgefunden hat, so würde die Unmöglichkeit dieser Diagnose zu bedauerlichen praktischen Fehlern — entweder unnötigen oder zu Unrecht unterlassenen Operationen — führen. Diese Indikation ist aber eine viel zu enge. Alle völligen Lähmungen, die von selbst nicht verschwinden, sollen grundsätzlich operiert werden. Ist der Nerv total durchrissen, so muß er genäht werden, ist er aber ganz in Narbenmassen eingebettet oder von festen Narben durchsetzt, muß er gelöst, unter Umständen reseziert und genäht werden. Ist nur ein Teil des Querschnittes schwer verändert, so muß dieser reseziert und eine partielle Nervennaht gemacht werden. Es ist also keineswegs richtig, die als partiell zu erkennenden Verletzungen von der Operation von vornherein auszuschließen, nur wird man bei ihnen länger warten dürfen, weil ihre spontane weitere Wiederherstellung günstigere Aussichten bietet, und nur die operieren, welche trotz der Leitungsfähigkeit einzelner Bahnen doch eine empfindliche Funktionsstörung aufweisen. Für die Fälle mit totalem Funktionsausfall tut man gut, bis mindestens 2—3 Monate nach der Verletzung abzuwarten. Ohnehin muß man abwarten, bis die äußere Wunde aseptisch geschlossen ist.

Hat sich bis dahin nicht der Anfang einer Funktion hergestellt, soll man eine Revision des verletzten Nerven vornehmen. Die Erfahrung hat gelehrt, daß in der überwiegenden Anzahl dieser Fälle die Operation sich nach dieser Zeit als berechtigt erweist, weil die Veränderungen am Nerven so schwer sind, daß ohne Operation — sei es nun totale oder partielle Naht oder Lösung — an eine Wiederherstellung der Funktion nicht hätte gedacht werden können. Gewiß gibt es Fälle, in denen nach 6, nach 8 Monaten ein totaler Funktionsausfall allmählich anfängt sich zu bessern und dann spontan völlig beseitigt wird. Es sind das wohl die gleichen Fälle, die bei einer früh vorgenommenen Operation einen genügenden Befund nicht zeigen. Diese Fälle sind aber die ungeheure Minderzahl; für die ungeheure Mehrheit bedeutet das überlange Abwarten einfach einen entsprechenden Verlust an Zeit, und vielleicht auch eine Verschlechterung der Aussichten einer Wiederherstellung überhaupt. Dieser Zeitverlust ist um so ungerechtfertigter, als es sich bei der großen Mehrzahl der Nervenoperationen um technisch einfache, jedenfalls ungefährliche und meist in Lokalanästhesie durchzuführende Eingriffe handelt. Bei den schweren Operationen am Armplexus möge man die Wartezeit länger als bei den distaleren Schüssen nehmen. Erstere stellen sich häufig verhältnismäßig spät spontan her, die Operation ist schwer, und falls ernstere Verletzungen vorliegen, von besonders zweifelhaftem Erfolge. Solange eine Besserung, wenn auch langsam fortschreitet, wird man nicht operieren — nur gebe man nicht viel auf Verkleinerung der Sensibilitätsausfälle, weil diese von den benachbarten Nervengebieten ausgehen können. Ist aber eine begonnene Besserung wieder zum völligen Stillstand gekommen, vorausgesetzt natürlich, daß dabei noch ein wesentlicher motorischer Funktionsausfall besteht, so soll man eben nachsehen und den nach Maßgabe des Augenscheins notwendigen Eingriff machen. Noch früher als 6 Wochen nach der Verletzung rate ich nicht zu operieren. Findet man den Nerven bei noch früherer Operation total durchschossen, so ist die Nervennaht wohl leichter als später. Findet man aber nur partielle Nervenverletzung, so kann man bei zu früher Freilegung viel schwerer ein Urteil gewinnen, was an dem Nerven wohl funktionsfähig sein könnte. Meistens wird ohnehin der noch nicht aseptische Zustand der Wunde oder auch ein noch nicht konsolidierter Knochenbruch eine noch frühere Freilegung des Nerven verbieten. Im übrigen bieten die Nervenverletzungen, welche mit Knochenbrüchen verbunden sind, wie besonders häufig die Radialisverletzungen am Oberarm keine anderen Indikationen als die reinen Weichteilschüsse.

Über die chirurgische Seite der Sache ist hier nicht der Ort, viel zu sagen. Entweder man findet den Nerv zerrissen oder in der Kontinuität erhalten. Im ersteren Falle muß man natürlich versuchen, wenn irgend möglich, die beiden Enden noch zusammenzubekommen und sie in derjenigen Stellung des Gliedes, welche den Nerv am wenigsten spannt, zu nähen. Gelingt das nicht, so hat man versucht, das periphere Ende des durchrissenen Nerven in einen benachbarten Nerven einzupflanzen, damit von diesem aus eine wenn auch immer schwach und unvollkommen bleibende Leitung sich in das Ausbreitungsgebiet des durchrissenen Nerven herstelle. Man hat nicht nur das periphere, sondern auch das zentrale Ende in einen anderen Nerven eingepflanzt oder ihm angelegt, in der Hoffnung, daß sich in dem fremden Nerven oder an ihm entlang eine neue Nervenbahn herstelle. Die Erfolge sind im allgemeinen mit großer Zurückhaltung zu beurteilen. Sicherlich in der Mehrzahl der Fälle bleibt der Erfolg aus und es wird nur der gepfropfte Nerv noch geschädigt. Am ungünstigsten sind die Fälle, in welchen zwischen dem zentralen und dem peripheren Stumpf ein so großer Zwischenraum gefunden wird, daß sich eine Vereinigung beider Enden nicht mehr herstellen läßt, und die wohl nur noch ein historisches Interesse verdienen. Man hat zwischen die beiden Enden agargefüllte Arterien eingenäht, eine Methode, die sich als vollkommen unbrauchbar und schädlich erwiesen hat. Beim Tier hat sich als aussichtsreich gezeigt, ausgeschnittene Nervenstückchen zwischen die beiden Enden aseptisch einzupflanzen. Die Verbindung durch irgendwelches Nervengewebe scheint mir jedenfalls vor den Implantationen nicht nervösen Gewebes den Vorzug zu verdienen, wenn auch ein abschließendes Urteil zur Zeit noch nicht möglich ist.

Ist die Kontinuität erhalten, so kann doch der Nerv in ein so festes Narbengewebe umgewandelt sein, daß die Resektion notwendig wird, oder es kann eine Teilresektion nützlich erscheinen. Wird dann der Nerv teilweise genäht, so muß der unversehrte Teil des Nerven sich in Schleifenform umlegen, was aber nichts schadet. Um festzustellen, welche motorischen Nervenbündel eines Nerven noch funktionsfähig sind, kann man bei der Operation die einzelnen Bündel des freigelegten Nerven mit feinster Elektrode reizen, und wird versuchen, die erregbaren bzw. leitungsfähigen Fasern zu erhalten. Man soll proximal und distal von den Neuromen reizen, weil die Resultate verschieden ausfallen. Fasern und Fasergruppen, die elektrisch reizbar sind, zu entfernen, wäre durchaus fehlerhaft. Der Nervenstrang muß natürlich im ganzen aus allen Narben und Verwachsungen gelöst werden, manchmal muß er, wie besonders häufig der Radialis, aus dem Knochen geradezu herausgemeißelt werden. Es ist als notwendig erklärt worden, auch die Narben innerhalb des Nerven zu lockern, die einzelnen Bündel des Nerven aufzufasern. Ich halte mit Anderen diese „innere Neurolyse" entweder nicht für möglich, weil die Narbe zu dicht und engmaschig ist, oder, wo sie möglich ist, nicht für nötig. Schließlich wird der Nerv von der Umgebung durch Einbettung in Fett, Umscheidung mit präparierten Arterien od. dgl. vor wiederholter Verwachsung möglichst geschützt. Knochensplitter oder Geschoßteile im oder am Nerven müssen natürlich entfernt werden. Vorbereitet oder unvorbereitet kann der Operateur auf Gefäßverletzungen und Aneurysmen stoßen und muß dann nicht nur die Nerven, sondern auch die Gefäße kunstgerecht versorgen. Eine Nervenoperation kann außerordentlich leicht sein, kann aber auch an das Geschick, die topographische Kenntnis und den chirurgischen Takt des Operateurs die allergrößten Anforderungen stellen. Nichts ist deprimierender, als zu

sehen, daß eine Operation nicht bis zu dem Punkte geführt wird, bis
zu welchem sie zum Nutzen des Verletzten hätte geführt werden müssen
und können. Spezialisten für Nervenoperationen brauchen wir nicht,
aber mit Recht ist gerade von chirurgischer Seite die Forderung erhoben
worden, daß sich ein jeder, der eine Nervenoperation unternimmt,
genau überlegen soll, ob er auch die Verantwortung dafür übernehmen
kann. Wegen der unbestreitbaren Verschiedenheiten der Operationstechnik wird man auf eine Allgemeinstatistik, wenn eine solche einmal
aufgestellt werden wird, nicht sehr viel Wert legen können, wohl aber
auf die Statistik einzelner Operateure.

Aussichten der Operation
        Auf Grund solcher Erfahrungen kann man heute sagen, daß man
zwar nie im einzelnen Fall eine Besserung versprechen kann, daß es
aber unverantwortlich ist, wenn von Ärzten den Verletzten gesagt wird,
die Operation würde doch nichts helfen, oder es würde sicher auch ohne
Operation Heilung eintreten. Ohnehin verweigern schon viel zu viele
die notwendige Operation, entweder aus Furcht vor dem Eingriff, oder weil
ihnen an der Verbesserung ihrer Erwerbsfähigkeit nichts liegt. Im
übrigen scheint es für eine erfolgreiche Nervenoperation nie zu spät
zu sein, wenngleich früh vorgenommene Operationen besonders gute
Aussichten auf verhältnismäßig schnelle Heilung geben. Auf jeden Fall
darf man mit den schon jetzt vorliegenden Resultaten der Nervennaht
und Neurolyse im großen und ganzen zufrieden sein.

Heilungs-dauer
        Die Zeitdauer der Heilung nach der Operation ist zunächst sehr
verschieden, je nachdem es sich um eine Neurolyse oder um eine Nervennaht gehandelt hat. Nach einer Neurolyse kommen nicht unerhebliche
Besserungen schon nach ein bis zwei Wochen vor. Dagegen sind alle
Berichte von ebenso schneller Heilung nach Nervennaht in das Gebiet
der Fabel zu verweisen und beruhen auf ungenügender Beobachtung.
Nach einer Nervennaht dauert im günstigsten und einfachsten Fall der
erste Beginn einer Funktionswiederaufnahme fast nie weniger als drei
Monate, häufig 5—6, nicht selten 8—9 Monate, manchmal 2—3 Jahre
und ehe aus diesem Beginn einer Besserung eine Wiederherstellung einer
nützlichen Funktion geworden ist, vergeht entsprechend längere Zeit.
Die Dauer der Heilung und die Aussichten einer vollen Funktionswieder-
herstellung sind auch bei den einzelnen Nerven recht verschieden. Die
günstigsten bietet der Radialis. In einem sehr großen Prozentsatz
tritt hier nicht nur ein schneller Beginn, ein Fortschreiten der Besserung,
sondern auch fast völlige Wiederherstellung der Funktion ein. Nicht
so gut ist es mit dem Medianus und Ulnaris. Nervennähte im Gebiet
des Plexus brachialis brauchen auch lange Zeit, geben aber selbst im
supraklavikulären Teil des Plexus, also nahe den Wurzeln manchmal
doch sehr gute Resultate. Sehr lange dauert Beginn und Fortschritt der
Wiederherstellung nach Nervennähten am Ischiadikus. Vor 7 Monaten
ist selbst der Beginn nicht zu erwarten. Günstiger steht es mit den
Einzelverletzungen des Peroneus und Tibialis. Von den Hirnnerven
kommen für Operationen nur Akzessorius und Fazialis in Betracht,
letzterer nur dann, wenn er nicht — wie gewöhnlich — im Schädel,
sondern nach seinem Austritt aus ihm getroffen ist.

Die lange Heilungsdauer nach einer Nervennaht muß davon abhalten, vor Ablauf entsprechender Zeit — also mindestens 2 Jahre nach der Naht — den einmal genähten Nerven noch einmal freizulegen oder andere Operationen zu machen. Mir sind verschiedene Fälle vorgekommen, wo sehr komplizierte Muskelplastiken gemacht worden waren, auf welche der Chirurg recht stolz war, wo ich aber nachweisen konnte, daß die Wiederherstellung der Funktion nicht auf der Muskelplastik, sondern auf der endlichen Wiederherstellung der Leitung in dem bereits als hoffnungslos aufgegebenen Nerven beruhte. Natürlich kommt es vor, daß der Nerv nach der ersten Operation wieder in Narben verwachsen ist, oder daß sich große Neurome gebildet haben, und daß eine zweite Nervenoperation nun nützt, aber man warte nach der ersten — vorausgesetzt daß sie kunstgerecht ausgeführt ist — doch genügend lange ab. Als Nachoperation einer mißlungenen Neurolyse kommt im allgemeinen nicht die Sehnenüberpflanzung, sondern die Nervennaht in Betracht.

Wir haben einen Teil der Therapie, die Indikationsstellung zur Operation, vorausgenommen und kehren nun noch einmal kurz zur Symptomatologie zurück. Was die Häufigkeit der einzelnen Nervenverletzungen betrifft, so übertreffen diejenigen der oberen Extremität an Zahl erheblich die der unteren. Die bei weitem häufigste aller Nervenverletzungen ist die des Radialis wohl darum, weil bei den Verletzungen des Humerus in einer großen Anzahl von Fällen der Radialis noch sekundär durch den Knochenbruch geschädigt wird. Aber auch Medianus- und Ulnarislähmungen sind sehr häufig, keineswegs selten auch die Plexuslähmungen bei Schuß durch die Ober- oder Unterschlüsselbeingrube. Die Plexuslähmungen bilden sich verhältnismäßig oft spontan überraschend weit zurück, so daß der bleibende Ausfall, der dann unter Umständen zur Operation nötigt, ein verhältnismäßig umschriebener ist. Einzelverletzungen des N. axillaris, des Musculocutaneus, des Thoracicus longus und der anderen Schulternerven sind seltener, wohl etwas häufiger noch Akzessoriusverletzungen. Am Bein sind Verletzungen des Ischiadikus und des Peroneus sehr häufig, seltener solche des Tibialis, recht selten solche des Femoralis. Die Gehirnnerven werden fast immer bei Schädelverletzungen geschädigt, am häufigsten wohl der Fazialis (vgl. im übrigen unter Schädelverletzungen), durch Halsschüsse sind der Akzessorius, der Vagus und der Hypoglossus gefährdet.

Für die Bilder der einzelnen Nervenlähmungen muß ich ganz auf die allgemeinen früheren Ausführungen verweisen (über die Motilität S. 28, über die Sensibilität S. 50), indem ich noch einmal hervorhebe, daß eine Nervenverletzung nicht immer einen totalen, sondern häufig nur einen teilweisen Ausfall der Motilität oder der Sensibilität verursacht (S. 109). Zu den motorischen und sensiblen Ausfallserscheinungen können noch vasomotorische, sekretorische und trophische Störungen hinzukommen. Bei der Radialislähmung sind vasomotorische Symptome oft wenig ausgesprochen, bei Medianus- und Ulnarislähmungen kann man häufig schon beim ersten Blick aus der lividen Verfärbung der Haut,

die dem Bereich der sensiblen Nervenversorgung entspricht, die Diagnose
stellen. Diese lokale Zyanose ist besonders stark bei gleichzeitiger Gefäß-
verletzung. Gewöhnlich ist ferner Kältegefühl und Schwitzen in der
Extremität, deren Nerven verletzt sind. Am Bein kommt es bei Ischia-
dikus- bzw. Tibialislähmung manchmal zu starker Röte und profusem
Schweißausbruch am Fuß, sobald das Bein aus der horizontalen Lage
in die vertikale gesenkt wird.

Schmerzen Eine kurze besondere Erwähnung verlangt noch ein bisher noch gar
nicht besprochenes Symptom der Nervenverletzungen, die Schmerzen.
Im allgemeinen ist es ganz auffallend, wie selten wesentliche Schmerzen
nach Nervenverletzungen längere Zeit bestehen bleiben. Die meisten
Nervenverletzten klagen schon wenige Wochen nach der Verletzung
gar nicht mehr über Schmerzen, oder die Schmerzen sind wenigstens
nicht so heftig, daß sie eine besondere Hilfe verlangen. In einer kleinen
Minderzahl ist das aber doch der Fall. Auch in diesen Fällen aber muß
man zunächst mißtrauen, ob die Schmerzen wirklich allein die Folge
einer Reizung des Nervenstammes durch die Verletzung und die Narbe
sind, oder ob sie nicht psychogen und hypochondrisch sehr übertrieben
sind. Einzelne dieser Leute warten förmlich auf die Schmerzen; jedes
Geräusch, jede Aufregung löst einen Schmerzanfall aus. Diese Fälle
müssen wenigstens zum Teil psychisch behandelt werden. In einer
kleinen Anzahl von Fällen aber sind sehr heftige Schmerzen und Schmerzanfälle durch den Zug und Druck der Narbe allein bedingt, es sind das
meist Fälle, in denen der Nerv nicht total durchschossen ist. Aber auch die
totale Durchschießung schließt Schmerzen nicht aus, wie ja auch von den
Nervenstümpfen nach Amputationen manchmal sehr heftige Schmerzen
ausgehen können. Geringere Grade der Schußneuralgien hat man durch
Injektionen von Kochsalz oder anästhesierenden Lösungen um den
Nerven bekämpft; heiße Bäder und auch eine sehr vorsichtige Massage
mit passiver Bewegung und dadurch Dehnung des Nerven kann von
Nutzen sein. In den schwersten Fällen muß man wegen der Schmerzen
den Nerv freilegen, um ihn von den Narben freizumachen, unter Umständen auch resezieren. Beruhen die Schmerzen wirklich auf der
organischen Veränderung des Nerven, so kann der günstige Einfluß
der Operation ein unmittelbarer sein, ist es aber keineswegs immer.
In Ausnahmefällen nur haben sich im Anschluß an eitrige Prozesse
ausgedehntere neuritische Veränderungen des Nerven entwickelt, auf
welche auch eine Operation nur wenig Einfluß mehr hat. Neuerdings
wurden auch nach erfolgloser Neurolyse schwere Schmerzzustände
Gefrier-   durch vorübergehende Nervenausschaltung durch Gefrieren des Nerven
methode   zum Schwinden gebracht; die berichteten Resultate sind günstig.

Differen-   Differentialdiagnostisch kommen den Nervenverletzungen gegen-
tialdia-   über die reinen **Muskel- und Sehnenverletzungen,** die **„abarti-**
gnose der **kulären" Muskelatrophien nach Gelenkverletzungen und hy-**
Nerven-   **sterische Störungen** in Betracht. Bei allen diesen fehlt die Ent-
ver-
letzungen artungsreaktion; meist genügt schon die Prüfung mit dem faradischen
Strom. Sind die Muskeln faradisch erregbar, lassen sich wenigstens
schwerere Nervenverletzungen ausschließen. Bei Sehnenverletzungen

und mechanischer Behinderung der Bewegung durch Knochenverletzung und dergleichen ergibt natürlich der elektrische Strom trotz Reizbarkeit der Muskulatur keinen Bewegungserfolg.

Wenn nun eine Nervenoperation vorgenommen ist, so besteht die Aufgabe, die Bedingungen ihres Erfolges auch durch anderweitige Behandlung möglichst günstig zu gestalten. Hierzu gehört vor allem die Verhinderung von Kontrakturen. Es sei im voraus gesagt, daß diese nicht immer möglich ist, auch bei sorgsamster Behandlung; aber man muß alles tun, um sie nach Möglichkeit hintanzuhalten. Es kann das nur geschehen durch sorgsame und häufige, mindestens jeden zweiten Tag unter ärztlicher Aufsicht ausgeführte passive Bewegungen der erfahrungsgemäß bedrohten Muskeln bzw. Gelenke. In einer Anzahl von Fällen wird man durch das Anlegen entsprechend konstruierter Schienen der zu erwartenden oder einsetzenden Kontraktur entgegen arbeiten können. Diese Schienen sind alle so konstruiert, daß sie durch einen, wenn möglich elastisch zu gestaltenden Gegenzug in der Richtung des ausfallenden Muskels wirken. Es ist klar, daß dadurch die Neigung der Antagonisten, sich zu verkürzen, bekämpft wird.

Warme und heiße Bäder der betroffenen Teile sind geeignet, die Wirkung der passiven Bewegung zu unterstützen; gleichzeitige Massage der gefährdeten Glieder wirkt gut.

Die elektrische Behandlung möge man anwenden, weil sie sicher nicht schadet, aber doch immer nur in zweckvoller Weise. Es ist natürlich ganz unsinnig, Muskeln, die auf den faradischen Strom nicht mehr reagieren, mit dem faradischen Strom behandeln zu wollen, wie man es vielfach sieht. Will man degenerierte Muskeln zur Kontraktion bringen, so muß man den galvanischen Strom anwenden, und zwar braucht man sich dann nicht mehr an die für die Diagnose vorgeschriebenen Nervenreizpunkte zu halten, sondern man wird zweckmäßig mit einer Rollenelektrode über die gelähmte Muskulatur hin- und herfahren. Ob man die Anode oder Kathode für die Behandlung verwendet, ist gleichgültig, die Stärke des Stromes sei möglichst so, daß eine Muskelzuckung oder doch Bewegung in den bestrichenen Muskeln sichtbar wird.

Hat die Wiederherstellung der Funktion erst einmal begonnen, so wird man außer Massage, passiven Bewegungen, Elektrizität vor allem aktive Bewegungen üben lassen. Mit fortschreitender Besserung kann man oft sehr bald dem sich erholenden Muskel ganz erhebliche Kraftleistungen gegen Widerstand oder durch Bewegung schwerer Gewichte, Hanteln u. dgl. abverlangen. Eine solche energische Übungstherapie übt nicht nur die gelähmt gewesene Muskulatur, sondern sie dient auch dazu, andere Muskeln als mehr oder weniger vollständigen Ersatz auszubilden. An vielen Körperstellen — nicht an allen — ist die Möglichkeit geboten, trotz Ausfalles selbst wichtiger Muskeln, durch Inanspruchnahme anderer Muskeln die alte Beweglichkeit und Kraft in hohem Maße wiederherzustellen; so ist schon eine ganze Reihe von Fällen beschrieben worden, in welchen, trotz bleibenden Ausfalls des Deltoideus, durch Eintreten des Trapezius, Supraspinatus und Pectoralis das Schultergelenk seine volle aktive Beweglichkeit wieder erhalten hat. Sind solche vollkommenen

8*

Fälle auch Ausnahmen, so ist doch eine erhebliche Förderung der aktiven Beweglichkeit durch Inanspruchnahme von Ersatzmuskeln sehr häufig möglich. Dazu gehört freilich eine unermüdliche Arbeit seitens des Arztes, nicht nur eine theoretische Belehrung des Kranken.

In den Fällen, in denen eine Wiederherstellung der Nervenleitung nicht mehr zu erwarten ist, entweder weil schon zu lange Zeit verflossen ist, oder weil die Operation einen unüberbrückbaren Defekt des Nerven ergeben hat, wird man sich die Frage vorlegen, inwieweit man durch Sehnentransplantation eine Besserung erzielen kann. Besonders für die Radialismuskulatur sind durch Verpflanzung eines Teiles der Beugemuskulatur auf die Strecksehnen schon so ausgezeichnete Erfolge erzielt worden, daß der Ausfall von Motilität vollständig gedeckt wurde. Auch an der unteren Extremität leisten Sehnenverpflanzungen oft erhebliche Hilfe, und auch an der Schulter hat man sie versucht. Bei anderen Lähmungen, wie etwa am Medianus und Ulnaris, kann mit ihnen kaum etwas erzielt werden.

Es bleibt dann das Anlegen der in mannigfacher Form konstruierten Schienenapparate. Wie bereits erwähnt, beruhen sie alle auf dem Prinzip, durch einen möglichst elastischen Zug oder Druck die ausgefallenen Muskeln zu ersetzen, so daß eine Ruhestellung herbeigeführt wird, welche der Kontraktion der gelähmten Muskeln entspricht, und die intakten Antagonisten nun Bewegungen aus dieser Ruhestellung heraus erzielen können. Am Fuß begnügt man sich gewöhnlich, z. B. bei Peroneuslähmung, einen nichtelastischen Zug anzubringen.

Die angegebenen Apparate können hier nicht im einzelnen besprochen werden, auch ist hier eine individuelle Auswahl notwendig. Für Fälle, in denen eigentliche Arbeitsleistungen der radialisgelähmten Hand nicht verlangt werden, sei auf die den meisten sehr angenehmen, ohne Verwendung von Metall hergestellten elastischen, handschuhartigen Schienen aufmerksam gemacht. Im allgemeinen sind einfache Konstruktionen überall zu erstreben, aber man soll in der Einfachheit nicht zu weit gehen; es ist ganz mit Recht darauf aufmerksam gemacht worden, daß die vielfach angegebenen einfachen Peroneusschienen zwar am Anfang gut zu wirken scheinen, daß sie aber oft zu einer dauernden Varusstellung des Kniegelenkes führen, die die Funktion des Beines schwer beeinträchtigt. Es muß daher bei Peroneuslähmung ein Schienenhülsenverband oder dergleichen konstruiert werden, der das Kniegelenk mit umfaßt.

Die Frage, ob man bei ungeheilt gebliebenen Nervenverletzungen, welche ganze Glieder oder große Gliedabschnitte unbrauchbar machen, die Amputation empfehlen soll, ist nur ganz ausnahmsweise und nur unter ganz besonderen Umständen bejahend zu beantworten.

Anhangsweise müssen dann hier noch die primären Nervengeschwülste erwähnt werden, die sehr selten sind und natürlich auch zu den Erscheinungen der peripheren Nervenlähmung führen.

Nicht auf eine Stufe mit den eigentlichen Nervengeschwülsten ist die multiple Neurofibromatose (Recklinghausensche Krankheit) zu stellen. Sie macht nur in den seltenen Fällen eigentliche nervöse Symptome, wenn die kleinen Geschwülste im Wirbelkanal, z. B. am Akustikus oder an den Rückenmarkswurzeln sitzen. Sonst bietet sie wesentlich das Bild einer Hautaffektion.

17. Rückenmarkserkrankungen und progressive Muskelatrophien.

Wir können unter den Rückenmarkserkrankungen die einheitlich herdförmigen und die diffusen unterscheiden. An die letzteren schließen sich zweckmäßig dann die progressiven Myopathien an, trotzdem sie ihren Ursprung nicht mehr im Rückenmark, sondern im Muskel haben.

a) Die einheitlich herdförmigen Rückenmarkserkrankungen.

Unter die räumlich einheitlichen Erkrankungen sind zu rechnen Verletzungen des Rückenmarks, die Kompressionen des Rückenmarks durch Wirbelerkrankungen und extramedulläre Geschwülste, die Blutungen des Rückenmarks, die Syringomyelie und die Myelitis.

Wollen wir uns zuerst klar machen, was denn durch einen einheitlichen Herd des Rückenmarks, gleichviel welcher Ursache, für Symptome hervorgebracht werden können, so haben wir uns an die beiden Bestandteile des Rückenmarks zu erinnern. Das Rückenmark besteht aus einer weißen, peripher gelegenen Substanz, welche die Bahnen vom Rückenmark zum Gehirn und vom Gehirn zum Rückenmark enthält und aus einer zentral gelegenen grauen Substanz. Letztere ist das motorische und trophische Zentrum der Muskulatur, durch sie passieren die Sehnenreflexe von hinterer auf vordere Wurzel, durch sie müssen endlich, wie an einer früheren Stelle schon erwähnt (S. 56), die Schmerz- und Temperaturreize passieren, um die weißen Stränge der gekreuzten Seite zu erreichen. Zu dem Rückenmark gehören endlich in gewisser Weise auch noch die Wurzeln des Rückenmarks und hier ist ganz besonders zu erinnern, daß ein erheblicher Teil des Wirbelkanals, nämlich vom 1. Lendenwirbel ab abwärts überhaupt gar kein Rückenmark mehr enthält, sondern nur Wurzeln, nämlich die Cauda equina, deren Erkrankungen so von denen des eigentlichen Rückenmarks nicht ganz scharf zu trennen sind.

Über die allgemeinen Tatsachen der Funktion der Stränge und der grauen Substanz ist S. 54—55 nachzulesen. Dann wird alles Folgende leicht verständlich sein.

Entsprechend der Einteilung des Rückenmarks haben wir nun Symptomenkomplexe, die wesentlich von der Affektion der weißen Stränge, und andere, welche wesentlich von der Affektion grauer Substanz gebildet werden (wenn wir von der Beteiligung der Wurzeln noch absehen wollen).

Die ersteren bezeichnen wir als Quersyndrom, weil dieses durch die quere Unterbrechung der weißen Stränge, die zum Großhirn führen, hervorgebracht wird. Es besteht also darin, daß von einer gewissen Höhe ab, die der Höhe der queren Schädigung des Rückenmarks entspricht, bis zur Fußspitze willkürliche Bewegung und bewußte Empfindung geschädigt oder aufgehoben sind. Wenn, wie das meist der Fall ist, die Unterbrechungsstelle zwischen den Zentren für die oberen und denen für die unteren Extremitäten liegt, so haben wir also die Lähmung der Beine bei völliger Bewegungsfreiheit

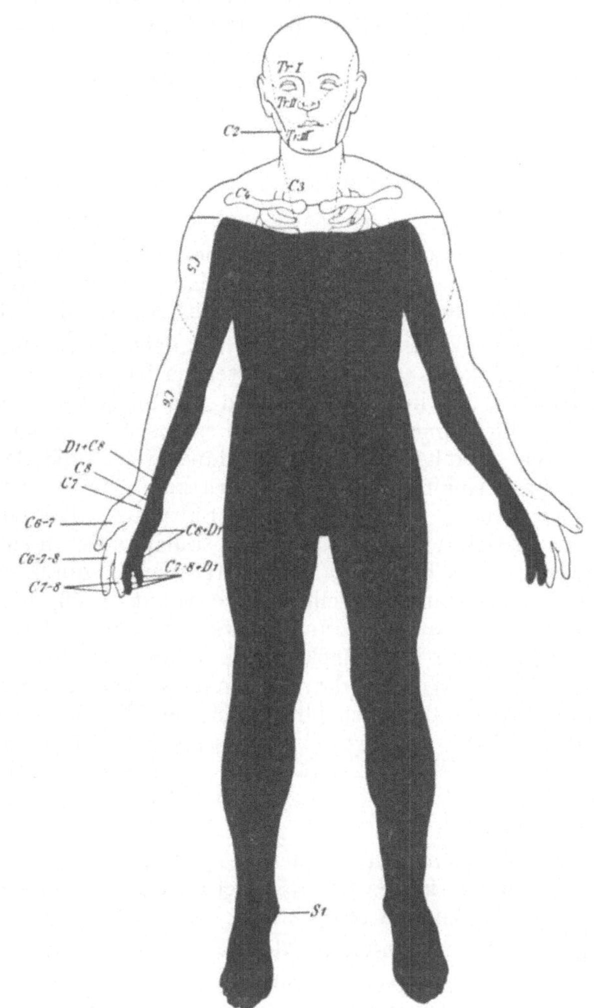

Abb. 14.   Quersyndrom.

der Arme, und wir stellen an einer den Rumpf zirkulär umgreifenden Linie die Grenze fest, unter der Berührungen nicht mehr empfunden werden. In Abb. 14 liegt die Grenze höher im Bereiche der Arme selbst.
Blase und Mastdarmlähmung Es besteht ferner Lähmung der Blase und des Mastdarms, zuerst meist mit Retention des Urins.

Auch wenn die Lähmung nicht ganz vollständig und die Empfin- Wichtigkeit der oberen Grenzlinie
dungsstörung nicht total ist, so ist das Wesentliche dieses Quersyndroms

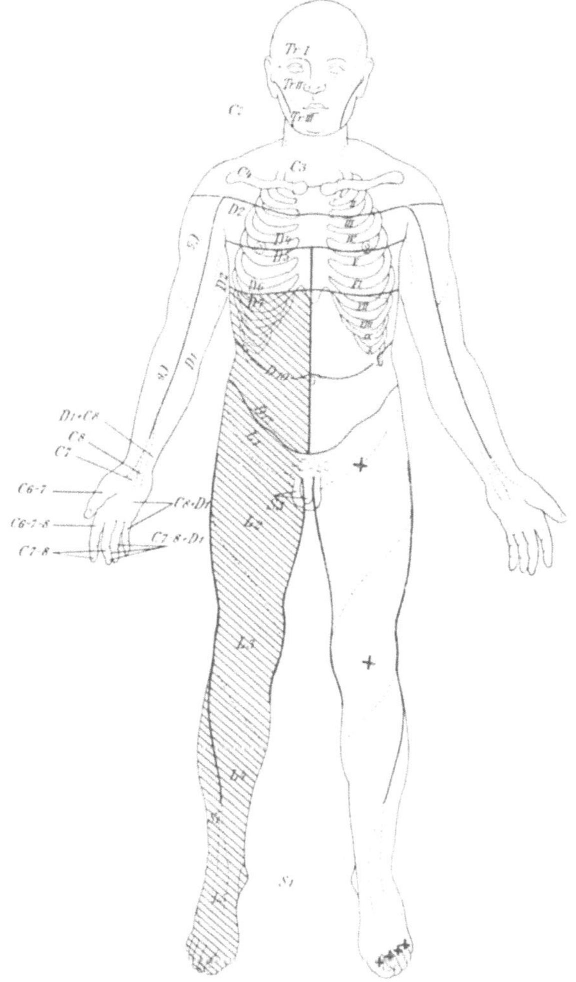

Abb. 15. Verteilung der Sensibilitätsstörung bei linksseitiger Quertrennung des
Rückenmarks in der Höhe des 6. Dorsalsegments.
Rechts Aufhebung des Schmerz- und Temperatursinnes (schraffiert), links Aufhebung des
Lagesinnes (Kreuze).

immer die Feststellung der Grenzlinie, oberhalb welcher alles normal
ist, unterhalb welcher die schweren Störungen bestehen.

Am raschesten orientiert man sich immer über die Grenze der Sensible Symptome
Empfindungsstörung, und man braucht dann nur auf der Abb. 9
nachzusehen, um die Höhe der Läsion zu finden. Nur am Rumpf

verlaufen diese Grenzlinien, wie die Tafeln zeigen, zirkulär; wenn die Querschädigung in das Gebiet der Arme selbst fällt, so verlaufen die Linien an den Armen längs, so daß wir dann die ulnare Seite des Arms hypästhetisch, die radiale normal finden können.

Motorische Symptome

Die motorische Querlähmung hat natürlich alle Charaktere der Pyramidenlähmung: gesteigerte Sehnenreflexe, Babinski, Kontrakturen etc. mit einer sehr wichtigen Einschränkung: Wenn die Quertrennung total, oder auch wenn sie nicht total, aber frisch ist, kann die Lähmung eine ganz schlaffe sein, und die Reflexe, Sehnenreflexe sowohl wie Hautreflexe, können vollständig fehlen (Bastiansche Regel).

Bastiansche Regel

Brown-Séquardscher Symptomenkomplex

Ebenso wichtig wie das totale Quersyndrom ist das der einseitigen Quertrennung, das mit dem Namen Brown-Séquards verbunden ist. Die Eigenart dieses Syndroms ist dadurch bedingt, daß die motorischen Bahnen (Pyramiden) nach der Kreuzung in der Medulla oblongata im Rückenmark selbst ungekreuzt verlaufen, daß die sensiblen Bahnen aber zum Teil (nämlich Schmerz- und Temperaturbahnen) im Rückenmark kreuzen (vgl. auch S. 56). Wir haben also beim Brown-Séquard gleichseitige Pyramidenlähmung und kontralaterale Hyp- oder Anästhesie für Schmerz- und Temperaturreize bis zu der der Unterbrechung entsprechenden Stelle, ferner gleichseitige (auf der Seite der Pyramidenlähmung lokalisierte) Aufhebung des Muskelsinnes (Abb. 15). Der Berührungssinn, dem wahrscheinlich eine ganze Reihe von gekreuzten und ungekreuzten Bahnen zur Verfügung stehen, ist intakt oder nur wenig gestört.

Die Höhenbestimmung geschieht nach denselben Prinzipien wie bei der Totalform.

Zentralsyndrom

Dem „Quersyndrom“ möchte ich das „Zentralsyndrom“ gegenüberstellen, als die Gesamtheit derjenigen Symptome, welche durch die Zerstörung der grauen Substanz des Rückenmarks bedingt sind: das sind die segmental angeordneten Lähmungen, das Fehlen der Sehnenreflexe in demselben Bereiche und die beiderseits segmental begrenzte dissoziierte Sensibilitätsstörung, während die sensible Querlähmung nur nach oben segmental begrenzt ist. „Dissoziiert“, d. h. auf Temperatur- und Schmerzsinn beschränkt ist die Sensibilitätsstörung darum, weil nur diese beiden Qualitäten in der grauen Substanz kreuzen, also nur sie durch Herde in der grauen Substanz geschädigt werden können. Die Ausdehnung der „zentralen“ Symptome entspricht der Längsausdehnung des Herdes im Rückenmark.

Wurzelsymptome

Zu diesen Rückenmarkssymptomen kommen noch die Wurzelsymptome. Sie sind entweder Schmerzen oder radikuläre nicht dissoziierte Sensibilitätsausfälle. Sie kommen am ehesten bei Prozessen zustande, die von außen auf das Rückenmark einwirken, also die Wurzeln selbst komprimieren. Aber auch intramedulläre Prozesse großen Umfanges können die ins Rückenmark einstrahlenden Wurzelfasern beteiligen. Wenn solche radikulären Sensibilitätsausfälle da sind, so verschmelzen sie natürlich mit der Quersensibilitätsstörung, so daß erstere die obere Grenze der letzteren bilden.

Den Typus der zentralen Erkrankung stellt die Syringomyelie Syringo-
myelie
dar, die entsprechend ihrer Seltenheit und praktisch geringen Wichtigkeit hier nur kurz erwähnt sei. Es handelt sich da um eine Höhle,

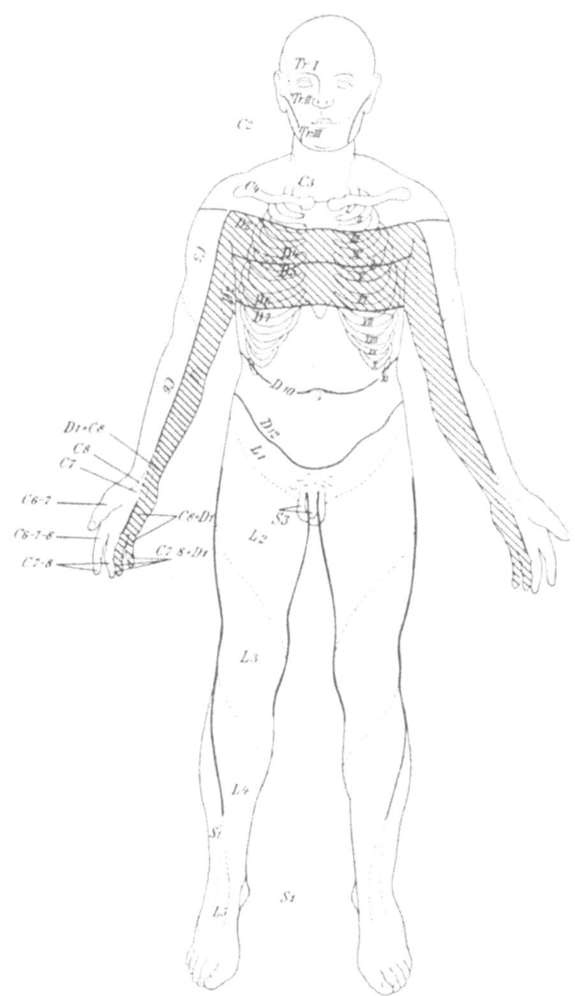

Abb. 16. Zentralsyndrom.

Syringomyelische Höhle etwa vom 8. Zervikalsegment bis zum 6. Dorsalsegment. Aufhebung des Schmerz- und Temperatursinnes in diesem Bereiche (schraffiert).

welche sich von der grauen Substanz aus entwickelt, und welche in
ihr manchmal eine sehr bedeutende Längenausdehnung erreichen
kann. Es muß sich also das „Zentralsyndrom" entwickeln und in der
Tat sind die Hauptsymptome segmentale dissoziierte Sensibili-

tätserscheinungen und segmentale degenerative Muskelläh-
mungen. Erst in späteren Stadien der sich über Jahre und Jahrzehnte
hinziehenden traurigen und kaum beeinflußbaren Erkrankung treten
auch schwere Quersymptome durch die Ausdehnung der syringomyeli-
schen Höhle auf die weiße Substanz auf. Angedeutet (z. B. durch den
Babinski) können sie allerdings auch in frühen Stadien sein. Wird die
Medulla oblongata in den Prozeß einbegriffen, so treten bulbäre
Erscheinungen hinzu (Syringobulbie). Von den Symptomen der
Syringomyelie seien dann noch die trophischen und vasomotorischen
Störungen erwähnt, welche zur Abstoßung von Fingern und Finger-
gliedern führen und so zur Verwechselung mit Lepra Veranlassung
geben können. Nicht selten findet sich bei den Kranken eine Kypho-
skoliose. Neuerdings sind günstige Erfolge mit Röntgenbestrahlung
längs des Wirbelkanals berichtet worden. Sie ist zu versuchen.

Sehr ähnlich der Syringomyelie lokalisiert sich häufig die Blutung
in das Rückenmark, die Hämatomyelie. Die Blutung kann sich als
„Röhrenblutung" auf große Strecken hin durch das Rückenmark er-
gießen. Sie kommt entweder durch ein Trauma der Wirbelsäule zustande, wobei aber eine Kontinuitätstrennung der Wirbelsäule gar
nicht nötig ist, oder unter dem Einfluß großer körperlicher Anstrengung
(Heben schwerer Lasten u. dgl.), und zwar meist bei jugendlichen
Personen mit bisher anscheinend ganz gesunden Gefäßen. Derjenige
Zustand, der dem Zentralsyndrom entspricht, stellt sich aber hier erst
im späteren Verlauf ein. Durch die indirekte Schädigung der weißen
Substanz kommt es auch bei der Hämatomyelie zunächst gewöhnlich
zu den Erscheinungen einer totalen Querläsion, die sich sogar kaum
bei irgend einer anderen Erkrankung mit solcher Schnelligkeit im Laufe
von Stunden einstellen, als gerade bei der Hämatomyelie. Die Plötzlich-
keit der Entstehung einer Querläsion ist geradezu charakteristisch
für die Hämatomyelie. Trotz dieses sehr fulminanten Bildes ist die
Prognose der Hämatomyelie darum verhältnismäßig günstig, weil die
Quersymptome sich meist wieder bis zu einem hohen Grade oder vollständig zurückbilden können, wonach manchmal dann nur die Zentral-
symptome zurückbleiben, die natürlich unangenehm genug sind, auch
den Patienten häufig dauernd arbeitsunfähig machen, aber ihn doch
wenigstens nicht, wie man zuerst befürchten mußte, dauernd an das
Bett fesseln. Hämatomyelien, die den untersten Teil des Rückenmarks betreffen, führen natürlich nicht zu Quersymptomen, sondern
zu (segmentalen) atrophischen Lähmungen und entsprechenden Sensibilitätsstörungen neben Blasen-Mastdarmstörungen (vgl. auch das weiter
unten S. 127 über die Tumoren des untersten Rückenmarksabschnittes
Gesagte). Therapeutisch können wir gegen die Hämatomyelie außer
Ruhe und Pflege (steriles Katheterisieren, Verhinderung des
Dekubitus) gar nichts tun.

Nicht mit der Hämatomyelie auf eine Stufe zu stellen sind die
an anderer Stelle behandelten Zertrümmerungen und Quetschungen des
Rückenmarks.

Den Typus der reinen Quererkrankung sieht man häufig bei der *Myelitis*. Nicht ganz so schnell wie bei der Hämatomyelie, aber doch in einigen Stunden oder über Nacht stellt sich die Paraplegie mit allen ihren Symptomen ein. Die Myelitis folgt meist **Infektionskrankheiten** (z. B. Influenza) und setzt dann unter Allgemeinerscheinungen und Fieber ein, die bei der Hämatomyelie fehlen. In einer Anzahl von Fällen ist eine erkennbare Ursache nicht nachzuweisen. Über die **luetische** Myelitis vgl. unter Lues cerebrospinalis. Dunkler ist das **Verhältnis der Myelitis zur multiplen Sklerose** (vgl. das Kapitel über multiple Sklerose); d. h. Fälle, die als anscheinende Myelitis beginnen, erweisen sich nach Jahren durch den Verlauf manchmal als multiple Sklerosen. Man steht zwar heute meist auf dem Standpunkt, daß die multiple Sklerose ein besonderer Prozeß sei, demnach auch die anscheinende Myelitis schon histologisch von der eigentlichen Myelitis verschieden sein müsse; ganz sicher ist das nicht. **Praktisch folgt aber,** daß man bei der Prognose einer „Myelitis" sich immer die Möglichkeit einer multiplen Sklerose offen halten soll, die Fälle verlaufen dann zunächst meist günstig, oft in anscheinend völlige Heilung, bis dann nach kürzerer oder längerer Zeit andere Schübe der multiplen Sklerose folgen. Von den anderen Myelitiden ist durch besondere Behandlung nur die syphilitische günstig zu beurteilen, wenn auch der Erfolg hier nicht immer eintritt. Die anderen Formen verlaufen meist ungünstig. Im Beginn der Erkrankung ist für **absolute Ruhe** des Kranken zu sorgen. Die Infektion der Harnwege und der Dekubitus lassen sich auf die Dauer schwer hintanhalten, der Kranke geht nach einigen Wochen zugrunde. Es gibt aber auch Fälle, die spontan heilen.

Ein der Myelitis ganz gleichendes Bild kommt durch die Caissonkrankheit zustande, jene Krankheit, welche durch die Entbindung des unter hohem Druck in den Geweben absorbierten Stickstoffs entsteht. Es kommt dabei zu Gasembolien und auch zu „Explosionen" im Nervengewebe.

Die Myelitisherde können multipel auftreten und sich mit Enzephalitis kombinieren (**Enzephalomyelitis**). Die Diagnose dieser Zustände muß nach Ausschluß von Lues, von multipler Sklerose und den anämischen Rückenmarkskrankheiten (vgl. diese S. 135) gestellt werden, was sich erst nach längerer Beobachtung ermöglichen läßt.

Die **langsame Entwickelung** ist das Charakteristische des **Rückenmarkstumors**. Wir unterscheiden intramedulläre und extramedulläre Tumoren; unter extramedullären Tumoren verstehen wir dabei wesentlich die von den **Häuten** des Rückenmarks ausgehenden, nicht die im nächsten Kapitel zu besprechenden von den Wirbeln aus entstehenden Geschwülste. Ihre Unterscheidung ist praktisch außerordentlich wichtig, weil die extramedullären operabel, die intramedullären, welche als **diffuse Gliomatose** und **umschriebene Gliombildung** vorkommen, in der großen Mehrzahl nicht operabel sind. **Beide** Formen machen häufig zuerst **Brown-Séquard**sche Symptome, d. h. sie beginnen **einseitig.** Wir finden dann etwa auf der einen Seite nur eine leichte motorische Schwäche mit **Babinski**schem Reflex, auf der anderen eine Abstumpfung der Temperatur- und Schmerzempfindung, die nach den Fußspitzen zunimmt. Das wesentliche Unterscheidungsmerkmal der beiden Formen sind in der Mehrzahl der Fälle die bei den extramedullären Prozessen sich früh einstellenden Schmerzen. In dem, vom praktischen Gesichtspunkt gesehen, sehr eintönigen und unfruchtbaren Gebiete der Rückenmarkskrankheiten ist die Diagnose der operablen Rückenmarkstumoren wohl der höchste Gipfel. Dieser Gipfel ist aber nicht schwer zu erreichen, man muß ihn nur ins Auge fassen, d. h. man muß bei jedem allmählich fortschreitenden und einheitlich lokalisierten Rückenmarksleiden an die Möglichkeit eines Tumors denken, und ganz besonders dann, wenn das Leiden mit Schmerzen angefangen hat. Ja, neuralgische Schmerzen, sei es im Arm, seien es sogenannte Interkostalneuralgien etc., müssen in jedem einzelnen Falle Veranlassung geben, auf ein Rückenmarksleiden und speziell auf Rückenmarkstumor zu untersuchen. Die Höhendiagnose des Tumors ist auf Grund der Kenntnisse, die wir heute von der Segmentinnervation des Körpers haben, wirklich nicht gar so schwer. Hervorgehoben sei, daß wir immer nur den obersten Pol des Tumors diagnostizieren können, dessen Erkennung sich auf den Nachweis der am höchsten sitzenden motorischen, sensiblen oder Reflexstörungen aufbaut; aber das ist für die operative Behandlung völlig genügend. Sehr wichtig ist die anatomische Tatsache, daß die Wurzeln den Wirbelkanal nicht an ihrer Eintrittsstelle in denselben aus dem Rückenmark verlassen, sondern ein oder mehrere Wirbel tiefer, wie das Abb. 17 für die einzelnen Wirbel zeigt. Will man also einen Tumor operieren, dessen oberer Pol in der Höhe der 4. Dorsalwurzel lokalisiert ist, so sieht man, daß diese Wurzel etwa am 3. Dorsalwirbelkörper entspringt, und daß, um diese Stelle zu treffen, der Chirurg am 1. Dorsaldornfortsatz eingehen muß.

Was wir aus den Symptomen diagnostizieren, ist nun aber zunächst nicht der operable Rückenmarkstumor, sondern ein Prozeß, der das Rückenmark an einer bestimmbaren Stelle allmählich ausschaltet.

<table>
<tr><td>Diffe-
rential-
diagnose
Multiple
Sklerose</td><td>Ehe wir da zur Diagnose Rückenmarkstumor kommen, müssen wir einige andere Möglichkeiten ausschalten. Gegenüber der multiplen Sklerose wird man daran denken müssen, nach Symptomen in Vorgeschichte und Status zu fahnden, die mit der Annahme eines Herdes nicht vereinbar sind. Die Abgrenzung kann oft ungemein schwierig werden. Manchmal gibt das Resultat der Lumbalpunktion (S. 156) einen wertvollen Hinweis. Die Ähnlichkeit mit dem</td></tr>
<tr><td>Myelitis</td><td>Symptomenbilde der Myelitis kann sehr groß sein und das einzige Unterscheidungsmerkmal in dem beim Rückenmarkstumor fast stets nachweisbaren stetigen Fortschreiten des Prozesses liegen. Von der</td></tr>
<tr><td>Syringo-
myelie</td><td>Syringomyelie war bereits die Rede. In seltenen Fällen kann die Unterscheidung recht schwierig sein, der Verlauf der Syringomyelie ist aber ein gewöhnlich viel mehr chronischer. Weiter kann zwar ein Tumor da sein, aber ein Gumma, also ein Tumor, der soweit überhaupt zu beseitigen, fast immer durch die interne Therapie zu beheben ist.</td></tr>
</table>

Die Syphilis ist an anderer Stelle dieses Buches besprochen. Es gilt als Regel, daß selbst in Fällen, wo man keine allgemeinen Symptome der Lues, z. B. keine Wassermannsche Reaktion hat, man doch jeden tumorverdächtigen Fall, wenn nicht die Operation gar zu sehr drängt, zunächst spezifisch behandelt und erst nach dem Versagen einer energischen 4—6 Wochen durchgeführten Kur die Operation in Frage zieht.

Die Differentialdiagnose gegenüber den Wirbelerkrankungen ist hier nur ganz kurz zu berühren, weil diese weiter unten behandelt werden. Hier ist nur zu sagen, daß die Unterscheidung zwischen einem extramedullären Rückenmarkstumor und einem Wirbeltumor nicht immer möglich ist, wenn der Wirbeltumor nicht zu einem Gibbus geführt hat. Für einen primären Wirbeltumor spricht auch ohne Gibbus immer eine sehr lebhafte lokale Druckschmerzhaftigkeit der Wirbel. Aber einerseits kann diese auch bei Wirbeltumor ganz fehlen, andererseits kommt eine mäßige Schmerzhaftigkeit der Wirbel nicht nur bei dem Rückenmarkstumor, sondern gelegentlich auch bei allen Rückenmarkserkrankungen (z. B. Myelitis, Hämatomyelie) vor. Gegen Wirbelaffektion — wenn auch nicht absolut — spricht Einseitigkeit des Leidens, also Brown-Séquardsches Syndrom. Es bleibt dann noch die Differentialdiagnose zwischen einem intramedullären und einem extramedullären Tumor übrig. Das einzige Merkmal, das für einen extramedullären Tumor spricht, sind die Wurzelschmerzen,

Syphilis

Wirbel-
erkran-
kungen

Diffe-
rential-
diagnose
zwischen
intra- und
extra-
medul-
lärem
Tumor

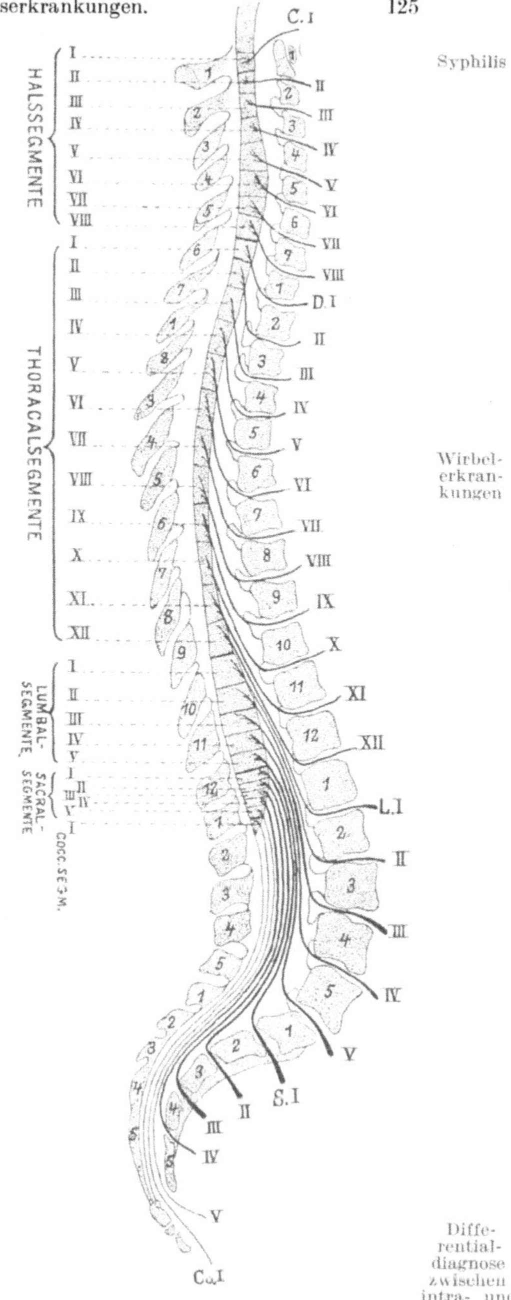

Abb. 17. Topographie des Rückenmarks, der Wurzeln und der Wirbelsäule nach Dejerine-E. Flateau.

besonders im Beginne des Leidens, sie können aber, wenn auch nicht gerade sehr häufig, bei intramedullärem Tumor vorhanden sein und — häufiger — sie können bei extramedullärem Tumor fehlen.

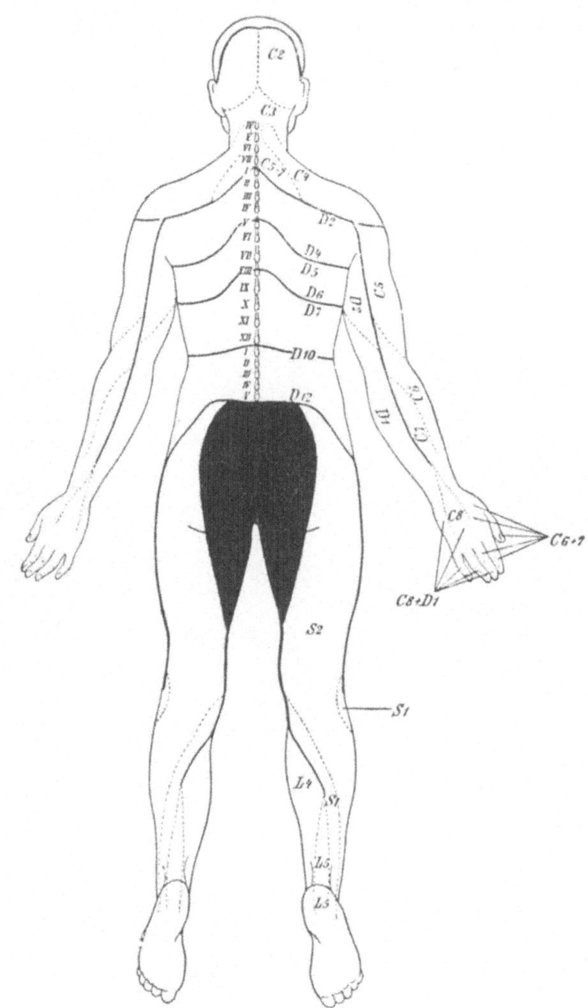

Abb. 18.   Sensibilitätsstörung (schwarz) bei Erkrankung des untersten Rückenmarksabschnittes.

Es bleibt in zweifelhaften Fällen, da auch die Röntgenuntersuchung bei den eigentlichen Rückenmarksgeschwülsten — also den nicht vom Wirbel, sondern gewöhnlich von den Häuten des Rückenmarks ausgehenden — völlig im Stich läßt, nichts anderes übrig, als die Probelaminektomie, die in der Tat von einer Reihe von Autoren dringend empfohlen wird. Auch wir müssen sagen, daß sie sich durchaus lohnt, denn ein extramedullärer Tumor ist doch anders nicht zu beeinflussen und einige Operateure haben sogar angefangen, intramedulläre Tumoren anzugreifen; diese Operation kommt jedoch nur dann in Frage, wenn die Neubildung einigermaßen abgrenzbar erscheint. Die Operation ist jedoch, auch wenn sie von erfahrener Hand ausgeführt wird, stets eine eingreifende, deren Gefahren nicht gering anzuschlagen sind. Die Prognose der Operation extramedullärer Rückenmarkstumoren ist, weil sie *Operation* meist histologisch gutartig sind, immerhin eine so gute, daß wir alles daran setzen müssen, sie alle und möglichst früh zur Operation zu bekommen. Selbst, wenn schon schwerste Lähmungen da waren, kann der Erfolg der Operation noch die vollkommene Restitution sein.

In neuester Zeit ist zur Höhendiagnose intraduraler-extramedullärer Prozesse und zur Differentialdiagnose gegenüber intramedullären Prozessen die intralumbale *Intralum-* Lufteinblasung mit Erfolg verwandt worden. In den Fällen von intraduralen- *bale Luft-* extramedullären Prozessen löste die Einblasung von Luft in den Lumbalsack *einblasung* Schmerzen aus, die einen Schluß auf den Höhensitz zuließen. Die Erfahrungen über diese Methode sind noch nicht abgeschlossen.

Selbstverständlich gibt es auch Fälle, wo sich so langgestreckte Tumoren finden, daß man sie nicht exstirpieren kann. Auch sind Operationen am Halsmark natürlich gefährlich. Im allgemeinen aber ist die Exstirpation eines diagnostizierten Rückenmarkstumors bei exakter Technik kein sehr schwieriger Eingriff und etwa mit den Operationen in der hinteren Schädelgrube an Gefährlichkeit gar nicht zu vergleichen.

Man hat in den letzten Jahren in einer Reihe von Fällen anstatt des erwarteten Tumors eine zirkumskripte seröse zystische Meningitis gefunden. *Seröse* Auch sie wird aber durch die Operation günstig beeinflußt, so daß sie also *Meningitis* differentialdiagnostisch nicht sehr ins Gewicht fällt. Nur ist zu erwägen, daß sich oft genug ein intramedullärer Tumor hinter der bei der Operation gefundenen umschriebenen Flüssigkeitsansammlung in den Meningen verbirgt.

Einen besonderen Typus bilden nun noch die Erkrankungen am *Unterster* unteren Rückenmarksende. Hier spielen naturgemäß die Querschnitts- *Rücken-* symptome keine wesentliche Rolle mehr, da unter der Störungsstelle *marksab-* ja kein Rückenmark mehr ist, sondern das Bild ist fast ausschließ- *schnitt* lich bestimmt durch die Zentral- und die Wurzelsymptome. Bei ausgedehnteren Läsionen haben wir hier atrophisch-degenerative Lähmungen der unteren Extremitäten, segmentale Sensibilitätsstörungen und Blasen- und Mastdarmlahmung sowie Aufhebung der Geschlechtsfunktionen. Wenn der allerunterste Teil des Rückenmarks, der Konus, betroffen ist, so brauchen nur geringe Störungen der Extremitäten da zu sein. Es sind nur einige Fußmuskeln gelähmt, die Achillessehnenreflexe fehlen, die Patellarreflexe sind erhalten, bei ausgedehnten Läsionen sind auch diese vernichtet. Die Sensibilitätsstörungen sind bei den ganz tiefen Läsionen in charakteristischer Weise um die Genitalien, den Damm und den After angeordnet (manchmal „reithosenförmig") und die Sensibilitätsprüfung dieser Gegend ist bei Verdacht auf eine tiefe Läsion, etwa eines Tumors, niemals zu vergessen. Der

Babinskische Reflex als Querschnittssymptom ist in diesen Fällen nicht vorhanden. Meist fehlen die Fußsohlenreflexe überhaupt. Die Sehnenreflexe sind im Bereiche der Störung erloschen, es kommt bald E.R. zur Erscheinung.

Konus und Kauda Ganz besonders schwer und manchmal verfehlt wird die Differentialdiagnose zwischen Konus- und Kaudaerkrankung. Die Symptome können ganz dieselben sein, sie können auch kombiniert sein, weil die Kaudafasern ja an dem Konus vorbeiziehen, ein Tumor neben dem Konus auch die Kaudafasern trifft. Im allgemeinen sprechen einseitige Störungen für die Kauda, auch Schmerzen sprechen als Wurzelsymptom (s. o.) immer für die Kauda. Diese Schmerzen sind teils im Kreuzbein und den benachbarten Partien lokalisiert, teils strahlen sie ins ganze Ischiadikusgebiet aus und führen wegen ihrer enormen Intensität zu eigentümlichen Haltungen und Stellungen. Die Bestimmung des Sitzes einer Läsion ist ja besonders für die Operation eines Tumors wichtig, da es sich um große räumliche Distanzen — die ganze Lendenwirbelsäule — handelt. Der allgemeine Praktiker wird sich hier gern spezialistischer Hilfe versichern, zumal Kaudaaffektionen manchmal Krankheitsbilder hervorrufen, die der Ischias ähnlich sind.

Rückenmarkserkrankungen durch Wirbelerkrankung Affektionen der Wirbelsäule, welche das Rückenmark schädigen, können traumatisch oder infektiös oder können Geschwülste sein. In den beiden letzten Fällen liegt häufig die Sache so, daß wir durch nervöse Symptome erst auf das Wirbelleiden aufmerksam gemacht werden.

Wirbelbruch Bei den traumatischen Fällen haben wir allerdings fast immer die Anamnese, und es muß bei jedem Kranken, der nach einem Sturz von einem Gerüst od. dgl. in die Behandlung kommt, das erste sein, daß wir ihn auf eine Beteiligung des Rückenmarks durch die Verletzung untersuchen. Eine Minute genügt meist dazu, um Sehnenreflexe und Babinski zu prüfen und den Kranken, wenn er nicht gleichzeitig durch eine Gehirnverletzung bewußtlos ist, einige willkürliche Bewegungen machen zu lassen. Was die Sehnenreflexe anlangt, so sei hier noch einmal betont, daß sie nach frischen Verletzungen meist aufgehoben sind. Sind aber die Sehnenreflexe da, und ist kein Babinski vorhanden, so kann man zunächst erleichtert aufatmen. Gröbere Störungen des Rückenmarks sind dann ausgeschlossen. Darum kann doch eine Wirbelverletzung vorhanden sein. Selbst große Frakturen und Luxationen der Wirbelsäule können ohne Rückenmarksverletzung erfolgen. Man muß dann mit großer Vorsicht auf die Wirbelverletzung weiter untersuchen, man darf den Kranken nicht etwa sich aufsetzen lassen, weil es vorgekommen ist, daß durch ungeschickte Hantierungen in solchen Fällen erst sekundär Rückenmarksschädigungen hervorgerufen wurden.

Rückenmarksverletzungen Sind Rückenmarksverletzungen da, so sind sie leider meist schwer und haben die Form des totalen Quersyndroms, wie wir es im Anfang dieses Kapitels geschildert haben, bei tiefen Verletzungen natürlich die Form der Konus- und Kaudasymptome. Aus der oberen Grenze der

Sensibilitätsstörung können wir die Höhe der Verletzung häufig sicherer angeben, als es durch die Untersuchung der Wirbelsäule möglich ist. Die anatomische Grundlage dieser Verletzungen bildet meist eine völlige Zertrümmerung des Rückenmarks und diese Fälle sind prognostisch sehr ungünstig. Die Patienten gehen nach Tagen oder Wochen an den Folgen der meist gar nicht vermeidbaren Infektion der Harnwege zugrunde. Wenn sie durchkommen, so hat es sich nicht um totale Querläsionen gehandelt, und es war schon erwähnt, daß insbesondere traumatische Hämatomyelien im Anfang durch indirekte Wirkung das Bild einer Querläsion machen können, während der Verlauf zeigt, daß der Herd nur ein zentraler von geringer Ausdehnung gewesen ist. Wenn aber ein **Kranker** mit Rückenmarksverletzung etwa 2—3 Tage nach ihrem Entstehen noch gar keine Spur von Bewegung oder Empfindung in den unteren Extremitäten zeigt, dann kann man die Hoffnung ziemlich aufgeben, und auch von den mittelschweren Verletzungen gehen schließlich eine ganze Anzahl zugrunde. Prognostisch günstig sind die ganz leichten Verletzungen, insbesondere die, die nur zu Wurzelsymptomen, insbesondere zu Wurzelschmerzen geführt haben, wie sie am häufigsten naturgemäß an der Kauda vorkommen. Hier sei als praktisch wichtig der „Verhebungsbruch" des 5. Lenden- Bruch des wirbels erwähnt, der beim Heben einer schweren Last entstehen 5. Lendenwirbels kann, ohne daß eine Gewalteinwirkung auf die Wirbelsäule selbst stattzuhaben brauchte, und der leichte und oft jahrelang verkannte Beschwerden macht (Röntgenuntersuchung!).

Die **operative Therapie** der Wirbel- bzw. Rückenmarksver- Therapie letzungen beschränkt sich mit wenigen Ausnahmen auf die seltenen Fälle, in welchen aus allgemeinen chirurgischen Grundsätzen, also bei Infektion von einer äußeren Wunde aus, die Freilegung nötig ist. Bei der traurigen Prognose dieser schweren Verletzung fühlt man sich ja immer wieder versucht zu einem Eingriff zu raten, in der Hoffnung, etwa ein abgesprengtes Knochenstück, das das Rückenmark komprimiert, zu finden, und ich rate auch einzugreifen, wo man eine solche Vermutung aus dem Befunde von Reizsymptomen — Zuckungen in den Beinen, oder dem in diesen Fällen nicht so ganz seltenen Priapismus — begründen kann. Selbst in den Fällen, wo man chirurgisch zu beseitigende Verengerungen des Kanals antrifft, erlebt man wenig Freude, und in der großen Mehrzahl der Fälle sind solche Veränderungen gar nicht da, vielmehr ist die etwaige Luxationsfraktur wieder reponiert, die einmalige Quetschung aber hatte das Rückenmark unwiderruflich zerstört. Daher wird man bei diesen Rückenmarksverletzungen, je mehr man davon sieht, immer zurückhaltender mit der Operation, die ja doch auch einen erheblichen Eingriff darstellt und in Fällen, deren spontaner Ausgang zweifelhaft ist, den Ausschlag nach der unglücklichen Seite geben kann.

Die Wirbelverletzung selbst ist nach chirurgischen Grundsätzen mit langdauernder Ruhigstellung und späterer Sicherung der Konsolidation durch Verordnung von Stützapparaten und Korsetts zu behandeln. Das muß gerade auch in den Fällen geschehen, wo trotz Wirbelverletzung das Rückenmark gar nicht verletzt war.

Viel häufiger als Folge von Wirbelverletzungen ohne Rückenmarks-schädigung sind **Wirbelschmerzen**, die nach Verletzungen entstehen, zunächst nur Folgen leichter Muskelzerrungen u. dgl., später dann Ausdruck einer traumatischen Neurose (vgl. später). Hier ist dann jede lokale Behandlung kontraindiziert.

Es sei trotz der Seltenheit der Erkrankung darauf hingewiesen, daß nach wenig oder gar nicht beachteten Wirbeltraumen sich nach Wochen oder Monaten ein **Gibbus** herausbilden kann, der auf eine durch das Trauma eingeleitete rarefizierende Ostitis zurückgeht (sogenannte **Kümmelsche Krankheit**). Man denke doch ab und zu an diese Erkrankung, da man sonst den Leuten mit anscheinend neurasthenischen Wirbelschmerzen unrecht tun kann. Auch an die häufige Förderung **tuberkulöser Karies** durch ein **Trauma** ist in diesem Zusammenhange zu erinnern.

Die vorstehenden Ausführungen galten für die Verletzungen, die uns im Frieden durchaus nicht selten zu Gesicht kamen. Der Krieg hat uns nun eine ungeheure Vermehrung der Rückenmarksverletzungen gebracht, die **Rückenmarksschüsse**.

Infanterie- oder Artilleriegeschosse können das Rückenmark selbst treffen und zerreißen, indem sie dabei den Wirbelkanal durchsetzen oder auch im Wirbelkanal stecken bleiben. Oft ist es nicht das Geschoß allein, sondern Stücke und Splitter des zerstörten Wirbels, welche das Rückenmark zerquetschen und zu **Blutungen** in die Rückenmarkssubstanz (**Hämatomyelie**) und in die Rückenmarkshäute Veranlassung geben. Es hat sich aber gezeigt, daß schwerere Rückenmarksschädigungen durch die modernen Geschosse auch hervorgebracht werden können, ohne daß das Rückenmark überhaupt berührt und ohne daß der Duralsack eröffnet wird, ja in einzelnen Fällen, ohne daß auch nur der Wirbel verletzt wird. Auch das Platzen eines schweren Geschosses in unmittelbarer Nähe kann gelegentlich einmal zu einer organischen Rückenmarksschädigung führen. Die Autopsien solcher Fälle haben weiter gezeigt, daß es sich in diesen nicht immer um Blutungen in die Rückenmarkssubstanz handelt, wie man anzunehmen geneigt war, sondern daß es infolge der Erschütterung zu einfachen **Nekrosen** der Rückenmarkssubstanz kommt.

Die **Prognose** wird zunächst dadurch bestimmt, ob die Zeichen des völligen **Quersyndroms** — völlige Aufhebung der Motilität und Sensibilität nach abwärts von der Stelle der Verletzung zugleich mit Aufhebung der Blasen- und Mastdarmfunktion — bestehen. Wie bei den Friedensverletzungen sind auch im Kriege diese **totalen** Funktionsaufhebungen prognostisch durchaus ungünstig. Dabei mag man vielleicht die ersten Stunden nach der Verletzung außer acht lassen; bleiben aber die Zeichen der Totalschädigung auch nur Tage bestehen, so mag vielleicht noch eine leichte Besserung eintreten, bis zu einer praktisch nützlichen Funktion kommt es nicht wieder, und die bedauernswerten Verletzten gehen nach Wochen oder Monaten oder sogar Jahren an der auf die Dauer nicht vermeidbaren Infektion der Harnwege und ihrer Verbreitung, oft auch schon an einem

Dekubitus zugrunde. Auf der anderen Seite aber sehen wir eine große Reihe von Rückenmarksverletzungen, bei denen von vornherein mit Sicherheit die Diagnose einer nur teilweisen Schädigung des Rückenmarksquerschnittes gestellt werden kann. Wir sehen also entweder keine völlige Lähmung beider Beine, sondern nur eine Parese oder nur die Lähmung oder Parese eines Beins, meist — aber nicht immer — mit Empfindungsstörung auf der anderen Seite (Brown-Séquardscher Symptomenkomplex vgl. S. 120), oder die Sensibilitätsstörung überwiegt die Motilitätsstörung. Blasen- und Mastdarmstörung können unvollständig oder gering sein oder ganz fehlen. Dabei fehlen die Sehnenreflexe meist nicht, wie bei den totalen Querschnittsläsionen, sondern sind vorhanden, oft zum Klonus gesteigert. In ganz leichten Fällen müssen wir besonders später sehr genau nach „Pyramidenzeichen" suchen, und auch etwa vorhandene Empfindungsstörungen sehr sorgsam auf ihre Gestalt und Art prüfen, damit wir dem Mann, der etwa nur über eine leichte Schwäche eines Beines klagt, nicht unrecht tun und ihn nicht für einen Hysteriker erklären. Diese teilweisen Verletzungen bessern sich nun meist bis zu einem hohen Grade. Die Verletzten werden allmählich, manchmal überraschend schnell, wieder gehfähig und vor allem regelt sich die Blasen- und Mastdarmtätigkeit wieder.

Für einen sehr großen Teil dieser Fälle findet, wie gesagt, dieser günstige Verlauf darin seine Begründung, daß es sich gar nicht um eine direkte Verletzung des Rückenmarks durch das Geschoß oder durch Knochensplitter handelt, sondern nur um Nekrosen oder Blutungen in das Rückenmark infolge der Erschütterung durch das den Wirbel durchschlagende, an ihn streifende, oder in ihm steckenbleibende Geschoß.

Besonders ist noch zu betonen, daß bei den umschriebenen Quertrennungen des Rückenmarkes sich elektrische Veränderungen im Sinne einer Entartungsreaktion nicht zu finden brauchen; solche finden sich nur in dem Maße, als die Zellen des Vorderhorns, d. h. die Ursprungszellen der motorischen Nervenfasern, zerstört sind.

Die leichtesten Erschütterungen des Rückenmarks können nach wenigen Minuten und Stunden wieder objektiv und subjektiv symptomenfrei sein. So geben Patienten mit Halsschüssen an, daß sie bei dem Schuß zusammengestürzt sind, und einige Zeit die Beherrschung ihrer Glieder verloren, sie aber bald wieder erlangt hätten. Es sind dies leichtere Fälle, die man im engeren Sinne als Commotio spinalis bezeichnet hat, in den schwereren ist die Erschütterung nicht mehr rückbildungsfähig, sondern geht in Nekrose über.

Für die sehr häufig zu machende Unterscheidung einer Paraplegie durch Rückenmarksverletzung von einer hysterischen ist maßgebend nicht die Untersuchung der elektrischen Erregbarkeit, sondern der Befund der Reflexe. Ist kein Babinski da, kein Fußklonus und sind die Sehnenreflexe überhaupt erhalten, so ist die Lähmung eine hysterische. Auch schon aus der Anamnese können wir meistens die Diagnose der hysterischen Lähmung fast mit Sicherheit stellen; wenn wir nämlich hören, daß Urin- und Stuhlentleerung ungestört sind, so ist das mit einer totalen Paraplegie infolge von Rückenmarksverletzung unvereinbar.

9*

Operation

Bei dem immer ungünstigen Verlauf der totalen Rückenmarksläsion und dem sehr häufig günstigen Verlauf der teilweisen halte ich nach wie vor große operative Zurückhaltung gerade bei den teilweisen für geboten. Denn hier kann die Operation schaden, weil die mit der Laminektomie verbundene Erschütterung einem ohnehin schon kranken Rückenmark — wie ich aus Friedenserfahrungen auf das Bestimmteste versichern kann — geradezu den Rest geben kann. Bei den teilweisen Rückenmarksverletzungen hat die Operation fast immer so lange Zeit, bis Schlüsse auf die spontane Rückbildungsfähigkeit und eine genaue röntgenologische Untersuchung möglich sind. Die totalen Querläsionen mag man früher oder später operieren, man wird ihnen wenigstens nichts schaden, und es sei erwähnt, daß einige ganz enorm seltene Fälle bekannt gegeben sind, wo sich durch Lösung von Verwachsungen, die sich um das Rückenmark gebildet hatten, auch hier noch Besserungen haben erzielen lassen.

Nur in verhältnismäßig wenigen Fällen finden sich, wie erwähnt, Splitter oder Geschosse so im Wirbelkanal steckend, daß sie einen Druck auf das Rückenmark ausüben, ohne doch den Querschnitt zu gleicher Zeit total zerstört zu haben, und dies sind wohl die einzigen Fälle, in welchen die operative Therapie für die Funktion etwas nützen kann. Den von einigen Chirurgen vertretenen Standpunkt, die Rückenmarksverletzten möglichst alle und möglichst bald nach der Verletzung zu operieren, ebenso wie die Schädelschüsse, halte ich nach wie vor nicht für gerechtfertigt. Eine Ausnahme machen natürlich diejenigen Fälle, bei denen die Verletzung so liegt, daß, wie bei den Schädelschüssen, die Gefahr der Infektion die Indikation zur Operation abgibt. Das ist im allgemeinen bei den Rückenmarksschüssen aber nicht der Fall.

Die Hauptsache bei der Pflege und Behandlung Rückenmarksverletzter bleibt die Vermeidung von Infektionen der Blase und Hintanhaltung eines Dekubitus. Dann kann man fast immer die Frage einer Operation in Ruhe erwägen und später durch symptomatische Übungen die spontane Besserung unterstützen.

Verletzungen des Konus und der Kauda

Eine besondere Stellung nehmen auch unter den Kriegsverletzungen des Rückenmarks die des untersten Rückenmarksabschnittes und der Cauda equina ein. Auch bei leichten Verletzungen des Konus bleiben meist irreparable Blasenstörungen und Vernichtung der Geschlechtsfunktion bei im übrigen leidlichem Befinden und guter Gehfähigkeit. Schwerere Kaudaschüsse machen einseitige oder doppelseitige Lähmungen von segmentalem Typus oft bis zu praktischer Unbrauchbarkeit der Beine, verbunden mit Empfindungsstörungen und meist mit sehr heftigen Schmerzen. Operationen haben hier nur selten zu Resultaten geführt, sind aber unter den gleichen Voraussetzungen wie bei den höheren Verletzungen angezeigt.

Wirbelkaries

Eine sehr häufige Erkrankung ist dann die tuberkulöse Karies der Wirbelsäule, die sich in der Regel im Wirbelkörper lokalisiert. Sie kann in jedem Lebensalter, auch noch in sehr hohem, zur Entwickelung kommen. Bei Kindern ist ihre Erkennung meist schon durch den Gibbus nahegelegt; bei Erwachsenen aber fehlt der Gibbus sehr häufig vollständig; und auch bei Kindern ist er nicht obligatorisch. Die beginnende Karies ist in diesen Fällen durchaus nicht leicht zu diagnostizieren und manche Kranke, die nur eine gewisse Steifigkeit und Schmerzhaftigkeit der Wirbelsäule zeigen, laufen monatelang mit der Diagnose Hysterie herum, bis sich dann z. B. plötzlich eine Kompressionsmyelitis des Rückenmarks herausstellt. Solange das Rückenmark noch nicht ergriffen ist, fehlen bei den Wirbelerkrankungen ja die zentralen (Pyramiden-) Symptome. Hier leiten uns dann nur die Druckschmerzhaftigkeit der Wirbel, die doch einen anderen Charakter hat als die neurasthenische, aber auch bei tuberkulöser Karies beinahe völlig fehlen kann, und andere lokale oder allgemeine Symptome der Tuberkulose, Senkungsabszesse u. dgl. Zu dem Wirbeldruckschmerz gesellen sich dann Wurzelsymptome, durch Affektion der hinteren (Schmerzen) oder vorderen (Lähmungen) Wurzeln bedingt. Sie variieren je nach dem Sitz der Veränderungen. Bei Affektionen der obersten Halswirbel und der Atlantookzipitalgelenke (Malum suboccipitale) finden sich Lähmungserscheinungen im Gebiet des Hypoglossus — halbseitige Zungenatrophie — und Akzessorius — Kukullarislähmung —, am Rumpfe nehmen sie den Charakter von Interkostalneuralgien an; sitzt der Prozeß in den tieferen Abschnitten der Lendenwirbelsäule, so finden sich die für die Kaudaaffektionen charakteristischen Erscheinungen. Die S. 90 erwähnte Sakralisation des 5. Lendenwirbels kann ebenfalls zur Verwechselung mit Spondylitis Veranlassung geben.

Malum suboccipitale

Es ist außerordentlich wichtig, in möglichst frühem Stadium die Diagnose zu stellen, weil durch eine orthopädische Behandlung der Beteiligung des Rückenmarkes noch entgegen gearbeitet werden kann.

Eine Rückenmarksbeteiligung kann sich allmählich oder auch plötzlich einstellen, und wir haben dann wieder in allen Abstufungen unser Quersyndrom, von leichten Pyramidensymptomen an bis zu totaler motorisch-sensibler Lähmung, fast immer doppelseitig. Die Häufigkeit von Caries tuberculosa überhaupt wird man bei Rückenmarkserkrankungen mit etwa 10 $^0/_0$ berechnen dürfen.

Für die Behandlung der Rückenmarkserkrankungen bei Spondylitis tuberculosa gelten keine anderen Indikationen als die der Spondylitis selbst, d. h. die orthopädisch-chirurgischen. Wenn man nämlich annimmt, daß die Rückenmarkskomplikationen der Caries tuberculosa durch eine Verengerung des knöchernen Wirbelkanals bedingt seien, so ist das ein Irrtum. Es handelt sich dabei fast immer um die Folge komplizierter entzündlich-ödematöser Zustände im Rückenmark und seiner Umgebung (Kompressionsmyelitis). Welchen Deformationen der Wirbelsäule sich das Rückenmark anpassen kann, zeigen ja die Fälle von enormem Gibbus ohne Rückenmarkserscheinungen. Wenn das Redressement des Buckels und die Ruhigstellung der Wirbelsäule auch für die Behandlung der Rückenmarkserkrankung indiziert sind, so liegt es an der günstigen

Wirkung auf das Ödem und die Entzündung. In die Frage nach der operativen Behandlung der Wirbelherde kann man sich vom neurologischen Standpunkte aus nicht einmischen. Jedoch sind auch diese Eingriffe manchmal von sehr gutem Einfluß auf die Rückenmarkssymptome gewesen. Trotzdem ist im ganzen die Prognose der Kompressionsmyelitis bei Tuberkulose eine nicht günstige. Man kann auf nicht mehr als 20—40 % vollkommene und unvollkommene Heilungen rechnen.

Infektiöse
Spondy-
litis.

Selten und prognostisch meist günstig (dies mit Ausnahme der akuten Wirbelosteomyelitiden) sind die Spondylitiden nach Infektionskrankheiten (z. B. Typhus), ganz ungünstig die Aktinomykose der Wirbelsäule.

Spondy-
lose rhizo-
mélique

Eine besondere Erkrankung, die aber kaum jemals eine Beteiligung des Rückenmarks herbeiführt, ist die Spondylose rhizomélique, oder Spondylosis ankylopoetica oder chronische Wirbelversteifung, eine sich allmählich entwickelnde Ankylosierung der ganzen Wirbelsäule, die auch die Wurzelgelenke der Extremitäten ($\varrho\iota\zeta\alpha$ = Wurzel), d. i. Hüft- und Schultergelenk ergreift, chronisch fortschreitet, eine Affektion, der wir ganz hilflos gegenüberstehen. Die Röntgenuntersuchung zeigt bei dieser Erkrankung Spangen- und Brückenbildungen zwischen den einzelnen Wirbeln und Veränderungen der Zwischenwirbelscheiben.

Spina
bifida

Die Spina bifida ist eine angeborene Spaltbildung der Wirbelsäule, welche sehr häufig mit einer Defektbildung des Rückenmarks an der Stelle der Wirbelmißbildung verbunden ist. In den Fällen stärkerer Ausbildung ist zumeist ein zystischer Tumor unter der Rückenhaut zu fühlen (Meningozele), der mit Zerebrospinalflüssigkeit gefüllt ist. Da die Spina bifida meist die Lendenwirbelsäule betrifft, so sind die nervösen Störungen meist die einer Erkrankung des untersten Rückenmarksabschnittes — Blasenstörungen und schlaffe Beinlähmungen mit Verlust der Reflexe. Eine Spina bifida occulta (ohne Zystenbildung) ist häufig an einer abnormen Haarentwickelung an der betreffenden Stelle zu erkennen, eventuell durch die Röntgenuntersuchung zu bestätigen. Der Befund einer Spina bifida gibt in seltenen Fällen die Erklärung für angeborene Störungen an den unteren Extremitäten. Neuerdings hat man auch manche Formen der Enuresis nocturna darauf bezogen. Meist ist aber die Spina bifida occulta eine Mißbildung ohne jede nervösen Folgen. Die Spina bifida cystica bedarf unter Umständen der Operation wegen der Gefahr einer Infektion des Zystensackes.

Wirbel-
tumor

Wichtig sind wieder die Wirbeltumoren, leider nicht praktisch-therapeutisch, sondern nur diagnostisch-prognostisch. Daß wir bei ihnen nichts tun können, liegt schon daran, daß sie in den meisten Fällen metastatisch sind. Nicht selten konstatieren wir ein Wirbelleiden mit Beteiligung des Rückenmarks, stellen die Diagnose Wirbeltumor und finden, weil wir wissen, daß diese Tumoren meist metastatisch sind, dann erst den primären Tumor. Bei Männern ist der primäre Tumor in solchen Fällen häufig ein Prostatakarzinom, bei Frauen ein Mammakarzinom. Letzteres ist manchmal vor vielen Jahren operiert, die Operationsnarbe und die Wirbelschmerzen sichern dann die Diagnose.

Es kann aber auch jeder maligne Tumor, insbesondere auch Sarkome jeder Lokalisation zu Wirbelmetastasen führen. Primäre Wirbelgeschwülste sind prognostisch nicht viel günstiger, nur wenige sind mit Erfolg operiert worden, weil sie in Anbetracht des Sitzes fast nie annähernd vollständig zu entfernen sind. Die Symptome des Wirbeltumors werden beherrscht durch die **außerordentlich heftigen Schmerzen.** In dieser Beziehung sind am ärgsten die Tumoren, welche tief sitzen, und die Cauda equina beteiligen, und die in immer wiederkehrender Weise das Bild der **doppelseitigen Neuritis ischiadica** machen. Das Bild ist so typisch, daß man auf die Anamnese hin meist schon die richtige Diagnose stellen kann. Eine schwere „doppelseitige Ischias" in höherem Alter ist fast immer ein metastatischer Wirbeltumor. Nur selten kommt es vor, daß man sich in der Diagnose Wirbeltumor irrt. Manchmal ist man nicht sicher, ob nicht eine Karies vorliegt, dann ist entsprechend den Erfordernissen einer Karies zu behandeln. Manchmal denkt man an einen Tumor der Rückenmarkshäute, leider erweist sich die ungünstige Möglichkeit in solchen Fällen fast immer als die zutreffende; aber es ist gewiß richtig, Fälle, in denen man einen operablen Tumor nicht **ausschließen** kann, doch zur Operation zu bringen. Sonst bleibt nur Morphium, und auch zu dem Versuch einer Behandlung mit rasch und hoch gesteigerten Arsendosen ist zu raten, ohne daß man ebensowenig wie durch die Röntgentiefenbehandlung einen wirklichen Erfolg erwarten dürfte.

Diagnostische Irrtümer

b) Die diffusen Spinalerkrankungen.

Die praktisch wichtigsten der diffusen Rückenmarkserkrankungen sind die bei schweren Bluterkrankungen und bei Kachexien auftretenden. Es sind das zu einem großen Teile diejenigen Fälle, welche man früher als **kombinierte systematische Strangerkrankungen** bezeichnete, bis sich herausgestellt hat, daß es sich bei diesen Erkrankungen um nichtsystematische außerordentlich ausgedehnte leichte **myelitische** Veränderungen („funikuläre Myelitis") handelt.

Anämische Spinalerkrankung

Funikuläre Myelitis

Diese Erkrankungen kommen vor bei **perniziöser Anämie,** bei **Leukämie,** bei Karzinomkachexien und anderen kachektischen Zuständen, am ausgeprägtesten bei den erstgenannten Blutkrankheiten.

Entweder entdeckt man Nervensymptome zufällig bei der Untersuchung des Nervenstatus solcher Kranker, oder gar nicht selten führen die nervösen Beschwerden den Kranken zuerst zum Nervenarzt, der dann durch die Eigenart der Symptome aufmerksam gemacht, die Diagnose auch des Grundleidens stellt.

Die Symptome sind in den verschiedenen Fällen nicht ganz übereinstimmend, da die einzelnen Stränge, d. h. Hinterstrang und Seitenstrang (Pyramiden) verschieden stark beteiligt sind. Wohl in der Mehrzahl der Fälle findet man den **Babinskischen Reflex,** während die **spastischen Symptome** der Pyramidenerkrankung (wegen der gleichzeitigen Erkrankung der Hinterstränge) oft verhältnismäßig schwächer ausgebildet sind. Sind nur oder wesentlich die Hinterstränge und

die hinteren Wurzeln ergriffen, so haben wir ein der Tabes nicht ganz
unähnliches Bild, wenigstens können die Sehnenreflexe fehlen und
auch eine gewisse Ataxie bestehen, aber die anderen Symptome der
Tabes fehlen, dagegen kommen Übergänge zu der herdförmigen Myelitis
vor, also zur Querunterbrechung des Rückenmarks.

Subjektiv steht, wenn nicht die Ataxie überwiegt, motorische
Schwäche im Vordergrund, und besonders häufig finden sich ausgedehnte Parästhesien, Ameisenlaufen, Gefühl als wenn die Glieder
abgestorben wären (fast nie ausgesprochene Schmerzen). Diese Parästhesien fangen häufig an den distalen Enden der Glieder an und schreiten
im Laufe von Wochen nach dem Rumpfe zu fort. Mir hat sich die Angabe dieser eigentümlichen Parästhesien schon eine Anzahl von Malen
als ein zutreffender Hinweis auf anämische Spinalerkrankung bewährt.

Der Verlauf der Erkrankung ist ein ziemlich chronischer, zieht
sich aber schon wegen der Prognose des Grundleidens meist nur sehr
viel kürzere Zeit hin, als die in Betracht kommenden anderen Krankheiten (multiple Sklerose, Lues).

Die Therapie ist die Therapie der Grundkrankheit, und wenn
diese nicht zu weit vorgeschritten ist, und die nervösen Symptome nicht
bereits sehr massiv waren, so können insbesondere durch eine energische
Arsenbehandlung auch die Symptome der Spinalerkrankung gebessert
oder zum Verschwinden gebracht werden — ob für die Dauer, möchte
ich nicht mit Bestimmtheit sagen.

Degenera-
tive diffuse
Rücken-
marks-
erkran-
kungen

Wir kommen jetzt zu einem der traurigsten Kapitel der Neurologie,
einer Gruppe von Fällen, in welchen in früherem oder mittlerem Alter
gewisse Teile des Nervensystems — in diesem Kapitel werden speziell
die Rückenmarkserkrankungen dieser Art behandelt — entweder Bahnen
oder Zellen ohne eigentliche Entzündung einfach atrophieren, zugrunde
gehen und die entsprechenden Ausfallserscheinungen eintreten. Es
handelt sich dabei besonders häufig um familiäre Erkrankungen,
welche also in der gleichen Weise mehrere Geschwister betreffen oder
von einer Generation auf die andere — manchmal mit Überspringen
von Generationen — fortgeerbt werden. Es gibt aber auch unter diesen
Fällen sogenannte „freistehende", in welchen wir eine Vererbung in
den nächsten Generationen nicht nachweisen können. Trotzdem ist
es wahrscheinlich, daß ein großer Teil auch dieser Fälle ihrem Wesen
nach als hereditär aufzufassen ist, da die moderne experimentelle Er-
forschung der Vererbungsgesetze es verständlich macht, wie pathologische Abweichungen der Art, auch wenn sie hereditär sind, nur einmal
in vielen Generationen zur Erscheinung kommen können.

Die familiär-hereditären Erkrankungen sind indes keineswegs alle
angeboren. Die meisten kommen erst im späteren Kindes- oder früheren
Jünglingsalter zur Ausbildung, andere aber noch viel später. So ist
es für die hereditäre Chorea (Huntingtonsche Chorea) kennzeichnend,
daß sie zwischen dem 21. und 60. Lebensjahr beginnt. Praktisch
wichtig ist die nicht zu bestreitende Tatsache, daß äußere Einflüsse

auf die Auslösung aller der hereditären Erkrankungen von entscheidendem Einfluß sein können, also Unfälle, Infektionskrankheiten und Kriegsstrapazen. So sah ich mehrere Fälle Thomsenscher Krankheit, die durch Kriegsstrapazen, eine, die durch Typhus erst manifest geworden war.

Die Prognose der Heredodegeneration ist eine trostlose; wenn auch nicht alle Fälle zum Tode führen, so sind sie doch ihrem Wesen nach progredient. Eine Therapie gibt es nicht. Es sind diejenigen Fälle, welche als untätige, unnütze und bemitleidete Menschen entweder in den Familien mitgeschleppt werden oder ins Siechenhaus wandern müssen. Sie bilden so eine wesentliche Grundlage dessen, was man als „Siechenhausneurologie" bezeichnen könnte.

Wir betrachten zunächst die rein motorischen Erkrankungen und beschränken uns nicht auf die Erkrankungen des Rückenmarks, sondern betrachten der Ähnlichkeit der Symptomatologie wegen im Anschluß daran dann die hereditär degenerativen Erkrankungen der Muskeln.

Wir hatten früher (S. 16) den Weg der Motilität in drei Abschnitte zerlegt; 1. einen intrakortikalen, 2. einen supranukleären (bzw. pyramidalen), 3. in einen peripheren von den Vorderhornzellen des Rückenmarks bis zum Muskel.

Für die chronisch progressiven degenerativen Erkrankungen des motorischen Systems kommen nur die Abschnitte 2 und 3 in Betracht.

Wenn der Abschnitt 2 erkrankt, so werden wir eine fortschreitende spastische Pyramidenlähmung mit allen ihren Zeichen erwarten dürfen, eine Erkrankung, die als spastische Spinalparalyse bezeichnet wird. Diese Erkrankung ist ganz außerordentlich selten, ja in ihrer nosologischen Selbständigkeit sogar bestritten, und trotzdem glaube ich sagen zu dürfen, daß im Verhältnis zu der tatsächlichen Anzahl der Fälle vielleicht keine andere Krankheit von dem Praktiker so häufig falsch diagnostiziert wird, als gerade die spastische Spinalparalyse. Der Praktiker sieht eine spastische Lähmung der unteren, oder auch zugleich der oberen Extremitäten und sagt „spastische Spinalparalyse", ohne zu bedenken, daß das ein Krankheitsname, aber nicht die Bezeichnung eines Symptomenkomplexes ist. Die Gefahr dieser Verwechslung liegt darin, daß allzuleicht die traurige Prognose der echten spastischen Spinalparalyse auf Krankheiten übertragen wird, von denen einige beeinflußbar, andere wenigstens prognostisch anders zu beurteilen sind.

Wenn ich von den typischen Quererkrankungen des Rückenmarks (S. 119 ff.) ganz absehe, so handelt es sich bei den falschen spastischen Spinalparalysen am häufigsten um multiple Sklerosen, um diffuse Formen spinaler Lues, um arteriosklerotische Erkrankungen und um die anämischen Rückenmarkserkrankungen. Man darf überhaupt keinen Fall echter „spastischer Spinalparalyse" diagnostizieren, ehe man ihn nicht längere Zeit beobachtet und die genannten anderen Erkrankungen ausgeschlossen hat.

Häufiger als die reine „spastische Spinalparalyse" ist die amyotrophische Lateralsklerose, die Kombination der Pyramidendegeneration mit den atrophischen progressiven Erkrankungen der motorischen Zellen des Vorderhorns (und der Hirnnervenkerne der Medulla oblongata). Wir haben dann eine **Kombination der Pyramidenparese mit den atrophischen Zuständen der spinalen Muskelatrophien.** Einerseits finden wir also spastische Symptome, die durch die Atrophien etwas gemildert werden, aber meist nicht völlig hinter ihnen verschwinden, andererseits Atrophien im Beginn besonders der Handmuskulatur. Die Atrophien können sich aber bald außerordentlich weit verbreiten, und es ist beinahe charakteristisch in diesen Fällen,

Bulbär-paralyse daß auch das Symptomenbild der **Bulbärparalyse** durch Degeneration der Hirnnervenkerne (vgl. S. 42f.) sich zu den anderen Symptomen gesellt. Wichtig sind die Fälle, in welchen die Erkrankung als Bulbärparalyse beginnt. Ja es scheint, als wenn es eine echte progressive Bulbärparalyse (nicht zu verwechseln mit der Bulbärparalyse ohne Befund sive Myasthenie vgl. S. 104, ebensowenig mit der Pseudobulbärparalyse, auch nicht mit der apoplektiformen Bulbärparalyse) gar nicht gibt, sondern daß, wo diese Form auftritt, sie immer den Beginn der amyotrophischen Lateralsklerose darstellt. Sensibilitätsstörungen werden bei der amyotrophischen Lateralsklerose durchaus vermißt.

Die amyotrophische Lateralsklerose beginnt gewöhnlich im Alter über 30 Jahren. Ihr Verlauf erstreckt sich meist über mehrere Jahre. Die Prognose ist trostlos, die Therapie wirkungslos.

Spinale Muskel-atrophie Als **spinale Muskelatrophie** bezeichnen wir die **fortschreitende Atrophie der Muskulatur, die infolge der Degeneration der Vorderhornzellen** eintritt (also ohne Pyramidensymptome). Sie beginnt meist in jugendlicherem Alter als die vorige Form, bekanntlich meist an den kleinen Handmuskeln, am Daumenballen, an den Interossei und Lumbrikales, sowie dem Kleinfingerballen (Typ Aran-Duchenne). Im Anfang ist manchmal eine Hand bevorzugt, aber nach kurzer Zeit ist die Erkrankung immer doppelseitig und schreitet nun auf Schulter, Rumpf, Kopf fort, wo das Gesicht betroffen wird, und auch das Krankheitsbild der Bulbärparalyse zur Erscheinung kommen kann. Stillstände kommen vor, ein wirkliches dauerndes Stationärbleiben gehört zu den größten Seltenheiten. Die Krankheit kann auch an anderen Stellen als der gewöhnlich zuerst betroffenen Hand beginnen, an Schulter und Gesicht — Typus facio-scapulo-humeralis —, am Rumpf; es gibt auch Fälle, die sich von vornherein gleichmäßig über große Partien der Muskulatur ausbreiten.

Chronische Polio-myelitis Es gibt auch Fälle, die mehr sprunghaft fortschreiten, und bei denen man infolgedessen die Diagnose einer Poliomyelitis chronica gestellt hatte, die sich aber bei der Autopsie später dann doch als rein degenerative Prozesse im Vorderhorn herausgestellt haben. Vom Gesichtspunkt der praktischen Indikationsstellung hat die Unterscheidung dieser Fälle jedoch auch intra vitam keine Bedeutung.

Die elektrische Untersuchung ergibt Veränderungen, aber nur selten die typische E.R. Häufig ist ausgedehntes fibrilläres Zittern der ergriffenen Muskeln. Die Sehnenreflexe sind im Bereiche der Atrophien abgeschwächt und verschwinden schließlich.

Weder bei der amyotrophischen Lateralsklerose noch bei der spinalen progressiven Muskelatrophie kommen im allgemeinen Störungen von seiten des sympathischen Systems vor, also keine Pupillenstörungen, keine Blasenstörungen, ein differentialdiagnostisch in zweifelhaften Fällen recht wichtiger Umstand, ebenso wie das Fehlen von Sensibilitätsstörungen bei diesen spezifisch motorischen Erkrankungen gegenüber polyneuritischen Zuständen [1]). Mit den „geschlossenen Herderkrankungen" werden im übrigen diese Erkrankungen meist nur von denen verwechselt, die gar nicht untersuchen. Die Atrophie der Hand kann natürlich an und für sich bei einem Tumor im Halsmark ebenso aussehen wie bei progressiver Atrophie, aber dann findet man dabei auch andere Tumorsymptome. Die einzige geschlossene Krankheit, die hier manchmal Schwierigkeiten macht, ist die Syringomyelie, wenn die Höhlenbildung sich auf das Vorderhorn beschränkt, bei der zwar die Prognose etwas anders ist, eine Therapie jedoch auch nicht existiert. Bei der Differentialdiagnose gegenüber den multiplen Erkrankungen denke man vor allem an Lues, die dadurch, daß sie sich an den vorderen Wurzeln lokalisiert, ähnliche Bilder machen kann; es wird hier aber die Diagnose Lues immer möglich sein (vgl. Kapitel syphilogene Nervenkrankheiten).

Im übrigen wird die Diagnose „Progressive Muskelatrophie" nur sehr selten zu Unrecht gestellt, viel seltener, wie die der spastischen Spinalparalyse.

Was die Ätiologie der spinalen Muskelatrophie, der chronischen Poliomyelitis und der amyotrophischen Lateralsklerose anlangt, so liegt sie ganz im Dunkeln. Für die Unfallpraxis ist es wichtig, daß eine Anzahl von Fällen auf Traumen bezogen werden. Mindestens eine große Anzahl sind aber nicht durch äußere (exogene), sondern durch endogene Ursachen in dem oben (S. 136) angegebenen Sinne bedingt. Eine typisch erbliche Form ist die Werdnig-Hoffmannsche, welche immer im ersten oder zweiten Lebensjahr zur Ausbildung kommt. Die anderen Formen können in jedem Lebensalter, meist allerdings in jugendlichem, zur Entstehung kommen. Ich sah einen Mann im Alter von 60 Jahren an einer rasch fortschreitenden spinalen Muskelatrophie erkranken, dessen Schwester seiner Angabe nach in ganz jugendlichem Alter an derselben Krankheit gestorben war.

Erwähnt sei hier noch die angeborene „Myatonie", deren Selbständigkeit Myatonie jedoch fraglich ist, die vielleicht in die infantilen atrophischen Zustände verschiedenen Ursprungs aufzulösen ist. Es handelt sich um Kinder mit außerordentlich schlaffer Muskulatur, mit Herabsetzung bzw. Aufhebung der elektrischen Erregbarkeit und fehlenden Sehnenreflexen. Der Zustand hat sich — das ist das bemerkenswerte — in einigen Fällen als besserungsfähig erwiesen, speziell sind in einigen Fällen die Sehnenreflexe wieder erschienen. Trotzdem ist die Auffassung, daß es sich nur um eine verzögerte Entwickelung der Muskulatur handele, zweifelhaft.

---

[1]) Es gibt auch davon eine außerordentlich seltene Ausnahme, die neurotische progressive Muskelatrophie, eine familiäre Erkrankung, die das Peronealgebiet und die Wadenmuskulatur betrifft, und mit Druckschmerzhaftigkeit der Nervenstämme, auch Sensibilitätsstörungen verbunden ist. Die Erkrankung kann zu schweren die Funktion stark behindernden Deformitäten führen. Sie dürfte auf Veränderungen in den Nervenstämmen beruhen (vgl. auch unter Polyneuritis S. 101).

c) **Myopathien.**

An die spinalen Formen, die durch den Untergang der Vorderhornzelle bedingt sind, schließen wir zweckmäßig die Myopathien an, diejenigen Muskelatrophien, welche durch degenerative Erkrankungen
der Muskulatur selbst bedingt sind, und bei denen Veränderungen im
Rückenmark eine erhebliche Rolle nicht spielen. Die Dystrophia
musculorum progressiva beginnt meist schon im Kindesalter oder
in der Pubertät, also im Durchschnitt früher als die spinalen Formen;
einzelne Fälle, auch der muskulären Form kommen indes noch später
vor. Die Erkrankung ist häufig nachweislich hereditär und kommt
besonders oft bei mehreren Geschwistern vor. Die Krankheit befällt,
was die spinale Form nur ausnahmsweise tut, zuerst meist die proximalen Teile der Extremitäten. Es kommen zusammen und nebeneinander vor Atrophien der Muskeln, echte Hypertrophien und
Pseudohypertrophien; letztere sind durch Einlagerung von Fett in die
Muskeln bedingt und bevorzugen stark gewisse Muskelgruppen (Wadenmuskeln, Glutaei, Deltoidei). E.R. fehlt, ebenso fibrilläre Zuckungen.
Die Sehnenreflexe können verloren gehen. Die Erkrankung verläuft
im allgemeinen etwas gutartiger als die spinale Form, die kleinen Kranken
sterben häufig an interkurrenten Krankheiten; wenn aber ein höheres
Alter erreicht wird, bleibt die Erkrankung bei einem Zustand sehr
herabgeminderter Beweglichkeit nicht selten beinahe stationär. Bei
stärker ausgebildeten Fällen fallen der watschelnde Gang, die lordotische
Haltung, das an sich Emporklettern beim Aufrichten, die Schaukelstellung der Schultern, die Flügelstellung der Schulterblätter dem
Untersucher unmittelbar in die Augen.

Die Thomsensche Krankheit (Myotonie) ist eine Muskelerkrankung mit der Erscheinung, daß die Muskeln bei einer Innervation oder bei
elektrischer Reizung (myotonische Reaktion) länger in dem Kontraktions-
zustand verharren, als der Reiz dauert. Der Kranke kann wegen dieser
Überdauer der Kontraktion z. B. die einmal geschlossene Hand nicht sofort wieder öffnen. Bei der Wiederholung der Innervation läßt dann die
Überdauer allmählich nach und die Innervation wird normal. Kranke
mit Myotonie an den Beinen könnten eine Tätigkeit z. B. als Briefträger ausüben, weil sie dann aus der Bewegung nicht herauskommen.
Die Muskeln sind gewöhnlich athletisch ausgebildet, jedoch nicht entsprechend kraftvoll. Letale Folgen hat die sehr seltene und fast immer
familiäre Erkrankung nicht.

Myotonie der Handmuskeln, der Zunge und der Kiefermuskeln kann
sich in einer typischen Form (anscheinend häufiger als die Thomsensche
Krankheit) mit Myatrophie im Gesicht, der Halsmuskeln, Muskeln der
Unterarme und der kleinen Handmuskeln, später auch der unteren Extremitäten und des Rumpfes, sowie mit Atrophie der Schlundmuskulatur
und dadurch bedingter Sprach- und Schluckstörung verbinden (Myotonia
atrophica). Der Verlauf ist hier wie bei den Dystrophien. Merkwürdigerweise ist die Myotonia atrophica oft mit Katarakt verbunden, außerdem
häufig mit Degeneration der Schilddrüse, allgemeiner Abmagerung, vaso-

motorischen Störungen, Hodenatrophie, mehr oder weniger ausgeprägten psychischen Störungen. Neuere Untersuchungen haben ergeben, daß auch diese Erkrankung zu den familiär-hereditären degenerativen Krankheiten zu rechnen ist.

d) Friedreichsche Ataxie.

Besondere Formen der hereditär-familiären Krankheiten sind durch die Fälle gebildet, in welchen zu der Erkrankung der Pyramidenbahnen noch eine Erkrankung der Hinterstränge und der Kleinhirnseitenstränge hinzukommt. Diese Kombination liegt den Fällen von Friedreichscher Ataxie oder „hereditärer Ataxie" zugrunde. Die Erkrankung beginnt meist im 1. Lebensjahrzehnt, selten später, und äußert sich in einer Ataxie, die der Tabes sehr ähnlich sieht, oft aber auch etwas Zerebellares hat. Untersucht man, so findet man meist schon im Beginn Pyramidensymptome, vor allem den Babinskischen Reflex, während die Steigerung der Sehnenreflexe durch die Hinterstrangerkrankung kompensiert wird, die Sehnenreflexe vielmehr entweder von Anfang an fehlen oder doch im weiteren Verlauf verloren gehen. Zum Krankheitsbild gehört ferner Nystagmus und skandierende Sprache, woraus folgt, daß nicht nur das Rückenmark, sondern auch Medulla oblongata und Kleinhirn beteiligt sind. Bei Betonung der zerebellaren Erkrankung und Zurücktreten der spinalen Symptome spricht man von einer Hérédoataxie cérébelleuse, ohne daß dieser Unterscheidung eine prinzipielle Bedeutung zukäme. In anderen Fällen tritt das spastische Element mehr hervor neben den zerebellaren Erscheinungen. In vielen Fällen von Friedreichscher Krankheit entwickelt sich eine Deformität der Füße: Pes equino-varus mit starker Hyperextension der Zehen, besonders der großen Zehe, deren Grundphalanx überstreckt ist, während die Endphalanx sich in Beugestellung befindet.

Der Krankheitsverlauf ist ein eminent chronischer. Wichtig ist einerseits das Vorkommen „freistehender" (s. S. 136) und dann das Vorkommen sehr rudimentärer und anscheinend nicht progressiver Fälle. Wenn z. B. Geschwister eines Friedreichkranken keine Sehnenreflexe haben, so ist man wohl berechtigt, diese Erscheinung als rudimentäre Friedreichsche Krankheit aufzufassen.

Differentialdiagnostisch wichtig ist natürlich hauptsächlich die Unterscheidung von der echten juvenilen (syphilogenen) Tabes. Bei Friedreichscher Krankheit kommt Pupillenstarre und Optikusatrophie nicht vor.

18. Die Lokalisation im Gehirn.

Die Lokalisation im Gehirn ist nicht so schwierig, daß der Praktiker daran verzweifeln müßte, ihre Grundlagen sich zu eigen zu machen. Er wird dazu vielleicht etwas geneigter sein, wenn der gewissenhafte

Neurologe ihm nicht verschweigt, daß auch er in einer Anzahl von Fällen die Lokaldiagnose eines Tumors nicht stellen kann.

Sehen wir zunächst von einzelnen Krankheiten ab und erörtern wir die theoretisch-anatomischen und physiologisch-pathologischen Grundlagen, auf die sich jede Lokaldiagnostik zu stützen hat:

Umfang und Einteilung des Gehirns Als Gehirn bezeichnen wir die Großhirnhemisphären, das Kleinhirn und den Hirnstamm bis zur Pyramidenkreuzung hinunter. In den Großhirnhemisphären unterscheiden wir 1. die graue Rinde, 2. die Markstrahlung (das Centrum semiovale), dazu kommen 3. die Großhirnganglien. Ihnen folgt 4. der eigentliche Hirnstamm, charakterisiert als Ursprung der Hirnnerven (mit Ausnahme des Riechnerven) und ihm aufgelagert 5. das Kleinhirn.

Großhirnhemisphären Für die Großhirnhemisphären (und die Großhirnganglien) gilt als fundamentaler Satz, daß ihre Beziehungen zur Körperperipherie wesentlich gekreuzte sind. Erkrankt die rechte Großhirnhemisphäre, so sind die Bewegungsstörungen, die Empfindungsstörungen, die Hemianopsie auf der linken Seite und umgekehrt.

Auf beide Seiten gleich verteilt, so daß der Ausfall einer Hemisphäre keine Folgen hat, ist das Hörvermögen.

Nur auf einer Seite, nämlich beim Rechtshänder auf der linken (beim Linkser auf der rechten), so daß der einseitige Ausfall die ganze Funktion vernichtet, ist das Sprachvermögen und das Sprachverständnis mit ihren Hilfsfunktionen, dem Lesen und dem Schreiben, und ein kleiner Teil dessen, was man als Praxie = Handlungsvermögen bezeichnet. Über die Aphasie und Apraxie wird weiter unten ausführlich zu sprechen sein.

Thalamus und Linsenkern Von den Großhirnganglien kommt wesentlich der Thalamus (S. 150) als Durchgangsstelle der Sensibilität (gekreuzt) in Frage. In das Problem der Funktion des Corpus striatum (Linsenkern und Nucleus caudatus) fangen die neueren Untersuchungen an, einiges Licht zu werfen. Das Corpus striatum zerfällt in 1. den phylogenetisch älteren Teil, der aus den zwei medialen Abschnitten des Linsenkerns, dem Globus pallidus besteht, 2. den phylogenetisch jüngeren Teil, der aus dem Putamen und dem Nucleus caudatus besteht. Dieses striäre System regelt die Unterhaltung des allgemeinen Muskeltonus, sowie der allgemeinen statischen Festigkeit des Körpers, sowohl des Stammes, als auch der Extremitäten. Dementsprechend finden wir bei den Erkrankungen dieses Systems nicht so sehr die Ausführung der gewollten Bewegung beeinträchtigt, als vielmehr den Muskeltonus und das statische Zusammenwirken der einzelnen Muskelgebiete geschädigt. Man bezeichnet die Erkrankung dieses Systems als den striären oder extrapyramidalen, oder vom klinischen Gesichtspunkt aus als dystonischen oder amyostatischen Symptomenkomplex.

Hirnstamm Der Hirnstamm hat als wesentliche Symptome die Lähmungen der Hirnnerven und ihrer Kerne, die im Gegensatz zu ihrer Lokalisation im Großhirn ungekreuzt entspringen. Nur beim Sehnerven sind etwas kompliziertere Verhältnisse dadurch geschaffen, daß die Sehnerven sich im Chiasma teilweise kreuzen und daher durch Störungen oberhalb des

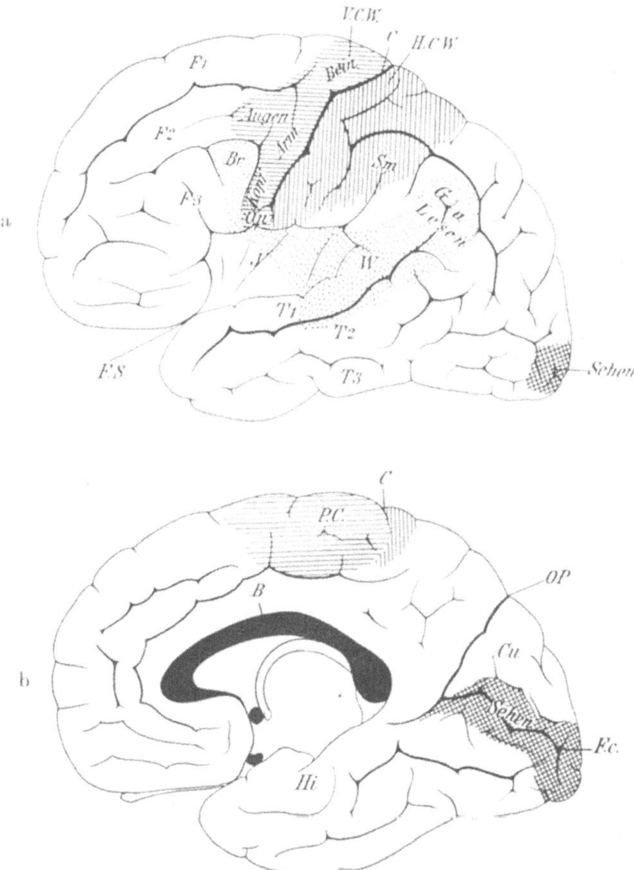

Abb. 19 a und b. Laterale und mediale Ansicht einer linken Hemisphäre mit den wichtigsten Hirnterritorien.

Die Fissura Sylvii *(F.S.)* ist (Abb. 19a) auseinandergezogen, so daß die Insel *(J)* sichtbar wird. *C* = Zentralfurche. Davor die vordere Zentralwindung *(V.C.W.)*, eingenommen durch das wagrecht schraffierte motorische Gebiet mit den Abschnitten für Bein, Arm, Kopf, letzterer Abschnitt nimmt das Operkulum *(Op)* ein. Nach vorn von der vorderen Zentralwindung die drei Frontalwindungen $F_1 F_2 F_3$. Das motorische Gebiet für die Augen (vgl. über Déviation conjuguée, S. 40 u. 144) liegt im Fuße von F_2. Hinter der Zentralfurche das senkrecht schraffierte sensible Gebiet, das die hintere Zentralwindung *(H.C.W.)* einnimmt und in den Parietallappen, insbesondere den Gyrus supramarginalis *(Sm)* übergreift. Motorisches und sensibles Gebiet setzen sich auf der Medialfläche in den Parazentrallappen *(P.C.)* fort. *C* auch auf Abb. 19b Zentralfurche. Auf der Medialfläche der Hauptteil der Sehregion (kreuzweise Schraffierung) um die Fissura calcarina *(Fc,)*; die Sehregion erstreckt sich nur wenig auf die laterale Fläche. OP = Fissura occipitoparietalis. *Cu* = Cuneus. *B* = Balken. *Hi* = Gyrus Hippocampi, letzterer wahrscheinlich die zentrale Riechregion. Auf der lateralen Fläche ventralwärts von der Fissura Sylvii *(F.S.)* die drei Temporalwindungen $T_1 T_2 T_3$. Das Sprachgebiet ist punktiert, es erstreckt sich vom Fuß der dritten Frontalwindung, *Br* = Brocasches motorisches Sprachzentrum, durch die Insel *(J)* in den Temporallappen, insbesondere T_1. Als Zentrum des sensorischen Sprachzentrums ist die Stelle *W* (= Wernickesche Stelle) zu betrachten. Nach hinten oben von dieser Stelle im Gyrus angularis *(G.a)* die Stelle für das Lesen. Der linke Temporallappen dient außerdem, der rechte allein zum Hören (vgl. S. 142).

Chiasma, vom Traktus (inklusive) bis zur Großhirnrinde, das noch zu (S. 146) beschreibende Symptom der gekreuzten Hemianopsie hervorgebracht wird.

Kleinhirn Das Kleinhirn, von dessen Funktion bereits die Rede gewesen ist (S. 60), hat im Gegensatz zum Großhirn wesentlich gleichseitige Funktionen.

Lokalisation in der Großhirnrinde Gehen wir nun ins einzelne und betrachten zunächst die Lokalisation innerhalb der Großhirnrinde.

Motilität Die Bewegungsfunktion für die Gegenseite knüpft sich, wie heute feststeht, an die Rinde vor der Zentralfurche (Abb. 19), wesentlich also an die vordere Zentralwindung, von da auf die hintersten Teile des Stirnlappens übergreifend. Innerhalb der Bewegungsrinde bestehen noch weitere Lokalisationen, so zwar, daß das Bewegungsterritorium für die untere Extremität am weitesten der Mittellinie zu liegt und hier von der lateralen Hemisphärenfläche sogar auf die mediale Hemisphärenfläche übergreift (den sogenannten Parazentrallappen Abb. 19 b). Dann folgt nach einer schmalen praktisch kaum in Betracht kommenden Zwischenzone für den Rumpf das Territorium für die obere Extremität, und zwar zuerst die Gegend für die Schulter und den Arm, dann für die Finger, und noch weiter abwärts dem Operkulum zu und in diesem für den Fazialis und die anderen Kopfmuskeln.

Die feinste Differenzierung innerhalb der motorischen Region zeigen uns die Reizzustände, die wir bereits früher als „Jacksonsche Epilepsie" geschildert haben. Wenn wir also einen epileptischen Krampf haben, der sich auf die Finger beschränkt oder dort beginnt, so können wir mit absoluter Sicherheit die Stelle bezeichnen, wo die Erregung sich in der Großhirnrinde abspielt, oder wenigstens, wo sie beginnt (vgl. Abb. 8).

So zirkumskript wie die Reizerscheinungen sind die Ausfallserscheinungen meist nicht. Hier können wir uns praktisch mit der Einteilung in die beiden Extremitätenregionen und den Kopf begnügen, und weisen dann der Monoplegia cruralis das obere Drittel, der Monoplegia brachialis das mittlere und der Monoplegia faciolingualis das untere Drittel der vorderen Zentralwindung zu. Die Seitwärtswendung der Augen liegt im Fuß der zweiten Frontalwindung. Der Ausfall der einen Hemisphäre bzw. dieses Territoriums hat aber für die Augenbewegung nur vorübergehende Folgen (konjugierte Deviation S. 40), ist also für die Lokalisation länger bestehender Herde nicht sehr in Rechnung zu ziehen. Die Art der Bewegungsstörungen, die durch Affektionen der motorischen Hirnrinde verursacht werden, ist überhaupt in jeder Beziehung die der Pyramidenlähmung bzw. der supranukleären Lähmung, die wir mit all ihren Zeichen für die Extremitäten (S. 16) sowohl wie für den Kopf (S. 38) kennen gelernt haben. Nur daß je näher der Herd der Rinde rückt, wegen der räumlichen Ausbreitung der Faserung, es um so wahrscheinlicher wird, daß er nicht die ganze Faserung, sondern nur für einzelne Glieder bestimmte Teile derselben unterbricht, also Monoplegie erzeugt. Wenn aber etwa die ganze Rinde der vorderen Zentralwindung zerstört ist, so entsteht natürlich eine vollkommene Hemiplegie.

Wir dürften weiter annehmen, daß die Sensibilität des Körpers parallel der Motilität hinter der Zentralfurche, also zunächst in der hinteren Zentralwindung lokalisiert ist, aber über diese auch etwas auf den Gyrus angularis und supramarginalis übergreift, ohne daß wir die hintere Grenze der sensiblen Rinde genau bestimmen könnten. Wahrscheinlich besteht auch hier eine Teilung in Territorien, die denen der Motilität entsprechen und diesen parallel angeordnet sind. *Sensibilität*

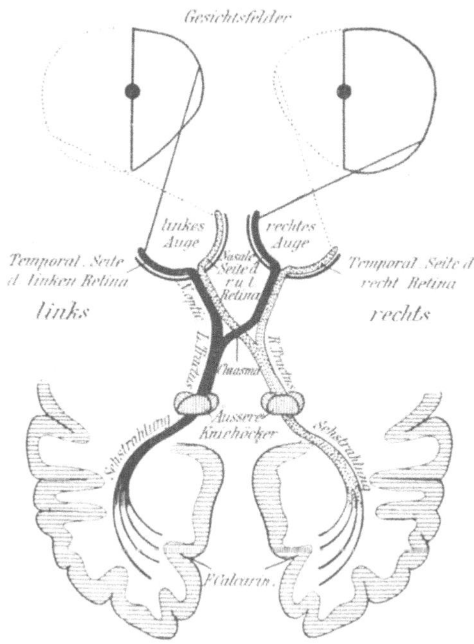

Abb. 20.   Schema der Sehbahnen.

Es mag interessieren zu erfahren, daß diese Erkenntnis auch durch Reizversuche an der hinteren Zentralwindung gestützt worden ist. Man hat im Verlaufe von Operationen in dieser Gegend am wachen Patienten einzelne Punkte der Oberfläche der hinteren Zentralwindung gereizt. Der Patient gibt dann an, bei Reizung an einem Punkt eine Empfindung an einer Stelle der Körperperipherie zu verspüren, bei Reizung eines anderen Punktes erscheint die Empfindung an einer anderen Körperstelle, also ganz entsprechend der Reizung motorischer Punkte auf der vorderen Zentralwindung.

Besonders wichtig zur Auffindung der zerebralen Sensibilitätsstörungen überhaupt ist die Prüfung auf Astereognosis, die man bei keinem auf einen Hirnherd Verdächtigen unterlassen darf. Ist diese Störung vorhanden, so ist es für den Kranken unmöglich, Gegenstände durch Abtasten zu erkennen, obgleich die einzelnen Qualitäten der Hautempfindung nicht oder nur in geringem Grade gestört sind. Sie *Astereognosis* wird festgestellt, indem man dem Kranken, unter Ausschluß der Augen, einen Gegenstand (Uhr, Uhrkette, Bleistift, Feder, Flasche etc.) in die Hand gibt, ihn auffordert, ordentlich zuzufühlen, was er da in der Hand habe und es dann zu sagen. Man vergleicht dann natürlich die gesunde Seite. Wir entdecken auf diese Weise manchmal Sensibilitätsstörungen, die durch die Prüfung der einzelnen Qualitäten nicht festzustellen sind, und für Lokalisationen von Prozessen, die sich primär hinter der Zentralfurche entwickeln, hat diese Untersuchungsart eine große Bedeutung. Bei schweren Störungen sind auch die einzelnen Qualitäten gestört (und dann natürlich meist auch eo ipso die Stereognosis).

Sehen　　Die eigentliche Sehregion liegt wahrscheinlich wesentlich in dem hinteren Teil der medialen Fläche der Hemisphäre um die Fissura calcarina herum (Abb. 19 b). Das Symptom dieser Gegend ist also die Hemianopsie. Indessen gehört es doch keineswegs nur der Sehregion. Denn dieses selbe Symptom haben wir vom Tractus opticus ab, als Symptom der Sehbahn in ihrem ganzen Verlauf, und die Sehbahn erreicht die mediale Sehrinde erst in einem großen Bogen, der sie bis nahe an die laterale Fläche des Okzipitallappens führt (Abb. 20). So bleibt die Hemianopsie denn das Symptom des Okzipitallappens schlechthin.

Hemianopische Pupillenstarre　　Zur Unterscheidung der Traktushemianopsie von der okzipitalen ist die hemianopische Pupillenreaktion angegeben. Die Pupillen sollen bei Traktusläsionen im Bereiche des hemianopischen Gesichtsfeldes auf Licht nicht reagieren, weil im Traktus noch Pupillenfasern mitgehen, die im Vierhügel enden und in der Sehstrahlung dann nicht mehr enthalten sind. Die Reaktion ist ganz außerordentlich schwierig, mit Sicherheit nur mittels sehr komplizierter Apparate anzustellen, kommt daher praktisch nicht in Betracht.

Sprachfunktion und Aphasie　　An die Rinde ist dann noch die Sprachfunktion gebunden.

Unter Sprachfunktion verstehen wir erstens die Funktion des Sprechens und zweitens die Funktion des Sprachverständnisses. Den Verlust der ersten Teilfunktion bezeichnen wir als motorische, den der zweiten als sensorische Aphasie. Die beiden Funktionen sind auf der Rinde räumlich getrennt, stoßen jedoch aneinander (Abb. 19 a). Die Region des Sprechens liegt vor der Zentralfurche, und zwar etwa vom Operkulum bis zum Fuß der dritten Frontalwindung (Brocasche Windung) nach vorn, die des Sprachverständnisses im Temporallappen, speziell in der Gegend der ersten Schläfenwindung.

Sensorische Aphasie　　Die Diagnose einer sensorischen Aphasie setzt voraus, daß der Betreffende überhaupt hört. Daß diese Trennung des Hörens vom Sprachverständnis überhaupt möglich ist, kommt daher, daß der rechte Schläfenlappen wohl zum Hören, aber nicht zum Sprachverstehen ausgebildet ist, so daß mit dem Wegfall des linken nur noch das Hören übrig bleibt. Solche sensorisch-aphasische Kranke können also manchmal Melodien nachsingen, sie können auch das Klingeln einer Glocke hören, ja manchmal sind ihnen Geräusche sehr unangenehm. Nicht immer braucht man sich aber mit solchen Prüfungen des Gehörs aufzuhalten, da die Situation oft ohnehin klar ist.

Bei der Prüfung des Sprachverständnisses hat man darauf zu achten, daß der Kranke den Mund des Arztes nicht sieht. Man stelle sich also hinter den Kranken und spreche ruhig und langsam zuerst einfache Aufforderungen, dann schwerere. Man fordert etwa zuerst auf, die Augen zu schließen, dann die Zunge herauszustrecken, dann die Zähne zu zeigen, dann die Hand hochzuheben, dann an das Ohr, an den Schnurrbart zu fassen, neben dem Bett stehende Gegenstände zu zeigen etc., dann gebe man noch etwa den Auftrag, die Hand dreimal nacheinander aufzuheben. Man wundere sich dann nicht, wenn anscheinend gleichleichte Aufgaben das eine Mal ausgeführt, das andere Mal nicht verstanden werden. Es ist gewöhnlich so, daß bei leichteren sensorischen Aphasien einmal etwas „durchdringt", das andere Mal nicht, längere und schwierigere Dinge aber immer schwerer als leichte. So wird man z. B. bei dem „die Hand dreimal hochheben" häufig bereits ein mangelndes Verständnis konstatieren, wo Handhochheben noch prompt ausgeführt wurde. Die letzten Reste von Sprachverständnis prüft man mit komisch wirkenden oder sehr affektbetonten Fragen, z. B. kann man sich mit Wasser betrinken? Kann man sich mit Schnaps betrinken? Haben Sie gestohlen? Sind sie schwanger? Aber auch die Feststellung leichterer Störungen des Sprachverständnisses ist z. B. zur Diagnose eines otitischen Schläfenlappenabszesses durchaus wichtig.

Die Diagnose der sensorischen Aphasie mit dem Sitz im Bereiche des linken Temporallappens wird durch eine Begleiterscheinung fast immer wesentlich erleichtert, durch die Paraphasie. Als Paraphasie Paraphasie bezeichnen wir die Erscheinung, daß der Kranke die Worte oder Silben verwechselt. Er sagt z. B. statt Schlüssel Messer, statt Messer Musser, sowohl in der Spontansprache als auch bei der Aufgabe, ihm vorgelegte Gegenstände zu bezeichnen. Dabei macht sich meist ein Haftenbleiben an dem, was der Kranke einmal gesagt hat, bemerkbar, so daß er z. B., wenn er einmal Messer gesagt hat, nun jeden Gegenstand als Messer bezeichnet. In groben Fällen wird durch die unaufhörlichen Paraphasien die spontane Sprache zu einem ganz unverständlichen Wortsalat, und manche Fälle mit Herden des linken Schläfenlappens sind als angeblich Geisteskranke wegen dieser Paraphasie auf die Irrenanstalten anstatt in ein Krankenhaus gekommen.

In den Bereich der sensorischen Aphasie bzw. des linken Schläfen- Amnestilappens gehört auch die amnestische Aphasie. Hier handelt es sche sich darum, daß der Kranke die Bezeichnung eines Gegenstandes nicht Aphasie spontan findet, aber auch keine falsche Bezeichnung sagt, auch ihm vorgeschlagene falsche ablehnt, wenn der Arzt aber die richtige Bezeichnung sagt, sie als richtig erkennt und nun eventuell seinerseits nachspricht. Es ist wichtig, diese Form nicht mit der motorischen Aphasie zu verwechseln, weil sie nicht im Stirn- sondern im Schläfenlappen zu lokalisieren ist.

Die motorische Aphasie zeigt sich darin, daß der Kranke über- Motorische haupt nicht sprechen kann. Nur sind manchmal sogenannte Aphasie Sprachreste geblieben, die der Kranke immer wiederholt, z. B. tan, tan, tan, oder auch einzelne ganze Worte, ohne daß er sonst ein Wort sprechen könnte. Man prüft gewöhnlich außer dem Spontansprechen noch das Nachsprechen, und es kommt hier in leichteren Fällen vor, daß der Kranke noch einzelne Silben oder die Anfangsbuchstaben der ihm vorgesprochenen Worte leidlich wiederholt, während der Rest verloren geht.

Anarthrie   Die motorische Aphasie ist noch zu unterscheiden von der Anarthrie, wie sie bei Bulbärparalyse und Pseudobulbärparalyse vorkommt (vgl. S. 41), und bei der die Worte ganz verwaschen und durch die Verwaschenheit unverständlich herauskommen, aber man fühlt hier doch, daß der Fehler in der Ausführung des Sprechakts liegt, während bei der motorischen Aphasie das Wort selbst fehlt und auch nicht undeutlich gebildet werden kann, gewissermaßen schon vor der Ausführung verloren gegangen ist. Bei der Anarthrie handelt es sich um doppelseitige Herde der Bahnen, welche die Rinde mit den Sprechmuskeln verbinden.

Ich weiß wohl, daß mit den kurzen Bemerkungen über die Aphasie die wissenschaftliche Seite des Problems nicht erschöpft ist, daß es insbesondere da Schemata gibt, deren heuristisch-wissenschaftlichen Wert ich gewiß nicht bestreite, und die der Student zum Examen wissen muß. Ich weiß aber auch, daß vier Wochen nach dem Staatsexamen fast niemand mehr mit den Bezeichnungen subkortikal und transkortikal einen Begriff oder die Vorstellung eines Faktums verbindet, und für die praktische Lokalisation in den Fällen, wo es sich darum handelt einzugreifen, dürfte das oben Gesagte fast immer genügen.

Schrift-
sprache   Nun über die Schriftsprache noch ein paar Worte. Als isolierte Störung der Schriftsprache kommt nur die isolierte (sogenannte reine oder subkortikale) Alexie in Frage. Sie kommt nur zusammen mit Hemianopsie nach rechts vor. Sie besteht darin, daß der Betroffene schreiben, aber absolut nicht lesen kann, auch das nicht, was er eben geschrieben hat. Es handelt sich dabei fast immer um Herde im Mark des linken Gyrus angularis, also nicht weit vor der sensorischen Sprachregion, weswegen auch meist leichte sensorische Sprachstörungen (Paraphasien) dabei sind.

Mit Ausnahme dieses Falles begleiten ganz bestimmte Schrift- und Lesestörungen fast regelmäßig die Störungen der Lautsprache, und zwar führt die motorische Aphasie als solche, d. h. durch den vor der Zentralfurche gelegenen Herd mit ganz seltenen Ausnahmen zum Verlust des Lesens und Schreibens. Es werden nur „Krakel" geschrieben, auch wenn die rechte Hand nicht gelähmt ist, wobei übrigens zu bemerken ist, daß bei Lähmung der rechten Hand die linke bei einiger Unterstützung durch den Untersucher immer genügenden Aufschluß über die Schreibfähigkeit gibt.

Diese Störung des Lesens und Schreibens dient in den wenigen Fällen, wo die Diagnose zweifelhaft sein kann, häufig zur Unterscheidung der Aphasie von den hysterischen Zuständen. Die Hysterischen schreiben und lesen fast immer gut. Bei der Aphasie kommt das nur in extrem seltenen Fällen vor.

Bei sensorischer Aphasie wird gewöhnlich paragraphisch geschrieben, d. h. mit richtigen Buchstaben, die aber in mehr weniger sinnloser Folge nacheinander hingesetzt werden. Es wird auch paraphasisch gelesen und das Gelesene meist nicht verstanden, z. B. werden geschriebene Aufforderungen nicht befolgt, indessen gibt es auch hier, wie bei der Sprache selbst (s. oben S. 146), verschiedene Grade der Intensität der Störungen.

Als Apraxie bezeichnet man die Unfähigkeit, zusammengesetzte *Apraxie* Bewegungen oder Handlungen auszuführen trotz erhaltener Beweglichkeit. Der Kranke ist z. B. nicht imstande, auf Befehl zu drohen, zu winken, eine Kußhand zu werfen oder er macht falsche Handlungen. Er kann ferner Bewegungen, die ihm vorgemacht werden, nicht richtig nachmachen, und in den schwersten Fällen kann er auch mit ihm in die Hand gegebenen Gegenständen nicht richtig hantieren, er steckt sich z. B. eine Zahnbürste wie einen Federhalter hinter das Ohr etc. Eine geringe, manchmal nur mit Mühe zu findende Apraxie der linken Hand ist die typische Folge linksseitiger Rindenherde neben der Lähmung der rechten Körperseite. Diese Apraxie ist ein Zeichen dafür, daß beim Rechtshänder die linke Hemisphäre (beim Linkshänder bestehen wie auch für die Sprache die umgekehrten Verhältnisse) in die Praxie der linken Hand eingreift (vgl. oben). Da dies auf dem Umwege über den Balken und die rechte Hemisphäre geschieht, so ist diese selbe Apraxie aber ohne rechtsseitige Lähmung ein Zeichen eines Balkenherdes.

Die Gehirnteile, deren Funktion nicht bekannt ist, und die vielleicht *Stumme* *Gehirnteile* eine bestimmte Funktion gar nicht haben, bezeichnet man als stumme. Es ist das zuerst der rechte Temporallappen, dessen isolierter Aus- *Rechter* *Temporal* *lappen* fall keine Symptome macht — doppelseitiger Ausfall der beiden Temporallappen würde allerdings zentrale Taubheit bedingen; infolgedessen ist die Bezeichnung stumm für den rechten Temporallappen nicht ganz exakt. Es sind das ferner die beiden Stirnlappen mit Ausnahme des hintersten Teiles des linken, desjenigen Teiles, welcher Zentren für die Augenbewegungen und die Sprache enthält. Von dem ganzen rechten Stirnlappen und den vorderen zwei Dritteln des linken wissen *Stirn* *lappen* wir zwar, daß ihre Zerstörung in einer Anzahl von Fällen psychische Störungen macht in Form der Witzelsucht oder der Moria, des heiteren Blödsinns, aber diese selben Symptome kommen auch bei den Erkrankungen anderer Hirnregionen vor; entscheidender Wert für die Lokaldiagnose ist also auf sie nicht zu legen.

Soviel über die Lokalisation auf der Rinde.

Nun aber kann eine große Reihe der Symptome, die durch Rinden- *Herde* *unterhalb* *der Rinde* zerstörungen gemacht werden, auch bei Integrität der Rinde, nämlich durch die Unterbrechung der von der Rinde zu den tieferen Teilen des Gehirns und zum Rückenmark absteigenden Bahnen auch verursacht werden, ja das ist sogar im allgemeinen das häufigere. Wir haben uns daher noch mit der Frage zu beschäftigen, wie wir bei den einzelnen Funktionen bestimmen können, ob und wo die Störung im Verlaufe der Bahnen liegt, und zwar mit besonderer Rücksicht darauf, inwieweit der topographischen Bestimmung die Möglichkeit eines operativen Eingriffs (Verletzungen, Tumoren) nachfolgen kann. Die spezielle Besprechung dieser Prozesse wird erst an späterer Stelle erfolgen.

Bewe
gungsstö
rungenZuerst die Bewegungsstörungen: Hier ist hervorzuheben, daß die Jacksonschen Krämpfe immer auf eine Affektion der Rinde selbst oder wenigstens ganz nahe der Rinde hinweisen. Wenn in einem Krankheitsverlauf, der schließlich zu einer Hemiplegie geführt hat, Krämpfe von vornherein und dauernd gefehlt haben, so spricht das sehr dagegen, daß die Krankheit von der Rinde ihren Ursprung genommen hat.

Ein weiteres Kennzeichen der Rindenherde oder der dicht unter der Rinde gelegenen kann ihre Beschränkung auf einzelne Glieder sein, weil die Territorien der einzelnen Glieder hier am weitesten auseinanderliegen. Es ist sehr selten, daß schon in der inneren Kapsel ein Herd gerade die für ein Glied oder den Kopf bestimmten Fasern isoliert trifft, hier kommt es meist zu mehr weniger vollständiger Hemiplegie, oft auch mit Sensibilitätsstörung oder mit Hemianopsie, bei rechtsseitiger Lähmung dann meist mit sensorischer oder motorischer Aphasie. Wenn wir eine solche Kombination von Aufhebung mehrerer Funktionen haben, so ist es immer sehr wahrscheinlich, daß die Störung da sitzt, wo die Bahnen dieser Funktionen einander am nächsten liegen, Innere
Kapseldas ist in der inneren Kapsel. Der Erfolg von Eingriffen in diese Gegend ist jedoch bereits sehr problematisch.

Hirn
stamm

Alter
nierende
Läh
mungenWenn die Störung der motorischen Bahn nun noch weiter rückenmarkwärts liegt, so haben wir sehr gute Anhaltspunkte an den „alternierenden Lähmungen". Diese kommen dadurch zustande, daß im Hirnstamm — vom Rückenmark aus gerechnet — die Pyramiden gekreuzt verlaufen, während die Hirnnerven auf der Seite ihrer Kerne zu ihren Muskeln gehen. Wir haben dann also z. B. bei rechtsseitigem Herd eine gekreuzte Pyramidenlähmung, d. h. Lähmung der linken Körperseite mit einer ungekreuzten Hirnnervenlähmung.

Da nun die Pyramidenbahn nacheinander in der Vierhügelgegend am Okulomotorius, im Pons am Fazialis und Abduzens, in der Medulla oblongata am Hypoglossus vorbeizieht, so haben wir in den entsprechenden alternierenden Lähmungen eine ausgezeichnete Bestimmung des Sitzes des Herdes (vgl. Abb. 5, S. 37). Auf weitere Feinheiten und Kombinationen mit den Symptomen anderer Hirnnerven brauche ich hier nicht einzugehen, da sie praktisch ohne Interesse sind. Praktisch kommt es wesentlich darauf an, sagen zu können, daß der Herd im Stamm sitzt. Damit ist der Herd, welcher Art er auch sei, für einen chirurgischen Eingriff ein Noli me tangere.

Eine Ausnahme in dieser Hinsicht bildet nur die alternierende Fazialislähmung bei Akustikustumor (vgl. unter Hirntumor S. 160).

Sensibili
tätWas die Sensibilität anlangt, so hat eine positive praktische Bedeutung die schon erwähnte Stereoagnosie als Hinweis auf erreichbare Prozesse im Parietallappen. Stärkere rein einseitige Sensibilitätsstörungen kommen häufig bei Affektionen des hinteren Teils der Thalamus
herdeinneren Kapsel und bei Herden im Thalamus vor. Die Diagnose

Thalamusherd ist sicher, wenn zugleich mit der Sensibilitätsstörung, die für Berührung, Schmerz und Temperatur in der Regel
nicht so ausgeprägt ist wie für die Tiefensensibilität, eine einseitige
Athetose oder Chorea (auf der Seite der Sensibilitätsstörung) besteht.
Charakteristisch sind ferner die sehr intensiven, durch kein Mittel zu

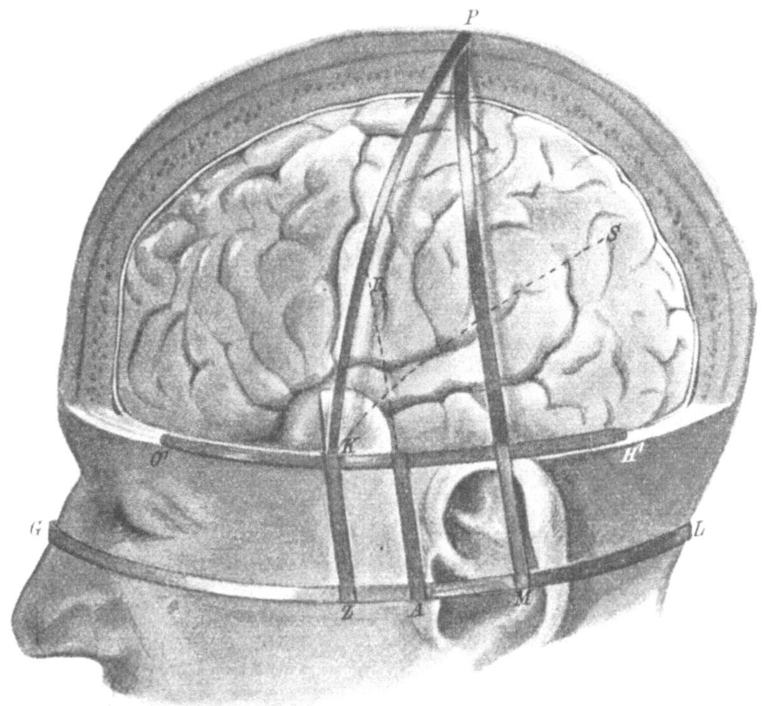

Abb. 21. Krönleins Konstruktion.

Die Unterlagen für die Krönleinsche Konstruktion bilden die deutsche horizontale Grundlinie (GL), die obere Horizontale (O¹H¹) und zwei auf der deutschen Horizontalen errichtete Senkrechte. Dies sind 1. die auf der Mitte des Jochbogens (Z) errichtete und bis
zum Schnittpunkt mit der oberen Horizontalen (K) reichende Linie ZK und 2. die am
hinteren Rande des Processus mastoideus (M) bis zur Mittellinie des Schädels (P) gezogene
Linie MP. Die Verbindungslinie zwischen K und P gibt die Richtung der Rolandoschen Furche an. Der unterste, etwas nach hinten abbiegende Teil des Sulcus centralis
reicht aber nicht bis K herab, sein Ende wird vielmehr durch eine in der Depressio praeauricularis errichtete Senkrechte, und zwar auf dieser etwa 6 cm über der oberen Ohröffnung bestimmt (R.)

Die Halbierungslinie des Winkels P K H gibt die Lage der Fossa Sylvii an, ihr hinteres
ziemlich variables Ende wird etwa durch die Linea mastoidea berührt.

beeinflussenden Schmerzen (Hemianaesthesia dolorosa). End
lich ist als Thalamussymptom charakteristisch die Aufhebung gewisser
Bewegungen, die nicht unmittelbar dem Willen unterworfen sind
(Psychoreflexe): Während der untere Fazialis der betroffenen Seite
willkürlich ohne weiteres in Bewegung gesetzt werden kann, bleibt er

bei Lachen und Weinen starr und unbeweglich. Dort ist der Herd gänzlich unerreichbar.

Daß bei Herden im Stamm alternierende Sensibilitätsstörungen vorkommen können, war bereits erwähnt (S. 57). Auch sie weisen also, wie die alternierenden Lähmungen auf diese Lokalisation.

Hemianopsie Daß die Hemianopsie sowohl ein Symptom der medialen Rinde in der Gegend der Kalcarina, wie auch der durch den Okzipitallappen laufenden, dann zum Zwischenhirn und zum Tractus opticus verlaufenden Bahn sein kann, war bereits mehrfach erwähnt (S. 146). Wir können hier — soweit überhaupt — die genauere topische Diagnose nur aus der Kombination mit anderen Symptomen (Alexie, Aphasie, Anästhesie) stellen.

Kleinhirn Endlich bleibt uns noch das Kleinhirn. Bei seiner Erkrankung ist als Hauptsymptom zu beobachten die Ataxie, die (mit der Adiadochokinesie) (S. 62) schon geschildert ist und oft mit zerebellarer Hypotonie zusammen vorkommt (S. 60). Ein weiteres Symptom ist ein subjektives, der Drehschwindel, der besonders häufig ein „systematischer" ist, d. h. der Patient hat das Gefühl, wie wenn sich die Welt in einer bestimmten Richtung um ihn dreht, oder als wenn er in einer bestimmten Richtung gedreht würde (vgl. S. 74). Einen Schluß auf den Sitz des Herdes kann man aus der Richtung der Scheinbewegung nicht ziehen, die Ataxie ist aber auf der Seite des Herdes. Das Taumeln beim Gehen geschieht auch meist nach der Seite des Herdes (Lateropulsion). Es ist mit anderen Richtungsstörungen (Bárány sche Versuche) bereits geschildert worden (S. 61). Wir sind beim Kleinhirn meist zufrieden, wenn wir die Seite diagnostizieren, auf der die Erkrankung sitzt.

Umstehend sei dann hier noch die topographische Bestimmung der Hauptfurchen am Schädel nach der meist üblichen Krönleinschen Methode wiedergegeben (nach W. Braun)[1]).

19. Der Hirntumor.

Von den speziellen Erkrankungen des Gehirns wenden wir uns zuerst zum Hirntumor, derjenigen Erkrankung, bei welcher die Bedeutung der Lokalisation am meisten hervortritt. Wir verstehen unter Tumor hier nicht nur die Tumoren im Sinne der pathologischen Anatomie, sondern auch die Tuberkel, die Zystizerken und Echinokokken, die Zysten und die Aneurysmen.

Der Tumor selbst ist eine lokal begrenzte Erkrankung des Gehirns, aber in weitaus der Mehrzahl der Fälle führt er zu Folgen, welche, von seinem speziellen Sitz unabhängig, vielmehr von seiner Einwirkung auf das ganze Gehirn und dessen Hüllen abhängig sind. Wir unterscheiden **Lokalsymptome** daher die Lokalsymptome von den Allgemeinsymptomen. Die **Allgemeinsymptome** Hirndrucks, d. h. der erhöhten Spannung und der Vermehrung der **Nachbarschaftssymptome**

---

[1]) Chirurgische Therapie der Nervenkrankheiten im Handbuch der Neurologie, herausgegeben von Lewandowsky. Bd. I, S. 1253.

große Mehrzahl der allgemeinen Symptome sind die Folge des gesteigerten Zerebrospinalflüssigkeit. Die sogenannten Nachbarschaftssymptome kommen dadurch zustande, daß der Tumor, ganz anders wie etwa eine Blutung, je länger er besteht, um so mehr, und im Einzelfall in sehr verschiedenem Grade, auf die Umgebung wirkt, sie durch den von ihm ausgehenden Druck schädigt. Der Druck, der sich vom Tumor aus fortpflanzt, wirkt besonders leicht da schädigend, wo er Gebilde trifft, welche nicht mehr ausweichen können, welche vielmehr dem knöchernen Schädel schon unmittelbar anliegen. Es sind das in erster Linie die Gehirnnerven an der Basis, die daher in der Lehre von den Nachbarschaftssymptomen eine besonders große Rolle spielen.

Der Krankheitsverlauf bei den eigentlichen Hirntumoren, speziell den Gliomen und Sarkomen, ist meist ein bis zum Tode langsam fortschreitender. Dabei gehen die allgemeinen Symptome den lokalen sehr häufig voran. Das häufigste Anfangssymptom sind die Kopfschmerzen, verbunden nicht selten mit Beschwerden, die denen des Neurasthenikers nicht unähnlich sind. Auch allgemeine epileptische Krämpfe, die sich von denen der genuinen Epilepsie in nichts zu unterscheiden brauchen, können jahrelang den Lokalsymptomen vorangehen, immerhin sind sie ein selteneres Frühsymptom. Weiterhin ist der gesteigerte Hirndruck mit allen seinen Symptomen, besonders aber der sichtbare Ausdruck des Hirndrucks, die Stauungspapille, häufig ein sehr frühes Zeichen, besonders bei den expansiv wachsenden Tumoren der hinteren Schädelgrube. Absolute Gesetze sind aber hier nicht vorhanden. In einer kleineren Gruppe von Fällen treten von vornherein die Lokalsymptome in den Vordergrund, und es gibt natürlich alle Mischungen von lokalen und allgemeinen Symptomen. Nicht selten treten Reizsymptome, bei Tumoren der motorischen Region epileptische Anfälle von Jacksonschem Typus, schon im Beginne der Entwickelung auf, und keine andere Erkrankung des Gehirns führt so häufig zu solchen Reizerscheinungen wie die Hirngeschwulst. Ein ganz gleichmäßiges Fortschreiten des Krankheitsverlaufs ist nicht das gewöhnliche. Es können mehr oder weniger langandauernde Exazerbationen, besonders solche der Allgemeinsymptome auftreten, die zum Teil wieder zurückgehen, aber häufig eine dauernde Verschlimmerung zurücklassen. Nur selten treten völlige Intermissionen, die den Anschein der Genesung erwecken, ein. Von den Lokalsymptomen schreiten die Ausfallserscheinungen häufig kontinuierlich fort, während die Reizerscheinungen, z. B. die Jacksonschen Krämpfe, nur in Intervallen auftreten, sich aber zuzeiten häufen können. Ganz akute Verschlimmerungen sind manchmal die Folge einer Blutung in den Tumor oder auch Folge einer plötzlichen Steigerung des Hirndrucks. Die Größe, die ein Tumor haben muß, um Erscheinungen zu machen, ist sehr verschieden, wesentlich von seinem Sitze abhängig. Kirschkerngroße Tumoren der motorischen Region können Krampfanfälle machen, und nicht viel größere in der Umgebung des vierten Ventrikels können sogar schon den Tod bedingen. Andererseits aber gibt es apfelgroße Geschwülste besonders der weniger wichtigen Teile des Großhirns, und sogar, wenn auch selten, der hinteren

Schädelgrube, welche sehr lange keine Symptome machen, wenigstens den Betroffenen in seiner Arbeitsfähigkeit und seinem Wohlbefinden keineswegs stören. In solchen Fällen können dann manchmal aber die Störungen ziemlich plötzlich beginnen und schnell fortschreiten. Abgesehen von dem Ort der Neubildung, hängt die Schnelligkeit des Verlaufs ab von der Schnelligkeit des Wachstums, die bei den weichen Sarkomen und bei gewissen Gliomen am größten ist; andere Formen des Glioms wachsen langsamer. Langsam wachsen die Fibrome und manche Endotheliome (Psammome); sie können sogar ebenso wie die Angiome und Enchondrome im Wachstum stillstehen, so daß die Symptome dann stationär werden. Auch die Zysten können natürlich stationär sein, manchmal nur von Zeit zu Zeit Symptome machen. Tuberkel verlaufen im allgemeinen schnell, können aber durch Verkalkung zu klinischer Heilung kommen. Zur Heilung — selten spontan, häufiger durch innere Medikation — gelangen in erster Linie die Gummata. Endlich kann durch die Operation eine Unterbrechung des Verlaufs herbeigeführt werden. Die Dauer des Verlaufs bei den am gewöhnlichsten vorkommenden Gliomen, Sarkomen und Endotheliomen beträgt im Durchschnitt etwa sechs Monate bis zwei Jahre. Es sind aber auch schon Tumoren beobachtet worden, die jahrzehntelang bestanden hatten.

Parasiten Die parasitären Erkrankungen, d. h. Echinokokken und Zystizerken können ganz in der gleichen Weise verlaufen wie die echten Tumoren. Häufiger wohl als diese bleiben sie stationär. Zystizerken können, wie oben schon bemerkt, zur Verkalkung kommen und bilden dann, wenn sie nicht an besonders wichtiger Stelle sitzen, einen zufälligen Sektionsbefund, nachdem sie im Leben manchmal keine, manchmal auch vorübergehende Symptome gemacht hatten.

Aneurysma Auch das Aneurysma (vgl. bei syphilogenen Erkrankungen) kann wie ein echter Tumor verlaufen und allmählich zum Tode führen. In vielen Fällen tritt dieser durch eine Ruptur ein. In anderen Fällen ist Heilung durch Organisation des Aneurysma beobachtet, manchmal allerdings erst dann, wenn das Aneurysma durch seine Ausdehnung zu dauernden Defekten des Gehirns geführt hatte.

Ausgang In weitaus der Mehrzahl der Fälle ist der schließliche Ausgang der Gehirngeschwulst der Tod. Er erfolgt gewöhnlich im tiefen Koma, nachdem alle Stadien der Bewußtseinstrübung bis hierhin durchlaufen worden sind. Die lebenswichtigen Zentren des verlängerten Marks versagen allmählich, wesentlich unter dem Einfluß des vermehrten Hirndrucks; die Atmung wird ungenügend, kann schließlich den Cheyne-Stokesschen Typus zeigen, das Vaguszentrum wird gelähmt, das Schlucken ist erschwert, teils durch die direkte Schädigung seiner bulbären Zentren, teils durch die Benommenheit, welche zum Verschlucken Veranlassung gibt. So kann sub finem Pneumonie entstehen, und auch die Erschöpfung infolge der enormen Schmerzen wie die Unmöglichkeit genügender Ernährung angesichts des Erbrechens und der Schluckstörung können den Tod beschleunigen.

In einer Minderzahl der Fälle tritt der Tod plötzlich ein, besonders häufig, aber nicht ausschließlich, bei Geschwülsten der hinteren Schädelgrube, die plötzlich das Atemzentrum durch Druck lähmen können. Dasselbe kann jedoch auch eine plötzliche Steigerung des allgemeinen Hirndrucks ohne lokale Affektion der hinteren Schädelgrube, z. B. bei Stirnhirntumoren, bewirken. In seltenen Fällen kann eine starke Blutung aus dem Tumor, besonders wenn sie in den Ventrikel durchbricht, ein schnelles Ende herbeiführen. Ein Solitärtuberkel führt häufig durch Infektion der Hirnhäute zu einer tuberkulösen Meningitis und durch deren Vermittlung zum Tode.

Entsprechend der Einteilung der Tumorsymptome in lokale und allgemeine kann man praktisch zwei Gruppen von Kranken unterscheiden, solche, bei welchen die Allgemeinsymptome vorherrschen oder allein vorhanden sind, und solche, bei denen die Lokalsymptome entweder das Bild beherrschen oder doch wenigstens in ausgesprochenem Maße vorhanden sind.

Die Allgemeinsymptome des Tumors beruhen fast alle auf dem gesteigerten Hirndruck; es handelt sich also in einer großen Gruppe von Fällen darum, und überhaupt muß in jedem Falle bei Tumorverdacht die Aufmerksamkeit sich darauf richten, den Hirndruck festzustellen. Von seinen Folgezuständen ist der häufigste der Kopfschmerz. Der Tumorkopfschmerz in seinen geringeren Graden hat nichts Charakteristisches, und auch in seinen höheren Graden ist er durch seine Art niemals mit Sicherheit von anders bedingtem Kopfschmerz, z. B. bei Migräne, bei Urämie zu unterscheiden. Daher ist die erste Regel, jeden Menschen, der sich mit Kopfschmerzen vorstellt (wie eigentlich zwar überhaupt jeden Nervenkranken) zu augenspiegeln. Bei der Häufigkeit der Kopfschmerzen und der verhältnismäßigen Seltenheit der Tumoren genügt ja meist ein Blick auf die Papille, um sich von dem Fehlen einer Neuritis optica zu überzeugen, und diese kleine Mühe lohnt sich, da das Fehlen einer Neuritis optica einen Tumor, wenn auch nicht ausschließt, so doch immerhin unwahrscheinlich macht. Die Fälle, in denen der Kopfschmerz wirklich das einzige Tumorsymptom ist und sowohl Stauungspapille wie Lokalsymptome fehlen, sind eben zunächst nicht zu diagnostizieren, aber niemals darf das Fehlen einer Stauungspapille bei sonst tumorverdächtigen Symptomen die Diagnose Tumor umstoßen.

Der Ausdruck der allgemeinen Störung in den Funktionen der Hirnrinde, welche durch den Hirndruck bedingt wird, ist die Benommenheit, der für den Allgemeinzustand des Tumorkranken charakteristische psychische Zustand. Von einem leichten Gefühl der Schwerbesinnlichkeit und Dumpfheit, das dem Kranken zunächst noch mehr subjektiv zum Bewußtsein kommt, als daß es, besonders bei einmaliger Untersuchung, besonders auffiele, von diesen leichtesten Störungen also bis zum tiefsten Sopor, in welchem alle bewußten Reaktionen fehlen, Stuhl und Urin unwillkürlich abgehen, finden sich alle Grade. Sehr gewöhnlich ist schon im Beginn der Erkrankung eine große Schlafsucht.

Nicht ganz selten sind mehr oder weniger plötzliche Anfälle von Bewußtlosigkeit, die durch Schwindelerscheinungen eingeleitet werden können.

Puls

Erbrechen

Neuritis und Papillitis

Lumbalpunktion

Gruppe mit geringen Herdsymptomen

Neben dem Kopfschmerz und der Benommenheit sind klassische Allgemeinsymptome des Hirntumors in erster Linie noch die Pulsverlangsamung, Druckpuls und das Erbrechen. Sie beruhen auf Reizung des Herzvaguszentrums, das den Herzschlag verlangsamt, und des Brechzentrums (vgl. auch S. 70).

Wenn nun in einem Falle, gleichgiltig, ob der Kopfschmerz oder sonst ein Symptom uns zunächst auf die Neuritis optica geleitet hat, diese festgestellt ist, so folgt daraus mit größter Wahrscheinlichkeit ein gesteigerter Hirndruck; denn die ausgebildete Stauungspapille, d. h. die Hervorwölbung des Sehnervenkopfes kommt sicherlich nur in extrem seltenen Fällen anders als durch gesteigerten Hirndruck bedingt, vor. Ein bloßes Verwaschensein und eine Stauung in den Retinalvenen aber kommt bei multipler Sklerose, bei Enzephalitis doch häufiger vor, und schließlich muß man daran denken, daß auch die einfache Chlorose, die multiple Neuritis und die Urämie Bilder erzeugen können, welche von den bei Tumor vorkommenden nicht zu unterscheiden sind. Sollte die Entscheidung in solchen Fällen aus Gründen, die in den Symptomen dieser anderen Erkrankungen selbst liegen, nicht gegeben werden können, und dabei doch dringlich sein, so ist die Lumbalpunktion zu machen (unter den Kautelen, die früher (S. 66) erwähnt wurden). Es wird das immerhin nur in einer Minderzahl von Fällen dringend notwendig, wenn auch in recht vielen erwünscht sein.

Eine Neuritis optica, bei der die Lumbalpunktion einen erhöhten Hirndruck nicht ergibt, bleibt auf eine der anderen genannten Ursachen der Neuritis optica verdächtig. Wenigstens ist es wohl sicher, daß bei Chlorose, bei multipler Sklerose, bei multipler Neuritis Hirndruck nicht vorkommt; bei Urämie scheint er zuweilen, aber nur vorübergehend vorhanden zu sein.

Diejenigen Fälle, in denen nun die häufigsten und auch die praktisch bedeutungsvollsten Schwierigkeiten entstehen, sind die, in welchen das Bestehen eines Hirndrucks zweifellos feststeht, in denen unter Umständen alle die im vorigen Abschnitt genannten Folgen gesteigerten Hirndrucks vorhanden sind, in denen aber keine oder nur sehr geringe Lokalsymptome bestehen.

Zunächst handelt es sich natürlich darum, auch die kleinsten Zeichen irgend einer lokalen Affektion des Gehirns herauszufinden, weil diese auch als Nachbarschaftssymptome wertvolle Hinweise auf den Sitz des Tumors geben können. Am wichtigsten bleiben natürlich hier die Ausfallsymptome von seiten der motorischen Region oder der von ihr ausgehenden Bahnen, als welche wir hier nur kurz aufzählen den Babinskischen Zehenreflex, den gekreuzten Adduktorenreflex, endlich einseitiges Fehlen des Bauchdeckenreflexes. Über den Wert dieser Symptome für die Diagnostik ist in einem früheren Kapitel gehandelt worden. Häufig ist nur ein einziges von ihnen vorhanden, aber jedes einzige ist beweisend für eine Affektion der motorischen Bahn und kann also geeignet sein, den Verdacht z. B. auf einen Stirnhirntumor zu lenken, der eben beginnt, die Gegend der Zentralwindungen zu affizieren, oder auf einen basalen Tumor, der auf den Hirn-schenkel drückt usw. So wird man doch in vielen Fällen wenigstens zunächst einmal die Diagnose der Seite des Tumors machen können. Selbstverständlich wird man auch nach dem gelegentlichen Vorkommen Jacksonscher Krämpfe zu forschen haben und den Kranken in wichtigen und dringenden Fällen zur Beobachtung dieser Krampfanfälle unter die dauernde Beobachtung einer geschulten Pflegeperson zu stellen haben. Ebenso wichtig wie die Symptome, welche auf eine Erkrankung der motorischen Bahn hinweisen, sind diejenigen, die eine Affektion eines Hirnnerven anzeigen, besonders dann, wenn sie einseitig sind. In Be-tracht kommen hier besonders Riechstörungen, Pupillendifferenzen, leichte Grade von Ptosis und diejenige leichte Form der Trigeminus-affektion, die sich nur in der Areflexie der Kornea kundgibt (S. 58). Gerade die Symptome von seiten der Hirnnerven sind ja schon geeignet den Verdacht auf die Lokalisation in einer von den drei Schädelgruben zu begründen (vgl. Abb. 7, S. 41).

Diese eben erwähnten Fälle mit nur sehr wenig ausgesprochenen Herdsymptomen bilden eine praktisch besonders schwierige Gruppe. Denn je ausgesprochener und massiver die Herdsymptome sind, um so wahrscheinlicher ist von vornherein die Diagnose des Hirntumors. Aber in jedem Falle muß trotzdem die Frage aufgeworfen werden, ob wir es wirklich mit einem Tumor oder mit einem anderen Leiden, das mit Steigerung des Hirndrucks einhergeht, zu tun haben.

Für die Entscheidung dieser Frage kommen in erster Linie differen-tialdiagnostisch die **Meningitis serosa** bzw. der **erworbene Hydro-zephalus** (vgl. den Schluß dieses Kapitels) in Betracht. Nur ganz ge-legentlich kann, wie schon bemerkt, auch die Urämie einmal eine ins Gewicht fallende Drucksteigerung machen. Zur Entscheidung also zwischen Tumor und Meningitis serosa bzw. Hydrozephalus führt in einer Reihe von Fällen die **mikroskopische Untersuchung des Lumbalpunktates**. Es spricht hier der Befund einer Lymphozytose mit sehr großer Wahrscheinlichkeit gegen das Bestehen eines Tumors, bei welchem sie nur in extrem seltenen Fällen gefunden wird, vielmehr für seröse Meningitis. Nur bei syphilitischen Tumoren ist gleichfalls die Lymphozytose gewöhnlich. Nicht denselben Wert hat das Fehlen einer Lymphozytose. Denn es kommen auch Fälle von Hydrozephalus mit Herderscheinungen ohne Lymphozytose vor, wenngleich sie doch wohl in der Mehrzahl der Fälle gefunden wird. Dif-ferential-diagnose

Sonst ist noch anzuführen, daß beim erworbenen Hydrozephalus die Erscheinungen des gesteigerten Hirndrucks über lange Zeiträume hinaus sich in remittierender Weise wiederholen können; aus der Art des Verlaufs wird man aber immerhin nur in seltenen Fällen Schlüsse von einiger Sicherheit ziehen können.

Kann man sich aus den Lokal- und Allgemeinsymptomen und auch aus der Lumbalpunktion ein Bild von genügender Klarheit nicht machen, dann ist die **Neißer-Pollacksche Gehirnpunktion** (vgl. S. 69) mit dem Versuch der Aspiration von Tumorgewebe zur mikroskopischen Feststellung an den in Betracht kommenden Stellen anzuwenden, deren Hirn-punktion

positiver Ausfall natürlich beweisend ist, während der negative Zweifel
übrig läßt, da die Punktion ja nicht genau die Stelle des Tumors getroffen
zu haben braucht.

Ein positiver Ausfall der Neißerschen Punktion enthebt uns
mit einem Schlage gleichzeitig auch der lokaldiagnostischen Schwierigkeit. In den meisten Fällen aber ist sie, da sie wohl nur im Krankenhause ausgeführt werden sollte, zunächst überhaupt nicht anwendbar,
ihr negativer Ausfall ist für viele Fälle nicht beweisend, und jedenfalls
sollte sie in allen Fällen doch nur das letzte heroische Mittel der Lokaldiagnose sein. Trotzdem nicht zu leugnen ist, daß die Einführung der
Hirnpunktion die Lokaldiagnostik etwas verändert hat, ist doch nichts
falscher, als zu glauben, daß man mit ihr auskommen könnte, wenn
man nicht vorher die anderen Mittel der Lokaldiagnose erschöpft hätte.
Vielmehr steht im Mittelpunkte der diagnostischen Aufgabe nach wie
vor, nachdem die Diagnose „Tumor" überhaupt einmal mit dem nötigen
Grade von Wahrscheinlichkeit gestellt ist, der Versuch, den Tumor
nach seinen klinischen Symptomen genau zu lokalisieren.

Tumor ohne Hirndruck Ehe wir aber dazu übergehen, muß noch kurz die Differentialdiagnose derjenigen Tumoren besprochen werden, die ohne Drucksteigerung und ohne Stauungspapille einhergehen. Zunächst muß man
wissen, daß bei gewissen Lokalisationen der Hirntumor überhaupt nur
selten Hirndruck macht. Es gilt das in erster Linie für die Tumoren
des Pons. Gelegentlich können aber Tumoren jeder Lokalisation, auch
solche des Kleinhirns, welche gewöhnlich schon sehr früh Stauungspapille machen, ohne solche bis zum Exitus verlaufen.

Häufig rufen die Fälle von Hirntumor, die ohne Hirndruck,
besonders auch ohne Stauungspapille, aber mit Lokalsymptomen verlaufen, doch durch ihren Bewußtseinszustand und durch die Heftigkeit
der Kopfschmerzen den Verdacht auf Tumor wach. Aber man wird überhaupt bei jeder Gehirnerkrankung, die sich bei jüngeren
Individuen anscheinend von einem Punkt aus langsam progressiv entwickelt, die Diagnose Tumor in Erwägung ziehen.
In weitaus der Mehrzahl der Fälle entwickeln sich die Symptome des
Tumors langsamer als alle anderen Erkrankungen. Die wichtigste
Differentialdiagnose des Hirntumors bleibt natürlich immer die gegenüber
der Lues. Hier werden die Anamnese und die Auffindung syphilitischer
Zeichen am Körper oder spezifisch syphilitischer Nervensymptome, ins-
besondere der reflektorischen Pupillenstarre, maßgebend sein (vgl. das
Kapitel syphilogene Nervenkrankheiten).

Lokaldiagnose Wenn wir nunmehr also unabhängig von der Stellung der allgemeinen Diagnose auf Tumor überhaupt zur Besprechung der Lokaldiagnose des Tumors übergehen, so haben wir zunächst eine kleinere
Gruppe von lokalen Symptomen, die durch die Untersuchung des
Schädels festzustellen sind. Man wird nie versäumen dürfen, den
Schädel überall vorsichtig auf lokale Klopf- und Druckempfindlichkeit
zu prüfen. Die Feststellung einer solchen ist kein irgendwie sicheres
Zeichen, aber in einer Reihe von Fällen deckt sie sich doch ungefähr mit
dem Sitze des Tumors. In vielen Fällen besteht auch an der Stelle

der objektiven Empfindlichkeit der subjektiv empfundene Kopfschmerz, der aber auch ein unsicheres Symptom ist. Die objektive lokale Empfindlichkeit des Schädels kann durch die schmerzhafte Verziehung des Gesichts bei Beklopfen, besonders bei benommenen Kranken, einen guten Anhalt geben. Mehr als einen Anhalt gibt die lokale Klopf- und Druckempfindlichkeit des Schädels nur dann, wenn sie dem auf anderem Wege gefundenen vermuteten Ort des Tumors entspricht; dann kann sie die Diagnose wesentlich stützen.

Für die Hauptgruppe der Lokalsymptome, die durch die Schädigung der nervösen Substanz hervorgebracht werden, muß im wesentlichen auf das vorige Kapitel: Lokalisation im Gehirn, verwiesen werden. Neben den direkten Symptomen sind besonders die Nachbarschaftssymptome von seiten der Hirnnerven zu beachten. Leichte Okulomotoriuslähmung kann das einzige zur Lokalisation verwendbare Zeichen eines Tumors des „stummen" rechten Schläfenlappens sein, Störungen der Hirnnerven der hinteren Schädelgrube — Abduzens, Trigeminus etc. — können entscheidend für die Seitendiagnose eines Kleinhirntumors werden.

Jedes Lokalsymptom hat um so mehr Wert, je isolierter, je konstanter es ist, und je früher im Verlaufe der Erkrankung es auftritt. Ein Lokalsymptom, das im späteren Verlauf der Erkrankung, womöglich erst bei hochgradiger Benommenheit auftritt, kann trügerisch sein. Sieht man daher die Kranken erst im späteren Verlauf des Leidens, so ist es immer von großer, manchmal entscheidender Wichtigkeit, sich, wenn möglich, über die Entwickelung und die Aufeinanderfolge der im Augenblick vorhandenen Symptome zu unterrichten. Es ist ja offensichtlich für die Beurteilung des primären Sitzes einer Geschwulst außerordentlich wichtig, ob die Anamnese dahin lautet, etwa, daß der Kranke seit einem halben Jahre an ab und zu sich wiederholenden Krämpfen der linken Seite leidet, und daß neuerdings starke Kopfschmerzen und Schlafsucht aufgetreten sind, oder ob wir erfahren, daß seit einem halben Jahre sich die allgemeinen Zeichen einer Hirnkrankheit bemerkbar gemacht haben, und daß nun in der letzten Woche ein- oder zweimal ein halbseitiger Krampf aufgetreten ist. Im ersten Falle werden wir von vornherein geneigt sein, den Tumor in der motorischen Region selbst zu suchen, im zweiten die Krämpfe nur als ein Nachbarschaftssymptom eines vielleicht sich primär im Stirn- oder Schläfenlappen entwickelnden Tumors anzusehen. Die in jedem Falle anzustellenden diagnostischen Erwägungen dieser Art können wir hier natürlich unmöglich im einzelnen aufführen.

Nur über einige Tumorformen sei hier noch etwas bemerkt: Da ist zuerst der Hypophysentumor, der sich außer der schon früher (S. 63) erwähnten bitemporalen Hemianopsie, außer den Nachbarschaftssymptomen auszeichnen kann durch die Entwickelung einer Akromegalie (vgl. später) oder einer Dystrophia adiposogenitalis, d. i. einer mächtigen Fettentwickelung am ganzen Körper mit Atrophie der Genitalien, und der endlich bei Frauen zu einer diagnostisch nicht ganz unwichtigen vorzeitigen Menopause führen kann. Von lokaldiagnostischer Wichtigkeit ist für die Hypophysentumoren die bitemporale Hemianopsie. Sie gehören mit zu den am langsamsten wachsenden Tumoren, deren Entwickelung sich über Jahrzehnte hinziehen kann Die objektiven Symptome können erträglich bleiben, aber die Kopfschmerzen eine ganz außerordentliche Stärke erreichen.

Bei dem Hypophysentumor leistet die Röntgenuntersuchung durch den Nachweis einer Ausbuchtung des Türkensattels auf der Röntgenplatte wertvolle diagnostische Dienste.

Akustikustumor

Da ist zweitens der in den letzten Jahren viel erwähnte Akustikustumor, auch Tumor des Kleinhirnbrückenwinkels genannt. Es handelt sich meist um histologisch gutartige Geschwülste, welche sich am Austritt des Akustikus aus der Brücke entwickeln und den Hirnstamm komprimieren. Seine Symptome sind die Entwickelung einseitiger Taubheit (dabei meist nur geringgradige periphere Fazialislähmung), zerebellare Symptome und Pyramidensymptome, letztere gekreuzt. Ein Frühsymptom ist oft die Areflexie der Kornea (Druck des Tumors auf den Trigeminus).

Sowohl der Hypophysistumor wie der Akustikustumor sind Beispiele von basalen Tumoren, die aber auch an anderen Stellen der Basis, z. B. am Okulomotorius mit dem jeweiligen Sitz entsprechenden Symptomen beobachtet werden.

Ventrikeltumoren

Da sind endlich die Tumoren der Ventrikel, von denen hier nur der Zystizerkus des vierten Ventrikels erwähnt sei. Er verläuft wegen der Nachbarschaft des Kleinhirns meist unter zerebellaren Symptomen, die sich mit denen der aus dem Boden des vierten Ventrikels entspringenden Hirnnerven (z. B. Abduzenslähmung) mischen. Gerade der Zystizerkus des vierten Ventrikels verläuft häufig mit sehr großen Remissionen.

Wenngleich es nun in einer großen Anzahl von Fällen gelingt, Hirntumoren richtig zu lokalisieren, ja wenn man diese Lokalisation — soweit sie überhaupt möglich ist — durchaus nicht als die schwierigste neurologische Aufgabe anzusehen braucht, so ist trotzdem die Heilung

Operative Behandlung

des Tumors durch die Operation damit nun keineswegs auch nur wahrscheinlich. Vielmehr ist ein voller Erfolg der operativen Entfernung in den überhaupt zur Operation gebrachten Fällen nach der Statistik nur in 7 % der Fälle zu erwarten, eine Heilung mit Defekt — wenn also der Tumor entfernt werden konnte, die Störung des Gehirns aber irreparabel war — in höchstens weiteren 7 %. Da nun aber zur Operation nur die erstens überhaupt lokalisierbaren und zweitens an erreichbarer Stelle lokalisierten Tumoren gebracht werden, deren Zahl kaum mehr als 40 % der Gesamtzahl der Tumoren beträgt, so werden wir die obengenannten Zahlen noch einmal halbieren müssen.

Dabei ist allerdings zu bemerken, daß die Zahl der geheilten Fälle sich wieder hebt, wenn man auch die einfachen Zysten, die — insbesondere am Kleinhirn — völlig wie Tumoren verlaufen können, einrechnet. Deren Prognose ist eine sehr günstige.

Die Prognose der eigentlichen Tumoren ist aus verschiedenen Gründen so ungünstig. Die Hauptform der Gehirngeschwülste, die Gliome,

sind fast immer diffus und demnach gar nicht total zu exstirpieren. Sie lassen sich selbst am freigelegten Gehirn oft kaum von der
gesunden Hirnsubstanz unterscheiden, und wenn noch so viel Gehirn weg-
genommen wird, entdeckt die spätere Untersuchung, daß auch nicht annähernd die Grenzen des Tumorgewebes erreicht sind.

Aussichten bieten überhaupt nur die ausschälbaren Geschwülste (Endotheliome, Fibrome), die sich aber leider in der
großen Minderzahl befinden. Auch hier kann es, wie z. B. bei Sarkomen,
dann noch zu Rezidiven kommen, und eine Anzahl von ihnen ist — ein
dritter Grund — nicht erreichbar, z. B. die meisten Geschwülste der
inneren Kapsel, die des Thalamus, die meisten Basisgeschwülste.

Freilich hat sich auch die Meinung von der operativen Zugänglichkeit mancher Gehirnteile geändert; die hintere Schädelgrube, die früher
ein Noli me tangere darstellte, bildet heute insbesondere der Klein-
hirngeschwülste wegen einen durch die Chirurgen vielfach und zum
Teil mit Erfolg in Angriff genommenen Ort. Ja, selbst Geschwülste
der Hypophysis sind bereits von der Nase her angegriffen worden,
wenngleich dieser Weg ja nicht sicher aseptisch zu machen ist, und
darum große Gefahren bietet. Operativ zugänglich ist ferner ohne
weiteres die Konvexität des Großhirns, auch Geschwülste der Markstrahlung sind in einigen Fällen entfernt worden. Der Vorschlag, einen
Zystizerkus des vierten Ventrikels operativ anzugreifen, ist noch nicht
ausgeführt worden.

Die letzte Ursache der ungünstigen Prognose ist endlich die Gefahr
der Operation selbst, die unter allen Umständen einen gewaltigen
Eingriff darstellt, besonders wenn es sich um einen Tumor der hinteren
Schädelgrube handelt. Die besten Operateure berichten hier von Fällen,
die zugrunde gingen, ehe man den Tumor überhaupt zu Gesicht bekam.
Ein ganz erheblicher Teil stirbt Stunden oder Tage nach der Operation
an deren Folgen.

Trotzdem muß man jeden diagnostizierten und lokalisierten Tumor zur Operation bringen, und zwar möglichst
früh. Denn andere Methoden der Tumorbehandlung haben wir nicht.
Der Erfolg der Operation kann ein vollständiger sein dadurch, daß nach
der Exstirpation eines expansiv wachsenden Tumors die durch den Druck
geschädigte Hirnsubstanz sich völlig erholt, und auch die Allgemeinsymptome ganz zurückgehen. Es können aber auch dauernde Defekte
zurückbleiben, wenn der Tumor die Gehirnsubstanz in irreparabler Weise
geschädigt hatte, oder wenn etwa die Narbe doch eine dauernde Schädigung der Gehirnsubstanz herbeiführt. Insbesondere geht auch eine
totale neuritische Sehnervenatrophie nie wieder zurück.

Kontraindikationen der Operation geben metastatische Geschwülste, Kontra-
wie sie bei jeder Tumorlokalisation im Körper vorkommen, und auch der Verdacht Indikation
auf ein Aneurysma. Tuberkel dagegen sollen operativ angegangen werden.

Ist der Tumor nicht lokalisierbar oder nicht exstirpierbar, so kommt Dekom-
in einer Reihe von Fällen die palliative (dekompressive) Trepana- pressive
tion, die Schaffung einer Knochenlücke, in Frage. Es ist kein Zweifel, Trepa-
daß sie in einer Reihe von Fällen die Allgemeinsymptome ganz erheblich nation

bessert, Schwerkranke für Monate wieder lebens- und arbeitsfähig machen kann, und daß sie vor allem der Entwickelung und Verschlimmerung der Stauungspapille vorbeugen kann. Man kann die palliative Trepanation auch mit dem „Balkenstich" verbinden, durch welchen ein Abfluß der Ventrikelflüssigkeit in den Subarachnoidealraum ermöglicht werden soll. Neuerdings wurde auch der Suboccipitalstich (Genickstich mit Offenlassen der Hinterhauptmembran), eventuell auch in Kombination mit Balkenstich zum Zwecke rascher Zirkulationsentlastung erfolgreich angewandt.

Wird die palliative Trepanation oder der Balkenstich verweigert, so können wiederholte Lumbalpunktionen erheblichen Nutzen und Linderung bringen, in den Fällen besonders, in denen sich der Hirndruck nur langsam wiederherstellt, und es daher genügt, die Punktion alle paar Wochen einmal auszuführen.

Differentialdiagnostische Erwägungen sind vor allem am Platze, wie stets in der Neurologie, im Hinblick auf die Unterscheidung von der Lues, und es ist ganz berechtigt, in jedem Fall von Hirntumor, selbst wenn wir sichere Zeichen von Lues nicht haben, insbesondere auch trotz negativen Ausfalls der Wassermannschen Reaktion im Blute, eine antisyphilitische Kur für einige Wochen einzuleiten. Das isolierte Gumma kann die gleichen Symptome machen wie der echte Tumor. Freilich soll man die Kur nicht zu lange ausdehnen und muß auch wissen, daß manchmal echte Geschwülste vorübergehend günstig auf eine spezifische Kur reagieren. Von vornherein wird man auf eine spezifische Kur verzichten, wenn etwa die Unterlassung der Operation die Gefahr einer Erblindung durch eine starke Stauungspapille herbeiführen würde.

Dann sind in den letzten Jahren immer mehr Fälle publiziert worden, wo Erkrankungen, die unter den allgemeinen und lokalen Erscheinungen eines Hirntumors verliefen, entweder wieder völlig ausheilten oder die Patienten ad exitum kamen, und in letzterem Falle die Autopsie keinen Tumor aufdeckte.

Es handelte sich da einmal um chronische zirkumskripte Meningitiden, die auch zu Zysten führen können. Wichtiger sind aber die Fälle, wo sich trotz der Lokalsymptome ein lokaler Befund überhaupt nicht erheben ließ. In einer Anzahl von ihnen handelt es sich um einen allgemeinen Hydrozephalus bzw. um eine allgemeine seröse Meningitis, in anderen Fällen fehlte überhaupt jeder Befund, so daß man schon von einem Pseudotumor cerebri gesprochen hat. Ein Teil dieser Fälle soll auf einer „Hirnschwellung" beruhen.

Gerade diese Fälle von seröser Meningitis, Hydrozephalus und Pseudotumor sind aber durch die dekompressive Trepanation oft sehr günstig zu beeinflussen. Die Operation ist geradezu indiziert, wenn durch Zunahme der Neuritis Erblindung droht. Ich kenne solche Fälle, die nicht operiert wurden, und die jetzt gesund aber blind sind. Gerade wenn die Differentialdiagnose zwischen Tumor und Meningitis serosa nicht sicher zu stellen ist, soll man um so eher operieren.

20. Hirnabszeß.

Die Diagnose eines Hirnabszesses ist eine schwierige und verantwortungsvolle Sache. Führt sie doch zu sofortiger Operation als einziger Möglichkeit der Heilung. Man kann bei keiner anderen Erkrankung so wenig abwarten als beim Hirnabszeß. Ich erlebte einen Fall, wo Verzögerung der Einwilligung der Eltern zur Operation um 24 Stunden den Tod eines Knaben zur Folge hatte.

Für den Praktiker kommt es wesentlich darauf an, daß er frühzeitig den Verdacht auf Hirnabszeß faßt. Möge er dann mit Hilfe des Neurologen diesen Verdacht weiter verfolgen. Auch der Neurologe kann aber nicht immer mit unbedingter Sicherheit die Diagnose eines Hirnabszesses stellen oder ausschließen. Er kann häufig nur die Indikation zum operativen Eingriff geben. Denn die neben einem Hirnabszeß etwa noch in Frage kommenden zerebralen Erkrankungen bedürfen zum Teil gleichfalls der operativen Behandlung. *Wichtigkeit der Indikation zur Operation*

In bezug auf Symptome des Abszesses ist vor allem ein Irrtum zu korrigieren, der uns meist entgegentritt, daß nämlich der Hirnabszeß Fieber mache. Der Hirnabszeß kann Fieber machen, verläuft aber in der Mehrzahl der Fälle ohne Fieber bis zu dem Augenblick, wo der letale Durchbruch in die Ventrikel oder die Meningen eintritt. Dann ist das Fieber also schon Zeichen der Meningitis. *Symptome* *Temperatur*

Ebenso verläuft der Hirnabszeß in der Mehrzahl der Fälle ohne Stauungspapille und ohne wesentliche Drucksteigerung der Lumbalflüssigkeit. *Augenhintergrund*

Die positiven Symptome des Hirnabszesses sind einerseits allgemeine, das sind die Benommenheit, die Kopfschmerzen, und in einer Minderzahl der Fälle Fieber, Stauungspapille und Steigerung des Lumbaldrucks. Zweitens macht der Hirnabszeß die gleichen Lokalsymptome, wie sie eben seinem jeweiligen Sitze entsprechen, wobei von vornherein zu bemerken ist, daß Reizsymptome, besonders Jacksonsche Krämpfe, bei Abszeß häufig neben den Ausfallssymptomen vorkommen. *Allgemeinsymptome* *Lokalsymptome*

Es können sich aber Abszesse ohne jedes Symptom bis zu nicht unbeträchtlicher Größe entwickeln, und dann ziemlich plötzlich manifest werden. Ja, ein Latenzstadium von mehreren Wochen, in dem der Kranke gar keine Beschwerden, höchstens etwas Kopfschmerzen hat, ist die Regel, und es sind Fälle berichtet, in denen ein solcher latenter Abszeß mehrere Jahre lang getragen wurde. In diesem Latenzstadium wird der Arzt gar nicht gerufen werden, sondern erst dann, wenn der Abszeß manifest wird, aber von diesem Augenblick bis zum Exitus liegen oft nur wenige Stunden. So sind Fälle, die nach einer Ohraufmeißelung in dauernder ärztlicher Beobachtung in Ohrenkliniken standen, wiederholt plötzlich ad exitum gekommen, und die Autopsie ergab als Ursache einen Kleinhirnabszeß, der in die Meningen durchgebrochen war. Solche Fälle werden sich natürlich ärztlichem Eingriff immer entziehen. Aber in den Fällen, die aus dem Stadium der Latenz allmählich in das manifeste Stadium hinübergehen, muß man allen Spürsinn *Symptomlose Entwickelung* anspannen, um während dieser Zeit, wo noch ein Eingreifen möglich ist, die Erkrankung zu erkennen.

Gefahr der Meningitis   Die tödliche Gefahr des Hirnabszesses ist der Durchbruch in die Meningen. Mit dem Augenblick, wo wir eine Meningitis haben, kommen alle Rettungsversuche zu spät.

Ätiologie   Der Verdacht auf Hirnabszeß ist in zwei Fällen ein besonders naheliegender, wenn nämlich nach einem Schädeltrauma oder nach einer Otitis zerebrale Symptome auftreten.

Traumatischer Abszeß   Ganz einfach sind natürlich diejenigen traumatischen Fälle, in welchen im Zusammenhang mit einer Schädelverletzung und in unmittelbarem zeitlichem Anschluß daran sich die Zeichen eines Hirnabszesses ausbilden, die traumatischen Frühabszesse.

Nicht ganz so leicht, aber auch noch einfach sind die traumatischen Spätabszesse, wo entweder, ohne daß der knöcherne Schädel selbst überhaupt verletzt wurde, oder nachdem eine völlige Heilung, sei es prima, sei es secunda intentione eingetreten ist, der Abszeß deutlich wird. Ist ein Schädeltrauma anamnestisch erhoben, oder ist eine Haut- oder Knochennarbe am Schädel feststellbar, und treten nun, am häufigsten einige Wochen oder Monate nach dem Trauma, allgemeine oder lokale Hirnsymptome auf, so wird man immer sofort an einen Hirnabszeß zu denken haben. Wir sahen diese Abszesse ja leider so sehr häufig nach den Schußverletzungen des Schädels und Gehirns. Sie traten am häufigsten 1—3 Monate, aber auch nach 1 Jahr und noch länger nach der Verletzung auf. Wenn bei Hirnverletzten, sei es bei offener, sei es bei geschlossener Wunde, meist ziemlich plötzlich heftigste Kopfschmerzen, Erbrechen, Benommenheit eintreten, so kann man fast sicher sein, daß ein Hirnabszeß vorliegt, und soll sofort trepanieren.

Dabei ist es wichtig, daß der Abszeß fast immer an der Stelle des Trauma sich befindet; wenn wir also eine Narbe der rechten Schädelseite haben, und es wird von Krämpfen berichtet, die auf der rechten Körperseite beginnen, also in der linken Gehirnhälfte entstehen, so werden wir die Narbe nicht mit den Symptomen zusammenbringen. Wenn andererseits nach einem Schädelschuß die beschriebenen abszeßverdächtigen Symptome auftreten, so haben wir nach dem Abszeß immer an der Verletzungsstelle zu suchen.

Ferner werden wir bei bestehender Otitis, insbesondere bei der chronischen Form, sobald Hirnsymptome auftreten, immer sogleich mit der Möglichkeit eines Abszesses rechnen müssen. Es ist dabei nicht **Otitische Abszesse**   nur die chronische Otitis, sondern in einer ganz beträchtlichen Anzahl von Fällen auch die akute die Ursache eines Hirnabszesses, wenngleich sich ein Abszeß niemals eher als 3 Wochen nach dem Beginn einer Otitis entwickelt.

Für die Diagnose eines otitischen Hirnabszesses ist es wichtig, daß er sich (mit verschwindenden Ausnahmen) immer auf der Seite der Otitis und dort entweder im Schläfenlappen oder im Kleinhirn entwickelt, weil das mittlere und innere Ohr diesen beiden Hirnteilen besonders naheliegt, Eiterungen (von der Paukenhöhle und dem Labyrinth) also fast immer zunächst dorthin fortgeleitet werden.

Die Diagnose des linksseitigen Schläfenlappenabszesses ist im allgemeinen nicht sehr schwer, weil im linken Schläfenlappen das Zentrum der sensorischen Aphasie ist (vgl. S. 146). Nur muß man schon auf ganz leichte Symptome, insbesondere auf leichte Paraphasien achten und in diesen Fällen systematisch auch das Sprachverständnis, das Lesen und Schreiben untersuchen. Schläfen-lappen-abszeß

Da der rechte Schläfenlappen aber zu den stummen Gehirnteilen gehört, ist seine Erkrankung sehr viel schwieriger zu erkennen, und zwar an der Beteiligung der an ihn angrenzenden Bahnen, Gehirnteilen und Nerven. So kommt es durch indirekte Schädigung der Sehstrahlung manchmal zu Hemianopsie, manchmal zu leichten gekreuzten Pyramidensymptomen, die dann eine große Bedeutung haben. Besonders wichtig sind auch leichte Paresen des in der Nähe des Temporallappens durch die mittlere Schädelgrube verlaufenden Okulomotorius, insbesondere Pupillenerweiterung und Ptosis. Ist irgend eins der erwähnten Symptome vorhanden, so ist die Gefahr eines Hirnabszesses mindestens als sehr dringend zu bezeichnen und die Indikation zum Eingreifen fast immer gegeben.

Bei linksseitigem Schläfenlappenabszeß können diese indirekten Symptome natürlich zu den direkten hinzukommen und auch dort sehr wertvoll sein.

Die Kleinhirnabszesse verursachen zerebellare Ataxie. Sitzen sie in den Seitenteilen des Kleinhirns, so können sie aber fast ganz ohne Symptome verlaufen. Einerseits gilt es auch hier, ganz geringe Zeichen aufzudecken, andererseits ist es manchmal beinahe unmöglich, die Differentialdiagnose zwischen einer Labyrintheiterung und einem Kleinhirnabszeß zu machen. Kleinhirn-abszeß

Sonst handelt es sich dann noch häufig um die Differentialdiagnose: Abszeß oder Meningitis. Die allgemeinen sicheren Symptome der Meningitis sind in einem anderen Kapitel dargestellt. Ist die Diagnose zweifelhaft, so ist zur Feststellung einer Meningitis, sei es, daß eine solche durch Durchbruch des Abszesses oder durch die Otitis direkt verursacht ist, in jedem Fall ein wichtiges Hilfsmittel die Lumbalpunktion, und zwar bietet die Druckmessung in dem Fall eine annähernd sichere Entscheidung, wenn sie eine klare Flüssigkeit ohne erhöhten Druck ergibt. Es ist das ein Verhalten, das im Zweifelsfall jedenfalls nicht bei Meningitis vorkommt. Andererseits kommt eine Trubung der Lumbalflüssigkeit, die dann auch immer erhöhten Druck zeigt, nur bei eitriger Meningitis vor. Weniger sichere Schlüsse gestattet die Lumbalpunktion gegenüber der serösen Meningitis. Bei ihr steht die Lumbalflüssigkeit unter erhöhtem Druck, erscheint makroskopisch völlig klar, zeigt aber bei Untersuchung des Sediments reichliche Lymphozyten. Das kann aber auch, wenn auch selten, beim Abszeß vorkommen. Erhöhter Druck ohne Lymphozyten spricht immer für Abszeß (oder Tumor). Unter-scheidung von der Meningitis

Sind überhaupt keine Lokalsymptome, sondern nur allgemeine Erscheinungen (Benommenheit etc.) da, so spricht das natürlich zunächst für Meningitis. Indessen haben doch gerade die im Gefolge der

Otitis eintretenden Abszesse des rechten Schläfenlappens und häufig auch Kleinhirnabszesse nur sehr geringe oder keine Lokalsymptome.

Bei den otitischen Abszessen kommt ferner noch die Unterscheidung von der Sinusthrombose in Frage. Sie verläuft im Gegensatz zum Abszeß meist mit hohem remittierendem Fieber, wiederholten Schüttelfrösten. Massive Lokalsymptome sprechen gegen Sinusthrombose; die Unterscheidung ist aber nicht immer zu machen, um so weniger, als Abszeß und Sinusthrombose gleichzeitig vorkommen können.

Besondere Schwierigkeiten macht die Beurteilung der endokraniellen Komplikationen der Otitis bei kleinen Kindern. Hier ist immer daran zu denken, daß allgemeine Konvulsionen und meningitisähnliche Zustände auch bei reiner akuter Otitis, besonders im Beginn einer solchen vorkommen können.

Wie die otitischen Eiterungen können auch andere Eiterherde am Schädel Hirnabszesse verursachen. An die otogenen würden sich die rhinogenen Abszesse anschließen. Ihr Ort ist der Stirnlappen, und daher können sie fast ohne lokale Symptome verlaufen. Sie sind sehr selten. Meist handelt es sich differentialdiagnostisch hier um Fälle von Stirnkopfschmerz, die auf Hirnabszeß verdächtig erscheinen. Man wird sich bei der Ablehnung der Diagnose Hirnabszeß auf das Fehlen der Allgemeinsymptome — Erbrechen, Benommenheit — verlassen und immerhin sich auch darauf stützen müssen, daß das Fehlen eines jeden Lokalsymptoms doch auch bei Stirnlappenerkrankung selten ist. Man wird auf das genaueste nach Differenzen der Reflexe suchen müssen. Sind solche vorhanden (etwa Fehlen des Bauchdeckenreflexes auf einer Seite oder Babinski), so rückt natürlich die Möglichkeit des Abszesses näher.

Aber außer den durch lokale Eiterung am Schädel herbeigeführten Abszessen gibt es auch metastatische, von denen am bekanntesten die nach eitrigen Lungenerkrankungen besonders nach Empyem, eitriger Bronchitis und Bronchiektasien sind; aber es können sich gelegentlich Hirnabszesse an Eiterungen jeden Ortes, an Erysipel und an andere Infektionskrankheiten anschließen. In einer erheblichen Zahl von Fällen sind sie der Diagnose zugänglich, wenigstens soweit, daß man doch einen chirurgischen Eingriff versuchsweise veranlassen wird.

Wenn man alle die Hirnerkrankungen aufzählen wollte, welche zu differentialdiagnostischen Erwägungen gegenüber dem metastatischen Abszeß einmal Anlaß geben können, dann dürfte man wohl kaum eine einzige auslassen. Wenn man in erster Linie nur diejenigen Erkrankungen berücksichtigt, bei denen motorische Reizerscheinungen vorkommen — denn diese lenken immer noch am unmittelbarsten die Diagnose auf die Möglichkeit eines Abszesses —, so möchte ich neben dem Tumor noch auf zwei gleich wenig bekannte Zustände hinweisen: die marantische Sinusthrombose und hemiepileptische Zustände bei seniler Hirnatrophie, beziehungsweise multiplen arteriosklerotischen Erweichungen. Gerade hier werden die Differentialdiagnosen nicht immer gelingen, und besonders nicht bei fehlender oder mangelhafter Anamnese. Im allgemeinen wird das Krankheitsbild bei der marantischen Thrombose und bei alten Leuten mit multiplen Erweichungen etwas milder, die Benommenheit — die beim Abszeß häufig etwas Charakteristisches hat — nicht so schwer sein. Auch sind die Reizerscheinungen diffuser, und beide erwähnte Symptomenbilder sind im übrigen noch erheblich seltener als der Hirnabszeß.

Etwas häufiger sind zwei andere, die akute, nicht eitrige Enzephalitis und die Pachymeningitis haemorrhagica interna. Die Differentialdiagnose gegenüber der nicht eitrigen Enzephalitis kann unmöglich sein. Wenn ein Kind z. B. nach Scharlach an einseitigen Krämpfen erkrankt, so kann das Bild der Encephalitis non purulenta sich von dem des Hirnabszesses zunächst in gar keiner Weise unterscheiden.

Bei der Pachymeningitis haemorrhagica wird — wenn die Anamnese nicht schon auf schweren Alkoholismus oder Lues hinweist — die Lumbalpunktion wohl immer eine hämorrhagisch gefärbte Spinalflüssigkeit ergeben.

Es ist die Frage, ob die Neißersche Gehirnpunktion die Diagnose wesentlich erleichtern wird. Daß die Chirurgen im allgemeinen nicht geneigt sind, sie bei Abszeß auszuführen, aus Furcht, die Meningen eventuell mit dem Eiter zu infizieren, erscheint mir unberechtigt. Denn diese Gefahr besteht doch wohl, wenn auch minder groß, auch bei der kunstgerechten breiten Eröffnung des Abszesses, und selbstverständlich darf die Punktion nur unter Verhältnissen ausgeführt werden, unter denen, im Falle Eiter gefunden wird, sofort die Operation angeschlossen werden kann. Im Falle des Abszeßverdachtes wird die Neißersche Punktion daher nur auf der chirurgischen Abteilung eines Krankenhauses ausgeführt werden dürfen, und bei dringendem Verdacht auf Abszeß wird man überhaupt keine Punktion machen, sondern sofort breit eröffnen. Es ist sicherlich unrichtig, wenn auch das negative Ergebnis der Hirnpunktion als beweisend gegen das Vorhandensein einer lokalen Erkrankung angesehen wird. Denn ich habe es mehrfach erlebt, daß von einer über dem Abszeß angelegten breiten Trepanationsöffnung verschiedentlich in die Tiefe punktiert wurde, ohne daß Eiter herauskam, weil die Nadel immer gerade an dem Abszeß vorbeiglitt. Das ist natürlich bei der Neißerschen Punktion noch viel eher möglich. Die Neißersche Punktion wird aber vielleicht von Nutzen sein in den Fällen, in denen eine Lokaldiagnose nicht mit genügender Sicherheit gestellt werden kann, besonders in solchen, in welchen sie zwischen zwei weit auseinanderliegenden Orten, wie das ja nicht so selten ist, etwa zwischen Stirnhirn und Kleinhirn schwankt. Man wird aber nicht etwa die Punktion machen, wenn man mit der neurologischen Methode der Lokaldiagnose etc. nicht vertraut ist.

Prophylaktisch wirken der Entstehung von Hirnabszessen entgegen einmal die sachgemäße Versorgung von Schädelwunden und zweitens die radikale Behandlung der Ohreiterungen. Es dürfte kein Zweifel sein, daß durch die Fortschritte in diesen beiden Richtungen die Häufigkeit der Hirnabszesse an vielen Orten eine wesentliche Minderung erfahren hat. Gehörten doch die traumatischen Spätabszesse in den Krankenhäusern schon zu den großen Seltenheiten, bis der Krieg wieder eine große Häufung derselben gebracht hatte.

Ist ein Hirnabszeß vorhanden, so kann nur die Trepanation und die breite Eröffnung des Abszesses helfen. Ist der Verdacht auf Abszeß für den sachverständigen Beurteiler dringend, so muß der Entschluß zur Operation sofort gefaßt werden und dieselbe rücksichtslos durchgeführt werden. Insbesondere begnüge man sich nicht mit Punktionen in die Tiefe, sondern spalte breit die Hirnsubstanz. Die Nadel kann auch bei wiederholten Punktionen den Abszeß verfehlen, und eine Verzögerung der Operation kann infolge des Durchbruchs des Abszesses den tödlichen Ausgang verursachen. Nach dem tödlichen Ausgang die Diagnose zu stellen und den Fall mit der richtigen Diagnose auf den Sektionstisch zu bringen, ist beim Hirnabszeß kein besonderer Triumph. Die Diagnose freilich ist manchmal so schwer, daß sich einerseits weder dieser Fall, noch auch unbegründete — wenigstens durch das Vorhandensein eines Abszesses nicht begründete — Operationen, wo man also etwa eine nichteitrige Enzephalitis findet, ganz vermeiden lassen werden. Wenn jemand allerdings überhaupt nicht operiert oder operieren läßt, wird er auch keine unbegründeten Operationen erleben. Besonders zu bemerken ist, daß auch die metastatischen Hirnabszesse operativ angegriffen werden sollen, wenn sie nicht nachweislich multipel sind, und sie sind in einem großen Prozentsatz der Fälle nicht multipel. Nachweisliche Multiplizität ist allerdings eine Kontraindikation, fast die einzige. Keine Kontraindikation ist ein schlechter Allgemeinzustand der Kranken; denn es sind Fälle, in denen im Koma operiert wurde, völlig wieder genesen. Auch eine beginnende eitrige Meningitis wird heute nicht mehr überall als eine unbedingte Kontraindikation angesehen, indessen sind die Chancen, wenn die Lumbalpunktion deutlich getrübte Flüssigkeit nachweist, doch minimal.

Die Operation bietet zwar die einzige Möglichkeit, aber keineswegs die Sicherheit der Heilung, auch dann, wenn sie zu rechter Zeit ausgeführt ist, und Komplikationen, wie Meningitis, Sinusthrombose, Pyämie, nicht vorliegen. Der Grund des Mißerfolges kann, abgesehen von den Gefahren der Operation als solcher, der sein, daß nur ein Teil des Abszesses entleert wurde, oder daß ein zweiter Abszeß vorhanden ist, oder daß eine fortschreitende Erweichung in die Umgebung des Abszesses sich ausbreitet. Die Prozentzahl der durch die Operation geheilten Hirnabszesse schwankt so außerordentlich in den Statistiken auch hervorragender Operateure, zwischen ca. 25 % und ca. 95 %, daß hier wohl das Material bzw. dessen Auswahl zur Operation, bestimmend gewesen sein muß. Besonders schlechte Aussichten bieten der operativen Heilung allgemeiner Ansicht gemäß die otitischen Kleinhirnabszesse.

21. Die nichteitrige Enzephalitis.

Ätiologie Ein noch keineswegs geklärtes Gebiet stellt die nichteitrige, meist hämorrhagische Enzephalitis dar. Sie entsteht als eine im allgemeinen doch recht seltene Affektion am häufigsten nach Infektionskrankheiten, insbesondere nach Influenza, seltener nach Typhus, Pneumonie, Masern, Scharlach etc. Symptomatologisch steht diesen Fällen gleich die Enzephalitis der Kinder, welche in einer Anzahl von Fällen durch das Virus der Heine-Medinsche Krankheit (vgl. diese) hervorgerufen wird. Aber wir können keineswegs in allen Fällen, weder bei der Erkrankung der Erwachsenen noch der Kinder, die Ursache der Enzephalitis ausfindig machen. Immerhin ist die vorhergehende allgemeine Infektion so häufig, daß eine entsprechende Anamnese wenigstens den Gedanken an Enzephalitis bei entsprechenden Symptomen erwecken muß.

Weiter kommen Intoxikationen mit Kohlenoxyd und Fleischgift als Ursache der Enzephalitis vor.

Eine dritte Ursache ist die Otitis media, welche ebenso zu einem Hirnabszeß, als zu einer meist eitrigen Enzephalitis führen kann, das gleiche gilt vom Trauma.

Eine sehr große Anzahl der Enzephalitiden zeichnet sich durch Symptome den akuten Verlauf aus. In der großen Mehrzahl der Fälle besteht Fieber. Das Fieber kann kontinuierlich oder remittierend sein. Bei der Enzephalitis des Kindesalters kann das Fieber der Herderkrankung vorausgehen, bei der Enzephalitis der Erwachsenen scheint das im allgemeinen nicht der Fall zu sein. Der Typus dieser Erkrankung ist die Influenzaenzephalitis. Die Influenzaenzephalitis bricht gewöhnlich erst nach Ablauf der eigentlichen Influenza mit erneutem Fieber aus, manchmal aus voller Rekonvaleszenz, manchmal nachdem allgemeine Prodrome tagelang vorausgegangen sind. Sehr schnell stellt sich Somnolenz und tiefe Benommenheit ein. Erbrechen kann schon im Beginn vorhanden sein. Psychische Erregungszustände im Beginn sind selten. Der Schädel kann diffus oder an zirkumskripter Stelle klopfempfindlich sein. Nackensteifigkeit kommt vor. Allgemeine Konvulsionen sind die Regel bei der Enzephalitis der Kinder; auch bei erwachsenen jugendlichen Individuen kommen sie, aber seltener, vor. Es gibt Fälle, in welchen nach mehrtägigem Bestehen von Fieber auch beim Erwachsenen plötzlich allgemeine Konvulsionen auftreten, sich häufen und die Erkrankung sehr schnell ungünstig verläuft.

Neuritis optica kommt zuweilen vor. Herderscheinungen können von vornherein vorhanden sein oder erst im Verlauf der Erkrankung hervortreten. Wir verzichten darauf, sie einzeln zu beschreiben. Da die Enzephalitis jeden Teil des Gehirns befallen kann, so können eben auch alle Arten der lokalisierten Ausfallserscheinungen vorkommen, wie sie im Kapitel 18 geschildert worden sind, Hemiplegien, Aphasien, zerebellare und pontine Symptome, Lähmungen der Hirnnerven durch Affektion der Kerne, manchmal alternierende Lähmungen usw. Sind die Herderkrankungen nicht sehr massiv, so können sie unter der allgemeinen Benommenheit nur schwer festzustellen sein.

In einer Minderzahl von Fällen, die trotzdem zu der Gruppe der infektiös-toxischen zu gehören scheinen, kann die Entwickelung eine abweichende sein. Daß das Fieber fehlen kann, war bereits bemerkt. Auch das Bewußtsein kann ziemlich intakt bleiben. Die Herderscheinungen können sich ganz allmählich herausbilden.

Der Lumbaldruck ist meist erhöht, und es besteht Lymphozytose als Ausdruck einer begleitenden „serösen Meningitis" (vgl. Kap. Meningitis), der aber in diesen Fällen eine selbständige Bedeutung nicht zukommt.

Der Verlauf der Enzephalitis ist in einer ganzen Anzahl von Verlauf Fällen ein akuter oder perakuter, in wenigen Tagen oder Wochen zum Tode führender. Seltener sind Fälle, in welchen die Erkrankung subakut, in Schüben verläuft, schließlich aber doch der Exitus nicht aufzuhalten ist. Heilungen mit Defekt, entsprechend der Ausdehnung des zerstörten Gebiets, sind besonders häufig bei Kindern, kommen aber auch beim Erwachsenen vor. Die dauernden Folgezustände bei Kindern sind zum Teil im Kapitel der zerebralen Kinderlähmung nachzulesen. In einer nicht ganz geringen Anzahl von Fällen kommt aber auch völlige Heilung

vor, und zwar auch in solchen, die sehr akut mit schweren Allgemein-
und Herdsymptomen begonnen haben.

Encepha-
litis
epidemica

Für den Praktiker ungemein wichtig ist die Kenntnis des Krankheitsbildes der Encephalitis epidemica, das in den letzten Jahren
im Brennpunkte des Interesses steht. Während ich noch in der vorigen
Auflage die Erkrankung dahin charakterisierte, daß sie unter dem
Bilde der Polioenzephalitis mit dem besonders ausgeprägten Symptom
der andauernden Schlafsucht verläuft, haben die neueren Erfahrungen
unsere Kenntnis wesentlich vertieft und erweitert. Die Symptomatologie
ist eine ungemein vielgestaltige; es gibt kaum ein zerebrales Symptom,
das nicht schon bei dieser Erkrankung beobachtet worden wäre.

Erreger

Der Krankheitserreger ist noch unbekannt. Es scheint sich
jedoch um eine selbständige Infektionskrankheit zu handeln. In irgend-
einer Beziehung steht die Erkrankung zur Grippe.

Sympto-
matologie

In der Mehrzahl der Fälle beginnt die Encephalitis epidemica
akut mit Allgemeinerscheinungen, die in der Regel mehrere Tage
andauern: Kopfschmerzen, Schwindel, häufig Erbrechen, Ohrensausen,
Schwächegefühl, leichter Erregbarkeit; katarrhalische Erscheinungen sind
selten. Geringes Fieber ist zunächst meist vorhanden, hohe Temperaturen
sind nicht so häufig. Meist allmählich treten dann schwere zerebrale
Erscheinungen auf, welche auf die Enzephalitis im engeren Sinne
zu beziehen sind: in erster Linie ist die Störung der Schlaffunktion
zu erwähnen; die Kranken schlafen plötzlich, z. B. während ihrer Berufstätigkeit ein und verharren in diesem schlafsüchtigen Zustand. Das
Müdigkeitsgefühl ist ungeheuer, ebenso die Schlaffheit der Muskulatur
und die Kraftlosigkeit der motorischen Äußerungen. Charakteristisch
ist, daß die Kranken aus ihrem tiefen Schlaf leicht erweckbar sind,
um alsbald wieder in den lethargischen Zustand zurückzufallen. Daneben
treten Augenmuskellähmungen, meist flüchtiger Natur, auf, Ak-
kommodationsparesen und was sehr wichtig ist, auch die reflektorische Pupillenstarre, welche auch als Restsymptom beobachtet
ist und daher leicht zu diagnostischen Irrtümern metaluetischen Gehirnerkrankungen gegenüber Veranlassung geben kann. Von den übrigen
Hirnnerven wird der Fazialis am häufigsten betroffen, nächst dem
der Hypoglossus. Auch das Bild der Bulbärparalyse ist beobachtet
worden. In einer Reihe von Fällen ist das Auftreten von hartnäckigem
Singultus charakteristisch, andere Fälle wieder zeigen vorwiegend das
Bild einer Kleinhirnerkrankung. Besonders wichtig ist das Auftreten schwerer motorischer Störungen. Während hier die Pyramidenbahnen seltener befallen sind, spielt sich der Prozeß in der Regel
im extrapyramidalen Gebiet ab; wir sehen choreatische und
athetotische Bewegungen, myoklonische und tetaniforme Zuk-
kungen, welche alle Muskeln des Körpers befallen können, Symptomenkomplexe, die der Paralysis agitans und der Wilsonschen Krankheit
gleichen (maskenartige Starre des Gesichts, Starre der Augenmuskeln,
Bewegungsarmut, Ruhetremor, kataleptische Zustände). Oft finden
sich als Begleitsymptome heftige lokalisierte Schmerzen. Psychisch
ist entweder eine auffallende Stumpfheit oder eine psychomotorische

Unruhe beobachtet, deliriöse Zustände, Verwirrtheit, Erregungszustände, die dann wiederum mit hartnäckiger Schlaflosigkeit einhergehen. In vielen Fällen sind die Störungen vegetativer Funktionen bezeichnend: übermäßige Absonderung der Talgdrüsen, vor allem des Gesichts (Salbengesicht), vermehrte Schweißabsonderung, starker Speichelfluß, Blasen- und Mastdarmstörungen usw. Andere Fälle verlaufen wieder mit meningitischen Reizerscheinungen, wobei häufig Nackensteifigkeit und das Kernigsche Symptom beobachtet wurden. Wieder andere Fälle zeigen spinale Symptome myelitischer oder poliomyelitischer Art. Auch Polyneuritiden hat man auftreten sehen. Häufig sind Störungen der Reflexe im Sinne einer Steigerung oder Abschwächung derselben. Manchmal ist auch das Babinskische Zeichen nachweisbar. Der Liquor cerebrospinalis ist meist klar und steht bald unter normalem, bald unter erhöhtem Druck. Im akuten Stadium ist Pleozytose häufig, vermehrter Eiweißgehalt nicht so oft beobachtet.

Diese Aufzählung könnte noch durch eine große Anzahl weiterer Symptome vermehrt werden. Der Praktiker wird sich jedoch aus den erwähnten ein Bild von der proteusartigen Gestalt der Enzephalitis machen können.

Der Verlauf der Erkrankung ist ein durchaus verschiedener. Wir unterscheiden aus didaktischen Gründen zweckmäßig mit F. Stern folgende drei Gruppen:

Verlaufsformen

1. Die Formen mit akutem bis subakutem Verlauf, welche überwiegend durch Schlafzustände oder Hirnstammerscheinungen charakterisiert sind, sowie durch eine häufige Kombination mit asthenisch-hyperkinetischen oder vorübergehenden amyostatischen Zuständen. Letztere können entweder gleich im Beginn auftreten, oder auch den klassischen Erscheinungen folgen.

2. Die hyperkinetisch-irritative Form. Auch hier ist der Verlauf akut bis subakut; es überwiegt der hyperkinetische Symptomenkomplex, der stürmische Ablauf der motorischen Entladungen; häufig finden sich auch toxische Allgemeinerscheinungen. Den hyperkinetischen Erscheinungen folgt oft ein akinetisches Stadium mit amyostatischen Erscheinungen oder auch eins mit den unter 1. genannten klassischen Symptomen.

3. Die chronische amyostatische Enzephalitis. Diese entwickelt sich entweder im Anschluß an eine der beiden ersten Gruppen, oder aber auch ganz allmählich progressiv nach bereits erfolgter Ausheilung der akuten Enzephalitis oder einer akuten Erkrankung mit vagen Allgemeinsymptomen, endlich auch ohne manifeste akute Phasen. Sie zeichnet sich durch eine schlechte Rückbildungsfähigkeit der Symptome aus. Es bleibt dann ein mehr oder weniger stark in die Augen fallender striärer Symptomenkomplex zurück, der die typische Bewegungsarmut, die Haltungsanomalien, die mimische Starre, das Salbengesicht usw. als besonders in die Augen fallend aufweist. Das Intervall zwischen dem Auftreten des amyostatischen Symptomen-

komplexes und der vorangegangenen Enzephalitis kann Monate und Jahre betragen.

Prognose   **Prognostisch** ist zu bemerken, daß die Möglichkeit einer völligen Heilung der Enzephalitis vorhanden ist, jedoch ist der Ausgang in einen Defektzustand mit Allgemeinsymptomen oder in einen amyostatischen Zustand das Häufigere. Bei Kindern beobachtet man nach Ablauf des ersten Stadiums häufig dauernde **Charakterveränderungen.** Ein unmittelbarer tödlicher Ausgang ist seltener.

Abgesehen von dem beschriebenen **klassischen** Krankheitsbild

Abortive verdienen die **abortiven** Formen der Enzephalitis besondere Er-
Form wähnung, zumal die Unkenntnis mit dieser Erscheinungsform oft zu diagnostischen Irrtümern führen kann. Wir finden in diesen Fällen gelegentliche Augenmuskelparesen, Schlafsucht, zeitweise auftretende Zuckungen und Zittern. Kommen derartige Fälle bei Epidemien vor,

Diagnose so wird man keine diagnostischen Schwierigkeiten haben. Weitere differentialdiagnostische Schwierigkeiten entstehen in der Abgrenzung gegen die **Meningitis tuberculosa**; der Nachweis von Tuberkelbazillen im Punktat oder eines Tuberkels in der Chorieoidea dürften hier den Ausschlag geben. Sehr schwierig kann die Unterscheidung von der **Meningitis serosa** werden. Auch **Hirntumoren** und **Hirnabszesse** haben schon zu Verwechslungen Anlaß gegeben. Man wird in diesen Fällen auf die Anamnese, das eventuelle Bestehen einer Stauungspapille, die beim Tumor häufiger, bei der Enzephalitis seltener ist, Wert legen müssen. Schwierigkeiten kann ferner die Abgrenzung gegenüber dem **Botulismus** machen; auch hier wird die Anamnese wichtige Fingerzeige geben. Das gleiche gilt von der Abgrenzung gegenüber der **Chorea**, der **Wilsonschen Krankheit** und der **Paralysis agitans.** Im Beginn der Erkrankung ist die Verwechslung mit **Hysterie** nicht allzu selten vorgekommen. Andererseits besteht auch umgekehrt wieder die Gefahr, daß infolge der Vielgestaltigkeit des Krankheitsbildes die Diagnose „Encephalitis epidemica" dort gestellt wird, wo andere Krankheitsbilder vorliegen.

Polioence-   Eine besondere Form der Enzephalitis ist die **Polioencephalitis hae-**
phalitis **morrhagica superior.** Sie ist eine fast spezifische Erkrankung der Trinker.
haemor- Sie besteht in kleinen hämorrhagischen Herden meist in der Umgebung des Aquae-
rhagica ductus Sylvii und führt dementsprechend meist zu **Augenmuskellähmungen.**
superior Fast immer entsteht sie zugleich mit schwerem Delirium tremens und diese Kombination zugleich mit der Anamnese ermöglicht die Diagnose. Die Gefahr des letalen Ausgangs ist sehr groß.

Hitz-   Als eine Form der Enzephalitis muß dann noch der **Hitzschlag** erwähnt
schlag werden. Nicht nur die initiale Bewußtlosigkeit beim Hitzschlag scheint durch eine Enzephalitis, die hier also „kalorischen" Ursprung hat, hervorgebracht zu sein, sondern es können auch infolge eines Hitzschlags meist vorübergehende lokale Symptome, wie Aphasie und Hemiplegie enzephalitischen Ursprungs entstehen, wobei bemerkt sei, daß irgend ein ätiologischer oder symptomatologischer Unterschied zwischen Hitzschlag und Sonnenstich wahrscheinlich nicht mehr aufrecht zu erhalten ist.

Diagnose   Im übrigen ist das ganze Gebiet der nicht eitrigen Enzephalitis auch rein symptomatologisch und diagnostisch recht schwierig. Man kann die Diagnose Encephalitis non purulenta ganz allgemein nur dann stellen, wenn man andere Hirnerkrankungen ausgeschlossen hat, besonders Hirnblutung, Gefäßthrombose, Hirnabszeß und Syphilis. Wichtig sind die beiden letzten, weil sie eine bestimmte Therapie bedingen. Haben wir sie ausgeschlossen, so können wir der weiteren Entwicklung der Dinge vom praktischen Gesichtspunkt aus mit Ruhe entgegensehen. Therapeutisch wirkt bei der Enzephalitis selbst manchmal recht günstig die Lumbalpunktion, wohl hauptsächlich deshalb, weil zugleich mit der Enzephalitis häufig eine Drucksteigerung bzw. eine Meningitis serosa besteht. Bei den exzitierten Formen, wie der Polioencephalitis haemorrhagica superior der Gewohnheitstrinker, wird man natürlich nach den allgemeinen Regeln der Behandlung des Delirium verfahren; man wird, wenn auch natürlich so wenig wie möglich Narkotika geben (Veronal, Chloral, bei ganz schwerer Erregung Hyoszin), bei nicht ganz schwerer Erregung und befriedigender Herztätigkeit kann man mit Nutzen, wo es möglich ist, Dauerbäder anwenden. Im übrigen ist die Überwachung und Exzitierung der Herztätigkeit die Hauptaufgabe. Außer den gleichen Maßregeln, je nach dem Bedürfnis des einzelnen Falles sind in den Fällen der akuten hämorrhagischen Enzephalitis vielleicht mit einigem Erfolg Blutegel in den Nacken oder die Schläfengegend angewendet worden. Nicht nur in den Fällen, in denen man eine Intoxikation vom Darm aus vermutet, sondern in allen Fällen soll jedenfalls für eine gründliche Entleerung des Darms gesorgt werden, wozu sich am besten das Kalomel eignet. Im akuten Stadium der Encephalitis epidemica sind gute Erfolge nach Injektion von Rekonvaleszentenserum beobachtet worden (50 ccm intramuskulär mehrmals wiederholt). Gegen die chronischen Amyostasen leistet das Skopolamin brauchbare Dienste.

Therapie

22. Sinusthrombose.

Der Enzephalitis steht die Sinusthrombose sehr nahe, und zwar kann man die eitrige Sinusthrombose mit der eitrigen Enzephalitis, dem Hirnabszeß, analogisieren, die einfache nicht eitrige Sinusthrombose mit der nicht eitrigen Enzephalitis. Die einfache Sinusthrombose wurde früher schlechthin als „marantische" Sinusthrombose bezeichnet, aber für die Mehrzahl der Fälle ist die Bezeichnung darum falsch, weil sie schließlich doch bakteriellen Ursprungs ist und die Verlangsamung des Blutkreislaufs nur als unterstützender Faktor in Betracht kommt. Es bleiben nur wenige Fälle übrig, wo eine rein mechanische Ursache der Sinusthrombose in einem Erlahmen der Herzkraft oder einer lokalen Kompression der Sinus angenommen werden muß. In der Mehrzahl der Fälle ist die Sinusthrombose infektiös, oder die Infektion findet wenigstens in dem sehr verlangsamten Kreislauf einen besonders günstigen Boden. Warum die Bakterien das eine Mal zu einer eitrigen Entzündung, das andere Mal nur zu einer Thrombose führen, das ist ebenso unklar, als warum sie das eine Mal zum Hirnabszeß, das andere Mal zur nichteitrigen Enzephalitis Anlaß geben.

Einfache
Sinus-
thrombose

Die Ursachen der einfachen Sinusthrombosen sind auch die gleichen wie die der Enzephalitiden, nämlich Eiterungen im Bereiche des

Ursachen

Schädels, und allgemeine Infektionskrankheiten, bei Kindern z. B. sogar schwere Darmkatarrhe; dazu kommen dann noch die „marantischen" Ursachen, schwere Herzerkrankungen, Kachexien und die Chlorose.

Symptome Eine Sinusthrombose hat als besondere Symptome nur die Stauungserscheinungen im Bereiche der äußeren Schädel- und Gesichtsvenen; die ödematöse Schwellung der Haut lokalisiert sich je nach dem Sitze der Thrombose; Protrusio bulbi und Stauungserscheinungen im Auge können bei frontalem Sitz der Thrombose entstehen. Aber diese Erscheinungen können selbst bei ausgesprochener Thrombose völlig fehlen und dann stehen wir vor einem sehr schwierig zu beurteilenden Krankheitsbild, welches auch symptomatologisch der Enzephalitis am nächsten steht: meist plötzlicher Beginn mit hohem Fieber, Kopfschmerzen, Benommenheit, Delirien, oft Reizerscheinungen und auch herdförmige Ausfallserscheinungen.

Man kann wohl sagen, daß, wenn die äußeren Stauungserscheinungen fehlen und eine lokale Ursache einer Sinusthrombose (Otitis) nicht da ist, die Diagnose auch dem Geübten unmöglich sein wird, daß er neben anderen Möglichkeiten nur eventualiter an die Sinusthrombose denken wird.

Eitrige Sinusthrombose So hat denn eine praktische Bedeutung hauptsächlich die eitrige Sinusthrombose bei Otitis, die neben den lokalen Erscheinungen gewöhnlich sehr bald zu den Erscheinungen der Pyämie und der Sepsis führt, wenn auch gelegentlich das Fieber einmal fehlen oder sehr unbedeutend sein kann. Der Neurologe wird in diesen Fällen kaum bemüht. Es gilt ja hier zu Recht das Prinzip, daß in irgend zweifelhaften Fällen von otitischen Erkrankungen Dura und Sinus vom Ohr aus freizulegen sind. Die Erfolge, welche durch Freilegung und Eröffnung des Sinus hier erzielt werden können, sind ja bekannt.

Therapie Die eitrige Sinusthrombose bei Otitis (und anderen lokalen Erkrankungen des Schädels) ist zugleich die einzige therapeutisch beeinflußbare. In den anderen Fällen können wir nichts tun, als, wie man sich ausdrückt, die Bedingungen der Zirkulation verbessern — aber meist ohne Erfolg. Gerade die nichteitrige „marantische" Sinusthrombose hat eine sehr schlechte Prognose. Hat sie erst einmal zu deutlichen Erscheinungen geführt, so führt sie auch fast immer zum Ende.

Gutartige Fälle Nur auf eine sehr seltene, aber wichtige kleine Gruppe sei aufmerksam gemacht. Es sind junge chlorotische Mädchen, welche den Arzt wegen Kopfschmerzen aufsuchen, und bei denen er zu seinem Schrecken eine Stauungspapille findet. Das können gutartig verlaufende und zu voller Genesung führende Sinusthrombosen sein, wenn auch im Augenblick ein Hirntumor nicht ausgeschlossen werden kann.

23. Hirnblutung. Hirnembolie und Thrombose.
Arteriosklerose der Gehirngefäße.

Hirnblutung Von den plötzlich in die Erscheinung tretenden Hirnerkrankungen ist die Hirnblutung die häufigste. Selbst der Laie hat eine Vorstellung davon, daß der „Schlaganfall" meist eine Gehirnblutung ist, und er kennt auch die wesentliche Ursache der Hirnblutung: die Gefäßverkalkung.

Die häufigste Lokalisation der Blutung ist die innere Kapsel in der Nachbarschaft des Linsenkerns, und da in der inneren Kapsel die Pyramidenbahn und die supranukleären Fasern für die Hirnnervenkerne getroffen werden, so haben wir dann die typische Hemiplegie: Hemi-
plegie Lähmung der einen Seite, die gewöhnlich auch das Gesicht und die Zunge mit einbegreift. Die Hemiplegien dieser Art sind meist von einer stunden- oder tagelangen Bewußtlosigkeit begleitet. Trotz dieser Bewußtlosigkeit läßt sich die Diagnose der Hemiplegie aus der Schlaffheit der Glieder und den einseitig vorhandenen Pyramidenzeichen (Babinski, Fehlen des Bauchdeckenreflexes!), sowie aus der gerade in den ersten Tagen nach der Apoplexie meist vorhandenen Déviation conjuguée (vgl. S. 40) unschwer stellen. Bemerkt sei nur, daß die Sehnenreflexe auf der hemiplegischen Seite in den ersten Tagen bis Wochen nach einer Apoplexie manchmal herabgesetzt sind und fehlen können, während sie in späterer Zeit sich dann in der früher (S. 10) geschilderten Weise klonisch verändern.

Erwähnt sei die Möglichkeit einer Temperatursteigerung und auch von Glykosurie als vorübergehende Folgen von Apoplexie.

Es kann eine Blutung jedoch natürlich auch jedes andere Herd- Andere
Herd-
symptome symptom machen, je nachdem sie diese oder jene Gegend des Gehirns befällt, und wir brauchen dieserhalb nur auf das Kapitel über die Lokalisation im Gehirn zu verweisen. Jedes plötzlich und anscheinend spontan auftretende Symptom einer lokalisierten Gehirnerkrankung — Hemianopsie, Hemianästhesie, Aphasie, Hemiplegia alternans, Monoplegie etc. — ist am häufigsten Folge einer Gehirnblutung. Die anderen Lokalisationen sind aber allerdings ungleich seltener als die gewöhnliche in der inneren Kapsel. Kleinere Blutungen sind sehr Kleinere
Blutungen gewöhnlich nicht von langdauernder Bewußtlosigkeit, sondern nur von einer leichten Trübung des Bewußtseins, von Schwindel und oft von Erbrechen gefolgt. In seltenen Fällen fehlt jedes Allgemeinsymptom, besonders dann, wenn die Blutung nicht im Bereich der Hemisphäre, sondern des Hirnstammes stattgefunden hat.

Lange nicht so häufig wie die Blutung ist eine Embolie in die Embolie Gehirngefäße die Ursache einer Apoplexie. Auf 100 Blutungen kommen etwa 4 Embolien. Der Embolus stammt in $^9/_{10}$ der Fälle aus dem Herzen (Endokarditis, Herzthromben), in dem Rest aus der Lunge (z. B. bei Lungengangrän) oder aus Thrombosen im Bereich des großen Kreislaufs [1]) (z. B. bei Erkrankungen der weiblichen Genitalien). Die Embolie betrifft in $^4/_5$ der Fälle die Art. fossae Sylvii, etwas öfter die linke als die rechte, und macht daher in diesen Fällen entweder Hemiplegien, Monoplegien oder Aphasien. Bei Verstopfung eines sehr großen Gefäßgebiets

---

[1]) Das Foramen ovale wird bei $^1/_3$ aller Leichen offen gefunden. Es besteht also bei einem erheblichen Teile der Menschen die Möglichkeit, daß Emboli aus den Venen des großen Kreislaufs unter Umgehung des Lungenkreislaufs direkt vom rechten ins linke Herz und von da auch ins Gehirn gelangen.

sehen wir auch bei der Embolie dieselbe schwere Bewußtseinsstörung wie bei der Blutung. Da aber oft nur kleinere Gefäßgebiete verstopft werden, so sind bei Embolien die leichteren Bewußtseinstrübungen häufiger.

Selten sind Fettembolien nach Knochenbrüchen oder orthopädischen Operationen oder nach Knochenerschütterungen. Die Symptome treten manchmal unmittelbar nach dem Trauma, z. B. bei der orthopädischen Operation, spätestens 9 Tage nach dem Knochentrauma auf, und zwar überwiegen von vornherein schwere Allgemeinerscheinungen, Benommenheit bis zum Koma, allgemeine Krämpfe usw. In einer Anzahl von Fällen sind auch Herderscheinungen, einseitige Krämpfe und auch Ausfallserscheinungen beobachtet. Die Prognose scheint fast unbedingt schlecht. Der Tod tritt meist 1—4 Tage nach Beginn der Gehirnerscheinungen ein.

Thrombose Endlich können auch Thrombosen der Gehirnarterien zu plötzlich einsetzenden Apoplexien führen, wenn eine sehr geringe Blutversorgung die Funktion noch leidlich aufrecht hielt bis zu dem Augenblick, wo die Zirkulation ganz unterbrochen wurde.

Häufiger allerdings findet sich bei der Thrombose ein allmählich sich ausbreitender Ausfall der Gehirnfunktionen, während ein solches allmähliches Ansteigen bei der Blutung ganz außerordentlich selten, bei der Embolie ausgeschlossen ist.

Die Ätiologie der Embolie war bereits erwähnt und steht für sich.

Dagegen haben Hirnblutung und Hirnarterienthrombose in der Mehrzahl der Fälle dieselbe Ätiologie oder dieselben beiden Ätiologien, **Arterio-sklerose** die Arteriosklerose oder die Syphilis. Die Arteriosklerose liefert im Verhältnis mehr Blutungen, die Syphilis mehr Thrombosen, wobei alles in allem doch die Arteriosklerose gewaltig in der Überzahl ist.

Besonders gefährdet durch Hirnblutung sind die Fälle von arteriosklerotischer Schrumpfniere. Ein sehr großer Teil der Fälle, bei welchen wir, häufig bei nur gelegentlichem Befund von Eiweißspuren im Urin, einen Druck von 180, 200 mm Hg und darüber finden, erleiden in längerer oder kürzerer Zeit Gehirnblutungen und erliegen oft plötzlich einem Schlaganfall. Wenn man andererseits eine Apoplexie in relativ jugendlichem Alter feststellt, so braucht man bei oft negativem Eiweißbefund nur eine Blutdruckbestimmung zu machen, um die Schrumpfniere als Ursache zu erkennen. Auf dem Umwege über die Erzeugung oder Verstärkung der Arteriosklerose macht sich ein Einfluß des Alkoholismus, der Bleiintoxikation, des Diabetes geltend. Der „Habitus apoplecticus“ ist in seiner Bedeutung für die Apoplexie sehr zweifelhaft.

Seltenere Ursachen von Hirnblutungen sind Bluterkrankungen (pern. Anämie, Leukämie), Geschwülste und Embolien. Insbesondere die seltenen Hirnblutungen im Kindesalter sind meist sekundär nach infektiösen Embolien der Hirngefäße entstanden.

Auslösende Ursache Eine auslösende Ursache für die Hirnblutung ist meist nicht zu finden. In einer Minderzahl von Fällen finden wir Entstehung bei heftigen Muskelanstrengungen: Heben schwerer Gewichte, Koitus, Pressen beim Stuhlgang etc. Sehr selten sind Hirnblutungen beim

Keuchhusten, und es sei gleich bemerkt, daß beim Keuchhusten auch Hemiplegien ohne Blutungen (wahrscheinlich durch Enzephalitis) vorkommen.

Die direkte pathologisch-anatomische Ursache wurde lange in den sogenannten Miliaraneurysmen der Hirngefäße, die infolge der Arteriosklerose entstehen sollten, gesehen; es hat sich jedoch herausgestellt, daß diese „Miliaraneurysmen“ wahrscheinlich erst das Produkt kleiner Blutungen, nicht ihre Ursache sind, und daß das Gefäß auch an ganz aneurysmenfreier Stelle platzen kann. *Miliaraneurysmen*

Über die Differentialdiagnose der drei Erkrankungen: Blutung, Embolie, Thrombose, wird man sich in vielen Fällen nicht allzusehr bemühen brauchen. Aus dem zerebralen Symptomenkomplex ist die Diagnose ob Blutung, Thrombose oder Embolie überhaupt nicht zu stellen. Sehr schwere Erscheinungen sprechen immer für Blutung, kommen aber auch bei großer Embolie vor. Andererseits machen leichte Blutungen auch nur leichte Erscheinungen. Wenn der Insult von motorischen Reizerscheinungen, insbesondere Jacksonschen epileptischen Anfällen begleitet ist, so kommt das häufiger bei Embolie und Thrombose als bei Blutung vor. Die Reizerscheinungen sind aber auch bei Embolie und Thrombose schon selten. Praktisch wichtig ist es aber, ihr Vorkommen zu kennen, damit man aus ihrem plötzlichen Auftreten nicht ohne weiteres auf eine chirurgisch angreifbare Erkrankung schließt. *Diagnose von Blutung, Erweichung, Thrombose*

Für Embolie spricht immer der Nachweis einer Herzerkrankung und jugendliches Alter der Betroffenen. Leicht ist die Diagnose dann, wenn auch Embolien (Infarkte) in anderen Organen nachzuweisen sind. Daß die Herzerkrankung klinisch noch gar nicht manifest zu sein braucht, wenn die Embolie eintritt, erschwert andererseits die Diagnose, und man muß sich ferner erinnern, daß auch Gehirnblutungen bei jugendlichen Personen, insbesondere infolge von Lues, durchaus nicht über mäßig selten sind; hier ist die Feststellung der luetischen Ätiologie wieder das praktisch bei weitem wichtigste.

Eine viel größere Rolle spielt die ätiologische Diagnostik. Wenn wir einen Kranken mit einer schweren Herderkrankung des Gehirns vor uns haben, etwa einer Hemiplegie oder Aphasie, so ist es uns vom praktischen Gesichtspunkt aus ziemlich gleichgültig, ob es sich da um einen kortikalen oder subkortikalen Symptomenkomplex handelt, ob der Herd auf diese oder jene Windung sich erstreckt; wir wollen wissen, auf welcher Grundkrankheit er beruht. Ja, es tritt sogar die Differentialdiagnose der Hirnblutung und der Hirnerweichung durchaus zurück, wenn wir nur wissen, daß es sich um arteriosklerotische Veränderungen handelt. *Ätiologische Diagnostik*

Haben wir es mit alten Leuten zu tun, schon von den letzten Jahren des 6. Lebensjahrzehnts ab, so werden wir die arteriosklerotische oder senile Entstehung solcher Herderscheinungen als die zunächst gegebene und bei weitem wahrscheinlichste ins Auge fassen. Je jünger ein Kranker ist, um so mehr sind etwaige Bedenken gegen die Arteriosklerose zu berücksichtigen, die ja auch im Alter nicht völlig auszuschalten sind. Über die Schrumpfniere war bereits gesprochen. Die bei weitem wichtigste Feststellung ist, ob Lues vorliegt oder nicht. Jeder Hirnherd im jugendlichen Alter, besonders der apoplektiform entstandene, ist auf Lues verdächtig, und man wird umgekehrt bei festgestellter oder konzedierter Lues mit seltenen Ausnahmen gut tun, eine Herderkrankung auf diese Lues zu beziehen und entsprechend zu behandeln. Die Diagnose der Lues wird ja in dem entsprechenden Kapitel besprochen; zur Abgrenzung der Lues gegenüber anders bedingten Herderkrankungen dienen insbesondere der Nachweis der syphilitischen Erkrankung des Körpers (an der Haut, dem Auge, Mundschleimhaut usw.), die Wassermannsche Reaktion im Blut, die Feststellung einer Lymphozytose im Liquor cerebrospinalis und die Pupillenreaktion. Die Wassermannsche Reaktion ist ein sicheres Zeichen für Lues, wobei auch hier bemerkt sei, daß die Reaktion im Liquor cerebrospinalis bei Lues oft negativ ist. Durch die „Auswertung" des Liquor findet man jedoch hier noch häufig positive Ergebnisse, wo man früher auf solche verzichten mußte. Freilich bedarf diese Methodik besonders genauer Ausführung und Kontrolle. Der negative Ausfall der Wassermannschen Reaktion im Blut kann nicht als unbedingt beweisend gegen Lues angesehen werden. Lymphozytose im Liquor ist in den hier in Frage kommenden Fällen fast sicher beweisend gegen reine Arteriosklerose und für Lues (oder progressive Paralyse). Daß eine echte reflektorische Pupillenstarre bei Arteriosklerose vorkommt, halte ich für nicht erwiesen, betrachte sie vielmehr als einen der wesentlichsten Hinweise auf Lues, während ihr Fehlen natürlich nichts gegen Lues beweist (vgl. im übrigen das Kapitel der syphilogenen Nervenkrankheiten).

Die Diagnose einer Herzerkrankung als Grundkrankheit fällt mit der Diagnose einer Embolie fast zusammen.

Die Grundkrankheit zu erkennen ist jedenfalls die hauptsächliche diagnostische Aufgabe, denn von ihr hängt das therapeutische Vorgehen ab.

Diagnose der Apoplexie   Wer zu einem frischen „Schlaganfall" gerufen wird, hat dann noch zu berücksichtigen, daß genau gleiche Zustände, wie nach Blutung, Embolie und Thrombose auch als Folgeerscheinung eines epileptischen oder paralytischen Anfalls auftreten können. Wenn man also nach diesen Richtungen Zweifel hat, was besonders bei leichteren Herderscheinungen der Fall sein wird, so frage man einerseits, ob nicht früher epileptische Anfälle beobachtet worden sind, und forsche nach den Anzeichen und der Anamnese der Paralyse. Kann man im Augenblick zu einer bestimmten Diagnose nicht kommen, so wird die Beobachtung einiger Tage fast immer genügen, um zu einem Schluß zu kommen. Denn sowohl die Anzeichen des paralytischen als die des epileptischen Anfalls gehen sehr schnell zurück. Insbesondere die paralytischen Anfälle werden in der Praxis häufig verkannt, trotzdem man oft schon aus der Erzählung, daß „gestern eine schwere Hemiplegie (oder Aphasie etc.) bestanden hat, die heute schon wieder fast völlig verschwunden ist", die Diagnose Paralyse stellen und bei der Untersuchung oder aus der Anamnese bestätigen kann.

In den Fällen plötzlicher Entstehung von Herdsymptomen kommt dann noch die Enzephalitis und die Venen- bzw. Sinusthrombose in Betracht. Für die Enzephalitis ist meist der fieberhafte Beginn und ein mehr oder weniger langes Vorstadium von Unwohlsein, Kopfschmerzen usw. bezeichnend. Der Enzephalitis ähnlich kann der Hitzschlag verlaufen.

Gegen die Verwechslung mit einem ersten Schub gewisser Fälle von multipler Sklerose, die apoplektiform beginnen, schützt manchmal nur die weitere Verfolgung des Falles, soweit nicht hohes Alter eine beginnende multiple Sklerose von vornherein unwahrscheinlich macht.

Schließlich können fast alle Gehirnerkrankungen gelegentlich einmal zu Schwierigkeiten führen. Ein Abszeß kann durch einen septischen Embolus entstehen und dann gelegentlich zunächst die Erscheinungen der Embolie machen, die Sinusthrombose kann plötzliche Erscheinungen machen, der Tumor kann plötzliche Herdsymptome verursachen, auch dann, wenn eine sekundäre Blutung nicht im Spiel ist usw.; aber es kann zu nichts führen, alle diese seltenen Möglichkeiten hier einzeln zu besprechen, denen nur Erfahrung und Urteil am Krankenbett gerecht werden kann.

Als eine besondere Ursache einer Hemiplegie sei noch die Karotisunterbindung genannt, die aber in etwa 75% der Fälle bei jugendlichen Menschen infolge Ausbildung eines Kollateralkreislaufes durch den Circulus arteriosus Willisii oder durch Anastomosen am Halse nicht zu zerebralen Störungen führt, in der Minderzahl der Fälle jedoch hemiplegische Symptome verursacht.

Karotis-
unter-
bindung

Ehe wir auf den Verlauf der Erscheinungen bei den einzelnen großen Herden eingehen, müssen wir noch auf mehr diffuse Erscheinungen zu sprechen kommen, welche häufig infolge der Arteriosklerose der Hirngefäße entstehen. Es sind das zunächst diejenigen Fälle, wo sich ein schweres Krankheitsbild aus einer Reihe von kleinen Apoplexien (meist Erweichungen durch Thrombosen der kleinen Gefäße) entwickelt. Solche Kranke haben wiederholt leichte „Ohnmachten" oder Schwindelanfälle gehabt. Der vorsichtige Arzt spricht hier von „Blutstockung", ein Ausdruck, der auch beim Laien viel Anklang findet. Dabei auftretende Übelkeiten oder Erbrechen sind vielleicht gar als Magenindispositionen gedeutet, aber es hat sich ein Nachlassen der geistigen Spannkraft bemerkbar gemacht, und die nun herbeigeführte Untersuchung führt zur Aufdeckung der organischen Herdsymptome. Oder es hat eine leichte Lähmung der einen Seite stattgefunden, und bei der Untersuchung merken wir, daß auch auf der nicht gelähmten Seite schon früher Herde sich ausgebildet haben müssen. Auf der Grundlage solcher multiplen kleinen Herde, von welchen bei der Autopsie manchmal Hunderte von Stecknadelkopf- bis Kirschkerngröße gefunden werden, entwickelt sich dann neben psychischer Schwäche oder ausgesprochener Demenz, allmählich besonders oft das Bild der Pseudobulbärparalyse (S. 42) und auch eigentümliche Gangstörungen, die manchmal, trotzdem gröbere Lähmungen fehlen, bis zur völligen Unfähigkeit zu stehen und zu gehen fortschreiten. Leichtere Fälle machen sich häufig durch einen schlürfenden Gang mit kleinen Schritten schon von weitem kenntlich. Zwischen diesen in kleinen Schüben oder auch manchmal mehr kontinuierlich verlaufenden Fällen und den Ausfallserscheinungen

Diffuse
Arterio-
sklerose
des Gehirns

Pseudo-
bulbär-
paralyse

12*

bei groben und einheitlichen Herden gibt es nun alle Übergänge und Mischungen. Häufig findet ein solcher Fall diffuser Erkrankung durch eine große Blutung sein Ende.

Arteriosklerotische Epilepsie — Eine besondere Form der diffusen Arteriosklerose des Gehirns ist dann noch die Epilepsie. Ein Teil der sogenannten Spätepilepsien entsteht auf arteriosklerotischer Grundlage. Herdsymptome können vorhanden sein, brauchen sich aber dabei nicht zu finden.

Arteriosklerose des Rückenmarks — Nicht so selten verbindet sich mit einer Arteriosklerose des Gehirns auch eine diffuse Arteriosklerose des Rückenmarks. Ihre Symptome sind im Einzelfall von der ersteren gar nicht scharf zu trennen, so ist es z. B. ganz unsicher, ob die früher sogenannte Greisenlähmung im Rückenmark oder im Gehirn ihren Sitz hat.

Neurasthenische Bilder — Endlich sind als leichteste Formen der arteriosklerotischen Gehirnveränderung der Neurasthenie ähnliche Krankheitsbilder zu erwähnen, wenn diese auch nicht so häufig sind wie bei der Paralyse. Einen Hinweis auf diese Formen der Gehirnarteriosklerose gibt der gewöhnlich bei ihnen sehr lästige Schwindel, der manchmal dauernd besteht, häufiger in Anfällen auftritt. Ferner bestehen oft Kopfschmerzen von außerordentlicher Heftigkeit.

Auch psychotische Bilder kommen vor, und zwar entweder als akute delirante Zustände oder als chronisch progressive. Letztere zeichnen sich häufig aus durch den Mangel der Orientierung, durch den Verlust der Merkfähigkeit und durch Halluzinationen und Konfabulationen (Presbyophrenie), ein Bild übrigens, das der früher erwähnten polyneuritischen Psychose (S. 100) nicht fern steht.

Für die Diagnose dieser mehr diffusen arteriosklerotischen Zustände ist es wichtig zu wissen, daß Arteriosklerose der fühlbaren Körpergefäße zwar ein häufiges, aber durchaus nicht unumgängliches Begleitsymptom ist, daß es vielmehr Fälle gibt, wo sich die Arteriosklerose fast ausschließlich an den Gehirngefäßen lokalisiert.

Senile Hirnatrophie — Es muß erwähnt werden, daß nach neueren Forschungen ein Teil der diffusen, insbesondere auch der psychotischen Störungen des Greisenalters nicht auf arteriosklerotischen Vorgängen, sondern auf einem primären Schwund des Gehirngewebes bei gutem Zustand der Gefäße beruht. Die Differentialdiagnose dieser senilen Hirnatrophie von den arteriosklerotischen Zuständen würde hier zu weit führen. Prognostisch besteht ja aus leicht ersichtlichen Gründen doch kein wesentlicher Unterschied.

Prognose der Herderkrankungen und der Arteriosklerose — Die Prognose der in diesem Kapitel behandelten Erkrankungen ist auch für die Herderkrankungen zum erheblichen Teil eine Prognose der Grundkrankheit. Hier spielt die ganz überragende Rolle die Arteriosklerose, gleichgültig, ob es sich um die mehr allgemeinen Formen derselben oder um ihre Verbindung mit lokalen Manifestationen, d. i. Blutung und Thrombose handelt. Diese Prognose kann im allgemeinen keine gute sein, denn die Arteriosklerose ist anatomisch keine rückbildungsfähige Erkrankung. Selbst die leichtesten Fälle, die sich etwa wesentlich nur mit Kopfschmerz, Schwindel, Nachlassen der

geistigen Spannkraft einleiten, neigen zur Progression. Remissionen auch
längerer Dauer kommen hier vor; aber gerade die Fälle, in denen sich
die Arteriosklerose nicht in einzelnen, sondern in multiplen Herden,
gleichviel welcher Art zeigt, haben fast immer einen mehr kontinuierlich
zum Schlimmen fortschreitenden Verlauf als die einherdigen. Immerhin
wird man sich davor zu hüten haben eine allzu schlechte Prognose
zu stellen.

Die Dauer des Lebens kann man im einzelnen Falle überhaupt
nicht prognostizieren. So schnell eine Erkrankung ablaufen kann, so
kann selbst ein progressiver Verlauf sich in anderen Fällen über Jahre
und Jahrzehnte hinziehen.

Daß die Prognose der Arteriosklerose wieder wesentlich durch
Komplikationen, die zum Teil ja die Grundursache der Arteriosklerose
sind, mitbestimmt wird, braucht nur kurz erwähnt zu werden. In
erster Reihe stehen da Nephritis und Alkoholismus, weiter der Diabetes
als die Prognose wesentlich verschlechternde Faktoren. Das Lebensalter,
in welchem die Arteriosklerose auftritt, scheint einen wesentlichen pro-
gnostischen Wert nicht zu besitzen.

Für die Embolien handelt es sich um die Prognose des Vitium
cordis bzw. der anderen verursachenden Krankheit.

Für die Lues vgl. das Kapitel über syphilogene Nervenkrankheiten.

Die Prognose des einzelnen Falles einer Herderkrankung quoad
vitam gestaltet sich im allgemeinen um so ungünstiger, je größer
der Herd, je schwerer die Ausfallserscheinungen waren. Ein erheblicher
Teil der schweren Fälle geht in den ersten Tagen nach der Apoplexie
oder in den ersten Wochen zugrunde. Am ungünstigsten sind die Fälle
von Blutung, bei welchen ein Durchbruch in die Ventrikel stattgefunden hat.

Ist der erste Monat überwunden, so ist auch bei den schweren
Fällen die Prognose quoad vitam eine verhältnismäßig gute, und die
mögliche Lebensdauer nicht abzuschätzen. Es gibt Personen, die im
6. Lebensjahrzehnt eine Hirnblutung, sogar eine Reihe von nicht unerheblichen Schlaganfällen erleiden und trotzdem ein Alter von 80—90
Jahren erreichen.

Daß die sogenannten „Prodrome", d. i. leichte Apoplexien, isoliert
bleiben und zu weiteren Erscheinungen für lange Zeit nicht führen,
ist sogar eine häufige Beobachtung.

Die nicht zum Tode führenden Fälle schwerer Herderkrankungen
nun bilden sich bis zu einem gewissen Grade zurück, ein Zeichen
dafür, daß ein Teil der Anfangssymptome nur durch indirekte Wirkungen des Gefäßverschlusses oder der Blutung bedingt war. Zuerst
weicht allmählich die Bewußtlosigkeit, dann beginnen die Herderscheinungen zurückzugehen. Diese Rückbildung der Herderscheinungen
kann aber monatelang auf sich warten lassen.

Der Eintritt der Rückbildung der Hemiplegie gibt sich oft zuerst
in dem Erscheinen leichter Spasmen in den bis dahin völlig schlaffen
Gliedern kund, und leider bilden sich dann im weiteren Verlauf diese
Spasmen — wenn es sich nicht von vornherein um leichte Fälle ge-

handelt hatte — zu Kontrakturen aus, die die Wirksamkeit der etwa wiederkehrenden willkürlichen Beweglichkeit sehr vermindern, am Arm meist völlig illusorisch machen. Am Bein kommt durch die Kontraktur, welche die Bewegung behindert, dann die bekannte Zirkumduktion beim Gange zustande. Während so der Gang schließlich — oft erst nach vielen Monaten — doch wieder möglich wird, ist von einer Gebrauchsfähigkeit der Hand selbst nach leichteren Hemiplegien eigentlich nie mehr die Rede. Ein Arbeiter ist selbst nach leichteren Hemiplegien fast immer auf die Dauer erwerbsunfähig.

Begleiterscheinungen der Hemiplegie

Als häufige Begleiterscheinungen hemiplegischer Lähmungen sind zu nennen vasomotorische Störungen (kalte, zyanotische Hände) und Schmerzen auf der hemiplegischen Seite, die meist durch Arthritiden bedingt, nur sehr selten zentralen Ursprungs sind. Bei gestörter Herztätigkeit oder bei Nephritis sind die Ödeme an der hemiplegischen Seite oft stärker und erscheinen dort früher als an der gesunden. Häufig findet sich eine mäßige, seltener eine starke Umfangsabnahme der hemiplegischen Glieder (ohne E.R.).

Wie die Hemiplegie können sich auch alle anderen Herdsymptome im Lauf der Zeit zurückbilden, ohne daß man von vornherein sagen könnte, wie weit die Restitution gehen wird. Keine günstige Prognose haben im allgemeinen die Sprachstörungen. Besonders totale motorische Aphasien und auch sensorische Aphasien selbst geringen Grades stören den Kranken durch die Schwierigkeit des Lesens und Schreibens meist auf die Dauer sehr erheblich.

Therapie

Bei der Therapie der uns beschäftigenden Erkrankungen ist zu unterscheiden die Therapie der Grundkrankheit, die der zerebralen Herde und endlich die Therapie der Ausfallserscheinungen.

Die Therapie etwaiger Herzerkrankungen, die zu einer Embolie geführt haben, zu besprechen, ist hier nicht der Ort; die Therapie der Lues wird an anderer Stelle abgehandelt. Über die Therapie der Arteriosklerose des Gehirns, die mit der allgemeinen Arteriosklerose ziemlich zusammenfällt, soll kurz einiges bemerkt werden.

Die Therapie der Arteriosklerose ist sowohl in ihren Voraussetzungen, wie in ihren Erfolgen eine recht unsichere.

Eins dürfte sicher sein, daß wir einem Kranken, bei dem wir Arteriosklerose der Gehirngefäße mit oder ohne Herdsymptome diagnostizieren, zunächst möglichste Schonung nach jeder Richtung zur Pflicht zu machen haben. Die Behandlung beginnt auch und besonders dann, wenn akute Herdsymptome zur Zeit nicht vorhanden sind, am besten damit, daß wir den Kranken zunächst auf einige Zeit ganz aus seiner Tätigkeit herausnehmen und ihn aufs Land, in einen Kurort[1]), eine

---

[1]) Die Auswahl der Kurorte für die Arteriosklerotiker richtet sich zum Teil nach der Art der Bäder, die man eventuell für nützlich hält, auch mit Rücksicht auf Komplikationen des Herzens, rheumatische Beschwerden u. dgl. Will man von Bädern absehen, so tut ein bequemer Landaufenthalt in der Ebene schon die besten Dienste, wobei in der Auswahl natürlich auf die Jahreszeit Rücksicht zu nehmen ist. Die nördlich gelegenen Meere, sogar die Ostsee werden vielfach nicht vertragen, ebenso sind Höhen über 1000 m nach allgemeinem Urteil nicht zu empfehlen. Mit Recht am beliebtesten sind im Sommer geringe oder mittlere

Nervenheilstätte oder ein Sanatorium schicken. Was dadurch erzielt werden soll, ist in erster Linie völlige psychische Ruhe, absolute körperliche Ruhe ist nicht notwendig, wenn nicht besondere Indikationen sie erfordern. Sportliche Betätigung, jede anstrengende Arbeit überhaupt, Bewegung in der Hitze ist natürlich zu unterlassen, dagegen abgestufte Spaziergänge, auch mit leichten Steigungen erwünscht. Es ist nicht ungewöhnlich, daß nach einer solchen Schonung von 2—3 Monaten der Kranke anscheinend gesund, d. h. ohne subjektive Beschwerden und für lange Zeit arbeitsfähig, wieder zurückkehrt. Man hat dann die Aufgabe, mit Rücksicht auf den Zustand und die Interessen des Patienten seine Lebensweise zu regeln, und vor allem ist die Wiederholung solcher Ruhekuren in regelmäßigen Intervallen wenn möglich durchzusetzen. Es ist davor zu warnen, dem Kranken auf die Feststellung einer Arteriosklerose oder auf leichte Bewußtseinsverluste, Schwindel, Kopfschmerzen, selbst auf die Feststellung leichter motorischer Ausfälle (Babinskischer Reflex oder sonstige vereinzelte Symptome) von vornherein und ohne lange Beobachtung die dauernde Aufgabe seines Berufes oder seiner Stellung vorzuschreiben.

Es gibt natürlich Fälle genug, wo der Beruf schließlich doch aufgegeben werden muß. Aber ehe der Arzt zu einem solchen Schritte rät, muß er den Fall längere Zeit verfolgt haben. Selbstverständlich darf auch dem Kranken gegenüber nie von Arterienverkalkung oder „Arterienverhärtung" gesprochen werden, da der Laie dieses Wort regelmäßig als ein in kurzer Zeit vollstreckbares Todesurteil auffaßt.

Andererseits ist es Aufgabe des Arztes, ohne pessimistische Diagnose und Prognose dem Kranken eine Verminderung seiner Arbeitsleistung zur Pflicht zu machen, und ihm auch exakte Vorschriften darüber zu geben, d. h. ihm gewisse Ruhestunden am Tage zu bestimmen u. dgl., unter Umständen die allmähliche Aufgabe seines Berufs und die Abwickelung seiner Verbindlichkeiten nahezulegen.

Wenn wir bei den Angehörigen der sogenannten höheren Berufe den Kranken vielfach am besten dadurch nützen, daß wir sie in der Arbeit halten und sie schließlich „in den Sielen" sterben lassen, werden wir bei dem Arbeiter, insbesondere dem schwer körperlich arbeitenden, nicht zögern, sobald wir die sicheren Zeichen einer Arteriosklerose und entsprechende Beschwerden haben, ihn, wo bezügliche Einrichtungen oder Gesetze vorhanden sind, zu invalidisieren und ihm die ihm zustehende Pension oder Rente zu verschaffen. Hier wird häufig der umgekehrte wie der oben genannte Fehler gemacht; ehe nicht eine ausgesprochene Hemiplegie od. dgl. da ist, findet man „nichts" und versucht so, von dem Leidenden immer wieder Arbeitsleistungen zu erzwingen, denen er tatsächlich nicht gewachsen ist, und deren Ausführung ihm auch schadet. Ohnehin ist man immer wieder erstaunt, wie schwere

Höhen im Mittelgebirge an waldreichen Orten mit der Möglichkeit ebener oder wenig ansteigender Spaziergänge, im Frühjahr und Spätherbst die italienischen Seen, der Genfer See (mit seinen am nördlichen Ufer in der Höhenlage so gut abgestuften Kurorten), Merán und Bozen und die Küsten des Mittelländischen Meeres.

Arbeit doch bei nicht unerheblichen Krankheitserscheinungen geleistet wird.

Die Einflußnahme auf die Berufsarbeit des Kranken kann unterstützt werden durch eine Reihe physikalisch-diätetischer Maßnahmen und auch durch eine medikamentöse Therapie.

Über die Diät bei Arteriosklerose ist viel geschrieben, was wir hier nicht anführen wollen. Zum Teil beruhen die mannigfachen Vorschriften auf hypothetischen Vorstellungen über die Ursache der Arteriosklerose. Es scheint jedoch, als wenn gerade die erfahrensten Ernährungstherapeuten dahin übereinkommen, daß eine gemischte Diät bei Arteriosklerose einer einseitigen vorzuziehen ist, und daß insbesondere eine vielfach empfohlene strenge lakto-vegetabilische [1]) Ernährungsweise keine Vorteile bietet, vielmehr durch das dabei vergrößerte Nahrungsvolumen ungünstig wirken kann. Ein Übermaß von Fleischnahrung ist zu verhindern. Erheblichen Nutzen habe ich bei den Erscheinungen gerade auch der zerebralen Arteriosklerose von der Verordnung einer salzfreien Kost gesehen. Zu den Selbstverständlichkeiten gehört es, daß die Quantität der einzelnen Mahlzeit zu regeln ist, daß insbesondere die Aufnahme großer Flüssigkeitsmengen beim Essen zu beschränken, und daß für kleinere häufiger wiederholte Mahlzeiten zu sorgen ist. Unzweifelhaft hat die Überfüllung des Magens häufig einen Einfluß auf die Stärke der subjektiven Beschwerden auch bei zerebraler Arteriosklerose.

Gegen vorsichtige Entfettungskuren bildet Arteriosklerose bekanntlich keine Kontraindikation, vielmehr wirken Entfettungskuren häufig günstig auf die Beschwerden.

Aufs strengste zu verbieten pflegt man gewöhnlich den Alkohol, Kaffee und meist auch das Nikotin. In der Praxis wird man mit diesen Verboten manchmal nicht ganz streng sein. Ein bis zwei Zigarren am Tag oder ein Glas Bier am Abend sind für manchen eine solche Erquickung, daß in dem zweifelhaften Nutzen des absoluten Verbots ein genügendes Äquivalent nicht gesehen werden kann. Ein Mehr solcher Genüsse, wie stärkere Alkoholika überhaupt, dürften allerdings mit Strenge zu verbieten sein. An Stelle des gewöhnlichen Kaffees kann man den koffeinfreien verwenden, dem bei gleichem Geschmack die erregende Wirkung in der Tat zu fehlen scheint.

Auch sonst sei man bei Arteriosklerotikern nicht gar so streng. Es gibt Leute, denen bei verschiedenen Ärzten allmählich so ziemlich alles Eßbare verboten ist, und die sowohl körperlich in die Höhe kommen, als auch von einer psychischen Last befreit werden, wenn man ihnen einige Freiheit gewährt.

Die Regelung des Stuhlgangs gehört auch zu den Maßnahmen, die der Arzt gewissermaßen instinktiv und selbstverständlich vornimmt. Daß Schwindelanfälle, Kopfschmerzen u. dgl. bei Arteriosklerotikern durch Obstipation, und zwar allem Anschein nach reflektorisch vom Dickdarm aus ausgelöst werden können, ist keine Fabel, abgesehen von dem Einfluß der Obstipation auf die Zirkulation im Bauchraum und dadurch auf die Blutverteilung im allgemeinen.

---

[1]) Die Yoghurt-Milch ist ganz gut; von einer spezifischen Wirkung gegen das Altern und die Arteriosklerose ist natürlich nicht die Rede.

Mit der Verordnung von Bädern und hydriatischen Maßnahmen wird man außerhalb der eigentlichen Kurzeiten bzw. der Ferien der Kranken sehr zurückhaltend sein. Wenn die Kranken keine Zeit haben, der Badeprozedur und der darauffolgenden Reaktion wenigstens 2 Stunden zu einer geeigneten Tageszeit zu widmen, wird man die Bäder am besten ganz lassen. Gerade Patienten mit nervösen Erscheinungen brauchen diese Ruhe. In Kurorten dagegen können zweckentsprechend verordnete Bäder von erheblich unterstützender Wirkung sein. Im allgemeinen richtet sich die Badebehandlung ja nicht nach der Indikation der Behandlung der zerebralen Arteriosklerose, aber auch deren Erscheinungen werden durch die allgemeine Behandlung im allgemeinen günstig beeinflußt. Von vielen Autoren wird die „Gefahr einer Apoplexie" als Kontraindikation gegen Bäder oder gewisse Bäderarten angeführt. Woran erkennen diese Autoren aber die „Gefahr einer Apoplexie"? Daß man einen Kranken, der immer wieder kleine Apoplexien erleidet, nicht baden lassen wird, ist selbstverständlich. Im übrigen aber ist jeder Arteriosklerotiker in der „Gefahr" einer Apoplexie. Auch seit langer Zeit zum Stillstand gekommene Folgeerscheinungen, z. B. Hemiparesen, bilden keine unbedingte Kontraindikation gegen milde Badeprozeduren.

Die gegen die Arteriosklerose überhaupt angewandten Badeprozeduren sind von milderer Art; lauwarme (nicht über $33-37^0$ C) Voll- und Teilbäder mit oder ohne Zusatz von aromatischen Substanzen, Solbäder, schwache Kohlensäurebäder von indifferenter Temperatur, Sauerstoffbäder. Daß auch kaltes Wasser bei Arteriosklerose häufig von Vorteil ist, insbesondere auch in Form von schottischen Teilabreibungen, ist sicher. Kalte Vollbäder wird man jedoch besser vermeiden. Straßer betont die überraschende Ungefährlichkeit von Schwitzbädern, besonders elektrischen Glühlichtbädern bei Arteriosklerotikern.

Zur Vermeidung der sogenannten Kongestionen nach dem Kopf ist bei fast allen allgemeinen warmen Bädern die Anwendung kalter Kopfkompressen oder Kopfkühlschläuche zu empfehlen.

Die isolierte Anwendung von hydriatischen Maßnahmen auf den Kopf bei Arteriosklerose wird wenig geübt. Bei bettlägerigen Kranken wendet man gern und zur subjektiven Zufriedenheit des Kranken kalte Kompressen, Eisblase oder Kühlschläuche an.

Gegen die Kopfschmerzen und den Schwindel der Arteriosklerotiker habe ich kurze (2—5 Minuten) und 2—3 mal am Tage wiederholte heiße Umschläge auf Stirn und Nacken von sehr guter subjektiver Wirkung und ohne jeden objektiven Nachteil gesehen. Gerade bei ambulanten Kranken sind sie ein empfehlenswertes und überall leicht anzuwendendes Symptomatikum.

Von allen Badeprozeduren, und insbesondere von den allgemeinen Bädern gilt die Vorschrift, daß ihre Dauer und Häufigkeit bei Arteriosklerotikern nach der zirkulatorischen und allgemeinen Reaktion einzurichten sei; der Kranke muß sich nach jeder einzelnen Badeprozedur behaglich und ruhig fühlen. Ist das nicht zu erreichen — eine Anzahl von Kranken fühlen sich ohne Bäder eben wohler —, so sollen die Bäder ausgesetzt werden.   Die Wirkung einer Badekur darf bei Arteriosklerose nicht erst „nachkommen".

Die Massage ist bei Arteriosklerose nicht kontraindiziert, sondern als milde allgemeine oder Extremitätenmassage oft von sehr guter Wirkung.   Auch eine milde Massage des Kopfes und des Nackens habe ich bei Arteriosklerotikern mit zerebralen Symptomen ohne Schaden, vielmehr mit anscheinendem Erfolg angewandt.

Elektrizität, Hochfrequenzströme, D'Arsonvalisation u. dgl. wird der einigermaßen kritische Arzt bei der Behandlung der zerebralen Arteriosklerose nicht anwenden, wenn er nicht besondere suggestive Zwecke verfolgt.

Über das Radium fängt man erst jetzt an Erfahrungen zu sammeln.   Die eventuelle allgemeine Verwendbarkeit der Radiumtherapie hängt ja auch davon ab, ob die Monopolisierung der Radiumtherapie in geschlossenen „Emanatorien" sich wissenschaftlich rechtfertigen läßt, oder ob mehrmals wiederholtes Trinken von Radiumemanationswasser die gleiche oder annähernd die gleiche Konzentration von Radiumemanation im Körper herstellen kann.   Der lange Aufenthalt in den geschlossenen Emanatorien wird für die Arteriosklerotiker auch nicht als günstig bezeichnet werden können.

Die medikamentöse Therapie der Arteriosklerose, auch der zerebralen Form, wird seit jeher durch das Jod beherrscht.   Der allgemeine Eindruck ist der, daß das Jod in vielen Fällen die Beschwerden der Arteriosklerotiker bessert, und vielleicht auch den Verlauf der Erkrankung verzögert oder aufhält.   Aus dem letzteren Grunde ist es eine weit verbreitete Anwendungsweise, die Arteriosklerotiker mehrere Male im Jahre eine mehrwöchige Jodkur durchmachen zu lassen.   Dabei stimmen fast alle erfahrenen Beobachter überein, daß man das Jod, wenn irgend möglich, in Form der Jodalkalien und nur, wenn es nicht anders geht, als organische Jodverbindung geben soll, und auch in der anorganischen Form in nicht zu kleiner Dosis.   Als die mittlere, in den meisten, nicht in allen Fällen ausreichende Dosis wird man 2,5—3,0 g tägl. bezeichnen können.

Ein geringer oder sogar mäßiger Jodismus ist kein Grund, die Behandlung abzubrechen.   Unzweckmäßig ist es, das Jod überhaupt dauernd durch viele Monate oder gar Jahre zu geben.   Zur Vermeidung des Jodismus wird empfohlen, Alkalien, also z. B. Natr. bicarbonicum mit dem Jod zu geben und dabei eine lakto-vegetabilische Ernährungsweise zu bevorzugen.   Die organischen Jodpräparate (etwa Jodipin 1 g 3—4 mal täglich oder Sajodin 0,5 g 4—6 mal täglich) sollen nicht verworfen werden.

Aus der medikamentösen Therapie können wir mit einer Reihe von anderen Autoren dann noch und auch bei zerebralen Störungen die Diuretinkuren (0,5—0,6 g 3 mal täglich, manchmal besser nur jeden 2. Tag, 2—3 Wochen lang) empfehlen.

Den Mitteln, die die angeblich bei der Arteriosklerose verminderten Blutsalze ersetzen sollen (Antisklerosintabletten), scheint nach den meisten Berichten sowohl die theoretische Begründung wie der praktische Erfolg zu fehlen.

Zur Erweiterung der peripheren Gefäße und um dadurch den Blutdruck herabzusetzen, sind seit langer Zeit von einer Anzahl von Autoren die Nitrate (Natr. nitrosum 1—2: 200,0 g 3 mal täglich 1 Eßlöffel nach Senators Vorschrift zusammengelöst mit Jodkali), das Nitroglyzerin, neuerdings aus derselben Indikation das Vasotonin empfohlen worden.

Zu den Medikamenten, von denen man weiß, annimmt oder erwartet, daß sie auf die Blutgefäße und den Blutkreislauf wirken, kommen dann bei nervösen Störungen der Arteriosklerose noch die Symptomatika für das Nervensystem. Hier erweist sich das Brom, und wieder parallel den Jodalkalien (s. oben), die Bromalkalien von der besten, manchmal für sich allein ausreichenden Wirkung gegen die diffusen Erscheinungen der zerebralen Arteriosklerose, Kopfschmerzen, Schwindel, Schlaflosigkeit, Erregung. Wenn es, was wenigstens im Beginn der Behandlung meist zweckmäßig ist, einige Wochen dauernd gegeben werden soll, so kann man es mit dem Jod zusammen lösen und einnehmen lassen (2—4 g täglich). Später ist es vielfach vorzuziehen, das Brom nur nach Bedarf nehmen zu lassen, und man kann dann die Dosierung des Broms von Tag zu Tag intelligenten Patienten auch selbst überlassen. Bei jeder Form der arteriosklerotischen Epilepsie ist das Brom wie bei der genuinen Epilepsie anzuwenden (vgl. das Kap. Epilepsie).

Hypnotika wird man möglichst einschränken. Wie sonst auch, wird man jedoch auch bei Arteriosklerose, wenn Schlaflosigkeit vorliegt, bei sehr ruhebedürftigen und heruntergekommenen Kranken nicht zögern, die Behandlung mit einigen nicht zu kleinen Dosen von wirksamen Schlafmitteln (Veronal, Trional) zu beginnen, um sie allerdings sobald wie möglich wieder wegzulassen. Im übrigen ist gerade die arteriosklerotische Schlaflosigkeit oft ganz außerordentlich schwer zu bekämpfen. Die Verordnung auch der schwächsten Hypnotika (Bromural, Adalin) während des Tages zur „Beruhigung", soll auf wenige Fälle beschränkt bleiben — abgesehen natürlich von psychotischen Zuständen.

Die Antineuralgika wirken bei arteriosklerotischen Kopfschmerzen im allgemeinen wenig. Man mag sie aber versuchen.

So haben wir denn schließlich eine ganze Reihe von Maßnahmen, die, zweckentsprechend kombiniert, jedenfalls die Symptome und die subjektiven Beschwerden des Kranken sehr häufig vermindern oder zum Schwinden bringen können — so fraglich es im einzelnen Falle immer sein wird, ob der Gang der Erkrankung selbst wesentlich beeinflußt werden kann. Die Therapie einer begleitenden Nephritis oder eines Diabetes kann hier nicht besprochen werden.

Die Behandlungsmöglichkeiten im apoplektischen Anfall sind nur sehr beschränkte. Ob die Apoplexie durch eine Embolie oder eine Blutung hervorgerufen ist, ist dabei gleichgültig. Denn wir können zunächst nichts weiter tun, als den Kranken vor Erschütterungen, weitem und ungeeignetem Transport möglichst schützen, ihn bequem mit mäßig erhöhtem Kopf lagern und ihm eine Eisblase auf den Kopf legen.

Wir haben uns dann sofort von der Füllung der Blase zu überzeugen und bei starker Füllung zu katheterisieren.

In sehr schweren Fällen von Hirnblutung befürworten einige Autoren den Aderlaß. Ich habe mich von seinem Nutzen nicht überzeugen können.

Jedenfalls haben unsere Maßnahmen damit zunächst ein Ende.

In den ersten Tagen nach dem Insult entscheidet sich dann meist das Schicksal des Kranken. Wir haben hier nur auf eine zweckmäßige Ernährung zu achten, oder vielmehr nur darauf, daß durch unvorsichtige Ernährung nicht eine Schluckpneumonie entsteht. Es schadet nichts, wenn der Kranke die ersten Tage nach dem Insult ohne Nahrung bleibt. Pflege des Mundes ist selbstverständlich. Künstliche Ernährung durch Nährklysmen, im Falle gar keine Flüssigkeit genommen wird, auch eine subkutane Kochsalzinfusion mag manchmal angemessen erscheinen. Schlundsondenernährung kommt in den ersten Tagen nicht in Frage, kann aber etwa vom 4. Tage ab bei halbbenommenen Kranken, die sich leicht verschlucken oder gar nicht schlucken, von großem Vorteil sein. Abklatschungen des Brustkorbs zur Förderung der Expektoration sind manchmal von Nutzen.

Die Anschauungen darüber, wie lange man den Kranken ganz ruhig lassen soll, sind verschieden. Ich habe nicht den Eindruck, daß man dem Kranken durch vorsichtigen Wechsel der Lage des Oberkörpers, wie er auch sonst zur Vermeidung von Hypostase der Lunge geübt wird, nach Ablauf des 2. Tages etwas schadet. Wie lange man rekonvaleszente Kranke im Bett behält, wird dem persönlichen Ermessen überlassen bleiben. Im allgemeinen wird man das Empfinden haben, daß man gerade bei leichten Apoplexien, auch wenn sie bewegungsfähig sind, sehr vorsichtig zu sein hat, und wird die Kranken etwa 3 Wochen im Bett lassen. Andererseits wird man alte Leute auch mit schweren Hemiplegien, wenn irgend möglich, bald, wenigstens zeitweise, in einen Lehnstuhl bringen.

Hautpflege, sowohl im allgemeinen als auch speziell der vom Dekubitus gefährdeten Stellen (Wasserkissen!) und Sorge für die Darmentleerung sind natürlich nicht zu vergessen.

Wir haben dann endlich die Behandlung der Folgen einer Apoplexie zu besprechen. In Betracht kommen dabei wesentlich die Lähmungszustände der Körpermuskulatur und die aphasischen Zustände.

Was wir leisten können und zu leisten haben, dürfte etwa folgendes sein. Zunächst haben wir arthritisch-ankylotische Veränderungen in der Schulter zu verhüten. Es kommen häufig Fälle zur Beobachtung, deren Armmuskulatur wieder verhältnismäßig bewegungstüchtig geworden ist, und deren Beweglichkeitsbeschränkung zum größten Teil auf einer Versteifung des Schultergelenks (viel seltener anderer Gelenke) beruht. Das Eintreten dieser Versteifung kann wohl fast immer durch ausgiebige regelmäßige passive Bewegung des Humerus (Fixation des Schulterblattes!) verhindert werden. Ist die Versteifung erst da, so hat man mit ihrer Beseitigung durch passive Bewegungen, die jetzt dem Patienten sehr schmerzhaft sind, große Mühe. In solchen Fällen habe ich mit Erfolg von Fibrolysininjektionen Gebrauch gemacht.

Die passiven Bewegungen im Schultergelenk sind mit besonderer Aufmerksamkeit, aber doch zweckmäßig und natürlich nur als ein Teil einer allgemeinen Massage der gelähmten Extremitäten zu machen. Wenn die Lähmung nicht oder nicht mehr vollständig ist, so hat sich die Massage hauptsächlich den schwerer betroffenen Muskelgruppen zuzuwenden. Man beginnt zweckmäßig schon am Ende der ersten Woche nach dem Insult.

Zur Bekämpfung der Kontraktur ist es zweifellos vorteilhaft, die Glieder passiv in eine der zu erwartenden oder schon bestehenden Kontrakturstellung entgegengesetzte Stellung zu lagern.

Die systematische Übungstherapie kann erst längere Zeit nach der Apoplexie beginnen. Man muß sich in den einzelnen Fall vertiefen und allmählich die übriggebliebenen Bewegungsreste zu entwickeln versuchen. Man hat mit Energie zu versuchen, die Innervation der ungelähmten Muskeln zu veranlassen und zu verstärken, und weiter, die Dissoziation der Bewegungen zu erreichen bzw. Mitbewegungen auszuschalten. Diese Übungen sind jedoch von dem allgemeinen Praktiker wegen der großen Zeit, die sie in Anspruch nehmen, kaum zu überwachen. Dasselbe gilt von der Übungstherapie der Aphasie.

Eine eigentliche Elektrotherapie wende ich in keiner Form an. Ich würde aus eigener Erfahrung kein genügendes Urteil darüber begründen können, wenn ich nicht wohl Hunderte von Hemiplegischen gesehen hätte, die allerorts und auch von berühmten Vertretern der Elektrotherapie mit dem galvanischen und dem faradischen Strom, mit Franklinisation und d'Arsonvalisation behandelt waren und bei denen nach Lage der Dinge irgendein Resultat nicht zu erkennen war. Andererseits glaube ich, daß man der Elektrizität zuviel Ehre antut, wenn man glaubt, daß sie hier schaden könne, vorausgesetzt, daß man von der Anwendung sinusoidaler Ströme oder von stärkeren Strömen absieht. Wer an die Elektrotherapie glaubt oder wer meint — und dies sind die Mehrzahl — sie aus Rücksicht auf das Publikum nicht entbehren zu können, ist freilich durch das autoritative Urteil der Mehrzahl der Neurologen heute noch gedeckt. Man bedenke auch, daß andere Methoden, insbesondere eine systematische Übungstherapie, sehr viel mehr Zeit kosten als elektrotherapeutische Sitzungen.

24. Gehirnverletzungen.

Es erscheint im Interesse der noch häufigen militärischen Begutachtungen zweckmäßig, die Friedens- und die Kriegsverletzungen des Gehirns gesondert zu besprechen.

Die Verletzungen des Gehirns sind schon im Frieden sehr häufige Vorkommnisse. Im Krankenhaus Friedrichshain kommen im Jahre etwa 100 Fälle schwerer Schädelverletzung zur Aufnahme, fast alle mit vorübergehenden oder dauernden Gehirnstörungen.

Bei Einwirkung stumpfer Gewalt auf den ganzen Schädel kommen in vielen Fällen die Gehirnschädigungen zu gleicher Zeit mit Basisbrüchen zustande. Seltener sind die durch direkte Gewalteinwirkung an umschriebenen Stellen zustande kommenden Schädelbrüche mit Gehirnverletzung an entsprechender Stelle. Es können aber auch Gehirnverletzungen ohne jegliche Schädelverletzung entstehen, und zwar nicht nur die allgemeine Hirnerschütterung, sondern auch

Stumpfe Gewalt

lokale Quetschungsherde. Letztere kommen am häufigsten an der Stelle des „Coup" und des „Contrecoup", manchmal aber auch an entfernteren Stellen zur Ausbildung.

Schädel-
verletzung

Wenn wir einen Kranken beurteilen wollen, von dem wir wissen oder vermuten, daß er eine Gehirnverletzung erlitten hat, werden wir trotzdem zuerst nach einer Schädelverletzung suchen, weil dadurch eine gewisse Schwere des Falles von vornherein gegeben ist. Direkter Nachweis einer Basisfraktur am Schädel selbst ist nun fast nie möglich, aber sichere Zeichen sind Ausfluß von Blut, Liquor oder Gehirnmasse aus dem Mund und Ohr. Blutausfluß insbesondere findet sich in $^3/_4$ aller Fälle von Basisfraktur. Ebenso sind Gehirnnervenlähmungen — Fazialis, Okulomotorius, Abduzens können wir ja auch bei benommenen Kranken beurteilen — sichere Zeichen einer Basisfraktur.

Gehirn-
verletzung

Nach diesen Feststellungen erst werden wir uns dem Zustand des Nervensystems zuwenden. Ist der Patient bei Besinnung, so ist die Untersuchung die gewöhnliche. Wir werden dann bald in der Lage sein, etwaige Herde durch die Untersuchung festzustellen. Ist der Patient benommen, so kann es sich entweder um eine Commotio cerebri oder um schwere Hirnquetschung oder um eine Compressio cerebri durch ein extrameningeales Blutextravasat aus der Meningea media handeln. Die Differenzierung der letzten

Blutung
aus der
Meningea

Möglichkeit ist dabei die wichtige, weil in diesem Fall ein Eingriff erforderlich ist. Der wichtigste Faktor der Diagnose ist hier seit jeher das „freie Intervall" und die allmähliche Zunahme der Erscheinungen bei der Meningeablutung. Ein langsamer und gespannter Puls (Druckpuls, S. 70) kann hinzukommen, auch einseitige Krämpfe, Mydriasis, Erbrechen können auf Hirndruck hinweisen, aber alles das kann fehlen und auch bei einfacher Commotio cerebri vorhanden sein. Die allmähliche Zunahme der Erscheinungen nach einem freien Intervall genügt für sich allein, um einen Eingriff zu rechtfertigen oder erforderlich zu machen. Es kann aber auch bei Hirndruck das freie Intervall fehlen, und dann ist die Diagnose manchmal nicht sicher zu machen. In solchen Fällen ist zu einer explorativen Hirnpunktion oder zur Anlegung eines kleinen Bohrloches an der wahrscheinlich betroffenen Seite, kontralateral also etwaigen Pyramidenzeichen oder Extremitätenkrämpfen zu raten. Von da aus kann man dann mit der Uhrfedersonde die Dura vom Knochen abschieben und die Anwesenheit eines Hämatoms mit Sicherheit feststellen oder ausschließen. Besteht ein Hämatom, so ist es auszuräumen und die Meningea media zu unterbinden, ein Eingriff, der noch bei anscheinend Sterbenden einen lebensrettenden Erfolg haben kann.

Chirurgi-
sche Indi-
kation

Ist kein Hämatom da, so kommt eine chirurgische Therapie nur dann in Betracht, wenn eine Depressionsfraktur vorliegt. Jacksonsche Krämpfe, welche auf eine Reizung der motorischen Zone hinweisen oder andere Reizerscheinungen, sind an und für sich noch keine Indikation zum chirurgischen Eingriff. Wenigstens ist der Eingriff aus solcher Indikation nicht eilig und kann sogar schaden. Denn solche Reizerscheinungen können bei Commotio, sie können bei traumatischen Rindenblutungen vorkommen und werden dann besser zunächst mit großen Bromdosen behandelt (5—10 g). Stellt sich heraus, daß sie auf diese Weise nicht zu beherrschen sind, hat man zu einem Eingriff in den ersten Tagen immer noch Zeit, um eventuell nach einem Knochensplitter od. dgl. zu suchen. Bei dem duralen Hämatom aber sind manchmal die Minuten kostbar.

Als Commotio cerebri bezeichnet man im allgemeinen nur die vorübergehenden Störungen des Bewußtseins nach Schädelverletzungen. Diese Zustände können aber auch mehrere Tage dauern, ohne daß sie auf gröberen Verletzungen beruhen. Es hat keinen Sinn, in diesen Zuständen chirurgisch einzugreifen, die meist durch eine somnolente Unruhe hindurch zur Genesung gelangen. Commotio

Begleiterscheinungen der Commotio, die oft mehrere Tage andauern, sind Schwindel und Erbrechen.

Für die Zeit des Unfalls und manchmal weit darüber hinaus besteht nach dem Erwachen häufig retrograde Amnesie. Die amnestische Lücke wird später meist bis zu einem gewissen Grade oder auch vollständig wieder ausgefüllt. Auch nach dem Erwachen bleibt die Aufnahmefähigkeit für neue Eindrücke zunächst noch gering und sie werden leicht wieder vergessen. Psychische
Störungen
nach
Trauma

In selteneren Fällen sind, und auch ohne daß völlige Bewußtlosigkeit vorhergegangen wäre, Dämmerzustände nach Kopftraumen beobachtet worden. So wird die Geschichte einer Hebamme erzählt, die, auf dem Wege zu einer Gebärenden von einer leichten Commotio getroffen, ihren Weg fortsetzte, die Entbindung besorgte und dann, nach Hause zurückgekehrt, jede Erinnerung an diese Tätigkeit verloren hatte.

Nicht häufig schließt sich an das Trauma bzw. an die Commotio unmittelbar ein psychotischer Zustand an. Diese akute Kommotionspsychose geht aus dem Zustande deliranter Somnolenz hervor, den die abklingende Commotio gewöhnlich bietet. Sie besteht in einem amnestischen (Korsakowschen) Symptomenkomplex (vgl. unter Polyneuritis) und zeigt dementsprechend bei leidlich erhaltener Auffassung und momentan guter Aufmerksamkeit, Erhaltensein des Gedächtnisses für frühere Daten, eine Störung der Orientierung, Verminderung der Merkfähigkeit, amnestische Defekte, die zum Teil retrograd sind, Neigung zum Konfabulieren und getrübte Urteilsfähigkeit. In schwereren Fällen bestehen ausgesprochene Delirien, besonders in den Abendstunden. Die Kommotionspsychose dauert in leichten Fällen nur Tage, in schweren viele Wochen. Im allgemeinen ist eine regressive Tendenz bald deutlich. Am längsten hält sich meist eine große Gereiztheit, Unlust und Verärgerung, manchmal im Gegensatz dazu auch eine auffällig humoristische unbesorgte Stimmung. Bleibende grobe Defekte sind entweder auf schwere Hirnzertrümmerung oder auf Komplikationen, insbesondere Arteriosklerose zurückzuführen, leichtere aber in Form von Schwindelgefühl, Kopfschmerz, Gedächtnis-(Merkfähigkeits-)störungen, gesteigerter Erregbarkeit sehr gewöhnlich (vgl. darüber auch weiter unten unter Kriegsverletzungen).

Spät-
apoplexie

Eine besondere Bedeutung in der Unfallpraxis hat die Frage nach der traumatischen Spätapoplexie. Zweifellos gibt es Fälle, wo Tage oder Wochen nach einem Kopftrauma eine Hirnblutung eintritt, und wo wir den Zusammenhang anerkennen müssen. Diese Fälle sind aber sehr selten und nur mit größter Vorsicht und unter Würdigung aller erreichbaren anamnestischen Daten zu begutachten.

Umschrie-
bene trau-
matische
Herde

Über die Quetschungsherde und die intrazerebralen traumatischen Blutungen ist symptomatologisch nichts Besonderes zu sagen. Sie entsprechen durchaus den spontan auftretenden Herden. Wir haben Hemiplegien, Aphasien etc. Nur ist ihre Prognose besser, weil es sich einmal um jugendliche Individuen handelt, deren Gehirn noch mehr Ersatzmöglichkeiten hat, und weil sie meist die Rinde betreffen, während die thrombotischen Erweichungsherde, die spontanen Blutungen etc. häufig im Marklager sitzen. Kleine oberflächliche Herde können, wie gelegentliche spätere Sektionen Schädelverletzter zeigen, ohne jede klinisch nachweisbaren Ausfallserscheinungen bleiben.

Expek-
tative
Therapie

Die Therapie der Schädel- und Hirnverletzungen des Friedens muß abgesehen von den wenigen von uns genannten Ausnahmen und den infektiösen Prozessen eine ganz expektative sein. Man sorge in der ersten Zeit nur für gute Pflege, Katheterisierung etc., sowie für Exzitierung mit Koffein. Dann lasse man die Kranken sehr lange liegen, bei einigermaßen schweren Erscheinungen mindestens 4—5 Wochen. Es scheint, als wenn eine Reihe von chronischen Beschwerden in einer Nichtbeachtung dieser Vorsichtsmaßregel ihren Grund hätte. Elektrisieren während dieser Zeit halte ich für kontraindiziert, da es nur etwaige Beschwerden fixiert.

Kriegs-
ver-
letzungen

Insoweit die Kriegsverletzungen durch die gleichen Mechanismen wie die Friedensverletzungen hervorgebracht werden — und es kommen Verletzungen durch Sturz, Kolbenschlag, Schleuderung gegen Wände oder den Boden, Fall aus dem Fenster, in Gräben, und Verletzungen mit scharfen Waffen natürlich ungemein häufig vor —, sind sie ganz genau so zu beurteilen und zu behandeln wie die eben geschilderten Friedensverletzungen.

Schuß-
ver-
letzungen

Von Schußverletzungen aber haben wir im Frieden fast ausschließlich die Selbstverletzungen durch Revolverschüsse gesehen. Dabei wird die Waffe nahe und meist senkrecht gegen den Schädel oder in den Mund gehalten. Die Splitterung in diesen Fällen ist sehr gering, in einer nicht kleinen Anzahl blieb das Geschoß im Gehirn oder — bei Mundschüssen — am Schädelgrunde stecken, und daher rechtfertigte sich die wesentlich konservative Behandlung, die wir nach einer schonenden Revision der Ein- bzw. auch der Ausschußöffnung den Schußverletzungen im Frieden zuzuwenden gewöhnt waren.

Die Schußwaffen des Krieges mit ihrer außerordentlich gesteigerten Durchschlagskraft brachten ganz neue Arten der Verletzung und außerdem eine andere Behandlung.

Ein-
teilung

Wenn wir von den reinen Weichteilschüssen absehen, so unterscheiden wir, abgesehen von den Prellschüssen, Tangentialschüsse (Rinnenschüsse), Segmentalschüsse und Diametralschüsse (Durchschüsse), endlich die Steckschüsse. Ein Rinnenschuß, der direkt nur die Tabula externa getroffen hat, kann durch indirekte Geschoßwirkung eine hochgradige Splitterung der Interna herbeiführen, Knochensplitter aus ihr weitab von der Verletzung und senkrecht zur Geschoßbahn tief in die Dura und das Gehirn schleudern. Es ist das ein Mechanismus, der durchaus der gewöhnlichen Depressionsfraktur entspricht, nur daß die Kraft der modernen Infanteriegeschosse eine ungleich größere ist. Schwerer noch sind diejenigen Rinnenschüsse, bei welchen das Geschoß selbst Weichteile, Tabula externa und interna, sowie Dura und Hirnoberfläche aufgepflügt hat. Ist der Einschuß von dem Ausschuß getrennt, so entsteht der Segmentalschuß. Die hierbei zur Entstehung kommenden Gehirnverletzungen sind häufig außerordentlich schwer und bedingen eine hohe primäre Mortalität. Aber auch bei anscheinend oberflächlichen Streifschüssen können schwere Erscheinungen, lange Bewußtlosigkeit und dauernde Folgeerscheinungen, eintreten. Sie erklären sich in einem Teil der Fälle durch die Versprengung von Knochen- oder Geschoßsplittern in das Innere des Schädels, in einem anderen durch Fissuren, die von der Verletzungsstelle ausgehen und oft bis an die Basis reichen. Es kann dann auch bei Schüssen der Konvexität zu Schädigungen der basalen Hirnnerven, am häufigsten des Kochlearis (Hörstörungen) und des Vestibularis (Gleichgewichtsstörungen) kommen. Beim Diametralschuß bilden Einfallwinkel des Geschosses und Schädeloberfläche nahezu einen rechten Winkel. Die Schädelzertrümmerung und Splitterung beim Diametralschuß ist oft gering, viel geringer als beim Segmentalschuß, so daß Fernschüsse dieser Art, bei denen also eine erhebliche Sprengwirkung nicht mehr zum Ausdruck kommt, oft ganz überraschend geringe Symptome machen, falls die Geschoßbahn selbst nicht wichtige Zentren trifft. So kann ein Diametralschuß durch den vorderen Teil beider Stirnhirne ohne jede dauernde Folgen bleiben. Ist die lebendige Kraft, die dem Geschoß noch innewohnte, verhältnismäßig gering gewesen, verläßt es die Schädelhöhle nicht mehr: Steckschuß. Bei jeder der beschriebenen Verletzungsformen können Stücke von Geschossen abgesprengt werden und als Steckgeschoß in der Schädelhöhle zurückbleiben. Verhältnismäßig häufiger als beim Infanteriegeschoß kommen Steckschüsse bei Artillerieverletzungen — durch Schrapnell oder Granatsplitter zustande. Selbst allerkleinste Granatsplitter können mit fast unsichtbarer äußerer Verletzung die Schädeldecke durchschlagen.

Die Röntgenaufnahme, die bei keiner Schädelverletzung unter- Röntgen lassen werden sollte, ergibt nicht selten recht unerwartete Ergebnisse. So sah ich bei einer kleinen unscheinbaren Wunde hinter dem linken Ohr eine Hemianopsie nach rechts und eine Monoparese des rechten Fußes. Die Röntgenaufnahme ergab einen ganz kleinen Splitter in der rechten Hemisphäre in der Gegend des Beinzentrums; auf dem Wege dahin hatte er offenbar die linke Sehstrahlung verletzt. Ebenso wichtig, wie zum Nachweis von Geschoßsplittern, ist die Röntgenaufnahme zur Feststellung von Schädelbrüchen. Man sieht manchmal nach anscheinend harmlosen Prellschüssen ausgedehnte Fissuren, von der Feststellung von Knochenabsplitterungen ganz abgesehen.

Notwendig ist oft auch die Festlegung eines negativen Schädelbefundes durch die Röntgenaufnahme.

Infektion

Die Behandlung der Schädelverletzung geschieht zunächst nach rein chirurgischen Grundsätzen, und zwar ausschließlich nach dem Gesichtspunkt, eine Infektion des Gehirns und der Meningen nach Möglichkeit hintanzuhalten. Denn davon hängt das Leben des Verletzten ab. Hier hat sich in einem gewissen Gegensatz zu den Friedensschußverletzungen ein sehr aktives Vorgehen als notwendig erwiesen.

Chir. Behandlung

Die Tangentialschüsse insbesondere werden wohl von allen Chirurgen sämtlich sobald als möglich nach der Verletzung operiert, d. h. die Knochenverletzung verfolgt, Splitter entfernt usw. Wie weit die Operation auszudehnen ist, bleibt dem Augenschein überlassen. Die Diametralschüsse mit kleinem Ein- und Ausschuß werden schonender behandelt; wieweit die Operation fortgesetzt werden muß, bleibt dem chirurgischen Urteil überlassen, ebenso die neuerdings aufgeworfene Frage, ob es zweckmäßig wäre, wenigstens in einer Anzahl von Fällen die Schädelwunde primär zu decken und zu schließen. Jedenfalls sind die Lebensaussichten der Schädelverletzten durch die Einführung einer weitgehenden aktiven chirurgischen Behandlung ganz außerordentlich gebessert worden, und um so mehr, je früher nach der Verletzung diese chirurgische Behandlung stattfindet.

Sowohl bei den operierten, wie auch bei den nicht operierten Schädelverletzungen bleibt aber für lange Zeit die Gefahr neuer infektiöser Ausbrüche. Die Gefahr ist am größten in den ersten 2—3 Monaten, aber auch nach 1 Jahr noch nicht ganz geschwunden. Aus anscheinend voller Gesundheit kann plötzlich ein Hirnabszeß sich bemerkbar machen. Wenn bei einem Schädelverletzten, sei es bei offener, sei es bei geschlossener Wunde meist ziemlich schnell oder auch ganz plötzlich schwere Hirnstörungen, insbesondere Kopfschmerzen, Erbrechen und Benommenheit auftreten, so ist das äußerst ver-

Abszeß

dächtig auf einen Hirnabszeß, und es besteht die unbedingte Anzeige, die Wunde freizulegen und nach einem Hirnabszeß zu suchen. Auf das Eintreten von Fieber darf man nicht warten,

Meningitis

denn dieses ist meist schon das Zeichen der beginnenden Meningitis. Findet man doch in manchen Fällen schon sehr bald nach Ausbruch der Erscheinungen die Zeichen der ausgebreiteten Meningitis. Diese kann aus einem Abszeß entstanden sein, kommt aber häufig genug zustande, ohne daß ein größerer Abszeß da war. Selbst der Befund einer Trübung der Zerebrospinalflüssigkeit soll aber nicht von der Operation an der Stelle der Verletzung abschrecken; es gelingt manchmal auch in solchen Fällen, sei es daß ein im Druchbruch begriffener Abszeß oder auch eine unscheinbare Meningitis an der Verletzungsstelle gefunden wird, die Heilung herbeizuführen. Ist der Liquor aber klar, so besteht erst recht die Wahrscheinlichkeit, als Ursache schwerer Hirnsymptome einen Abszeß zu finden und um so eher soll operiert werden (vgl. auch das Kapitel Hirnabszeß).

Die Meningitis als primäre Infektion der Hirnhäute zeigt sich gewöhnlich schon in den ersten Tagen nach der Verletzung. Die sog.

Spätmeningitis, die noch Monate nach der Verletzung auch bei anscheinend tadellos verheilter Wunde zum Ausdruck kommen kann, ist selten.

Außer diesen schweren infektiösen Komplikationen gibt es aber auch leichtere, deren Grundlage manchmal sehr schwer zu beurteilen ist. In einer Anzahl handelt es sich wohl um leichte meningitische Reizzustände. Subjektiv bestehen Kopfschmerzen, ein Gefühl von Benommenheit, schwere Appetitlosigkeit, objektiv ein wenig Nackensteifigkeit, wohl auch eine Andeutung des Kernigschen Phänomens. Macht man die Lumbalpunktion, so ergibt sich eine klare Flüssigkeit, deren Druck aber erhöht sein kann, und die bei Sedimentierung einen deutlich erhöhten Zellgehalt aufweist[1]). Es handelt sich um Fälle „seröser Meningitis"; dabei können an der Verletzungsstelle stärkere Beschwerden bestehen und auch diese der Ausdruck einer zirkumskripten manchmal zystenartigen serösen Meningitis sein. Zuweilen kann eine Neuritis optica und sogar eine Stauungspapille vorhanden sein. Deren diagnostischer Wert ist aber bei Gehirnverletzungen nicht entscheidend, weil selbst ausgesprochene Stauungspapille bei schweren Hirn- und Schädelverletzungen vorkommt, ohne daß sich schwere infektiöse Zustände anschließen, sie andererseits bei Meningitis und besonders beim Hirnabszeß fehlen kann.

Die schwereren Fälle meningitischer „Reizung" gehen ganz allmählich über in jene, welche nach einer Schädelverletzung nur starken Kopfschmerz, Benommenheit, Schwindel, neben Reizbarkeit und leichter psychischer Insuffizienz insbesondere Gedächtnisstörungen zeigen. Es ist sehr möglich, daß auch ein Teil dieser leichteren Fälle sich durch einen gesteigerten Druck der Zerebrospinalflüssigkeit — eine leichteste Meningitis serosa — erklärt. Freilich ist es ganz außerordentlich schwer und im Einzelfalle manchmal ganz unmöglich, diese Störungen von neurasthenisch-hysterischen zu unterscheiden. Sichere klinische Merkmale haben wir hier nicht, und wir müssen uns auf Eindruck, Beobachtung und Erfahrung verlassen (vgl. auch weiter unten). Therapeutisch können wiederholte kleine Lumbalpunktionen bei den Fällen meningitischer Reizung Gutes leisten. Die meisten Fälle gehen auch ohne Eingriff nach längerer Zeit und oft nach vielen Schwankungen in volle Genesung über. Nur bei den allerschwersten Fällen, insbesondere dann, wenn man eine zirkumskripte Meningitis serosa anzunehmen geneigt ist, ist ein chirurgischer Eingriff an der Stelle der Verletzung geboten. Manchmal ist die Situation auch die, daß man in der Besorgnis eines schwereren infektiösen Prozesses den Schädel eröffnet und dann nur leichtere Veränderungen im Sinne einer Meningitis serosa findet. Die Spaltung der Dura und die Entlastung des Gehirns können auch dann von sehr gutem Einfluß auf das Krankheitsbild sein.

Die Technik der chirurgischen Versorgung der Schädelverletzungen gehört im allgemeinen nicht hierher. Nur einige Punkte dürfen be-

---

[1]) Selbst ausgesprochen trübe Flüssigkeit mit sehr erhöhtem Zellgehalt habe ich in solchen Fällen gefunden, aber keine Bakterien oder Kokken.

rührt werden. Zuerst die Frage der Fremdkörperentfernung.
Ich glaube, daß man mit Recht vielerseits dahin gekommen ist, auch
in dieser Frage von dem in Friedenszeiten geltenden sehr konservativen
Standpunkt häufig abzuweichen. Bei gröberen Geschoßsplittern, ganzen
Geschossen oder auch gröberen Knochensplittern, die durch das
Röntgenbild als nicht zu schwer erreichbar dargestellt werden, ist es
zweckmäßig, auch später noch einzugreifen, wenn sie irgend erhebliche
Beschwerden machen. Sie bilden eine Quelle mannigfacher Reizzustände, bedeuten für lange Zeit trotz scheinbar aseptischen Zustandes
eine Infektionsgefahr und man möge auch nicht die psychische Bedeutung unterschätzen, welche das Bewußtsein, einen Fremdkörper im Gehirn
mit sich herum zu tragen, bedeutet. Wenn sich auf dem Röntgenbild
freilich eine Anzahl ganz kleiner Splitter ergibt, oder der Fremdkörper
in gar zu großer Tiefe sitzt, wird man nicht zu einem Eingriff raten.
Daß man vor jedem Eingriff wegen einer Schädelverletzung, der nicht
ganz dringend ist, das Röntgenbild zu Rate zieht, dürfte heut selbstverständlich sein, andererseits muß aber betont werden, daß es zwar
über Verletzungen und Fremdkörper des Schädels Auskunft gibt,
aber nicht über die Notwendigkeit einer Operation wegen eines Hirnabszesses.

Schädel-
defekt

Noch eine chirurgische Frage tritt oft an uns heran, ob man einen vorhandenen Knochendefekt decken soll. Bei kleinen Defekten besteht eine
absolute Notwendigkeit dafür nicht, auch kann sich vom Periost aus ja spontan
neuer Knochen bilden. Große Defekte, besonders an solchen Stellen, die einen
Schutz durch Muskulatur nicht haben, müssen gedeckt werden; indessen tut man
gut, mit der Deckung solange zu warten, bis sicher ein völliger Ruhezustand des
Gehirns eingetreten ist. Denn bei leichten meningitischen Reizzuständen, wie
sie oben gekennzeichnet worden sind, wirkt ein Defekt manchmal als eine Art
„Ventil“, wie man es ja absichtlich bei Epilepsie angelegt hat, und die Deckung
kann unter Umständen zu unangenehmen Verschlimmerungen führen.

Das Endschicksal der Schußverletzungen des Schädels,
wenn sie allen Gefahren schwerer und leichterer Infektion glücklich
entronnen sind, hängt natürlich zunächst von dem Umfang der Gehirnverletzung ab. Ein großer Teil der Gehirnverletzungen betrifft nur
oberflächlich die Rinde im Gegensatz zu den schweren Zerstörungen
des Stabkranzes, welche durch die spontane Apoplexie angerichtet
werden, und die Herderscheinungen sind daher in einer großen Anzahl
von Fällen gering und lokalisiert. Auch handelt es sich bei den Kriegs-
verletzten ja fast immer um rüstige Gehirne, welche den Ausfall besser
auszugleichen imstande sind als die morschen Gehirne der Apoplektiker.
Sind freilich große Teile des Gehirns und seiner Faserung zerstört, so
bleiben auch bei diesen jugendlichen Leuten schwere Hemiplegien,
Sprachstörungen, Gesichtsfeldausfälle verschiedener Form, Kleinhirnataxie usw. usw. dauernd bestehen mit all ihren Schäden für die Berufstätigkeit, und man vergesse bei der Begutachtung auch nicht, daß selbst
kleine zerebrale Einbußen in der Geschicklichkeit, Kraft und Ausdauer der
Glieder eine ganz erhebliche Verminderung der Erwerbsfähigkeit bedeuten
können. Sehr häufig bleiben für lange Zeit oder dauernd die erwähnten
Ausfälle von seiten der basalen Gehirnnerven zurück. Besonders störend sind die Gleichgewichtsstörungen bei Vestibularis-

beteiligung, am häufigsten sind wohl Hörstörungen auf der Seite der Verletzung, oft verbunden mit peinlichen subjektiven Geräuschen.

Eine gefürchtete Folge der Gehirnverletzungen ist die Epilepsie. Sie tritt am häufigsten bei Verletzungen der motorischen Region ein, und hier meist in der Form Jacksonscher Epilepsie, d. h. der Anfall beginnt in dem durch die Verletzung geschädigten und durch die Narbenbildung gereizten Zentrum (vgl. S. 46). Es kann jedoch auch die Verletzung jeder anderen Gehirnstelle zur Entstehung einer Epilepsie die Ursache geben, und die Anfälle können durchaus in Form der großen epileptischen Anfälle (vgl. das Kapitel Epilepsie), d. h. ohne Lokalisierung oder lokalisierten Beginn, auch als petit mal und Bewußtseinsverluste auftreten. Dabei tritt die Epilepsie häufig erst sehr spät, Monate und Jahre nach der Verletzung auf. Bei der Behandlung dieser Epilepsien dürfte man zweckmäßig nicht sogleich operativ vorgehen, sondern zunächst versuchen, nach dem Muster der Behandlung der „genuinen" Epilepsie mit Brom, Luminal etc. unter völliger körperlicher Ruhe die Erregung des Gehirns zur Ruhe zu bringen. Hilft das nicht, so tritt die operative Behandlung ein, welche nach Freilegung der Schädel- und Gehirnwunde in Beseitigung der Narben und Verwachsungen am und im Gehirn und folgender ausreichender Deckung der Wände besteht, oder auch bei den Jacksonschen Formen in Exstirpation des „primär krampfenden" Hirnzentrums bestehen kann. Freilich ist auch ein Erfolg der chirurgischen Behandlung keineswegs gesichert, sollte aber doch in allen Fällen, die sich spontan nicht bessern oder eine Neigung zur Verschlimmerung erkennen lassen, angestrebt werden.

Es hat sich ferner in diesem Kriege herausgestellt, daß eine recht große Zahl der Hirnverletzten, natürlich in mit der Schwere der Hirnverletzung zunehmendem Maße psychische Defekte zurückbehält, Störungen des Gedächtnisses und der Merkfähigkeit, der psychischen Leistungsfähigkeit, aber auch des geistigen Besitzstandes. Man ist auch daran gegangen, in Übungsschulen für „Hirnverletzte" zugleich mit der Übung der verloren gegangenen körperlichen Funktionen — Bewegung, Sprache — auch eine Wiederübung und einen Ausgleich des seelischen Defektes und eine Wiederzuführung verloren gegangenen geistigen Besitzes zu schaffen. Diese Bestrebungen unter Mithilfe geeigneter pädagogischer Hilfskräfte, durch Übung die Defekte der Hirnkranken in körperlicher und seelischer Hinsicht zu bessern, sind auf das wärmste zu begrüßen. Der Erfolg ist natürlich in vielen Fällen ein sehr unzureichender, aber die Behandlung sollte doch in allen irgend geeigneten Fällen versucht werden, um für diese nicht nur in ihrer Leistungsfähigkeit, sondern auch in ihrer gesamten geistigen Persönlichkeit oft schwer geschädigten Leute zu erreichen, was irgend zu erreichen ist. Diese Schulen dienen schließlich auch dazu, den Geschädigten durch Einführung in entsprechende Stellungen geeigneter Betriebe noch einen nützlichen Platz im Leben zu vermitteln.

Viel häufiger noch als die schwereren seelischen Veränderungen sind auch nach recht leichten Schädelverletzungen allgemeine „nervöse" Störungen. Kopfschmerzen, Schwindelanfälle, Gedächtnisstörungen,

Reizbarkeit und Ermüdbarkeit sind die immer wiederkehrenden Hauptsymptome. Objektive Zeichen bieten diese Kranken gar nicht, wenn
man nicht eine Klopfempfindlichkeit des Schädels als objektiv rechnen
will, und der größte Teil dieser Fälle ist wohl auch weiter nichts als
eine Psychoneurose, eine Hysterie bzw. Neurasthenie. Das wird in vielen
dieser Fälle durch den Erfolg einer beruhigenden Psychotherapie bewiesen,
in anderen finden sich Zeichen, welche nur als hysterisch zu deuten sind.
Um diesen Neurosen nach Kopfverletzungen — nach perforierenden ebenso
wie nach Schädelbrüchen und Hirnerschütterungen — nicht unrecht
zu tun, möge man aber doch bedenken, daß unsere Methoden der Bestimmung organischer Störung ihre Grenze haben, daß wir feinste organische
Veränderungen, wenn sie nicht innerhalb sehr wichtiger Projektions-
zentren und -bahnen liegen, nicht in der Lage sind, scharf nachzuweisen.
So können wir auch im Anfangsstadium der progressiven Paralyse, in
dem auch „neurasthenische" Symptome vorhanden sind, manchmal
nichts Organisches finden, und doch beruht die progressive Paralyse
vom ersten Beginn an auf anatomisch durchaus faßbaren Veränderungen.
So mögen auch in einer wenn auch wohl kleinen Anzahl der Fälle von
Kopfverletzung kleinste Erweichungen oder vielleicht auch Druckano-
malien der Zerebrospinalflüssigkeit die Ursache „nervöser" Beschwerden
sein (vgl. auch S. 195). Ein solches Zugeständnis einer gewissen diagnostischen Schwäche kann die grundlegende und in der überaus großen
Mehrzahl der Fälle auch diagnostisch völlig klare Unterscheidung von
„organisch" und „psychoneurotisch" nicht umstoßen. Man bekommt
auch in fast allen den fraglichen Fällen ein richtiges Bild, wenn man sie
längere Zeit am besten in ihrer natürlichen Umgebung — nicht nur
im Krankenhause — zu beobachten und zu behandeln Gelegenheit hat.

Anfalls-
weise
geistige
Störungen   Auf den Zustand erhöhter Reizbarkeit Gehirn- und Schädelverletzter setzen sich in einer Anzahl von Fällen anfallsweise schwerere
geistige Störungen auf. Die schwersten haben durchaus den Charakter epileptischer Dämmerzustände mit nachfolgender Amnesie,
ohne daß jedoch vorher oder nachher echte epileptische Krampfanfälle
aufzutreten brauchten. Die leichteren haben, wie man zu sagen pflegt,
oft etwas „Epileptoides" an sich. Sie bestehen meist in schwereren
pathologischen Affektausbrüchen, die zu Gewalttätigkeiten und
insubordinatorischen Handlungen führen können. Die Amnesie ist
dabei meist keine absolute und kann ganz fehlen. Zwischen der erwähnten
krankhaften Reizbarkeit und diesen Zuständen besteht keine scharfe
Grenze. Häufig kommt es zum planlosen Fortlaufen, meist als Reaktion auf einen Affekt, oft auch ohne ersichtlichen Anlaß. Der Soldat
weiß z. B. nicht, warum er sich von der Truppe entfernt hat, und kehrt
nach Stunden oder Tagen ruhig wieder zurück. Alkoholgenuß wirkt
außerordentlich fördernd auf den Ausbruch aller solcher anfallsweise
auftretenden seelischen Störungen nach Kopfverletzung. Dabei pflegt
Alkohol-
intoleranz   eine ausgesprochene Alkoholintoleranz zu bestehen. Leute, die
vor ihrer Kopfverletzung nicht unerhebliche Mengen ohne Schaden
genossen, vertragen danach oft buchstäblich kein Glas Bier mehr.
Diese anfallsweise auftretenden Seelenstörungen nach Kopfverletzung

haben ersichtlich eine außerordentliche Bedeutung für die Erwerbsfähigkeit und führen außerdem sehr oft zu forensischer Begutachtung.
Viele dieser Vergehen sind „Grenzfälle", wo nur genaueste Anamnese
und Beobachtung zu einem Urteil kommen kann, ob im Einzelfalle die
Verantwortlichkeit bzw. die freie Willensbestimmung im Sinne des
§ 51 StGB. ausgeschlossen war.

Die Erwerbsfähigkeit bei Schädel- und Gehirnverletzten ist nach folgenden Gesichtspunkten zu beurteilen:

Bei oberflächlichen und reinen Schädelwunden braucht eine Erwerbsbeschränkung durchaus nicht vorhanden zu sein, ebensowenig nach
Gehirnerschütterung und Basisbrüchen. Haben aber solche Leute Beschwerden, so muß in besonders liegenden Fällen eine Einschränkung der E-
werbsfähigkeit anerkannt werden. Bei den Erscheinungen der Kommotions-
neurose wird sich die Rentenfestsetzung etwa um 30 % herum halten, sofern
wirklich schwerere Erscheinungen vorhanden sind. Lokalisierte Ausfälle
von Gehirnfunktionen sind im allgemeinen schwerer zu bewerten als die
peripheren Störungen, weil, um ein Beispiel anzuführen, die allgemeine
Einbuße an Energie und Persönlichkeit einen (zerebralen) Hemiplegiker
meist viel weniger erwerbsfähig macht als jemand, der seine linke Hand
verloren und sein linkes Bein versteift hat. Man berücksichtige auch,
daß solche motorischen Paresen eines Armes auf zerebraler Grundlage
den Befallenen für jede auch nur irgend schwerere oder Geschicklichkeit
erfordernde Arbeit unfähig machen. Verletzungen der linken Hemisphäre sind beim Rechtshänder wegen der überwiegenden Wichtigkeit
der rechten Hand und auch wegen der oft dabei vorhandenen Störungen
des sprachlichen Ausdruckes und des Sprachverständnisses, sowie intellektueller Leistungen, insbesondere des Rechnens, ungleich schwerer zu beurteilen als solche der rechten Hirnhälfte. Man wird in solchen Fällen
mit schwereren linksseitigen Gehirnverletzungen häufig zu einer Rentenfestsetzung von über 75 % kommen, womit dann natürlich auch die Anerkennung der Invalidität gegeben ist. Ebenso wird Fällen schwererer
zerebraler Bewegungsstörung häufig eine Verstümmelungszulage gewährt
werden müssen. Eine Hemianopsie ist meines Erachtens eine für das
Sehen weit schwerwiegendere Störung als der Verlust eines Auges und
entsprechend zu bewerten. In den schwersten Fällen, wo die Ausfallserscheinungen oder häufige epileptische Anfälle dauernde Pflege nötig
machen, wird zu der Verstümmelungszulage auch eine Siechtumszulage
zuständig sein. Im übrigen verweise ich auf das Schlußkapitel.

Eine lange zurückbleibende Folge von Schädelverletzungen, insbesondere
auch Schädelbasisbrüchen, scheint uns dann eine Empfindlichkeit des Schädels
gegen Erschütterung zu sein. Solche Leute vertragen das Fahren auf schüttelndem
Wagen oder das feste Marschieren nicht. Sie haben bei jedem Tritt oder bei jedem
Schütteln einen Schmerz im Kopfe; es ist das nichts anderes, wie die Empfindlichkeit einmal verletzter Knochen, die ja an den Extremitäten so bekannt ist und
etwa nach einem Knöchelbruch das ganze Leben bestehen bleiben kann. Auch
der Einfluß des Wetters auf Narben jeglicher Art ist zwar wissenschaftlich noch
nicht erklärt, aber praktisch nicht wegzuleugnen.

Auch elektrische Starkströme, wie auch Blitzschläge können organische Veränderungen des Gehirns und Rückenmarks hinterlassen. In der Mehrzahl
der Fälle wirken sie allerdings entweder unmittelbar tödlich oder die Betroffenen
erholen sich nach einem Stadium der Bewußtlosigkeit wieder vollständig.

25. Angeborene und früh erworbene Defekte und Entwickelungsstörungen des Gehirns. Zerebrale Kinderlähmungen.

Die angeborenen Erkrankungen des Gehirns sind zum Teil so hochgradig, daß sie mit der Fortdauer des Lebens nicht vereinbar sind. Dahin gehören die großen Defekte des Gehirns, Anenzephalie, Hemizephalie, die demnach praktisch nicht interessieren.

Defekt-bildungen   Die geringeren Defektbildungen, die also mit der Fortdauer des Lebens verträglich sind, kann man in solche teilen, die nur Allgemeinerscheinungen machen, und in solche, die neben den Allgemeinerscheinungen — sehr selten ganz ohne solche — auch lokale Ausfälle (Hemiplegie, Diplegien etc.) bedingen.

Idiotie   Die Allgemeinerscheinung der Defektbildungen des Gehirns ist die Imbezillität und die Idiotie. Die mangelhafte Entwickelung des Gehirns braucht sich am Schädel nicht kundzugeben. Einen anderen Teil dieser Kranken kann man schon an der Mikrozephalie erkennen.

Schädel-maße   Es seien hier die ungefähr normalen Schädelumfangsmaße des Kinderschädels (nach Bendix) wiedergegeben:

Ende des	1. Monats	35,4	cm
„	„ 3. „	40,9	„
„	„ 6. „	42,7	„
„	„ 9. „	45,3	„
„	„ 12. „	45,6	„
„	„ 15. „	46,2	„
„	„ 18. „	46,9	„
„	„ 2. Jahres	48,0	„
„	„ 3. „	48,5	„
„	„ 4. „	50,0	„
„	„ 5. „	50 0	„
„	„ 6. „	50,9	„
„	„ 7. „	51,0	„
„	„ 8. „	51,3	„
„	„ 9. „	51,7	„
„	„ 10. „	51,8	„

Für den Erwachsenen läßt sich sagen, daß ein Umfang unter 52 cm mit normalen geistigen Fähigkeiten kaum vereinbar ist, ohne daß darüber hinaus etwa die geistigen Fähigkeiten proportional mit dem Umfange zunähmen.

Hydro-zephalus   Wie die Mikrozephalie bieten auch die Fälle von angeborenem Hydrozephalus, welche sich immer mit psychischen Störungen kombinieren, keine Schwierigkeiten der Erkennung. Das gleiche gilt von den Enzephalozelen (Hirnbrüchen).

Turm-schädel   Als Turmschädel bezeichnet man eine Schädelform, bei der das Hinterhaupt gerade aufsteigt und der Kopf dann zu der flachen Stirn schräg, dachförmig, herabfällt. Diese Anomalie hat gewöhnlich gar keine nervös psychischen Folgen, führt aber, und zwar häufig erst im späteren Leben, aus nicht ganz aufgeklärter Ursache noch zu genuiner Optikusatrophie.

Ein besonderes Aussehen haben noch drei Formen der zerebralen Entwickelungsstörungen, der Kretinismus, das infantile Myxödem und der Mongolismus.

Der Kretinismus zeichnet sich außer durch die ganz eigentümliche Schädel- und Gesichtsform (kurze Schädelbasis, tiefe und breite Nasenwurzel, kurzer Oberkiefer, breites Siebbein), die man nur einmal gesehen haben muß, um sie wiederzuerkennen, und durch die Störungen des Wachstums aus. Selten erreichen die Kretins eine Körperlänge von mehr als 130—140 cm, und der Körper bleibt während des Wachstums entsprechend zurück. Die Knochen sind dabei nicht unähnlich der Rachitis verbildet, die Extremitäten besonders kurz, die Haut dick, die Genitalien fast immer unentwickelt. Sehr häufig findet sich Schwerhörigkeit oder Taubheit. Der endemische Kretinismus ist meist mit Kropfbildung, selten mit Fehlen der Schilddrüse verbunden. Psychisch bleiben die Kranken auf dem Standpunkt unintelligenter Kinder stehen. *Kretinismus*

Der sporadische Kretinismus ist immer mit Aplasie der Schilddrüse verbunden, das Bild im übrigen ein sehr ähnliches. Die Verlangsamung des Wachstums, der Stillstand in der geistigen Entwickelung wird meist nach Ablauf des ersten Lebenshalbjahres deutlich.

Das infantile Myxödem ist dem der Erwachsenen (siehe unter Erkrankungen der Blutdrüsen) völlig analog und entwickelt sich im Unterschied von dem sporadischen Kretinismus erst im mittleren Kindesalter. *Infantiles Myxödem*

Da die palpatorische Feststellung des Fehlens der Schilddrüse immer höchst zweifelhaft bleibt, muß die Diagnose der thyreoaplastischen Zustände aus dem Gesamtbilde gestellt werden. Im Radiogramm findet sich Rückständigkeit der Skelettentwickelung, vor allem Fehlen der Kerne der Handwurzelknochen.

Die „Mongolen‟ sehen den Kretins ein wenig ähnlich. Der Name bezeichnet den Typ ganz gut: breite Backenknochen, schlitzförmige Augen, platte Nase. Eine bei ihnen besonders ausgesprochene — sich jedoch auch bei anderen Idioten und Imbezillen gelegentlich findende — Eigentümlichkeit ist eine große Schlaffheit der Gelenke. Mit der Schilddrüse hat aber der Mongolismus anscheinend nichts zu tun. Auch bleibt im Gegensatz zu den thyreogenen Erkrankungen das Längenwachstum des Körpers bei ihm ungestört. Psychisch zeigen sie bei im allgemeinen ruhiger heiterer Stimmung das Bild von Imbezillität bis bildungsfähiger Idiotie. *Mongolismus*

Eine besondere Form der Idiotie ist die amaurotische Idiotie, eine hereditär familiäre Erkrankung, die meist bei jüdischen Kindern im zweiten Lebensjahre beginnt und innerhalb weniger Jahre tödlich verläuft. Der spezifische Befund bei diesem Leiden ist eine scharfbegrenzte hellweiße Verfärbung der Macula lutea, in deren Mitte die Fovea centralis als ein kirschroter Punkt erscheint. Man wird Eltern, die den Arzt mit einem an dieser Krankheit leidenden Kinde aufsuchen, darauf hinzuweisen haben, daß in der Regel nachfolgende Kinder das gleiche Leiden zu gewärtigen haben. *Amaurotische Idiotie*

Eine andere in den letzten Jahren sehr genau untersuchte Form der Entwickelungshemmung des Gehirns ist die tuberöse Sklerose. Sie steht eigentlich zwischen Mißbildung und Tumor, da sie sich aus tumorartig wachsenden Neuroblasten (Vorstufen der Ganglienzellen) bildet. Klinisch äußert sie sich durch in den ersten Lebensjahren auftretende und fortschreitende schwere Epilepsie und Idiotie. Sie ist oft zu diagnostizieren durch andere Tumoren am Körper, am häufigsten solche der Nieren, sowie vor allem durch das fast immer zusammen mit der tuberösen Sklerose des Gehirns beobachtete Adenoma sebaceum, Knötchen *Tuberöse Sklerose* von Stecknadelkopf- bis Linsengröße, die unmittelbar aneinander die Haut des Gesichts symmetrisch, meist in Form einer Schmetterlingsfigur bedecken, und sich auch auf andere Hautregionen erstrecken können. Die Prognose der tuberösen Sklerose ist natürlich trostlos.

Schwach-sinn

Das Gebiet des kindlichen Schwachsinns ist zu verzweigt, und zugleich in seinen Einzelheiten zu wichtig, als daß es möglich wäre, auch nur besonders wichtige Formen mit ein paar kurzen Sätzen hervorzuheben.

Die schweren Formen werden ja ohnehin meist sogar von den Eltern erkannt, die dann zum Arzt kommen, um sich über die Zukunft des Kindes beruhigen zu lassen, und die es dem Arzt gewöhnlich außerordentlich übelnehmen, wenn er doch nicht umhin kann, gewisse Vorbehalte nach dieser Richtung zu machen.

Die leichtesten Formen fangen erst auf der Schule an, sich bemerkbar zu machen. Auch dann ist es keine leichte Aufgabe, eine Lösung der Schwierigkeiten zu finden, die einerseits das objektive Wohl des Kindes wahrt, und die Eltern, die mit besonderer Liebe gerade an diesen minderbegabten Kindern hängen, in ihrem Selbstgefühl nicht verletzt.

Intelligenz-prüfung

Man hat versucht, auch eine quantitative Schätzung der Intelligenzstufe zu finden mittelst Prüfungsmethoden, deren Schwierigkeiten mit jedem Lebensjahr gestaffelt wurden. Die am meisten in Anwendung gezogene dieser Methoden ist die Binet-Simonsche. Die Forscher haben sich die Aufgabe gestellt, für jede Altersstufe der Kindheit eine Testserie zu finden, deren Lösung eben für Kinder dieses Alters als normal und charakteristisch gelten kann. Weil so viele Ärzte der Prüfung der Intelligenz und des Schwachsinns recht ratlos gegenüber stehen, seien lediglich als Anregung die Binet-Simonschen Tests in der Bobertagschen Anwendung hier abgedruckt[1]).

5 Jahre	Nachsprechen zehnsilbiger Sätze. Vier Pfennige abzählen. Abzeichnen eines Quadrats. Definition konkr. Gegenstände durch Zweckangaben. 4 Zahlen nachsprechen.
6 Jahre	Ästhetischer Vergleich. Drei auf einmal gegebene Aufträge ausführen. Nachsprechen 16silbiger Sätze. Zusammensetzen eines Rechtecks aus 2 Dreiecken. Bildbetrachtung: Beschreibung.
7 Jahre	Nachsprechen von 5 Ziffern. Abzeichnen eines Rhombus. Kenntnis der Münzen von 1 Pfg. bis 1 Mk. (jetzt nicht mehr Lücken in Zeichnungen erkennen. verwendbar). Rechts und links unterscheiden.

---

[1]) Die einfachen Behelfe für die Prüfung sind von dem Institut für angewandte Psychologie in Klein-Glienicke zu beziehen. Eine Darstellung der Frage der Intelligenzprüfung gibt übersichtlich Stern, Die Intelligenzprüfung, 2. Aufl. Leipzig, Barth. 1915.

8 Jahre	Von 20—1 rückwärts zählen. Vergleich von 2 Gegenständen aus dem Gedächtnis. Benennung der 4 Hauptfarben.
8 Jahre	3 leichte Verstandesfragen. Angabe von einem Hauptpunkt aus einer eben gelesenen Zeitungsnotiz.
9 Jahre	Definition durch Oberbegriffe. 80 Pfennig auf 1 Mark herausgeben (jetzt nicht mehr verwendbar). Bildbetrachtung: Erklärung mit Hilfe unterstützender Fragen. Tagesdatum. Ordnen von 5 Gewichten: 3, 6, 9, 12, 15 Gramm.
10 Jahre	Mit 3 gegebenen Worten 2 Sätze bilden. Kenntnis aller Münzen. Angabe von 6 Erinnerungen aus einer eben gelesenen Zeitungsnotiz. Nachsprechen 26 silbiger Sätze. Nachsprechen von 6 Ziffern.
11 und 12 Jahre	Mit 3 gegebenen Worten einen Satz bilden. Definition abstrakter Begriffe. Durcheinandergewürfelte Worte zu einem Satz ordnen. Kritik absurder Sätze. Bildbetrachtung: spontane Erklärung. In einer Minute 3 Reime. Ergänzung von Textstücken. Schwere Verstandesfragen.

Bei Erwachsenen kann man ähnliche Methoden anwenden. Es eignen sich besonders die Unterschiedsfragen zu einer schnellen Schätzung der Intelligenz, in aufsteigender Linie etwa: Unterschied zwischen Korb—Kiste, Hund—Katze, Treppe—Leiter, Berg—Gebirge, See—Fluß, Lüge—Irrtum, Mord—Totschlag. Wenn man eine Reihe von Personen verschiedenen Alters und Bildungsgrades so gefragt hat, wird man bald ein Urteil bekommen, was hier noch im Bereich der Regel liegt und was nicht, und diese Fragen haben den Vorzug, daß sie von den speziellen Kenntnissen des Gefragten absehen. Dann lasse man die Patienten etwas rechnen, natürlich schätze man die Güte der Resultate unter Berücksichtigung ihres Berufes. Wenn man sich dann noch nach der Schul- und Berufslaufbahn erkundigt, wird man sich in der Mehrzahl der Fälle schon ein annäherndes Urteil über den Grad etwaigen Schwachsinns bilden können. Von ausschlaggebender Bedeutung ist natürlich stets die Beurteilung der Beobachtungen und angestellten Erhebungen.

Die Prüfung der Intelligenz setzt voraus, daß der Kranke nicht irgendwie gehemmt ist — man kann bei einem Melancholischen, bei einem abgelenkten Manischen oder bei einem ganz eingeschüchterten Kinde keine Intelligenz prüfen — und dann, daß der Antwortende sein Bestes geben will. Es gibt Krankheitszustände oder Situationen, in welchen der Untersuchte dumm erscheinen will. Diesen „Pseudodemenzen" ist mit Intelligenzprüfungen natürlich nicht beizukommen. Meist zeichnen sie sich dadurch aus, daß die Antworten gar zu schlecht Pseudodemenz sind, um glaubwürdig zu sein, oder daß sie gesucht unsinnig sind. Solche Leute antworten also z. B. auf die Frage, wie viel Hände der Mensch hat: „Das weiß ich nicht" oder „drei".

Dann aber muß auf das schärfste hervorgehoben werden, daß die „Intelligenz", besonders diejenige, welche bei solchen Prüfungen, mögen sie noch so fein erdacht sein, zum Ausdruck kommt, nur ein kleiner Teil des seelischen Gesamtinhalts eines Menschen ist. All die verschiedenen Formen der seelischen Minderwertigkeit oder der Psychopathien im engeren Sinne, die ja schließlich doch wohl auch auf Entwicklungsstörungen des Gehirns zurückgeführt werden müssen, sind unabhängig von dem Stande der Intelligenz, beruhen auf Störungen des Trieb- und Phantasielebens, der Willenstätigkeit, der Anpassungsfähigkeit usw. Der Wert der Intelligenzprüfung darf daher niemals überschätzt werden.

Therapie   Eine eigentliche Therapie der angeborenen allgemeinen Entwickelungsstörungen des Gehirns gibt es nur in einer sehr kleinen Anzahl von Fällen. Eine operative Therapie kann und soll versucht werden in den Fällen von angeborenem und früh erworbenem Hydrozephalus. Es kommt hier in Frage die Punktion der Ventrikel durch den intakten Schädel, eine einfache und fast ungefährliche Maßregel, die beliebig oft wiederholt werden kann und in einigen Fällen von gutem Erfolge ist. Eine eingreifendere, immerhin noch leichte Operation ist der Anton-Bramannsche Balkenstich, welcher durch eine breite Öffnung im vorderen Teil des Balkens die Ventrikel mit dem Subduralraum verbindet, so daß die Hydrozephalusflüssigkeit nach dem Subduralraum abfließen kann, eine schon in einer beträchtlichen Anzahl von Fällen mit deutlichem Erfolg durchgeführte Operation. Zur Operation müssen endlich auch die Enzephalozelen gebracht werden.

Der internen Behandlung mit Schilddrüsensubstanz oder Thyreojodin ist zugänglich das kindliche Myxödem (über die Dosierung vgl. unter Myxödem), und wenn auch in beschränktem Maße und keineswegs regelmäßig der Kretinismus. Auch bei Mongolismus soll diese Medikation manchmal günstig wirken, und man kommt ohnehin in der Praxis oft dazu, sie versuchsweise auch bei anderen Formen des Schwachsinns gelegentlich anzuwenden, aber fast immer ohne Erfolg.

Endlich muß bemerkt werden, daß in einer wenn auch nicht sehr großen Anzahl von Fällen kindlichen Schwachsinns eine Lues der Eltern und bei den Kindern positive Wassermannsche Reaktion festgestellt wurde. Diese Fälle sind nicht etwa mit der juvenilen Paralyse zu verwechseln. Man wird bei ihnen jedenfalls die Behandlung der Syphilis versuchen müssen.

Die Therapie aller anderen Formen des Schwachsinns und auch der soeben genannten muß, wenn die angeführten Maßregeln nichts nützen, ersetzt werden durch eine zweckmäßige Erziehung und Vorbereitung für bestimmte Berufe, bei weitem am besten in den eigens zu diesem Zwecke eingerichteten Anstalten. Wir besitzen ja eine größere Anzahl privater Anstalten der Art. Die Kommunen müßten freilich noch mehr leisten, um die Fürsorge für imbezille Kinder und Erwachsene zu organisieren. In Großstädten sind in den letzten Jahren städtische

Berufsberatungsstellen eingerichtet, die sich auch um die Zukunft entlassener Hilfsschulkinder bekümmern.

Besonders ist zu fordern, daß die Schwachsinnigen unter den Schülern aller Schulen in den ersten Schuljahren ausgesondert und in einem möglichst frühen Alter den Hilfsschulen und damit einer mehr individuellen Erziehung und Beaufsichtigung zugeführt werden. In dieser Frage ist ein enges Zusammenarbeiten von Arzt und Lehrer unbedingt Voraussetzung.

Die lokalen Defekte des Gehirns wirken natürlich je nach ihrer Lokalisation. Es sei hervorgehoben, daß wir hier in dieser praktischen Zwecken dienenden Darstellung die früh erworbenen von den angeborenen Defekten nicht trennen wollen. Die vorliegende Schilderung bezieht sich also auch auf die Folgezustände der Enzephalitis bei Kindern. Beruhen doch die angeborenen Defekte zum Teil auf derselben Ursache wie die erworbenen, nämlich auf Entzündungen oder Blutungen in die Substanz des Gehirns. Auch entsteht ja in manchen Fällen die Störung bei der Geburt selbst.

Prinzipiell kann es sich bei den lokalen Folgen der Hirndefekte der Kinder um nichts anderes handeln, wie um die gleichen Störungen, die wir beim Erwachsenen schon beschrieben haben, aber es sind doch Eigenschaften des Kindesalters, welche diesen Störungen eine besondere Form geben können.

So sind bei der zerebralen Hemiplegie der Kinder — zerebrale Kinderlähmung — für das Bild der Lähmung bezeichnend die schweren Wachstumsstörungen der Glieder der betroffenen Seite. Zum Teil mit diesen Wachstumsstörungen hängt der Umstand zusammen, daß die Kontrakturen der zerebralen Kinderlähmung meist bindegewebig und fix, nicht allein die dauernden Muskelkontraktionen des Erwachsenen sind (vgl. S. 43).

Die Stellung der gelähmten Extremitäten beim Kinde wird dann eine in den meisten Fällen ganz typische, die Hand ist in Beugung gegen den Unterarm fixiert, der Arm selbst adduziert und im Ellbogengelenk gebeugt. Der Fuß ist ein Pes equinovarus, die Achillessehne verkürzt. Kontrakturen finden sich auch in den anderen Muskeln des Beines, am stärksten meist in den Adduktoren des Oberschenkels. Die Sehnenreflexe sind wie beim Erwachsenen verstärkt, der Babinski ist meist positiv, kann aber auch negativ sein. Fehlen der Sehnenreflexe spricht immer für spinale Kinderlähmung.

In einer nicht kleinen Zahl von Fällen ist die zerebrale Kinderlähmung mit Athetose der Extremitäten (vgl. S. 44) kompliziert, die bei der Hemiplegie der Erwachsenen nur außerordentlich selten vorkommt.

Auffällig wenig oder gar nicht beteiligt ist bei der zerebralen infantilen Kinderlähmung der Fazialis, offenbar weil die andere Großhirnhemisphäre hier in noch viel vollkommenerer Weise für die verloren gegangene eintreten kann als beim Erwachsenen (vgl. S. 38).

Nicht übersehen darf man die Fälle von nur eben angedeuteter zerebraler Hemiplegie im Kindesalter. Es handelt sich da manchmal nur um eine leichte Ermüdbarkeit und geringe Atrophie eines Beines. Spasmen sind kaum vorhanden, der Fuß erscheint ein wenig kleiner und hohler als der andere. Solche Kinder werden manchmal lange Zeit mit der Diagnose aller möglichen lokalen Erkrankungen, Hüftgelenksleiden u. dgl. behandelt.

Littlesche Krankheit Das Bild der doppelseitigen Gliederstarre oder Littleschen Krankheit oder zerebralen infantilen Diplegie ist in den schweren Fällen ein sehr prägnantes. In den schwersten liegen die Kinder wie ein harter Klotz im Bett und bleiben auch später — die Diplegien sind fast immer angeboren — unfähig zu Bewegungen. Es gibt solche Kranke in den Siechenhäusern, die dort viele Jahrzehnte ohne jede Möglichkeit einer spontanen Fortbewegung und mit nur sehr beschränkter Beweglichkeit der oberen Extremitäten ihr Leben hinbringen. In freilich seltenen Fällen können dabei diese Kranken geistig rege sein.

Auch zu der infantilen Diplegie können die Erscheinungen der Athetose und auch gewisse pseudobulbärparalytische Erscheinungen wie beim Erwachsenen treten.

Von den ganz schweren Fällen Littlescher Krankheit gibt es alle Übergänge bis zu den ganz leichten. Letztere können, wenn man sie im Liegen untersucht, einen fast normalen Befund bieten. Erst wenn sie zu gehen versuchen, sieht man die Steifigkeit des Ganges und die Tendenz, auf der Fußspitze zu gehen. Solche Kinder lernen natürlich, wenn überhaupt, erst sehr spät laufen und der Gang bleibt immer mehr weniger steif.

Epilepsie Mit den hemiplegischen und diplegischen Lähmungen mischen sich in ungefähr der Hälfte der Fälle Reizzustände: Jacksonsche und allgemeine epileptische Krämpfe.

Zerebellare Störungen Zerebellare Störungen kommen auch bei Kindern sowohl auf Grund angeborener Entwickelungsstörungen, wie auch entzündlicher Erkrankungen des Kleinhirns vor. Auch die angeborenen Fälle zeigen manchmal eine gewisse Besserung im Verlaufe der Entwickelung, so daß Kinder, die ausgesprochene zerebellare Symptome darboten, doch allmählich laufen lernen können.

Halb als lokale Störungen, halb als Folge der Intelligenzstörungen müssen die Sprachstörungen bei angeborenen Defekten des Gehirns aufgefaßt werden. Ausgesprochene Aphasien sind im Kindesalter ganz außerordentlich selten, Defekte und Verzögerung der Sprachausbildung sehr häufig. Genauer kann an dieser Stelle darauf nicht eingegangen werden (über Stottern vgl. weiter unten).

Ein Zurückbleiben und ein Stillstand der geistigen Entwickelung ist die gewöhnliche Folge der ausgedehnteren erworbenen Defekte, ebenso wie der angeborenen. Indessen kommen doch auch genug Fälle von Littlescher Krankheit und ähnlichen Entwickelungsstörungen ohne jede Intelligenzstörung, ja bei sehr intelligenten Kindern vor.

Therapie Die Therapie der zerebralen Hemiplegie muß vor allem versuchen, das Zustandekommen der fixen bindegewebigen Kontrakturen zu verhindern. Schon frühzeitig ist darauf zu dringen, daß das Kind die geschädigten Gliedmassen nicht ausschaltet. Man tut gut, bei der Auswahl des Spielzeugs darauf möglichste Rücksicht zu nehmen. Es gelingt durch mechanische Dehnungen, Massage und passive Bewegungen der Gelenke, besonders in den nicht angeborenen Fällen, diesen Forderungen gerecht zu werden. Die methodisch täglich oder einen Tag um den anderen geübte Beaufsichtigung der gelähmten Extremitäten ist darum so wichtig, weil bei weiterem Wachstum nicht selten eine überraschend große Beweglichkeit der gelähmten Seite wiederkehrt, die nur durch die etwaige Verkürzung der Muskulatur nicht zum Ausdruck kommen kann. Es wird in dieser allerdings jahrelang durchzuführenden, vom Arzt zu beaufsichtigenden mechanischen Behandlung der Extremitäten im allgemeinen viel zu wenig getan. Wenn das Kind Intelligenz besitzt, kann man diese mechanische Behandlung von einem gewissen Alter ab mit einer systematischen Übungsbehandlung (Zanderapparate) verbinden. Wachstumsstörungen sind durch entsprechend hergestelltes Schuhwerk zu korrigieren.

(Marginalie: Mechanische Behandlung)

Auch wenn schon leichte fixe Kontrakturen da sind, kann man mit methodischer Massage, Dehnung der verkürzten Sehnen, passiven Bewegungen und etwaiger Übungstherapie mehr erreichen, als selbst in spezialistischen Kreisen bekannt ist. Geduld und Energie gehören freilich dazu. Das Elektrisieren nützt nur in Verbindung mit diesen Übungen; jedoch sind hier nur diejenigen Muskeln zu reizen, welche bei der spastischen Stellung sich gewissermaßen als passiv erweisen, z. B. die Handgelenkstrecker bei Beugestellungen der Finger, die Tibialisgruppe bei spastischem Spitzfuß.

Auch in den leichten Fällen von Diplegien (Littlescher Krankheit), d. h. in solchen, wo ausgesprochene fixe Kontrakturen fehlen, kommt man meist mit mechanischer und mit Übungsbehandlung aus. Jedenfalls wird in leichten Fällen der Zustand durch Tenotomie und orthopädische Operationen oft auch nicht besser, manchmal schlechter.

Diese eingreifenden Behandlungsmethoden sind vielmehr auf die schweren Fälle zu beschränken und hier nicht vor Vollendung des dritten Lebensjahres anzuwenden. Es kommen bei Littlescher Krankheit in Frage die Tenotomie bzw. plastische Verlängerung der Adduktoren, der Kniegelenkbeuger und der Achillessehne, Korrektur durch einen mehrere Wochen getragenen Gipsverband, und dann methodische Übung im Laufstuhl, wenn es nicht anders geht unter Verwendung von Schienenhülsenapparaten für beide Beine. Damit wurden von den Orthopäden in sehr vielen Fällen von Diplegie ausgezeichnete Resultate erzielt, ebenso wie in den Fällen von schwerer zerebraler Hemiplegie. An Arm und Hand lassen sich ja auch analoge Operationen machen, hier ist aber eine Verbesserung der Beweglichkeit bis zu einem Grade, daß ein praktischer Nutzen daraus hervorgeht, wohl ganz außerordentlich selten. Häufiger gelingt es durch Gipsverbände, Redressement, Tenotomie, Keilresektion etc. wenigstens ein kosmetisches Resultat zu erzielen. Auch die Nerventransplantation ist versucht worden.

(Marginalie: Chirurgisch-orthopädische Behandlung)

Neuerdings ist zur Behandlung der allerschwersten Fälle von Littlescher Krankheit noch von ihrem Erfinder die „Foerstersche Operation" vorgeschlagen worden, die Durchschneidung einiger hinterer Nervenwurzeln für die untere Extremität, der Lumbalis II, III, V und Sakralis II. Diese Operation geht von der Tatsache aus, daß ein Einfluß der Sensibilität auf das Zustandekommen der spastischen (nicht der fixen!) Kontraktur besteht, und daß andererseits schwere Folgen für die Sensibilität durch die Erhaltung von Wurzeln zwischen den durchschnittenen vermieden werden. Die Operation kommt in Frage, wenn alle anderen Maßnahmen versagt haben. Aber sie bedarf einer monate- und jahrelangen Nachbehandlung durch Übung. Die „Stoffelsche Operation" besteht im Unterschied von der Foersterschen in einem Eingriff in die motorische Bahn, in einer teilweisen Durchschneidung der motorischen Fasern in den peripheren Nerven; dadurch soll die übermäßige motorische Kraft, welche in der Kontraktur des Muskels zum Ausdruck kommt, entsprechend vermindert werden. Auch diese Operation hat in Verbindung mit Übungstherapie Erfolge zu verzeichnen.

Deutlicher Schwachsinn ist eine Kontraindikation gegen jede eingreifende Behandlung.

Eine Gehirnoperation kommt in Frage bei denjenigen Fällen, welche mit einer Hemiplegie oder einer Diplegie zugleich Anfälle Jacksonscher Epilepsie zeigen. Wenn hier die Operation einen groben Befund ergibt, insbesondere entzündliche Zysten, so kann durch deren Eröffnung und Beseitigung eine wesentliche Besserung des Zustandes herbeigeführt werden. Für diejenigen Fälle, in welchen ein grober Befund nicht zu erheben ist, ist die Exstirpation der Rinde an der Stelle des „primär krampfenden Zentrums" vorgeschlagen worden. Über den Erfolg dieser Operation, die man immerhin versuchen wird, ist ein abschließendes Urteil noch nicht möglich.

26. Die syphilogenen Nervenkrankheiten: Tabes. Paralyse. Lues cerebrospinalis.

a) Allgemeines zur Ätiologie und Diagnose.

Tabes und Paralyse sind ebenso syphilogene Erkrankungen als die Lues cerebrospinalis selbst. Dieser Satz stand hier schon in der ersten Auflage, als Noguchi noch nicht die Entdeckung gemacht hatte, daß bei der progressiven Paralyse und bei der Tabes die Spirochäte der Syphilis im Nervengewebe selbst noch nachzuweisen ist — wodurch die letzte noch mögliche Befestigung der Lehre ihrer ausschließlich syphilogenen Entstehung erreicht war. Trotz des Nachweises der Spirochäten bleibt aber die besondere Natur dieser Erkrankungen, die man früher als metaluetische von den echt luetischen unterschied, doch noch aufzuklären. Vielleicht liegt der Unterschied nur darin, daß der Angriffspunkt der Spirochäte bei den echt luetischen Erkrankungen das Gefäßbindegewebe des Nervensystems ist, während die Erkrankung bei den metaluetischen sich primär im nervösen Parenchym selbst abspielt. Diese Auffassung würde auch eine Erklärung für die schlechte Beeinflußbarkeit der metaluetischen Krankheiten durch die medikamentöse Therapie geben können, weil das Nervengewebe selbst von den in Betracht kommenden Heilmitteln auf dem Blutwege nur schwer erreicht wird. Man darf jedenfalls heute behaupten, daß sowohl Tabes wie progressive Paralyse ausnahmslos syphilitischen Ursprungs sind. Wenn nicht alle Tabiker und Paralytiker wissen, daß sie Lues gehabt haben, so liegt das daran, daß Primär- und Sekundärstadium der Lues besonders bei der Frau, aber auch oft beim Manne so leicht verlaufen — das Sekundärstadium kann überhaupt fehlen —, daß sie nicht nur vom Patienten selbst, sondern häufig auch vom Arzte als eine harmlose Bagatelle aufgefaßt werden. Es ist ja heute wohl bekannt, daß man diese Fälle von zweifelhaftem Primäraffekt häufig nur durch den Spirochätennachweis und später durch die Wassermannsche Reaktion identifizieren kann. Früher gab sich der Arzt oft damit zufrieden, den Primäraffekt zur Heilung gebracht zu haben. Man frage daher jedesmal, wenn ein Tabiker die luetische Infektion leugnet: „Haben Sie mal etwas gehabt, wovon der Arzt gesagt hat, es ist nichts?" Man wird darauf nicht selten noch eine bejahende Antwort bekommen. Es gibt aber auch Tabiker, die mit gutem Gewissen jede Wahrnehmung von Infektion verneinen, ebenso wie es Leute mit unzweifelhafter tertiärer Lues gibt, die von der Infektion nichts wissen.

Ein weiterer Grund dafür, daß man die syphilitische Wurzel der Tabes und der Paralyse nicht erkannt hat, liegt darin, daß man früher eine Reihe von Erkrankungen zur Tabes und besonders zur Paralyse gerechnet hat, die wir heute davon unterscheiden, und die auch keinen syphilitischen Ursprung haben, wie z. B. arteriosklerotische Prozesse und polyneuritische. Es wird darauf noch eingegangen werden.

Anzuerkennen als wesentliche Differenzpunkte zwischen der Lues cerebrospinalis einerseits und der Tabes und Paralyse andererseits ist allerdings die Verschiedenheit des mittleren Intervalls zwischen luetischer Infektion und nervöser Erkrankung. Bei Tabes und Paralyse beträgt es im Mittel 10—15 Jahre, nicht ganz selten einige Jahre weniger, ganz selten geht es bei der Paralyse bis auf zwei Jahre herunter. Indessen sind auch Intervalle von 20, 30 und mehr Jahren keine außergewöhnlichen Ausnahmen. Dagegen kann die Lues cerebrospinalis zwar auch lange Intervalle haben, aber sie tritt doch häufig schon in den ersten Jahren nach der Infektion auf, nicht so ganz selten schon im Sekundärstadium. Betrachtet doch Ehrlich die „Neurorezidive" als sekundäre Symptome der Lues an den Hirnnerven, und es ist sicher, daß sie, wenn auch seltener, auch ohne Salvarsanbehandlung vorkommen (vgl. unter Therapie).

Eine weitere Differenz ist die bereits erwähnte geringe therapeutische Beeinflußbarkeit der Tabes und Paralyse im Gegensatz zur Lues cerebrospinalis.

Die gleichartige Wurzel der drei Erkrankungsformen weist sich nun auch aus in einer bis zu einem gewissen Punkte gemeinsamen Symptomatologie.

Von den Zeichen auf dem Gebiete des Nervensystems ist es eins, das allen syphilogenen Erkrankungen gemeinsam ist, die reflektorische Pupillenstarre (S. 8). Die reflektorische Pupillenstarre oder das Argyll-Robertsonsche Phänomen ist nicht nur ein sicheres Zeichen einer organischen Erkrankung des Nervensystems, als welches wir es früher betrachteten, sondern es ist das einzige Symptom, welches ganz überwiegend häufig zugleich einen Schluß auf die Ätiologie zuläßt, und zwar auf die Lues als Ätiologie; man kann schätzen, daß das Symptom in etwa der Hälfte aller Fälle syphilogener Nervenerkrankung vorhanden ist, und das ist um so wertvoller, als es in sehr vielen Fällen ein Frühzeichen, in vielen überhaupt das erste ist.

Es soll nicht verschwiegen werden, daß das Symptom in vereinzelten Fällen auch bei schwerem chronischem Alkoholismus, vorübergehend auch nach Schädeltrauma gesehen wird. In den letzten Jahren ist es auch wiederholt bei Encephalitis epidemica als rückbildungsfähiges und Restsymptom beobachtet worden (S. 170). Jedenfalls kann man viele Tausende von Nervenfällen sehen, ohne auch nur einmal eine Ausnahme von der Regel des syphilogenen Ursprungs feststellen zu können.

Es ist ganz merkwürdig, wie die Ausnahmen irgend einer Regel im allgemeinen überschätzt werden. Kaum ist so eine enorm seltene Ausnahme irgendwo publiziert, so ist sie fast bekannter als die Regel, und man kann mit Sicherheit darauf rechnen, daß sie einem in ganz zweifelsfreien Fällen entgegengehalten wird.

Absolute
Starre Der Wert der absoluten Starre (vgl. S. 8) ist nicht ganz der gleiche wie der des Argyll-Robertsonschen Phänomens. Auch sie ist zwar in den meisten Fällen syphilogenen Ursprungs, und ist in einer Anzahl von Fällen auch aus der reflektorischen Starre hervorgegangen, aber da sie eben bei allen Prozessen jedweden Ursprungs, die sich am Okulomotoriuskern oder im Okulomotoriusstamm lokalisieren, vorkommt, so ergibt hier erst die übrige Untersuchung, ob sie ein Beweis gerade für eine luetische Affektion ist; wenn wir etwa fehlende Patellarreflexe, lanzinierende Schmerzen und absolute Starre zusammen haben, so handelt es sich sicher um eine absolute Starre bei Tabes. Wenn wir aber z. B. absolute Starre mit Pyramidensymptomen an den Beinen haben, so muß erwogen werden, ob es sich um einen syphilitischen Prozeß in der Höhe des Okulomotorius oder etwa um einen nichtsyphilitischen Tumor daselbst handelt.

Das zweite Symptom, welches den drei genannten Krankheiten zusammen zukommt, hat die Neurologie der Serologie zu danken, es Wasser-
mannsche
Reaktion ist die Wassermannsche Reaktion. Sie ist in zweifelhaften Fällen durchaus unentbehrlich. Weder der Praktiker, noch auch der Neurologe wird sie im allgemeinen selbst ausführen, sondern wird sich an ein zuverlässiges Institut wenden. Wenn sie aber zuverlässig und mit allen Kautelen ausgeführt ist, ist sie oft entscheidend für die Diagnose und Therapie.

In bezug auf die drei uns hier beschäftigenden Formen ist zu sagen, daß die Wassermannsche Reaktion im Blut fast ohne Ausnahme (ca. in 98 %) positiv ist bei progressiver Paralyse, ein wenig seltener bei Lues cerebrospinalis (70—80 %), während sie bei Tabes in 60—70 % der Fälle positiv ist.

Daraus folgt, daß in zweifelhaften Fällen ein negativer Ausfall der Wassermannschen Reaktion im Blut fast unbedingt beweisend gegen progressive Paralyse ist, daß er auch sehr stark gegen Lues cerebrospinalis ins Gewicht fällt, immerhin aber nicht so stark, daß man darauf allein den Verdacht fallen lassen könnte;

es folgt weiter, daß ein negativer Ausfall nicht gegen Tabes verwertet werden kann. Ein positiver Ausfall läßt natürlich alle drei Möglichkeiten, aber eben nur diese offen.

Der Praktiker wird sich im allgemeinen mit der Blutentnahme für die Wassermannsche Reaktion begnügen. Der Neurologe und der Krankenhausarzt werden auch die Wassermannsche Reaktion im Liquor, und zwar quantitativ prüfen; diese kann aber in einer Anzahl von Fällen bei negativem Wassermann im Blute entscheidend sein, in anderen Fällen ist sie im Liquor viel weniger deutlich als im Blute, und jedenfalls ist sie überflüssig, wenn sie im Blute positiv ist. Man kann aber in den Verhältnissen der allgemeinen Praxis unmöglich immer Lumbalpunktion und Liquordiagnostik treiben, auch kann diese manchmal eine Entscheidung nicht geben, und so gibt es nach wir vor eine nicht ganz kleine Anzahl von Fällen, wo wir trotz negativer Wassermannscher Reaktion eine syphilitische Grundlage vermuten, und sie unter Umständen dann auch durch den schlagenden Erfolg einer antisyphilitischen Kur beweisen.

Die Wassermannsche Reaktion kann bei allen syphilogenen Erkrankungen negativ werden durch eine spezifische Kur, sowohl mit Hg wie Salvarsan. Man frage also, ob solche Kuren in letzter Zeit stattgefunden haben.

Es kann sich auch einmal bei einem Syphilitischen eine nicht syphilogene Erkrankung des Nervensystems, z. B. ein Gliom des Gehirns ausbilden und dann die Wassermannsche Reaktion irreführen, aber das ist ganz außerordentlich selten. Eine Luesanamnese ohne positive Wassermannsche Reaktion ist bei nichtsyphilitischen Erkrankungen schon häufiger, aber die Regel bleibt es immer, bei jedem früher einmal syphilitisch Gewesenen, der nervös oder nervenkrank wird, zuerst ernsthaft alle Möglichkeiten einer luetischen Erkrankung durchzudenken.

Man kann auch die Frage aufwerfen, wann man denn eine Wassermannsche Reaktion machen lassen soll. Ich glaube, daß das im allgemeinen jetzt unnötig oft geschieht. Es ließe sich nichts einwenden, wenn die Wassermannsche Reaktion wirklich immer scharf positiv oder negativ ausfiele, aber das ist bekanntlich nicht der Fall. Es sind genug Fälle, in denen die Reaktion „schwach positiv" oder „zweifelhaft" ausfällt, und wenn dann auch spätere Reaktionen negativ ausfallen, so bleiben die betreffenden Patienten manchmal ihr ganzes Leben lang beunruhigt durch die Furcht vor einer Syphilis, die sie tatsächlich nie gehabt haben. Man ist oft überrascht zu hören, daß bei Symptomen, die auf Lues gar nicht verdächtig sind, sofort eine Wassermannsche Reaktion gemacht worden ist. Ebensowenig braucht man auch die Wassermannsche Reaktion bei ausgesprochener Paralyse, oder wenn ein etwa 40 jähriger Mann, der die Lues zugibt, eine Hemiplegie erlitten hat. Dann ist die Lues ohne weiteres klar.

Noch ein drittes gemeinsames Merkmal aller drei syphilogenen Affektionen ist zu nennen, die Lymphozytose der Lumbalflüssigkeit (vgl. S. 68). Sie ist zwar fast in allen Fällen vorhanden, aber doch eben nicht spezifisch für die drei, sondern nur ein Zeichen Lymphozytose der Lumbalflüssigkeit

meningitischer Reizzustände, die sich auch auf anderer als syphilitischer
Basis ausbilden können, und seit der Einführung der Wassermannschen Reaktion hat sie selbst im Krankenhausbetrieb zur Erkennung
der syphilogenen Erkrankungen an Wichtigkeit verloren. Immerhin
hat sich herausgestellt, daß diese Manifestation der Syphilis an den
Meningen eine sehr häufige Erscheinung der Frühsyphilis (ca. 40°/₀ der
Fälle) darstellt und daß somit in der Regel die Behandlung der Frühsyphilis die Behandlung einer Syphilis des Nervensystems
bedeutet.

Über den Wert der Phase I-Reaktion siehe S. 66.

Wir entnehmen dem Nonneschen Handbuche „Syphilis und Nervensystem“ die didaktisch wertvolle Zusammenfassung der Bedeutung der für den
Praktiker wichtigsten vier ·Reaktionen: Wassermann im Serum, Wassermann im
Liquor Phase I-Reaktion, Globulinvermehrung, Pleolymphozytose für die Diagnose
der syphilogenen Erkrankungen des Zentralnervensystems.

I. Blutuntersuchung.

Wassermannsche Reaktion: a) Positiv: Ist charakteristisch für Lues.
Geringe, praktisch wenig oder gar nicht in Betracht kommende Ausnahmen.
Gleichfalls positive Reaktion geben: einzelne Fälle von Scharlach, nur in gewissen,
zeitlich beschränkten Krankheitsstadien von Malaria, von Framboesie, von Lepra,
von Pest usw.

Eine positive Wassermannsche Reaktion des Blutserums besagt nichts
weiter, als daß das betreffende Individuum irgendwie mit Lues in Berührung
gekommen ist — hereditär oder erworben —, nicht, daß die in Rede stehende Nervenkrankheit luischer Natur sein muß.

b) Negativ: Ist differentialdiagnostisch mit hoher Wahrscheinlichkeit
als gegen eine Paralyse sprechend zu verwerten, da mit seltenen Ausnahmen das
Blut der Paralytiker nach Wassermann positiv, und zwar in hoher Stärke
reagiert.

II. Liquoruntersuchung.

a) Normaler Liquor: Druck 90—130 mm Wasser (Steigrohr). Phase I-
Reaktion negativ; höchstens 5—6 Zellen im cmm (Fuchs - Rosenthalsche Zähl-
kammer).

Wassermannsche Reaktion angestellt nach der Originalmethode (mit Verwendung von 0,2 ccm des zu untersuchenden Liquors) und auch bei Verwendung
von höheren Liquormengen (0.3—1,0 ccm Liquor) negativ.

b) Pathologischer Liquor: 1. Erhöhter Druck der ausfließenden Flüssigkeit über 150 mm Wasser. 2. Positive Phase I-Reaktion (oder bzw. und die anderen
Globulinreaktionen). 3. Vermehrter Zellgehalt.

Diese drei Symptome, in Kombination oder einzeln, zeigen an, daß eine
organische Erkrankung des Zentralnervensystems vorliegt (spezifisch oder nicht
spezifisch).

4. Ob die Erkrankung des Zentralnervensystems luischer Natur ist, entscheidet die mit der Lumbalflüssigkeit angestellte Wassermannsche Reaktion.

Ist die Wassermannsche Reaktion schon nach der Originalmethode
(0,2 ccm des zu untersuchenden Liquors) positiv, so ist der Verdacht gerechtfertigt, daß es sich bei dem vorliegenden Fall um eine Paralyse oder Taboparelyse
handelt, es kann sich aber auch um eine Lues cerebrospinalis oder um reine Tabes
handeln.

In den weitaus meisten Fällen von Paralyse ist die Wassermannsche
Reaktion schon bei Verwendung von 0,2 ccm der Lumbalflüssigkeit positiv.

Bei ganz wenigen Fällen von Paralyse, andererseits bei der überwiegenden
Mehrzahl der Fälle von Lues cerebrospinalis und von Tabes ist die Wassermannsche Reaktion erst positiv bei Verwendung von größeren Liquormengen (0,3, 0,4 bis
1,0 ccm).

Typische Befunde.

I. Paralyse oder Taboparalyse:
1. Wassermannsche Reaktion im Blut positiv (fast in 100%), Lumbaldruck häufig erhöht.
2. Phase I-Reaktion positiv (in ca. 95—100%).
3. Lymphozytose positiv (in ca. 95%).
4. Wassermann im Liquor:
    a) positiv in ca. 85—90% bei Anstellung der Originalmethode (0,2 ccm Liquor);
    b) positiv in 100% bei Verwendung größerer Liquormengen.
II. Tabes (ohne Kombination mit Paralyse):
1. Wassermannsche Reaktion im Blutserum positiv in 60—70%, Lumbaldruck häufig erhöht.
2. Phase I-Reaktion positiv in ca. 90—95%.
3. Lymphozytose positiv in ca. 90%.
4. Wassermann im Liquor:
    a) Originalmethode (0,2 ccm) positiv in ca. 20%.
    b) Höhere Liquormengen positiv in fast 100%.
III. Lues cerebrospinalis:
1. Wassermannsche Reaktion im Blutserum positiv in ca. 70—80%, Lumbaldruck häufig erhöht.
2. Phase I-Reaktion nur in Ausnahmefällen negativ, sonst positiv.
3. Lymphozytose, wie Phase I, fast stets positiv.
4. Wassermann im Liquor:
    a) Originalmethode (0,2 ccm) positiv in ca. 20—30%.
    b) Höhere Liquormengen fast stets positiv (differentialdiagnostisch gegenüber der multiplen Sklerose sowie Tumor cerebri und Tumor spinalis besonders wertvoll).

b) Tabes.

Was nun die besonderen Bilder der drei uns beschäftigenden Erkrankungen anlangt, so wenden wir uns zuerst zur Tabes.

Das Bild der ausgesprochenen Tabes ist so bekannt, daß ich in diesem für den Praktiker bestimmten Buche eigentlich nur an die Hauptsymptome zu erinnern brauche: Die Ataxie, die in den höchsten Graden den Kranken ans Bett fesseln kann, sich in geringeren Graden als „schleudernder Schritt" markiert, meist mit dem nach hinten durchgedrückten Knie (Folge der Hypotonie S. 60), das Fehlen der Sehnenreflexe, die Optikusatrophie, die lanzinierenden Schmerzen, die Krisen, von denen die Magenkrisen die häufigsten sind, die Störungen der Harnentleerung, die Arthropathien.

Aber auf dieses Gesamtbild dürfen wir nicht warten, bis wir die Diagnose Tabes stellen, wenn wir vielleicht noch vorbeugend eingreifen wollen; wir sind vielmehr immer mehr dahin gekommen, aus wenigen Symptomen die Diagnose zu stellen, und es sind schon lange nicht mehr die klassischen Symptome (neben der Ataxie die Pupillenstarre, Verlust der Patellarreflexe und lanzinierende Schmerzen), die allein zur Diagnose berechtigen. Wie weit man da gehen darf, darüber kann man natürlich keine ganz bestimmten Vorschriften geben.

Über die Erkennung der Ataxie (Rombergsches Phänomen etc.) ist S. 59 zu vergleichen. Eine Ataxie ohne Fehlen der Achilles-

oder Patellarreflexe kommt kaum vor, wohl aber das Umgekehrte (sogenanntes präataktisches Stadium der Tabes).

Was die Reflexe betrifft, so hat sich der Achillessehnenreflex als beinahe ebenso wichtig gezeigt, als der Patellarreflex. Man kann aus dem Fehlen der Achillessehnenreflexe und dem Argyll-Robertsonschen Phänomen die Diagnose ebensogut stellen, wie aus dem Fehlen der Patellarreflexe und dem genannten Phänomen. Ja, wenn eine Lues konzediert ist, der Mann etwa über lanzinierende Schmerzen klagt, und wir dann nichts weiter als die Achillessehnenreflexe, oder auch nur einen, zuverlässig fehlend finden, so kann das zur Diagnose Tabes durchaus genügen. Ebenso sind Magenkrisen und Fehlen des Patellar- oder des Achillessehnenreflexes hinreichend.

Bei fehlenden Reflexen macht eigentlich nur eine Erkrankung differentialdiagnostische Schwierigkeiten, d. i. die Polyneuritis oder die Neuritis, und das um so mehr, als längst abgelaufene Neuritiden noch Monate und Jahre ein Fehlen der Sehnenreflexe hinterlassen können. Insbesondere ist es die Neuritis ischiadica, welche die Achillessehnenreflexe bedroht (vgl. S. 95). Aus dem Fehlen der Sehnenreflexe allein die Diagnose zu stellen, ist also gefährlich. Ein Hilfsmittel ist bei der Diagnose ausser den Sehnenreflexen die Schmerzhaftigkeit der Nervenstämme bei den meisten Formen der Neuritis, während sie bei der Tabes geradezu auffallend unempfindlich sind. Damit hängt zusammen, daß bei der Tabes gewöhnlich eine hochgradige Hypotonie besteht, während die Polyneuritis, auch die nicht gerade mehr floride, gegen eine Überstreckung der Glieder und die damit verbundene Dehnung der Nerven gewöhnlich außerordentlich empfindlich ist. Hypotonie und Fehlen der Sehnenreflexe spricht sehr für Tabes. Das Vorhandensein ausgesprochener motorischer Ausfallserscheinungen (z. B. Peroneuslähmung) spricht sehr für Neuritis, aber sie können eben auch bei Neuritis fehlen und in — wenn auch außerordentlich seltenen — Fällen bei Tabes vorkommen.

Sehr schwierige Fälle der Art lassen sich manchmal nur durch die Lumbalpunktion und den Nachweis der Lymphozytose der Lumbalflüssigkeit und der etwaigen Wassermannschen Reaktion bei Tabes aufklären. Dabei ist dann noch zu erwähnen, daß bei unserer Arbeiterbevölkerung manchmal Tabes und Alkoholpolyneuritis zusammen vorkommen.

Nicht gerade häufig, aber immerhin erwähnenswert sind diejenigen Fälle, wo die Tabes sich zunächst an den oberen Extremitäten lokalisiert und Ataxie und Sehnenreflexe an diesen die Diagnose stellen lassen (Tabes superior). Daß die oberen Extremitäten sich in den späteren Stadien an dem tabischen Prozeß beteiligen, ist ganz gewöhnlich.

Die tabischen Schmerzen sind bekanntlich gewöhnlich von typisch lanzinierendem, blitzartigem, schießendem Charakter und können anfallsweise, länger oder kürzer dauernd, mit längeren oder kürzeren Intervallen auftreten. Je nach der Art der Entwickelung des tabischen Prozesses können sie an jeder Stelle des Körpers (auch im Gesicht) auftreten. Es gibt aber auch Tabiker, die Schmerzen von

„rheumatischem" Typus, und solche, die gar keine Schmerzen haben
und nie welche gehabt haben.

Eng verschwistert mit den tabischen Schmerzen sind die tabischen   Krisen
Krisen; die häufigsten sind die Magenkrisen mit dem schrecklichen
Erbrechen und Würgen, die plötzlich einsetzen und ebenso plötzlich verschwinden. Allein auf die Magenkrisen hin darf man aber die Tabes
nicht diagnostizieren, wenngleich die Fälle von „periodischem Erbrechen"
fast alle Tabes sind. Es finden sich hier aber eben doch wohl immer
noch andere tabische Zeichen. Sind solche andere tabische Zeichen
nicht da, so ist man doch nie sicher, daß nicht irgend ein organisches
Magen- oder Gallenleiden vorliegt. Ich erinnere mich an eine Patientin,
die nur dreimal in ihrem Leben in Abständen von je einem Jahr „Magenkrisen" gehabt haben wollte, bei der wir die anderwärts gestellte Diagnose
Tabes aber nicht anerkennen konnten, und die dann plötzlich durch
Perforation eines Ulkus der hinteren Magenwand zugrunde ging. Häufiger
allerdings ist das Gegenteil, daß nämlich ganz sichere Tabiker jahrelang
als Magenkranke behandelt werden. Darmkrisen, Kehlkopfkrisen,
Blasenkrisen sind auch noch recht häufig. Es gibt aber keine sensible
Fläche des Körpers, die nicht von der tabischen Erkrankung in Form
von Krisen befallen werden könnte, z. B. gibt es Augenkrisen, Kli-
toriskrisen etc.

In bezug auf die Arthropathien und Spontanfrakturen ist   Arthro-
zu bemerken, daß sie sehr häufig ein frühes Symptom der Tabes dar-   pathien
stellen, manchmal das Symptom, das den Kranken zuerst zum Arzte   Spontan-
führt. Man darf bei allen aus anscheinend unbedeutender Ursache   frakturen
hervorgegangenen derartigen Zuständen nie versäumen, auf Tabes zu
untersuchen, und wird, wenn Tabes vorliegt, auch immer andere Zeichen
von Tabes schon finden. Wegen der Erkrankung der tiefen Sensibilität
zeichnen sich diese sonst so schmerzhaften Erkrankungen der Knochen
und Gelenke bei Tabes häufig durch vollkommene Schmerzlosig-
keit aus.

In diesem Zusammenhange mag darauf hingewiesen werden, daß
außer der Tabes noch andere zentrale Erkrankungen Anlaß zu diesen
Störungen geben können, besonders die Syringomyelie. Während
die Arthropathien und Spontanfrakturen der Tabes meist an den unteren
Extremitäten sitzen, kommen sie bei der Syringomyelie in der Regel
an den oberen Extremitäten vor.

Selten werden wir in der Anamnese von Tabikern Angaben von   Blasen-
Blasenstörungen vermissen, und man soll immer danach fragen.   störungen
Wir hören, daß der Kranke zeitweise lange warten muß, bis der Harn
kommt, ja, daß er einen Tag mal gar keinen Urin hat lassen können,
daß immer einige Tropfen des Urins in die Kleider gingen etc. Manchmal
ist der Kranke sogar ganz zufrieden, seltener als früher Urin lassen
zu müssen. Auch Harndrang kommt vor und steht den erwähnten
Blasenkrisen nahe. Sehr früh tritt manchmal Zystitis ein, und ein
Teil der Tabiker geht zuerst zum Urologen.

Die Störungen der Stuhlentleerung sind weniger auffällig   Darment-
und dem Patienten weniger unangenehm, bewegen sich aber in der-   leerung

selben Richtung wie die Blasenstörungen. In schweren Fällen haben wir unwillkürliche Entleerungen, von denen der Kranke (wegen der fehlenden Sensibilität seiner Schleimhäute) nichts merkt.

Potenz — Der Verlust der Potenz ist häufig ein frühes Symptom der Tabes.

Sensibilität — Wir erkennen die Tabes hauptsächlich an den Störungen der tiefen Sensibilität (Ataxie, fehlende Sehnenreflexe, Hypotonie), aber es ist natürlich, daß, da ja alle sensiblen Fasern in den hinteren Wurzeln verlaufen, auch die oberflächliche Sensibilität (der Haut) bei Tabes nicht ganz verschont bleiben wird. Wir finden denn auch häufig Störungen der Berührungsempfindung. Besonders bekannt ist die „Hitzigsche Zone", ein hypästhetisches Gebiet, das den Rumpf ringförmig umgibt. Diagnostisch ist mit diesen hypästhetischen Zonen nicht viel anzufangen, sie unterstützen meist nur ohnehin schon sichere Diagnosen. Wichtig ist, daß ihnen oft subjektive unangenehme Empfindungen entsprechen (Gürtelgefühl etc.).

Augenmuskelparesen — Von eigentlich motorischen Störungen sind bei der Tabes Augenmuskellähmungen auch als Frühsymptom sehr häufig, meistens allerdings nur vorübergehender Art, so daß man nur anamnestisch vorübergehendes Doppeltsehen ermitteln kann.

Lähmungen — Es kommen auch dauernde schwere Lähmungen aller Art und jeder Lokalisation bei Tabes vor, aber sie sind selten und werden hier nur erwähnt, damit man die Diagnose Tabes in einem entsprechenden Fall nicht der Lähmung wegen aufgibt. Zur Diagnose genügen sie allein natürlich nie. Erwähnt seien besonders als verhältnismäßig häufig die Kehlkopflähmungen, z. B. die der Postici.

Selten ist ein Babinskischer Reflex bei Tabes. Wenn er da ist, ist er ein Zeichen entweder luetischer Erweichungsherde im Gehirn oder auch einer die Tabes in seltenen Fällen komplizierenden Degeneration der Seitenstränge (Tabes combiné).

Herz- und Gefäßerkrankungen — Erwähnt sei endlich die nicht seltene Komplikation der Tabes mit syphilitischen Herz- und Gefäßerkrankungen, hauptsächlich Aortenaneurysma und Aorteninsuffizienz. Diese Erkrankungen verlaufen sehr häufig bei der Tabes mit nur sehr geringen Beschwerden, so daß man sie erst bei der darauf gerichteten Untersuchung zufällig entdeckt. Über die tabische Optikusatrophie vgl. S. 13 und 62.

c) Lues cerebrospinalis.

Die Lues cerebrospinalis im engeren Sinne kann so ziemlich alle Symptome machen, die es überhaupt auf dem Gebiete des Nervensystems gibt. Wollen wir in diese Vielheit etwas Übersichtlichkeit bringen, so können wir zunächst drei große Gruppen bilden: die Gefäßform, die gummösen Erkrankungen des Zentralorgans und die meningitischen Erkrankungen.

Um vorher zunächst noch einmal auf die allen syphilogenen Erkrankungen gemeinsamen Symptome (S. 209) zurückzukommen, so sei erwähnt, daß die reflektorische Pupillenstarre bei Lues cerebrospinalis zwar häufig, aber doch lange nicht so häufig ist wie bei der Tabes und Paralyse.

Dagegen ist ein Augenhintergrundsymptom bei der Lues cerebrospinalis häufig, das bei der Tabes und der Paralyse überhaupt nicht vorkommt, die Neuritis optica. *Neuritis optica*

Die bei weitem am häufigsten beobachteten Symptome der ersten der von uns bezeichneten Gruppen, der Gefäßform, die auf der sogenannten Endarteriitis obliterans syphilitica beruht, sind die des Gefäßverschlusses und unterscheiden sich dann an und für sich in gar nichts von den Symptomen der Gefäßverschlüsse auf anderer, insbesondere arteriosklerotischer Grundlage. Vor allem sei bemerkt, daß diese Symptome, trotzdem der zugrunde liegende thrombotische Prozeß sich natürlich über längere Zeit hinzieht, doch sehr häufig ziemlich plötzlich und oft ganz apoplektisch eintreten. Hinweisend ist auf den ersten Blick hauptsächlich das Alter der Erkrankten. Jeder jüngere Mensch — sagen wir etwa bis zum Alter von 45 Jahren —, der aus anscheinender Gesundheit heraus eine Apoplexie erleidet, ist auf Lues mindestens sehr verdächtig. Embolien vom Herzen aus kommen natürlich in jedem Alter auch vor, sind aber doch seltener und fast immer mit einem groben Befund am Herzen verbunden. *Vaskuläre Form* *Apoplexie jugendlicher Personen*

Die Symptome des Gefäßverschlusses richten sich ganz nach dem Gefäß, das verschlossen wird. Wir haben also Hemiplegien, Aphasien aller Art, und auch andere Hirnsymptome etwa in derselben Häufigkeitsskala, wie sie auch bei der Arteriosklerose vorkommen. Besonders zu erwähnen ist auch das Vorkommen von Gefäßverschlüssen im Rückenmark, wo ganz der Quermyelitis (S. 123) gleichende Bilder hervorgerufen werden können. *Myelitis*

Andere Folgen der syphilitischen Gefäßerkrankung sind die Hirnblutung und die großen Aneurysmen der Hirnarterien (nicht die „miliaren", welche vielmehr arteriosklerotischen Ursprungs sind). Die Hirnblutung unterscheidet sich wieder an und für sich nicht von der Hirnblutung aus anderer Ursache; das Aneurysma macht entweder gar keine oder in einer Minderzahl der Fälle die Symptome eines Tumors, bis zu dem Augenblick, in dem es platzt. *Hirnblutung* *Aneurysmen*

Wenn die Symptome der „vaskulären Form der Syphilis" eben an und für sich nur die der Gefäßerkrankung sind, so sind die der gummösen Form wieder ähnlich denen des Tumors. Denn auch das Gumma ist ja ein Tumor. Die Ähnlichkeit der beiden Prozesse geht so weit, daß, solange wir noch nicht die Allgemeinzeichen der Syphilis so genau kannten — Wassermannsche Reaktion und Lumballymphozytose sind ja relativ neue Errungenschaften —, jeder Tumor zunächst antisyphilitisch behandelt wurde, weil sich Lues nicht ausschließen ließ. *Gummöse Form*

Wie die vaskuläre Lues kann sich auch die gummöse überall lokalisieren, sie kann die Symptome der Tumoren jeden Sitzes, insbesondere nicht nur die des Hirntumors, sondern auch die des Rückenmarktumors machen.

Die gummöse Form der Lues hängt nun mit der dritten von uns genannten Hauptform der Lues eng zusammen, mit der meningitischen. Denn die Meningitis ist in den meisten Fällen teilweise eine gummöse, und zwar lokalisiert sich diese gummöse Meningitis mit Vorliebe an *Meningitische Form*

Basale Symptome der Basis des Gehirns. Deswegen sind basale Symptome immer in hohem Grade auf Syphilis verdächtig und insbesondere ist es bekannt, Okulo-motorius daß der Okulomotorius durch die Syphilis besonders gefährdet ist. Augenmuskellähmungen und Ptosis sind tatsächlich in der großen Mehrzahl der Fälle auf diese Weise luetischen Ursprungs und daher immer in hohem Maße geeignet, von vornherein den Verdacht auf Syphilis zu lenken. Aber vergessen darf man die Syphilis überhaupt bei keinem Symptomenkomplex, der auf eine lokale Infiltration oder Reizung der Hirn-Rückenmarkshäute hindeutet.

So hat sich die früher als besondere Krankheit beschriebene Pachymeningitis cervicalis hypertrophica ganz in der Syphilis aufgelöst.

Die Allgemeinsymptome der Meningitis brauchen bei der luetischen nur sehr gering zu sein und beschränken sich häufig auf Schwindel und Kopfschmerzen, allgemeine Mattigkeit u. dgl. Sie können jedoch auch zu den höchsten Graden meningitischer Drucksteigerung fortschreiten, wenn auch immer sehr viel langsamer als bei den Formen der eigentlichen infektiösen Meningitis. Etwaiges Fieber ist meist gering.

Pachy-meningitis haemor-rhagica Die Pachymeningitis haemorrhagica ist eine seltenere Erkrankung, die verhältnismäßig oft die Paralyse kompliziert, aber auch isoliert vorkommt. Nicht selten führt sie zu einseitigen Jacksonschen Krämpfen. Die Symptome sind im übrigen denen der Leptomeningitis sehr ähnlich. Das Lumbalpunktat kann eine hämorrhagische Beschaffenheit zeigen.

Syphi-litische Kopf-schmerzen Nicht zu vergessen sind an dieser Stelle die zum Teil auf meningitischer Reizung beruhenden Kopfschmerzen der Luetiker, die im übrigen gar keine manifesten Symptome von Lues darzubieten brauchen. Niemals vergesse man, wenn man glänzende therapeutische Resultate erzielen will, diese Möglichkeit, wenn ein Patient über Tag und Nacht, besonders aber nachts, andauernde Kopfschmerzen klagt.

Diffuse Hirn-syphilis Die drei von uns geschilderten Gruppen kommen häufig genug Syphi-litische Psychose isoliert vor, aber sie verbinden sich oft miteinander oder machen diffuse oder multiple Erkrankungen. So müssen wir hinweisen besonders auf die diffusen Formen der Hirnsyphilis, welche nur zu sehr geringen Herdstörungen, vorzugsweise vielmehr zu psychischen Symptomen Syphi-litische Epilepsie führen, oder auch zu echter Epilepsie. Ein Teil der sogenannten „Spätepilepsien" ist syphilitischen Ursprungs.

Diffuse Rücken-marks-syphilis Auch diffuse, auf große Gebiete des Rückenmarks sich erstreckende syphilitische Prozesse kommen vor. Manchmal sind anscheinend nur die Pyramiden doppelseitig betroffen (syphilitische spastische Spinalparalyse, Erbsche Paralyse).

d) Progressive Paralyse.

Wenngleich die progressive Paralyse eine syphilogene Erkrankung des Gehirns ist, so ist sie keineswegs eine beliebige diffuse Hirnsyphilis. Vielmehr sei es gleich vorausgeschickt, daß die Paralyse gekennzeichnet ist durch einen besonderen histologischen Prozeß, zu dem neben Zell- und Faseratrophien eine lange unbekannt gebliebene infiltrative

Plasmazellenanhäufung um die Gefäße der Rinde gehört. Es ist das darum auch für den Praktiker wichtig, weil wir heute in der Lage sind, post mortem durch die histologische Untersuchung festzustellen, ob jemand an Paralyse gelitten hat oder nicht, eine Entscheidung, die für forensische Zwecke — nicht gerade gegenüber der Lues cerebrospinalis — aber gegenüber anderen, z. B. alkoholistischen Psychosen nicht so ganz selten erfordert wird.

Die Symptome der Paralyse werden eingeteilt in **somatische und psychische**. Somatische Symptome sind in allererster Linie **Pupillenstarre und Fehlen der Patellar- und Achillessehnenreflexe**. Das Fehlen der Patellar- oder Achillessehnenreflexe bedeutet eigentlich nur eine Kombination der Paralyse mit leichter Tabes, und es kommen von hier bis zur Kombination der ausgesprochenen schweren Tabes mit der Paralyse (**Taboparalyse**) alle Übergänge vor. Wir diagnostizieren also die Paralyse in diesem Falle eigentlich aus der Tabes. Die Paralyse ist dann aber das praktisch bei weitem Wichtigere und es kann in diesem Sinne gar nicht genug betont werden, daß nicht nur jedes — seltene oder häufige — Zeichen der Tabes bei Paralyse vorkommt, sondern auch, daß jedes tabische Zeichen Anlaß geben muß zu prüfen, ob nicht auch Paralyse vorliegt.

Die reine Paralyse hat oft sehr lebhafte, aber nicht die echten „klonischen" Reflexe (S. 19). Hier kommt dann außer der Pupillenstarre noch als bekanntestes und wichtigstes Symptom die Sprachstörung, in erster Linie das **Silbenstolpern** der Paralytiker in Betracht. Wenn man die Sprachstörung nicht schon in der Unterhaltung merkt, so wird sie beim Aussprechen schwieriger Worte, wie „Dritte reitende Garde-Artilleriebrigade" und „Dampfschiffschleppschiffahrt" offenbar; man kann sich auch von dem Kranken etwas vorlesen lassen. Dabei ist nicht nur ein Stolpern, sondern auch ein Verschleifen, auch ein Wiederholen einzelner Silben bei Paralyse gewöhnlich, Störungen, die im Endstadium der Paralyse bis zu vollkommener Anarthrie gehen können. Ganz charakteristisch sind die Sprachstörungen für Paralyse nicht; wir können sie gelegentlich auch bei arteriosklerotischen Herden des Gehirns, auch bei schweren Alkoholisten sehen, aber sie können doch zusammen mit den psychischen Störungen in vielen Fällen allein genügen, um die Diagnose zu stellen.

Recht wichtig sind auch die Schreibstörungen der Paralytiker, die allerdings nur zum Teil Folge der Innervationsstörung, zum anderen Folge der psychischen Schwäche sind. Die Schrift wird zittrig und unregelmäßig, Buchstaben werden ausgelassen, Worte wiederholt. Am besten kann man diese Störungen aus den spontanen Schreibproduktionen des Kranken beurteilen, und man möge sich daher etwa von ihm geschriebene Briefe von den Angehörigen vorlegen lassen, und sie mit Schriftstücken aus früheren Zeiten vergleichen.

Zittern der Hände und der Zunge sind sehr häufige, aber ebenso wie die vielfach erwähnte Asymmetrie der Fazialisinnervation, doch nur **hinweisende**, an und für sich noch nicht beweisende Symptome.

Auffallend ist meist beim Sprechen ein Beben der Gesichtsmuskulatur und eine Armut an feineren mimischen Bewegungen.

Von den anderen organischen Erkrankungen des Gehirns, wie der Lues cerebralis und der Arteriosklerose ist die Paralyse häufig zu *Fehlen von Herdsymptomen* unterscheiden durch Fehlen von dauernden Herdsymptomen. So fehlen bei der Paralyse vor allem fast immer alle deutlichen Pyramidenzeichen. Ausnahmen kommen vor, aber schon die Feststellung eines Babinskischen Reflexes deutet immer auf eine andere Erkrankung z. B. Lues cerebralis hin.

Paralytische Anfälle Dagegen sind für Paralyse wieder sehr charakteristisch vorübergehende Herdstörungen. Typische epileptiforme Anfälle können als Zeichen der Paralyse auftreten (vgl. auch unter Epilepsie). Ferner kommen ausgesprochene und sich zauberhaft schnell, manchmal in wenigen Stunden restituierende Hemiplegien vor. In diesen epileptischen oder hemiplegischen Anfällen und auch noch einige Zeit nachher können dann auch die Pyramidenzeichen nachweisbar sein, aber sie bleiben es nicht dauernd. In der Anamnese vergesse man nicht die Frage nach anfallsweisen Sprachverlusten, ob also dem Kranken einmal eine Zeitlang, wenn auch nur für wenige Minuten, die Worte gefehlt hätten, ein bei Paralyse nicht seltenes Vorkommnis.

Schwindelanfälle Hieran schließt sich die Frage nach schweren Ohnmachts- oder Schwindelanfällen, Dinge, die ja an und für sich nicht charakteristisch, aber doch bei Paralyse sehr häufig sind.

Kopfschmerzen Zu erinnern ist auch an die manchmal außerordentlich heftigen Kopfschmerzen, die auch in Form von Migräneanfällen auftreten können. Auch neuralgische Beschwerden kommen, z. B. im Trigeminusgebiet, vor.

Was nun die psychischen Symptome betrifft, so darf ich mir hier die Schilderung des Endstadiums mit seiner völligen Verblödung und Verstumpfung, oder seinen blühenden schwachsinnigen Größenideen ersparen.

Erkennung im Frühstadium Es handelt sich ja für den Praktiker hauptsächlich darum, die Paralyse im Frühstadium zu erkennen.

Hier kommt es wohl in erster Linie darauf an, einerseits das richtig einzuschätzen, was man als Zerfall der Persönlichkeit oder auch als Charakterveränderung bezeichnet, andererseits die Intelligenzverminderung festzustellen.

Die Charakterveränderung ersehen wir meist am besten aus der Anamnese, die uns die Angehörigen des Kranken liefern: gute Familienväter, die anfangen, Frau und Kinder jähzornig und gewalttätig zu behandeln, frische kräftige Naturen, die plötzlich rührselig und weinerlich werden, sparsame Geschäftsleute, die große unnütze Einkäufe machen oder zweifelhafte Engagements eingehen, adrette Hausfrauen, die Kleidung und Sauberkeit vernachlässigen sind das Gewöhnlichste; Details, die im einzelnen manchmal genügen, die Szene vollkommen zu erhellen, sind Legion, ich erinnere mich z. B. an einen biederen Wachtmeister, der auf der Eisenbahnfahrt die Milchflasche seines Kindes ergriff und sie

austrank, einen Kaufmann, der an die Kronprinzessin von Sachsen tele-
graphierte, daß er ihr ein Schloß zur Verfügung stelle, einen Offizier,
der sich in Gesellschaft die Hosen aufknöpfte. So grobe Sachen kommen
ja nicht immer vor, aber auch aus geringeren anamnestischen Angaben
ersieht man die Veränderung der Persönlichkeit.

Man unterscheidet im allgemeinen mehr depressive und mehr
expansive (manische) Formen. Besonders den letzteren eigentümlich *(Formen)*
ist die vollkommen fehlende Einsicht nicht nur in die Unsinnigkeit
ihrer Ideen, sondern in die Elendigkeit ihrer ganzen Lage und das fehlende
Bewußtsein des körperlichen Verfalls. Bei den depressiven Formen
findet man doch nur selten und vorübergehend die Geschlossenheit des
Affekts, wie wir ihn bei der Melancholie haben, und die tiefe Angst,
welche den Melancholischen zum Selbstmord treibt. Das ganze Bild
hat eben doch von vornherein meist das Gepräge der Schwäche und
des Schwachsinns. Davon ist auch die häufige sogenannte „emotionelle
Inkontinenz" ein Zeichen. Sie besteht darin, daß die Kranken bei
den kleinsten Anlässen alle Anzeichen großer Affekte, besonders oft
heftige Weinausbrüche zeigen; Zustände freilich, die meist ebenso schnell
verschwinden, wie sie gekommen sind.

In der Sprechstunde zeigt der Paralytiker häufig noch eine gewisse
Haltung und Konzentration, wenn aus der Anamnese schon grobe Ano-
malien bekannt sind. Die geistige Schwäche zeigt sich trotzdem meist *(Intelligenz-störung)*
bald in der Unterhaltung, in der Gleichgültigkeit, mit der der Paralytiker mit sich verfahren läßt, — wenn er nicht im Gegenteil laut und
renitent ist. Wichtig ist die Prüfung der Merkfähigkeit, als welche *(Merk-fähigkeit)*
wir die Möglichkeit bezeichnen, jüngst Vergangenes zu reproduzieren.
Sie entspricht zum Teil der Verminderung der Gedächtnisleistungen,
über die entweder der Patient selbst oder seine Umgebung berichtet.
Man prüft sie meist durch Vorsprechen einzelner Ziffern. Das Normal-
mindestmaß sind 7 Ziffern. Selbstverständlich kommt die Verminderung der Merkfähigkeit auch anderen Psychosen, z. B. chronisch
alkoholistischen und senilen zu, auch bei Neurasthenikern, Traumatikern, passiert es manchmal, daß man sie in ihrer ängstlichen
Stimmung absolut nicht dazu bringen kann, 7 Zahlen korrekt zu
wiederholen. Trotzdem bleibt die Feststellung der verminderten Merkfähigkeit ein wichtiges Merkmal, das auch bei eventuellen Gutachten
als objektiver Beleg seine Stelle finden muß. Dann prüft man
zweckmäßig auch die Rechenfähigkeit, und hier ist es auffallend, *(Rechnen)*
daß der Paralytiker nicht nur falsche Resultate nennt, sondern auch mit
welcher Sicherheit er das tut. Bemerkt man dann, daß das Resultat
falsch sei, so wird er meist mit derselben Sicherheit ein ganz anderes
Resultat bringen. Immerhin sind das aber schon gröbere Merkmale,
die schon nicht mehr den allerersten Anfängen der Paralyse entsprechen.
In diesen kommt es auf die ärztliche Empfindung davon an, daß wir es
in der Nervosität und Schwäche nicht mit einer gewöhnlichen Neur-
asthenie, sondern mit einem psychischen Zerfall zu tun haben. *(Unter-scheidung von der Neur-asthenie)*
Es ist ja eine alte Regel, daß man immer einen Paralyseverdacht
schöpfen soll, wenn Leute im Alter um 40 herum, die nie nervöse Be-

schwerden gehabt haben, plötzlich anfangen „nervös", erregt und reizbar zu werden, ob sie nun Lues konzedieren oder nicht.

Gerade in diesen Fällen sind wir aber durch die Anstellung der Wassermannschen Reaktion nunmehr in der Lage, mit sehr großer Wahrscheinlichkeit ein Urteil fällen zu können (vgl. oben). Haben wir keine positive Wassermannsche Reaktion im Blut, so ist Paralyse fast ausgeschlossen. Spricht die klinische Beobachtung trotz negativen Blutbefundes aber sehr für Paralyse, so muß man die Lumbalpunktion machen, die dann doch noch positive Wassermannsche Reaktion, ferner Lymphozytose und Nonne-Apelt Phase I (vgl. S. 66 u. 212) ergeben kann. Gar nichts wird bewiesen durch die Angabe, daß vor längerer oder kürzerer Zeit die Wassermannsche Reaktion negativ gewesen sei. Es ist mir ganz sicher, daß eine jahrelang negative Wassermannsche Reaktion mit Beginn einer progressiven Paralyse ins Positive umschlagen kann.

Die Wassermannsche Reaktion brauchen wir da nicht, wo wir andere luetische Zeichen finden, insbesondere die Lichtstarre der Pupillen. Eine Neurasthenie mit Pupillenstarre gibt es nicht.

Die Diagnose der Paralyse ist ja eine Sache von größter praktischer und sozialer Wichtigkeit. Wie haben wir uns da mit der Mitteilung der Diagnose an die Angehörigen des Kranken zu verhalten? Der Praktiker befindet sich hier in einer wesentlich schwierigeren Lage als der Anstaltsarzt. Gerade der Arzt, der gut und früh diagnostiziert, tut gut daran, das Wort „Paralyse" oder „Gehirnerweichung" nicht zu früh und nicht bei der ersten Konsultation auszusprechen, aber erstens die dauernde weitere Beobachtung des Kranken zu verlangen, und die Familie — aber auch sehr vorsichtig — bald auf die Gefahren aufmerksam zu machen, die besonders aus unüberlegten finanziellen Verpflichtungen hervorgehen könnten.

Muß man doch auch immer bedenken, daß man sich auch einmal irren kann, und daß schon viele Diagnosen hervorragender Diagnostiker auf Paralyse durch den Verlauf der Krankheit Lügen gestraft worden sind. In den Fällen, wo die organischen (syphilogenen) Zeichen der angeblichen Paralyse nachzuweisen waren, kann es sich um zweierlei handeln, um psychotische, manchmal neurasthenische Zustände bei Tabes, Zustände, die vollständig wieder zurückgehen können, oder um diffuse Hirnlues. Letztere können gewissen Fällen von Paralyse ähneln wie ein Ei dem anderen. Epileptiforme Anfälle z. B. können bei beiden in ganz gleicher Weise zur Ausbildung kommen, auch Sprachstörungen und Intelligenzstörungen können vorhanden sein. Von den nichtsyphilogenen Erkrankungen macht differentialdiagnostisch der Alkoholismus und schwere traumatische Neurasthenie am meisten Schwierigkeiten. Der erstere kann zu einem geradezu täuschend ähnlichen Bilde führen: „alkoholistische Pseudoparalyse", in dem wenn auch nur extrem selten (weniger als 1 pro mille S. 210) sogar die reflektorische Pupillenstarre vorkommen soll.

Wenn man aber auch in einer Anzahl von Fällen mit der Diagnose und Prognose vorsichtig sein muß, so darf sich diese Vorsicht nicht auf die Durchführung der in Anbetracht des Geisteszustandes notwendigen Schutzmaßregeln — Entmündigung, Internierung — erstrecken. Hier ist rücksichtslose Entschiedenheit am Platze.

Zu all den syphilogenen Erkrankungen, die in diesem Kapitel be-handelt sind, sei bemerkt, daß sie alle — die Tabes, die Paralyse und alle Formen der Lues cerebrospinalis — auch auf dem Boden der heredi-tären Lues in entsprechend jugendlichem Alter, d. h. selten später als mit dem 20. Lebensjahr, als „juvenile Tabes“ und „juvenile Paralyse“ entstehen können. Die Diagnose ist hier sogar durch die körperlichen Merkmale der hereditären Lues meist besonders leicht, man muß nur daran denken. Die gleichen Bilder können auch durch frühe Infektion, z. B. durch eine Amme entstehen.

e) Allgemeines zur Therapie.

Die Therapie der syphilogenen Erkrankungen beruht zunächst auf der spezifischen Prophylaxe durch Behandlung der frischen Syphilis. Diese Behandlung ist seit der Einführung der Wassermann-schen Reaktion sehr viel rationeller geworden; die Wassermannsche Reaktion ist so für die Therapie der Syphilis im ganzen mindestens ebenso bedeutsam geworden, als das Ehrlichsche Salvarsan. Während früher die chronisch-intermittierende Behandlung aufs Geratewohl vor-genommen werden mußte, wissen wir heute durch die Wassermann-sche Reaktion viel häufiger als früher, wann wir aufhören und wann wir anfangen müssen. Daß man auch behandeln muß, wenn man syphi-litische Erscheinungen ohne Wassermannsche Reaktion hat, ist selbst-verständlich. Man soll dabei, wie schon oben bemerkt, die Wasser-mannsche Reaktion nicht ohne Not anstellen. Hat man sie aber aus irgend einem Grunde angestellt, und hat man sie sicher positiv gefunden, dann muß man auch die Konsequenz ziehen und sie durch spezifische Behandlung, wenn irgend möglich, negativ zu machen versuchen. Dabei ist mir sehr wohl bekannt, daß das manchmal nicht möglich ist, diese Fälle halte ich für die Dauer durchaus nicht für günstig. Vielleicht sind es die, die später am häufigsten Paralyse bekommen. Es ist jedenfalls auch vom Standpunkte der Prophylaxe für das Nervensystem unbedingt zu fordern, daß die Syphilitiker jahrelang unter Kontrolle, auch unter serologischer gehalten werden mussen. Daruber hinaus mussen sogar auch bei negativer Wassermannscher Reaktion und bei Fehlen von Erscheinungen in den ersten Jahren nach dem Primäraffekt antisyphi-litische Kuren gemacht werden. Es ist gar kein Zweifel, daß die Mehrzahl derjenigen, die später an den syphilogenen Nervenstörungen erkranken, früher ungenügend behandelt waren — meist nicht durch Schuld des Arztes. Geht es doch sehr häufig so, daß wenn auf wenige Einspritzungen oder Einreibungen die gröbsten Symptome der Sekundärperiode ge-schwunden sind, der Kranke sich der weiteren Behandlung entzieht. Einige Syphilidologen machen auch systematisch in der Sekundär-periode der Lues als Prüfstein für die Behandlung bei jedem Fall Liquoruntersuchungen und beenden die Behandlungen erst, wenn alle Erscheinungen von seiten des Liquor — wenn solche da waren — besonders die Lymphozytose und die positive Wassermannsche Reaktion geschwunden sind. Ich halte diese Art der Behandlung für sehr erwünscht.

Therapie der Lues cerebrospinalis Die prophylaktische Behandlung ist um so wichtiger, als gerade bei den syphilogenen Nervenerkrankungen, wenn sie erst einmal da sind, der Wirksamkeit der spezifischen Behandlung enge Grenzen gezogen sind. Der günstigste Zeitpunkt für die Behandlung der Syphilis liegt auch mit Rücksicht auf den Schutz des Nervensystems in der Wassermann negativen Periode der Primärsyphilis; denn eine Behandlung, die in dieser Zeit erfolgt, in welcher, soweit die Liquorbefunde hierüber Aufschluß geben, das Nervensystem noch frei von Spirochäten ist, führt zur Abortivheilung.

Die antisyphilitische Behandlung wirkt mit einiger Sicherheit überhaupt nur bei der Lues cerebrospinalis in dem engeren Sinne, wie wir ihn oben gegeben haben. Hier allerdings gehören ihre Erfolge zu den besten, erfreulichsten und sichersten, die der Neurologe erreichen kann. Es ist ganz unverständlich, daß man bei Einführung der Salvarsantherapie so getan hat, als wenn unsere Hg-Therapie bei Lues cerebrospinalis nicht genug leisten kann. Bei keinem anderen Organe haben wir so schöne und so häufige Erfolge zu verzeichnen, wie bei der eigentlichen Lues des Gehirns und Rückenmarks — unter zwei Bedingungen: Einmal darf die Erkrankung noch nicht zu alt sein bzw. nicht allzu ausgedehnte und irreparable Zerstörungen verursacht haben. Wenn erst einmal eine Thrombose der Art. fossae Sylvii mit ihren großen Erweichungen da ist, dann kann keine Macht der Erde, auch das Salvarsan nicht mehr, die Erscheinungen zurückbringen. Es ist schon merkwürdig genug, daß überhaupt solche Erscheinungen, wie Hemiplegien und Paraplegien unter spezifischer Behandlung restlos verschwinden können. Es ist das ein Zeichen, daß die Erscheinungen nicht durch einen unwiderruflichen Gefäßverschluß, sondern nur durch eine hochgradige Einschränkung der Blutzufuhr bedingt werden und bei Hebung der Blutzufuhr wieder schwinden können. Deswegen ist auch die frühe Diagnose des syphilitischen Ursprungs dieser Erscheinungen so wichtig. Von vornherein können wir die Möglichkeit der Restitution allerdings nicht prognostizieren. Wir können zwei Fälle nebeneinander, die zu gleicher Zeit die gleichen Symptome bekommen haben, mit der gleichen Therapie behandeln und sehen, daß die Erscheinungen des einen schwinden, die des anderen bleiben. In dem letzteren Fall war der Gefäßverschluß eben bereits irreparabel.

Hg Die zweite Bedingung ist die, daß die Behandlung eine genügend energische ist. Die energischsten Hg-Kuren sind wohl die mit den unlöslichen Salzen, insbesondere dem gar nicht genug zu empfehlenden Kalomel [1]) (1 : 10 Ol. olivarum), wöchentlich 1, im Notfall 2 Spritzen, 6—12 Spritzen im ganzen intramuskulär. Diese Behandlung

---

[1]) Injektionen mit grauem Öl sind bei Lues cerebrospinalis nicht üblich.

ist anzuwenden, wenn eine schnelle Therapie wünschenswert ist oder wenn andere Quecksilberanwendungen versagt haben; in den meisten Fällen kommt man mit milderen Anwendungsformen aus, also mit der Schmierkur (bis zu 6 g täglich) und der Injektion löslicher Salze (Sublimat oder Hydrarg. oxycyanat. 0,01—0,02 jeden zweiten Tag). Zu empfehlen ist ferner die Injektion von Arsenohygrol, einer Kombination von Methylarsinsäure und Merkurisalizylsäure, ferner von dem Enesolersatz Modenol. Wie weit man mit der einzelnen Kur gehen muß, und wie oft man sie wiederholen muß, das richtet sich nach der Lage des Falles. Eine Kur kann, auch dann, wenn sie zu anscheinender Heilung geführt hat, niemals als ausreichend gelten; für die einzelne Kur liegt manchmal etwas Wahres in der alten Beobachtung, daß man die Menschen etwas mit Quecksilber vergiften muß, ehe es hilft.

Das Salvarsan hat unsere Situation der Lues cerebrospinalis Salvarsan gegenüber nicht viel verbessert. Es mag einzelne Fälle geben, wo Hg auch bei energischer Behandlung nicht mehr hilft, und wo dann doch noch Salvarsan hilft, es gibt auch gewiß Leute, die Hg nicht vertragen, und für die Salvarsan eine große Hilfe bedeutet. Dafür gibt es auch wieder Leute, denen Salvarsan nichts geholfen hat und die dann Hg heilt. Auch daß Salvarsan auf die Wassermannsche Reaktion stärker wirkt als Hg, insbesondere Kalomelinjektionen, scheint mir nicht erwiesen. Von der Therapia sterilisans magna spricht ohnehin niemand mehr und so wird man sich angesichts der Gefahren zur Salvarsanbehandlung bei Lues cerebrospinalis nicht ohne weiteres entschließen. Als ein unbestrittener Vorzug des Salvarsans ist bei geschwächten Kranken die tonisierende Arsenwirkung anzusehen.

Die Gefahren des Salvarsans für Herz und Gefäße sollen hier nicht weiter erörtert werden. Die Gefahren für das Nervensystem müssen hier besprochen werden, trotzdem sie keine speziellen Gefahren der syphilogenen Nervenkrankheiten darstellen, sondern gerade bei der Behandlung der allgemeinen Lues im Primär- und Sekundärstadium in die Erscheinung getreten sind. Es kommt zuerst die Möglichkeit einer schweren Arsenvergiftung mit tödlich verlaufender Encephalitis haemorrhagica in Betracht. Diese Möglichkeit ist gar nicht auszuschließen. Es sind Fälle bekannt gegeben worden, wo der Patient einmal Salvarsan ganz gut vertragen hat, und dann einer zweiten, Monate nach der ersten vorgenommenen Injektion der gleichen Dosis erlegen ist. Die Dose braucht dabei nicht groß zu sein (0,3 intravenös). Der Verlauf dieser Fälle scheint ein typischer zu sein. Die Kranken fühlen sich ca. 48 Stunden ohne jede Beschwerde. Dann werden sie schnell benommen und erliegen unter dem Bilde schwerster Gehirnerkrankung in wenigen Stunden oder Tagen. Diese Enzephalitis ist ganz sicher eine Arsenvergiftung. Auch Polyneuritiden durch die Arsenwirkung des Salvarsans kommen, wenn auch sehr selten, vor. Dagegen sind die sogenannten Neurorezidive wohl sicher meist nur luetische Manifestationen. Hierher gehören zunächst die mit Fieber sich einstellenden Kopfschmerzen, Schwindel, Erbrechen, welche im Verein mit der Herxheimerschen Reaktion auf der Haut auftreten und für meningeale

Herxheimersche Reaktion gehalten worden sind. Sie schwinden alsbald, ohne kritische Erscheinungen zu hinterlassen. Insbesondere gehören hierher die Affektionen der Hirnnerven. Am häufigsten sind solche des Akustikus mit den charakteristischen Symptomen des Schwindels und der Ertaubung beobachtet, aber auch Affektionen anderer Gehirnnerven und auch solche des zentralen Nervensystems kommen vor. Wahrscheinlich können gelegentlich alle Symptome der Lues cerebrospinalis als Neurorezidive auftreten. Es ist kaum ein Zweifel, daß die Neurorezidive zwar luetisch sind, daß aber diese luetischen Manifestationen unter dem Einfluß des Salvarsans viel häufiger sind, als sie es ohne Salvarsan waren. Meist treten die Neurorezidive wohl schon in den ersten Tagen oder Wochen nach der Salvarsanbehandlung auf, aber es scheint mir, daß gerade aus der kurzen Zeit, wo einige Ärzte ausschließlich mit Salvarsan behandelten, verhältnismäßig viel Fälle stammen, bei denen in dem ersten Jahr nach der Infektion schwere tertiäre Erscheinungen, wie man sie sonst erst viel später sieht, zur Entstehung gekommen sind.

Da jedoch durch eine Steigerung der Salvarsangabe und durch die Kombination mit Quecksilber die Zahl der Neurorezidive einwandfrei abgenommen hat, ist anzunehmen, daß die Salvarsannoxe nicht in arsentoxischen Wirkungen des Präparates gelegen hat, sondern in der Eigenart der pharmakodynamischen Wirkung der kleinen Dosen auf die Infektion. Aus diesem Grunde wird die Befolgung folgender Vorsichtsmaßregeln der Injektionstechnik empfohlen: Keimfreiheit und chemische Reinheit des Wassers, Vermeidung saurer, alkalischer und oxydierter Salvarsanlösung, Vermeidung zu hoher Anfangsdosen und zu kurzer Intervalle zwischen den Einspritzungen, Unterlassung der Injektionen bei jeder, auch der leichtesten Infektionskrankheit (Schnupfen, Katarrhe usw.), Verbot körperlicher Anstrengungen am Injektionstage, Vorsicht bei schlechtem Kräftezustande, bei Nephritis, bei Erkrankungen der Leber, bei Schwangerschaft und schließlich bei meningitischen Prozessen in der Nähe lebenswichtiger Zentren des Zentralnervensystems. Ferner wird empfohlen, die Kur mit Quecksilber zu beginnen und kleine Anfangsdosen des Salvarsans (0,1—0,15) folgen zu lassen.

Der Neurologe kann sich nicht in den Streit darüber mischen, welche Behandlung der primären oder sekundären Syphilis die beste ist. Ganz besonders gefährlich für das Nervensystem durch die Auslösung von Neurorezidiven scheinen aber die unvollkommenen Salvarsankuren zu sein. Während es nach unvollkommenen Quecksilberkuren doch fast nie zu Neurorezidiven kam, kommt es nach Salvarsangebrauch häufig dazu, auch dann, wenn neben Salvarsan Quecksilber gegeben wurde. Aus dieser Erfahrung muß man folgern, daß eine Salvarsankur nur dann unternommen werden soll, wenn man auch sicher ist, die Behandlung der Syphilis unter Benutzung aller Kontrollen bis zu dem im Einzelfall möglichen besten Resultat durchführen zu können. Daß die Neurorezidive tatsächlich nur Syphilis sind, sieht man auch aus ihrer therapeutischen Beeinflussung. Die einzige Behandlung, die bei ihnen nützt — wenn auch manchmal unvollkommen — ist die antisyphilitische, entweder die von Ehrlich selbst empfohlene erneute Salvarsan- oder eine Quecksilberbehandlung.

Auch Jodkali in großen Dosen ist ein mächtiges Mittel bei Lues cerebrospinalis. Ich halte es aber für einen Fehler, sich selbst in den Fällen, wo es symptomatisch nützt, mit Jodkali zu begnügen. Die weitverbreitete Meinung, daß auf Jodkali die tertiären luetischen Prozesse der zerebrospinalen Lues zurückgehen müßten, wenn sie überhaupt beeinflußbar sind, ist gänzlich falsch.

Ob die ausgesprochene Tabes und Paralyse durch die Hg-Behandlung zu beeinflussen sind, ist heute noch eine offene Frage. Der Eindruck vieler ist der, daß der Verlauf insbesondere der Tabes, weniger der Paralyse, unter der spezifischen, insbesondere der Hg-Behandlung ein milderer wird und zu Stillständen neigt. Ich glaube auch, daß im Beginne einer Tabes, besonders dann, wenn ihr Träger lange keine spezifische Kur durchgemacht hat, eine Hg-Behandlung von Nutzen sein kann und jedenfalls versucht werden, auch nach einiger Zeit einmal und sogar öfter wiederholt werden sollte. Indessen gibt es Fälle, die unter der Hg-Behandlung nicht nur nicht besser, sondern schlechter werden, und hier hat man sofort abzubrechen. Es ist insbesondere kein Zweifel, daß sich Optikusatrophien unter der Einwirkung der Hg-Kur sehr verschlimmern können, und man ist daher verpflichtet, während einer Hg-Kur bei Tabes den ophthalmoskopischen Befund, unter Umständen auch das Gesichtsfeld genau zu kontrollieren. Auch die Ataxie kann sich unter einer energischen Hg-Kur verschlimmern.

Es ist daher zu raten, gerade bei der Tabes zunächst nicht die Hg-Kuren mit Kalomel und auch nicht Schmierkuren mit sehr hohen Dosen, sondern Schmierkuren mit kleinen Dosen oder die Injektion von löslichen Salzen anzuwenden. Diese Kuren wirken oft auch recht gut auf die tabischen Schmerzen und Krisen. Erweist sich die Toleranz für Hg als gut, so kann man bei einer späteren Kur auch unlösliche Salze geben.

Allmählich bekommen wir den Eindruck, daß auch das Salvarsan bei der Tabes einiges leistet, daß es nicht nur manchmal schwere Krisen auf Zeit beseitigt, sondern geeignet ist, den Prozeß zu verlangsamen oder gar zum Stillstand zu bringen. Wenn die Kranken sie vertragen, sind kombinierte Hg-Salvarsankuren durchaus zu empfehlen. Gar keinen Erfolg haben die manchmal beliebten durch Zeiträume von mehreren Wochen getrennten verzettelten Salvarsandosen. Wenn man überhaupt behandelt, soll man so energisch behandeln, wie es der Kranke verträgt, und dann nach einer Behandlungsperiode von 6 Wochen dem Kranken 4—6 Monate Zeit geben. Für falsch halten wir die forcierte Behandlung, welche unter allen Umständen die Besserung erzwingen und die etwaige Wassermannsche Reaktion dauernd negativ machen will. Es ist das in der großen Mehrzahl der Fälle eben trotz energischster Behandlung grade bei den spätsyphilitischen, aber auch schon bei tertiär-luetischen Erkrankungen nicht zu erreichen. Für eine Beschreibung der therapeutischen Technik der Salvarsanbehandlung ist hier nicht der Ort.

15*

Um es also zu wiederholen: ein Versuch mit einer spezifischen Kur bei Tabes ist nicht nur erlaubt, sondern sogar empfehlenswert aus theoretischer Überlegung nicht nur, sondern auch aus wahrscheinlich zureichender praktischer Erfahrung. Eine Heilung der Tabes kommt dabei nicht in Frage, aber wohl ein Stillstand des Prozesses.

Eine Behandlung der Tabes durch intralumbale Injektionen kleinster Dosen von Salvarsan (1 mg) ist theoretisch nicht ohne Begründung, aber praktisch noch nicht genügend erprobt.

Therapie der Paralyse Um nun endlich zur Paralyse zu kommen, so kann eine Hg-Kur und auch Salvarsan hier kaum etwas schaden. Die Paralyse ist vorläufig eine so trostlose Krankheit, daß hier jeder Versuch gerechtfertigt erscheint. Die Hg-Behandlung ist geboten in denjenigen Fällen, in denen man nicht ganz sicher ist, ob eine diffuse Hirnlues oder eine Paralyse vorliegt. Es sind seltene aber stolze Erfolge, wo es gelingt, von anderen als Paralyse beiseite geschobene und unbehandelt gelassene Kranke durch eine spezifische Kur zu heilen. Möglich erscheint es auch, daß gelegentlich die Remissionen der Paralyse durch Hg-Kuren herbeigeführt werden können, und wenn diese Remissionen auch vielleicht nur post nicht propter eintreten, so ist es doch für den Praktiker durchaus nötig, wie schon bemerkt, eine Paralyse zu behandeln, schon um sie im Auge zu behalten, und da bleibt das, was vielleicht doch einmal helfen könnte, doch die Hg-Kur. Das Salvarsan hat bei Paralyse völlig versagt.

Nicht für den Praktiker in Frage kommt die Paralysebehandlung, welche darauf hinzielt, durch künstliche Erzeugung von Fieber und Hyperleukozytose den Krankheitsverlauf günstig zu beeinflussen. Es werden zu diesem Zwecke Injektionen des Kochschen Alttuberkulins abwechselnd mit spezifischen Kuren, andererseits Injektionen von Natrium nucleinicum ausgeführt. Die Versuche, die Paralyse durch Einverleibung virulenter Bakterien — Rekurrensspirillen oder Malariaplasmodien — zu beeinflussen, haben vorläufig noch zu keinem sicheren Resultate geführt.

Allgemeine und symptomatische Therapie der Tabes Außer der spezifischen Therapie haben wir bei der Tabes noch eine allgemeine und eine symptomatische. Die allgemeine besteht in dem Verbot aller Anstrengungen und Exzesse. Daß man Tabikern jeden Tropfen Alkohol verbietet, ist nicht nötig. Erfahrungsgemäß von recht guter Wirkung sind bei Tabes auch Badekuren in den hierfür bekannten Bädern [1]). Die Bäder wirken natürlich nicht spezifisch, aber die dortigen Ärzte kennen ihre Tabiker und wissen sie zweckmäßig zu behandeln. Niemals sollen Tabiker, ohne einen Badearzt zu befragen, auf ihre eigene Faust eine solche Badekur betreiben. Tatsache ist, daß viele Tabiker der mittleren Stadien viel arbeitsfähiger aus solchen Bädern zurückkehren, und daß auch Schmerzen und Krisen, die jeder ambulanten Behandlung gespottet hatten, nach einer Badekur manchmal auf lange Zeit verschwunden sind.

---

[1]) Einerseits Schwefelquellen, wie Aachen, Baden bei Wien, Bentheim, Kreuth (Bayern), Lippspringe, Tölz, Schinznach etc., andererseits die kohlensäurereichen Thermalbäder, wie Oeynhausen, Nauheim, Szliács (Ungarn) etc.

Auch eine Arsenbehandlung ist vielfach zur Hebung des Allgemeinzustandes von Nutzen.

Symptomatologisch müssen behandelt werden Ataxie und Schmerzen (bzw. Krisen). Die symptomatische Behandlung der Ataxie ist die Frenkelsche Übungstherapie, die aber außerordentlich viel Sorgfalt und genaue Kenntnis der Physiologie der Bewegung, sowie ein Studium des einzelnen Falles verlangt. Der praktische Arzt tut wohl am besten, sie gar nicht anzuwenden, er wird keine Erfolge damit erziélen [1]).

Beim Bestehen von Arthropathie muß man manchmal Schienenhülsenverbände anlegen lassen. Auch bei sehr schwerer Atonie ohne Arthropathie sind das Knie zusammenhaltende Apparate dieser Art gelegentlich von Vorteil.

Die lanzinierenden Schmerzen sind wohl mit allen therapeutischen Maßnahmen behandelt worden, die es überhaupt gibt. Gut wirken häufig die Antirheumatika, wie z. B. das Aspirin. Auch das Pyramidon ist zu empfehlen. Man wechsle häufig das Mittel. Morphium wende man nur an, wenn es gar nicht anders geht, wie z. B. bei heftigen Magenkrisen, und höre sobald wie möglich damit auf. Denn es besteht beim Tabiker eine besonders große Gefahr des Morphinismus, und der Morphiumhunger äußert sich dann in unaufhörlichen tabischen Krisen.

Von physikalischen Maßnahmen sind mäßige Hautreize, z. B. Faradisieren, nicht selten von Nutzen. Neuestens hat man auch von den Hochfrequenzströmen Gebrauch gemacht; daß die Erfolge mit dieser Methode besser sind als mit anderen, kann nicht zugegeben werden.

Bei heftigen Magenkrisen sind ferner kalte Magenspülungen, eventuell mit Adrenalinzusatz empfohlen.

Eine neue Behandlung der Magenkrisen ist die „Foerstersche Operation", d. i. die Durchschneidung der sensiblen Wurzeln für den Magen, d. i. der 7.—11. Dorsalwurzel nach Laminektomie und Eröffnung des Duralsacks. Die Operation kommt überhaupt nur in Frage bei Fällen, in denen die Magenkrisen erstens sehr stark sind und zweitens ein Frühsymptom bilden, so daß man hoffen darf, mit der Beseitigung der Magenkrisen den Kranken wenigstens subjektiv beschwerdefrei zu machen. Es hat sich aber gezeigt, daß die Operation erstens gefährlich ist, daß eine Anzahl der Operierten an ihren Folgen sterben, und daß sie zweitens durchaus nicht immer nützt, daß man also dem Kranken keine Versprechungen über den Erfolg des großen und gefährlichen Eingriffs machen darf. Die Beobachtungsdauer der mit Erfolg operierten Fälle ist für die Beurteilung von Dauererfolgen und der Folgen für den Verlauf der Tabes, an die man doch auch denken muß, zu gering. Einige Fälle, die ich gesehen habe, waren ausgesprochene Mißerfolge. Ich zweifle, je länger, je mehr, ob die Foerstersche Operation bei Tabes sich überhaupt halten wird.

Wie gesagt steht es dahin, ob durch die Therapie an dem Verlaufe der Tabes und der Paralyse etwas geändert wird, aber über den Verlauf selbst ist doch noch einiges zu sagen.

Insbesondere für die Tabes ist es in weiteren Kreisen doch noch wenig bekannt, was die Forschungen der letzten Jahre gelehrt haben, daß sie in vielen Fällen doch eine recht benigne Erkrankung ist, daß sie

Verlauf und Prognose der Tabes und Paralyse.
Benigne Fälle

---

[1]) Ich verweise den, der sich damit beschäftigen will, auf Goldscheider, Übungstherapie der Tabes dorsalis.

jahrzehntelang stationär bleiben kann, ja daß einzelne Symptome, wie gerade auch die Ataxie sogar zeitweise spontan erhebliche Rückgänge zeigen können. Ich kenne einen Tabiker, dessen unzweifelhafte Tabes, von anderer Seite schon vor 30 Jahren festgestellt, auch heute noch nur aus einer geringen Ataxie mit Verlust der Sehnenphänomene und seltenen lanzinierenden Schmerzen um den Rumpf besteht, einen anderen, bei dem Fehlen der Pupillenreaktion schon vor 20 Jahren festgestellt worden war und der auch heute außerdem nicht mehr hat, wie das Fehlen eines Achillessehnenreflexes ohne jede Ataxie — beide Fälle wurden nie behandelt. Ich habe einen Feldwebel gesehen, bei dem schon vor 10 Jahren das Fehlen der Kniesehnenreflexe und eine Tabes festgestellt war. Er hatte auch jetzt nicht mehr als das Fehlen der Sehnenreflexe an den unteren Extremitäten und ein Gürtelgefühl. Zu Beginn des Krieges wieder eingezogen, hatte er schweren Dienst getan, Pferde zugeritten u. dgl. Dadurch war denn ein Wiederaufflackern zunächst subjektiver Parästhesien und eine stärkere Ataxie hervorgerufen worden. Im Krankenhaus entdecken wir gar nicht so selten, insbesondere bei Leuten mit Aortenfehlern zufällig eine Tabes, die wahrscheinlich schon lange bestanden hat, ohne ernstere Beschwerden zu machen. Wenn auch schließlich die Mehrzahl der Fälle einen progredienten Verlauf nimmt, so zwingen doch die oben berichteten Erfahrungen dazu, die Prognose nicht zu ungünstig zu stellen. Analog wie bei der Paralyse vermeide man auch hier das Wort „Rückenmarkschwindsucht“ oder „Tabes“, man sage auch nicht, daß das „Rückenmark etwas angegriffen sei“, sondern spreche lieber von einer Nervenentzündung infolge der alten Syphilis od. dgl.

Und selbst bei der Paralyse muß man mit einer gewissen Benignität rechnen, wenn sie auch sehr viel seltener ist, als bei der Tabes. Es ist von berufenen und langerfahrenen psychiatrischen Beobachtern ausgesprochen worden, daß so viele und so vollständige Remissionen der Paralysen, wie wir sie heute sehen, früher nicht beobachtet wurden. Ich selbst wurde vor kurzem zu einem Manne gerufen, der an einer floriden Paralyse erkrankt war; bei der Nachforschung stellte es sich heraus, daß der Mann schon vor 14 Jahren mit der Diagnose Paralyse monatelang in einer Anstalt gewesen war, in der Zwischenzeit aber sein nicht ganz kleines Geschäft mit Erfolg geführt hatte und seiner Familie ein guter Berater gewesen war (unbehandelt). Mit gutem Gewissen können und müssen wir deshalb, auch wenn wir die sichere Diagnose Paralyse stellen — selbstverständlich nicht in vorgeschrittenem Stadium —, den Angehörigen die Möglichkeit lang dauernder Erholung in Aussicht stellen, nachdem wir allerdings auf den großen Ernst der Situation und die Notwendigkeit strengster Überwachung in schärfster Form hingewiesen haben.

27. Multiple Sklerose.

Die multiple Sklerose ist eine der häufigsten chronischen organischen Nervenkrankheiten. Sie wird trotzdem von dem Praktiker nicht

selten verkannt, die Kranken werden oft als Hysteriker abgetan. Es
hängen solche Irrtümer eng mit dem Wesen der Krankheit zusammen.
Sie verläuft einmal meist schubweise und mit großen Besserungen
und Remissionen. Zweitens kommt es infolge der eigenartigen histologischen Beschaffenheit ihrer Herde nicht zu totaler Zerstörung, sondern
nur zu einer Schädigung des Gewebes und dementsprechend nicht
zu „kompakten“, sondern nur zu diffusen oder ganz leichten, angedeuteten Symptomen. Andererseits treffen wir außerordentlich häufig
hysterische Symptome bei an multipler Sklerose Leidenden an. Aber
die Zeit ist vorüber, wo man zweifelnd diagnostizierte: „Diagnose:
Hysterie; Autopsie: multiple Sklerose“. Wir haben in den letzten
Jahrzehnten die diagnostischen Hilfsmittel so vermehrt, daß nur in
ganz seltenen Ausnahmefällen bei sachverständiger und genauer Untersuchung noch Irrtümer in der Unterscheidung organischer und funktioneller Nervenkrankheiten vorkommen. Und darum handelt es sich.
Die Darstellung, die wir im Anfang dieses Buches von der Unterscheidung organischer Nervenkrankheiten von den funktionellen gegeben haben, bezieht sich implicite gerade auch auf die multiple
Sklerose. Nicht etwa, daß die multiple Sklerose besondere Zeichen
hätte, die schwer zu erkennen wären. Wenn wir überhaupt erst eine
organische Erkrankung diagnostiziert haben, dann denken wir auch
jedesmal an multiple Sklerose. Denn wir wissen, daß die Herde der
multiplen Sklerose sich an jeder Stelle des Zentralnervensystems lokalisieren und die entsprechenden Lokalsymptome
machen können.

Freilich ist zu betonen, daß die multiple Sklerose gewisse Lieblings-
orte und dementsprechend Lieblingssymptome hat. Solch Symptom
ist vor allem der Nystagmus (ausgehend von den Vestibularis- Nystagmus
kernen), ferner der ungemein häufig bei der multiplen Sklerose vorkommende Wackeltremor, der bei Zielbewegungen sich verstärkt; Tremor
dieser ist offenbar zurückzuführen auf eine Störung der Bahnen, die die
Kontrolle der Willkürbewegungen ausüben und vom Rückenmark, über
das Kleinhirn, die Brücke, das Zwischenhirn, den Thalamus zur Großhirnrinde ziehen; ferner ist die skandierende Sprache zu erwähnen Sprache
(ausgehend wahrscheinlich vom Kleinhirn). In den seltensten Fällen
werden die Pyramiden von der multiplen Sklerose verschont, nicht
darum, weil sie ein besonderer Prädilektionsort wären, sondern weil
einem multiplen Prozeß, der sich über das ganze Zentralnervensystem
verbreitet, die Pyramiden an irgend einer Stelle ihres Verlaufs schwer-
lich entgehen können; wir haben daher gewöhnlich irgend eins der
schon früher beschriebenen Pyramidenzeichen; insbesondere ist Pyrami-
denzeichen
darauf hingewiesen worden, daß das Fehlen der Bauchdecken-
reflexe bei der multiplen Sklerose den anderen Pyramidenzeichen
häufig vorausgeht. Natürlich hindern stärkere Symptome, wie Babinskischer Reflex, spastisch-paretischer Gang, Fußklonus die Diagnose nicht, sondern bestärken sie nur. Haben wir aber auch z. B. nur
Fehlen der Bauchdeckenreflexe und daneben erworbenen Nystagmus, so ist
die Diagnose einer multiplen Sklerose so gut wie gesichert. Denn damit

ist der Nachweis multipler Herde erbracht. Man könnte zwar
sagen, daß die Pyramiden ja in der Höhe der Vestibulariskerne getroffen
sein könnten, also nur ein Herd da zu sein brauchte. Aber wenn ein
solcher Herd etwa ein Erweichungsherd bei Lues wäre, so würde er die
kompaktesten Störungen, nämlich eine vollkommene Paraplegie, Fazialislähmung etc. machen, wie es dem vollen Ausfallsbild der betroffenen
Stelle entsprechen würde. Fast nur bei der multiplen Sklerose haben wir
infolge der Eigenart des histologischen Prozesses, der die Nervenfasern
nur ganz allmählich zugrunde richtet, die Möglichkeit der Kombination
verschiedenartig lokalisierter Symptome. Damit ist natürlich nicht
gesagt, daß aus anderen Gründen die Differentialdiagnose der multiplen
Sklerose von anderen multiplen Herderkrankungen, z. B. multiplen
Formen der Lues nicht Schwierigkeiten machen könnte.

Nach dieser Abschweifung, die in die praktische Diagnostik auch
ein wenig logischen Zusammenhang bringen sollte, kehren wir zu den
Symptomen der multiplen Sklerose zurück. Als Prädilektionsort in
Optikus dem oben definierten Sinne haben wir noch den Optikus zu erwähnen.
Verwaschenheit der Grenzen, temporale Abblassung, der Nachweis eines zentralen absoluten oder relativen Skotoms für Weiß
oder Farben, weniger totale Atrophie, sind sehr verdächtig, bei Vorhandensein anderer Symptome häufig entscheidend für multiple Sklerose.
Es kommen aber auch vorübergehende Amaurosen ohne ophthalmoskopischen Befund (retrobulbäre Neuritis) vor und auch echte Neuritis
optica (siehe S. 62).

Kopf-   Zu den wichtigsten Symptomen gehören dann noch zwei subjektive
schmerz Zeichen, der Schwindel und der Kopfschmerz. Letzterer ist an und
für sich nicht charakteristisch, kann aber doch manchmal die Fehldiagnose eines anscheinend rein spinalen Leidens verhüten und so den Ver-
Schwindel dacht auf multiple Sklerose erregen. Der Schwindel (vgl. S. 74) ist das
subjektive Symptom derselben Vestibularisbeteiligung, auf der auch das
objektive des Nystagmus beruht, kann aber auch ohne letzteren vorkommen. Er hat nur dann einen Wert für die Diagnose, wenn er nicht
als einfaches Schwarzwerden vor den Augen u. dgl., sondern (meist
anfallsweise) als richtiger Drehschwindel auftritt (vgl. S. 74). Dann
ist er im selben Sinne wie der Kopfschmerz zu verwerten.

Als Zeichen einer Kleinhirnschädigung bzw. seiner mit ihm
in Verbindung stehenden Bahnen ist die Störung der Erhaltung des
Gleichgewichts (positiver Romberg!) und die Adiadochokinesis
zu bewerten.

Andere   Wenn die genannten die Hauptsymptome sind, so kann jedes
Symptome andere Symptom auch vorkommen, z. B. (meist leichte) Augenmuskel-
störungen (meist vorübergehende, oft und frühzeitig auftretende),
Blasenstörungen. Eine relativ geringe Rolle spielen praktisch die
Sensi-   objektiven Störungen der Sensibilität, wenn sie auch bei eigens
bilitäts- darauf gerichteter Untersuchung häufig festgestellt werden können.
störungen In einzelnen Fällen erscheinen sie als Frühsymptom und werden den
Kranken besonders dann lästig, wenn sie die Hände befallen. Die
Störung der Tastempfindung und des Lagegefühls erschwert dann die

Erkennung der Gegenstände. Meist sind sie mit Ataxie verbunden. Das Fehlen grober Sensibilitätsstörungen bei schweren motorischen Erscheinungen, z. B. bei spastischer Paraplegie, weist darauf hin, daß kein kompakter Herd, wie etwa bei Myelitis vorliegen kann, und die nicht kompakten Herde (vgl. oben) sind immer ein Hinweis auf die Möglichkeit einer multiplen Sklerose. Schmerzen sind besonders im Beginn häufig. In seltenen Fällen sind die Sehnenreflexe nicht, wie gewöhnlich, erhöht, sondern können erloschen sein (Beteiligung der hinteren Wurzeln).

Als ein gerade bei multipler Sklerose häufiges, aber auch bei anderen multiplen Erkrankungen des Gehirns vorkommendes Symptom sei noch das Zwangslachen und Zwangsweinen (ohne die entsprechenden Affekte) erwähnt.

Die Diagnostik macht besonders in denjenigen Fällen Schwierigkeiten, wo wir noch nicht multiple Herde haben, sondern wo die Krankheit apoplektiform mit einem Herde anfängt. Es ist sehr wichtig, jede plötzlich auftretende Herderkrankung des Gehirns oder Rückenmarks ohne ersichtliche Ursache (Lues) bei bis dahin gesunden jungen Menschen als auf multiple Sklerose verdächtig anzusehen. Es gibt da nichts, was nicht vorkommt: Hemiplegien, die im Verlauf einer Nacht entstanden sind, Aphasien, halbseitige Sensibilitätsstörungen, anscheinende Myelitiden jeden Sitzes (vgl. S. 123), auch schnell entstandener Brown-Séquardscher Symptomenkomplex, das Syndrom des untersten Rückenmarksabschnittes (vgl. S. 127), vor allem auch plötzliche Erblindungen. Nicht ganz so schnell wie diese Dinge entstehen, vergehen sie wieder, aber immerhin sind häufig nach wenigen Wochen alle subjektiven, selten auch alle objektiven Zeichen spontan verschwunden, und dieses schnelle Verschwinden ist ein weiteres Verdachtsmoment für die multiple Sklerose. Meist dauert es dann nur einige Monate, nicht selten einige Jahre, bis andere Symptome erscheinen, gleichfalls noch einmal verschwinden können, um dann schließlich doch zu einem zuerst geringen und sich allmählich verstärkenden dauernden Ausfall zu führen. In sehr seltenen Fällen kann das völlig freie Intervall viele Jahre, z. B. in einem von mir gesehenen Fall 13 volle Jahre betragen, so daß die Möglichkeit auch einer dauernden Heilung durchaus nicht als ausgeschlossen zu betrachten ist; aber rechnen kann man damit leider nicht, vielmehr ist der Verlauf der meisten Fälle ein innerhalb weniger Jahre progressiver. Die Kenntnis dieses anscheinend freien Intervalls ist aber praktisch sehr wichtig; so kann man z. B. nach der Ehefähigkeit während eines solchen Intervalls gefragt werden, die man unbedingt ablehnen oder hinausschieben muß, wenn sich ein Verdacht auf multiple Sklerose ernsthaft begründen läßt. Ferner fand z. B. ein von mir gesehener Fall von „traumatischer" multipler Sklerose dadurch seine Erledigung, daß ein Augenarzt ihn 6 Jahre vorher wegen einer Neuritis optica behandelt hatte etc.

Von diesen in Schüben verlaufenden Fällen sind diejenigen zu unterscheiden, bei welchen sich die Krankheit mehr kontinuierlich entwickelt. Es sind das diejenigen, die mit Beschwerden über allgemeine Nervosität, besonders mit Klagen über leichte motorische Erschöpfbarkeit zum Arzt kommen, und bei denen wir dann ein oder mehrere der genannten Anfangssymptome feststellen können. Streng sind diese Formen natürlich von den sprungartig fortschreitenden nicht zu trennen, es kommen vielmehr alle Übergänge vor.

Endzustand

Der Endzustand, der nach Jahren oder Jahrzehnten erreicht wird, ist ein außerordentlich trauriger. Schwere Spasmen, in diesem Stadium manchmal völlige Querlähmungen, fesseln den Kranken an seinen Stuhl, auch die Arme sind fast unbrauchbar, die Sprache mühsam, das Sehvermögen eingeschränkt etc. Es ist gut, daß eine gewisse euphorische Demenz (durch die Herde in der Rinde bedingt) die Kranken diesen Endzustand häufig nicht so schwer empfinden läßt.

Akute multiple Sklerose

Als eine besondere Form ist dann noch die akute multiple Sklerose zu erwähnen, die unter den Erscheinungen einer disseminierten Enzephalomyelitis, meist mit schweren Bewußtseinstrübungen und Neuritis optica in wenigen Monaten tödlich verläuft. Sie ist von anderen enzephalo-myelitischen Erkrankungen intra vitam mit Sicherheit nicht zu unterscheiden.

Ätiologie

Über die Ätiologie der multiplen Sklerose wissen wir noch wenig. Von einzelnen Autoren wird ein „endogener“ Ursprung noch behauptet; die Mehrzahl betrachtet den Prozeß jedoch als einen exogenen und infektiösen.

Es werden von diesen die tierexperimentelle Forschung, die auf eigenartige Spirochäten als Krankheitserreger hinweist, die parasitologische Untersuchung der nervösen Zentralorgane von erkrankten Menschen, die bisher in vier Fällen den Nachweis von Spirochäten erbracht zu haben scheint, endlich die anamnestisch-statistischen Untersuchungen zum Beweise angeführt. Auch die Möglichkeit einer traumatischen Entstehung wird vielfach angenommen und muß unter Umständen in Gutachten vertreten werden. Dabei ist dann nur eine Tatsache merkwürdig und schwer erklärlich, daß die multiple Sklerose fast ausschließlich eine Krankheit des jugendlichen Alters ist, mit wenigen Ausnahmen im Alter von 15—35 Jahren zur Entstehung kommt — eine Tatsache von zugleich erheblicher differentialdiagnostischer Bedeutung.

Differentialdiagnose

Im übrigen sind hinsichtlich der Differentialdiagnose folgende Gesichtspunkte zu beachten. In erster Linie ist eine Verwechslung mit der Lues cerebrospinalis zu fürchten, die mit der Sclerosis multiplex die Multiplizität der Symptome und den wechselvollen Verlauf gemeinsam hat. Unbedingt für Lues spricht die reflektorische Pupillenstarre; das Vorkommen einer Stauungspapille ist bei der Sclerosis multiplex sehr selten, während die retrobulbäre Neuritis wiederum bei Lues seltener ist. Das Wackeln ist häufiger bei multipler Sklerose. Bei beiden Krankheiten beobachtet man Nystagmus, Doppelsehen, Augenmuskellähmungen, spastische Zustände, besonders den Komplex der spastischen Spinalparalyse. Im übrigen ist auf die Merkmale der Lues zu achten, die in diesem Kapitel schon ihre Besprechung gefunden haben. Die echte multiple Sklerose ist übrigens niemals luetischen Ursprungs; indessen gibt es auch eine multiple syphilitische Sklerose und ebenso eine echte multiple Sklerose bei Syphilitikern.

Meist wird die serologische Untersuchung wichtige diagnostische Fingerzeige geben. Man wird sich dieser auch oft mit Erfolg bedienen, wenn man Sklerotiker mit zerebralen und psychischen Symptomen (Euphorie!) von an Dementia paralytica leidenden Kranken unterscheiden will. Indessen ist die Unterscheidung meist leicht.

Über die Beziehungen zur Myelitis siehe das betreffende Kapitel.

Therapeutisch gehört die multiple Sklerose zu jenen Gruppen von Erkrankungen, bei denen wir alles mögliche anwenden, ohne sicher zu sein, daß irgend etwas nur im geringsten hilft. Aller Wahrscheinlichkeit nach sind es eben nur die spontanen Remissionen, welche die Wirksamkeit einer Therapie vortäuschen. Von dem Gedanken des entzündlichen Ursprungs der multiplen Sklerose ausgehend, hat man Quecksilberkuren oder Kuren mit Credéscher Silbersalbe vorgeschlagen. Auch ich habe schon erhebliche Besserungen danach gesehen, und man wird den Dank der Kranken ja nicht ablehnen. Vorsichtig angewandte Salvarsankuren mögen versucht werden. Empfohlen sind ferner noch Kuren mit subkutanen Arseninjektionen (Kakodyl, Solarson), bis zu hohen Dosen fortgesetzt, sowie Fibrolysinkuren (3 mal wöchentlich eine Einspritzung, Monate hindurch). Das einzige, wovon wir in einer hinreichend großen Zahl von Fällen eine objektive Besserung sehen, so daß z. B. bei Arbeitern eine Arbeitsfähigkeit auf einige Zeit sich wieder herstellen kann, sind einige Wochen dauernde Ruhekuren ohne weitere spezielle Behandlung, höchstens mit kurzen Badeprozeduren, etwas Massage und guter kräftiger Ernährung. Kranken mit akuten Schüben ist für die Dauer derselben Bettruhe zu verordnen. Die Krankheit macht sicherlich bei Patienten, die sich besonders mit Gehen und Stehen nicht schonen können, oft schnellere Fortschritte. Vor frühzeitigen Geh- und Koordinationsübungen ist zu warnen. Mit Rücksicht auf die Erfahrung, daß das Puerperium dem Krankheitsprozeß neue Nahrung bietet, ist vor erneuter Gravidität zu warnen. Auch die Einleitung des artifiziellen Aborts kann in Frage kommen. Frühzeitig bereite man den Kranken auf die Notwendigkeit einer gewissen Resignation vor. Das ist viel besser, als wenn er viele Jahre hindurch eine unwirksame therapeutische Methode nach der anderen an sich erprobt.

28. Heine-Medinsche Krankheit bzw. spinale Kinderlähmung.

Wenn der alte Name der akuten Poliomyelitis oder der spinalen Kinderlähmung berechtigt wäre, so hätte ihr Bild in dem Kapitel der Rückenmarkskrankheiten Aufnahme finden können. Diese Bezeichnungen haben sich aber als ungenügend erwiesen. Wir haben vielmehr gelernt, unter dem Namen der Heine-Medinschen Krankheit eine ätiologisch-nosologische Einheit zu verstehen, welche nach verschiedenen Richtungen weitergreift, als es mit dem alten Namen auszudrücken ist; wir haben das gelernt durch das Studium der großen Epidemien, die zuerst auf der nordischen Halbinsel, dann in Deutsch-

land, Österreich, Amerika in den letzten Jahren ein Material von vielen
tausend Fällen geliefert haben. Es ist dabei über allen Zweifel sicher,
daß die alten Fälle von sporadischer Poliomyelitis nichts anderes
sind als Einzelfälle der epidemischen Krankheit, die also seit
langer Zeit überall endemisch geherrscht hat, und die nur in den
letzten Jahren unter dem Einfluß unbekannter Hilfsursachen den gefahr-
drohenden Charakter geschlossener Epidemien angenommen hat. Es
ist das ganz analog dem Verhalten der epidemischen Zerebrospinal-
meningitis, die ja auch immer bei uns endemisch ist und nur von Zeit
zu Zeit zu Epidemien anschwillt.

Virus   Das Virus der Heine-Medinschen Krankheit wird durch allerkleinste
kokkenartige Lebewesen gebildet, welche das Berkefeldfilter passieren. Da sich
die Krankheit auf Affen übertragen läßt, so wissen wir, daß es recht widerstandsfähig ist, insbesondere auch gegen Kälte und Glyzerin — Eigenschaften, durch
welche es sich dem ihm auch durch die Filtrierbarkeit nahestehenden Lyssavirus
verwandt erweist.

Im Serum von Personen, die die Heine-Medinsche Krankheit über-
standen haben, finden wir Antikörper, die in vitro die Wirkung des Virus auf-
heben, dagegen finden wir keine komplementbindenden Antikörper, so daß die
Möglichkeit, die Krankheit ohne den direkten oder indirekten Versuch am lebenden
Tier, vielmehr durch eine reine Reagenzglasreaktion zu diagnostizieren, wie die
Syphilis, noch nicht gegeben ist.

In zur Sektion kommenden Fällen kann jedoch heute durch das Experiment
der Übertragung auf den Affen die Zugehörigkeit des Falles zur Heine-Medinschen Krankheit erwiesen werden.

Art der
Infektion   Das Studium der großen Epidemien hat zwei Dinge sehr wahrscheinlich gemacht oder erwiesen, die für die Verbreitung der Erkrankung sehr wichtig sind, einmal die Tatsache, daß das Virus durch
nicht erkrankte Zwischenträger, ja sogar durch Gegenstände (z. B.
Postpakete) übertragen werden kann, und zweitens, daß es eine
große Reihe von Erkrankungsformen gibt, die speziell das Nervensystem gar nicht oder nur ganz leicht beteiligen, vielmehr unter den
Erscheinungen einer allgemeinen Infektion verlaufen. Insbesondere
sind es häufig Anginen, fieberhafte Magendarmkatarrhe, auch Bron-
chitiden, welche nichts anderes als der Ausdruck der Heine-Medinschen Krankheit sind, und denen die eigentlichen nervösen Erkrankungen nachfolgen können, aber nicht nachzufolgen brauchen. Es ist
ganz klar, daß diese Abortivformen nur in Epidemiezeiten mit einiger
Wahrscheinlichkeit diagnostiziert werden können.

Allgemein-
symptome   Die Allgemeinerscheinungen fehlen auch bei den schweren nervösen
Formen nur selten, und ganz wohl überhaupt nicht; ihre Intensität
schwankt jedoch in den weitesten Grenzen.

Sie drängen sich besonders im Beginn der Krankheit auf, wenn sie
auch später keineswegs zu fehlen brauchen, und bestehen in ziemlich
plötzlich auftretendem Fieber, Kopfschmerzen, Schmerzen und Steifigkeit des Nackens, Schmerzen und Druckempfindlichkeit der Glieder,
in anderen Fällen in Erscheinungen eines Magendarmkatarrhes, Erbrechen und Durchfall, noch in anderen in einer Angina, Schnupfen
oder Bronchitis. Die Schmerzhaftigkeit und Empfindlichkeit des ganzen
Körpers und die meningitischen Reizerscheinungen sind sehr häufig,

in manchen Epidemien fast typisch. Da sie mit der landläufigen Vorstellung der spinalen Kinderlähmung durchaus nicht übereinstimmen, sind sie besonders geeignet, den unerfahrenen Beobachter irrezuführen.

Bei der Betrachtung der einzelnen Formen wollen wir zunächst diejenigen zusammenfassen, die sich auszeichnen durch schlaffe Lähmungen vom Vorderhorntypus bzw. vom Kerntypus. Dazu gehört in erster Linie natürlich die allbekannte spinale, im eigentlichen Sinne poliomyelitische Form (spinale Kinderlähmung). Die Vorstellung, die man früher ziemlich allgemein von der Entstehung dieser Fälle hatte, war etwa die folgende: Ein Kind erkrankt unter nicht sehr schweren, manchmal sehr leichten Allgemeinerscheinungen, insbesondere Fieber, und man findet dann eine schlaffe Lähmung eines oder mehrerer Glieder, die sich während einiger Wochen und Monate bis zu einem gewissen Punkte zurückbildet, die aber doch in der Mehrzahl der Fälle dauernde Symptome in Form von Muskelatrophien mit nachfolgender Wachstumshemmung usw. hinterläßt, also schließlich das Bild der sogenannten spinalen Kinderlähmung bietet. Wenn aber vielfach das unbemerkte Einsetzen einer solchen Lähmung früher als charakteristisch betrachtet wurde, so hat die Erfahrung ergeben, daß diese „Paralysis in the morning" gar nicht so häufig ist. Vielmehr entwickelt sich meist im Anschluß an das Fieberstadium oder schon während desselben die Lähmung allmählich im Verlauf von 1—3 Tagen. Ferner sind sehr häufig Schmerzen und leichte meningitische Erscheinungen mit dem Eintreten der Lähmung verbunden. Diese Lähmung kann jede Ausdehnung und jede Lokalisation in den Vorderhörnern oder in den Hirnnervenkernen erlangen. Am häufigsten sind bei weitem Lähmungen eines oder beider Beine (etwa 40 %), sehr häufig auch noch kombinierte Lähmungen von Armen und Beinen, manchmal gekreuzt (z. B. linker Arm und rechtes Bein); sehr zu beachten sind ferner die Rumpf- und Bauchmuskellähmungen und endlich die Gehirnnervenlähmungen, die entweder isoliert auftreten oder mit Spinallähmungen sich in der verschiedensten Weise kombinieren. Was die Extremitätenlähmungen betrifft, so sind allgemeiner Erfahrung gemäß die proximalen Abschnitte der Extremitäten verhältnismäßig häufig und stark betroffen. Aber es kommt auch genau das Gegenteil vor. Der Charakter dieser Lähmungen ist bekannt, die Lähmungen sind schlaff, und die Sehnenreflexe fehlen in ihrem Bereiche. Die elektrische Untersuchung ergibt im Hauptbereiche der Lähmung stets Entartungsreaktion; die befallenen Muskeln werden schwer atrophisch, fühlen sich weich und schlaff an und geben passiven Bewegungen abnorm leicht nach, wenigstens in den späteren Stadien des Leidens.

Die anatomische Grundlage dieser Fälle ist eine Entzündung des Vorderhorns des Rückenmarks auf mehr oder weniger große Strecken hin.

Hier sind noch die Blasen- und Mastdarmstörungen, sowie die okulopupillären Symptome zu erwähnen. Sowohl die Nerven der Blase und des Mastdarms, wie der Halssympathikus entspringen ja im Rückenmark und wenn ihre Ursprungszellen dort von dem poliomyelitischen Prozeß betroffen sind, so kommt es zu den charakteristischen Ausfallserscheinungen, insbesondere sind Urinretention und Inkontinenz durchaus nicht selten.

In seltenen Fällen können auch die weißen Stränge und insbesondere die Pyramidenbahnen betroffen werden. Wir haben dann eventuell das Babinskische Symptom, Fußklonus, Spasmen usw. Wenn sich diese Pyramidensymptome dann mit den schlaffen Lähmungen kombinieren, so kann das Bild außerordentlich kompliziert werden.

Besonders bemerkenswert ist die Feststellung, daß zu den spinalen Formen der Heine-Medinschen Krankheit auch das Verlaufsbild der Landryschen Paralyse gehören kann. Wir verstehen unter Landryscher Paralyse eine aufsteigende (oder absteigende) Spinallähmung. Sie verläuft in der Weise, daß eine an den Beinen einsetzende Lähmung nach oben fortschreitet, manchmal bis zum Fazialis. Der Ausgang ist in diesen Fällen meist entweder Tod durch Lähmung der Atemmuskulatur oder vollständige Genesung. Im allgemeinen aber sind die unter der Landryschen Form verlaufenden Fälle sehr zu fürchten, sie stellen einen erheblichen Teil der tödlich endigenden dar, und es ist merkwürdig, daß die Heine-Medinsche Krankheit gerade beim Erwachsenen besonders gern in dieser gefährlichen Form auftritt.

Landry-
sche
Paralyse

Wenn das Virus der Heine-Medinschen Krankheit sich wesentlich in den Meningen lokalisiert, so entsteht die meningitische Form, die unter allen Erscheinungen der akuten Meningitis: Erbrechen, Kopfweh, Nackensteifigkeit, Rückensteifigkeit, Kernigschem Symptom, Schmerzen bei Bewegungen mehr oder weniger akut verlaufen kann. Diese Fälle können ganz unmöglich zu diagnostizieren sein, wenn sie nicht gerade zur Zeit einer Epidemie auftreten. Immerhin gibt oft die Lumbalpunktion die Aufklärung, welche bei der Meningitis die charakteristischen Erscheinungen der Trübung, das reichliche Vorhandensein von Zellen und eventuell den Nachweis des Erregers offenbar werden läßt. Mit dem Ablauf der akuten meningitischen Erscheinungen kommen dann doch manchmal noch poliomyelitische Lähmungen zum Vorschein.

Meningi-
tische Form

Bei einer Lokalisation des Virus im Gehirn kann das Bild der zerebralen Kinderlähmung zustande kommen (vgl. S. 205); die größere Zahl der zerebralen Kinderlähmungen scheint jedoch nicht auf die Heine-Medinsche Krankheit zurückzugehen, weil diese Fälle bei Epidemien doch verhältnismäßig sehr selten sind. Auch zerebellare Bilder kommen durch Entzündungen im Bereiche des Zerebellum und seiner Bahnen zustande, so daß also der Beweis geliefert ist, daß sich die Heine-Medinsche Krankheit an jeder Stelle des zentralen Nervensystems lokalisieren kann, und darüber hinaus ist es sehr wahrscheinlich, daß sie auch an den peripheren Nerven in der Form der Polyneuritis auftreten kann (vgl. S. 96). Ein Teil der ohne ersichtliche Ursache auftretenden Polyneuritiden der Erwachsenen scheint ätiologisch der Heine-Medinschen Krankheit zuzugehören.

Zerebrale
Kinder-
lähmung

Zerebellare
Formen

Poly-
neuritische
Form

Endlich ist auch eine Abweichung von dem klassischen Bilde der Poliomyelitis sehr wichtig, daß sie nämlich als Heine-Medinsche Krankheit auch bei Erwachsenen auftreten kann, und zwar in einer gar nicht geringen Anzahl von Fällen. Es scheint, als wenn

Auftreten
bei Er-
wachsenen

bei Erwachsenen einmal die ganz leichten abortiven Formen, andererseits, wie erwähnt, die schweren Landryschen Paralysen besonders häufig wären, aber auch die anderen Formen kommen vor.

Die Prognose der Heine-Medinschen Krankheit ist nach vielen Richtungen eine recht zweifelhafte. Zuerst ist, was man früher nicht annahm, hervorzuheben, daß ein Teil der Fälle tödlich verläuft (5 bis 20 %). Es sind das einmal die Landryschen Paralysen, zweitens foudroyant verlaufende zerebral-meningitische Formen. Die Gefahr des letalen Ausgangs ist vom 3.—7. Tage am größten. Die Stärke der Anfangserscheinungen läßt aber einen Schluß auf den Verlauf nicht zu. Es kommt vor, daß sehr ausgedehnte Lähmungen, die sich z. B. auf alle vier Extremitäten erstrecken, sich spurlos wieder zurückbilden, anderseits können Lähmungen, die im Anfang ganz unbedeutend aussahen, fortschreiten und zum tödlichen Ausgang führen. Auch die Stärke der Allgemeinsymptome gibt dabei keinen Anhalt für den Verlauf. Der Durchschnitt der Fälle verläuft freilich so, wie es seit lange als typisch gilt, daß nämlich nach einer anfangs ausgedehnten und schweren Lähmung sich ein Rückgang der Symptome bis zu einem Restzustand entwickelt, der dann dauernd unverändert bleibt, zu dem nur noch Kontrakturen in den nicht gelähmten Antagonisten hinzutreten, ein Zustand, der ferner bei noch im Wachstum begriffenen Kindern auch fast immer zu einer Wachstumshemmung des betroffenen Gliedes führt. Manchmal sieht man auch Fälle, wo die Eltern nichts weiter bemerkt haben, als daß das Kind in letzter Zeit schlechter geht, und wo man bei der Untersuchung dann die Folgen einer offenbar schon längere Zeit zurückliegenden Poliomyelitis in einer geringen Wachstumsstörung, in leichten Atrophien am Fuß und etwa im Verlust des Achillessehnenphänomens findet.

Im allgemeinen kann man annehmen, daß alle die Gebiete, in denen die faradische Errogbarkeit erhalten ist, in denen also keine komplette E.R. vorhanden ist, sich restituieren, und nur die Gebiete, in denen komplette E.R. nachweisbar ist, dauernd gefährdet sind. Was sich etwa $1-1^{1}/_{2}$ Jahre nach der Infektion nicht spontan zurückgebildet hat, bildet sich auch nicht mehr zurück. Erst dann wird man in eine Diskussion darüber eintreten, ob und welche orthopädischen und chirurgischen Maßnahmen am Platze sind.

Die Therapie des einzelnen Falles im akuten Stadium ist bisher eine rein symptomatische. Zwar ist es nach mehreren Methoden, von denen eine der Pasteurschen Lyssamethode nachgebildet ist — entsprechend der nahen Verwandtschaft zwischen dem Virus der Lyssa und dem der Heine-Medinschen Krankheit — gelungen, im Experiment eine Immunität gegen die Infektion zu erzielen. Nach übereinstimmendem Urteil eignen sich aber diese Methoden zur praktischen Verwertung am Menschen wegen ihrer Gefährlichkeit durchaus noch nicht.

Außer den landläufigen Methoden der Krankenpflege, der Exzitation usw., die sich für jeden Arzt nach Lage des Falles von selbst verstehen, ist noch die Lumbalpunktion zu therapeutischen Zwecken angewandt worden. Sie entspricht ja in manchen Fällen der Indikation der Druckentlastung und wirkt manchmal zweifellos subjektiv erleichternd. Ob sie irgend einen objektiven Nutzen hat, ist noch recht zweifelhaft. Nach Ablauf der akuten Erscheinungen sind die gelähmten Muskeln mit Massage und Elektrizität zu behandeln, und zwar mit dem galvanischen Strom von einer Stärke, die die Muskeln zur Kontraktion bringt. An den weniger gelähmten Muskeln kann der faradische Strom verwendet werden.

Therapie der Endzustände Die Therapie der schweren Endzustände ist eine orthopädisch-chirurgische, eine Therapie, über die ich mich hier nur andeutungsweise verbreiten will, und die sich im einzelnen auch noch dauernd ändert und verbessert. Zunächst wäre zu versuchen, bestehende Deformitäten auf blutigem oder unblutigem Wege auszugleichen. Nach Richtigstellung der Gelenke können durch Antagonistenkontraktur überdehnte Muskeln ihre Funktion wiedererlangen. Neben dem allmählichen oder forcierten Redressement wird man eventuell Sehnendurchschneidungen ausführen müssen. Oder man wird durch Durchschneidung von Faszien, Osteotomien, Tenodese oder ähnliche Eingriffe auf die statischen Verhältnisse in günstigem Sinne einzuwirken suchen. Danach erst wird man zu entscheiden haben, ob durch Sehnenverpflanzung oder Neuroplastik weitere Funktionsbesserung zu erzielen ist, oder aber die Apparattherapie in ihre Rechte treten muß. Das Prinzip der Methode der Sehnenplastik besteht darin, daß man die Funktion eines durch Lähmung und Atrophie ausgefallenen Muskels dadurch ersetzt, daß man seine Sehne mit der eines anderen intakten Muskels verknüpft. Der Erfolg der Sehnenplastik ist manchmal ausgezeichnet, manchmal recht zweifelhaft. Dem Neurologen fällt für diese Therapie die Aufgabe zu, zu bestimmen, welche Muskeln im einzelnen Falle sich am besten zur etwaigen Transplantation eignen.

Prophylaxe Die Krankheit folgt den großen Verkehrswegen und bildet dann Zentren, von denen aus sich die Erkrankungsfälle oft strahlenförmig verbreiten. So ist in den schwedischen Dörfern häufig das Schulhaus Zentrum eines solchen Herdes gewesen. Demgemäß muß es bei Ausbruch einer Epidemie die erste Aufgabe sein, solche Zentren zu ermitteln und unschädlich zu machen. Es muß also besonders auf Schulen, Spielplätze, Turnplätze u. dgl. geachtet werden. Diese Ermittelungen sind natürlich nur möglich auf Grund einer Anzeigepflicht, und in Preußen ist die Heine-Medinsche Krankheit jetzt allgemein anzeigepflichtig. Es gelten auch für die Isolierung der Krankheit die Vorschriften für infektiöse Erkrankungen. Für die Isolierung begnügte man sich bei der schwedischen Epidemie mit 3 Wochen. Es muß uns hier die experimentelle Forschung noch genaueren Aufschluß geben. Da die Untersuchungen am Affen schon gelehrt haben, daß die Darmschleimhaut, Nasenschleimhaut und die Speicheldrüsen als Ausscheidungsstätten für das Virus in Betracht kommen, so ist eine Desinfektion der Darmentleerungen und des Nasenrachenraumes angezeigt. Dafür genügt eine 1 %ige Lösung von Wasserstoffsuperoxyd, welche das Virus zerstört. Es ist jedoch unzweifelhaft, daß durch die abortiven

Formen und durch die Existenz gesunder Virusträger die epidemiologische Prophylaxe außerordentlich erschwert, in Gegenden mit dichter Bevölkerung wahrscheinlich beinahe unwirksam gemacht wird. Trotzdem bleibt für den Praktiker die Kenntnis all der verschiedenen Formen der Heine-Medinschen Krankheit ungeheuer wichtig, um für die Verhütung der Epidemie das veranlassen zu können, was nach Lage der Dinge möglich ist. Bemerkt sei noch, daß das Maximum der Epidemien in der Regel in den Sommer und den Anfang des Herbstes fällt, daß von dieser Regel aber Abweichungen vorkommen.

29. Die Erkrankungen des extrapyramidalen Systems.

Unter dieser Bezeichnung fassen wir vorläufig eine Reihe von Erkrankungen zusammen, deren anatomische Grundlage wir mit großer Wahrscheinlichkeit in einer Erkrankung des Corpus striatum zu suchen und deren klinische Hauptsymptome wir bereits dahin charakterisiert haben (S. 142), daß der Muskeltonus und das statische Zusammenwirken der einzelnen Muskelgebiete geschädigt ist. Diese Zusammenfassung geschieht zunächst aus didaktischen Gründen, ohne daß sie den Anspruch machen kann, eine endgültige Lösung der noch im Flusse befindlichen Fragen darzustellen; befindet sich doch die Forschung auf diesem Gebiete vorläufig noch im Stadium der Materialansammlung und Sichtung.

a) Die Chorea.

Die Chorea minor ist eine der häufigsten infektiösen Erkrankungen des Nervensystems. Ob sie auf einer Invasion der Bakterien selbst in das Nervensystem oder nur auf einer Wirkung der Toxine beruht, ist zweifelhaft; nicht zweifelhaft ist es aber mehr, daß Bakterien, vielleicht Streptokokken besonderer Art, die Chorea als die Teilerscheinung einer allgemeinen Infektion hervorrufen, deren weitere Teilerscheinungen Herz- und Gelenkerkrankungen sein können, nicht zweifelhaft weiter, daß den choreatischen Bewegungen kleine entzündliche Veränderungen in gewissen Teilen des Nervensystems, besonders in den zentralen Ganglien des Großhirns, und zwar im Striatum, hauptsächlich im Putamen und Nucleus caudatus zugrunde liegen. Die Krankheit kommt in der großen Mehrzahl der Fälle im Kindesalter vor, seltener beim Erwachsenen; hier ist die Gravidität ein besonderer ätiologischer Faktor.

Die choreatischen Zuckungen sind bereits an früherer Stelle beschrieben worden (S. 44). Nicht selten tritt die Krankheit wesentlich einseitig auf. Selten führt sie zu schweren Krankheitsbildern mit wilden Jaktationen, Unmöglichkeit zu schlucken infolge der Mitbewegungen, die bei dem Versuche dazu eintreten, Aufhebung der Sprache. Ein großer Teil dieser schweren Fälle geht an Erschöpfung zugrunde. Nicht so ungünstig zu beurteilen ist die Chorea mollis, bei der die

Schlaffheit der Muskulatur, welche überhaupt eine häufige Begleitererscheinung der Chorea ist, so hervortritt, daß die choreatischen Zuckungen fast dahinter zurücktreten. Es entsteht dann das Bild einer lähmungsartigen Schwäche neben der Chorea.

Die Verwechslung der Chorea minor ist eigentlich nur mit Hysterie möglich. Indessen haben die hysterischen Formen doch bei genauerer Betrachtung besondere Kennzeichen, entweder eine gewisse Rhythmik der Bewegungen oder etwas Tikartiges. Beides fehlt der echten Chorea ganz.

Therapie Die meisten Fälle heilen innerhalb weniger Monate vollständig. Zunächst ist Bettruhe am Platze. Auch sollen die kleinen Kranken nicht mit anderen Kindern zusammenkommen und selbstverständlich für die ganze Dauer der Krankheit vom Schulbesuch dispensiert werden. Man gibt Arsen (Liq. arsenicalis Fowleri je nach dem Alter bis zu 3 mal täglich 10 Tropfen, neuerdings hat man bei sehr hartnäckigen Fällen auch Salvarsan versucht) und Brom. In den ganz schweren Fällen muß man zu Chloralklystieren oder zu Skopolamininjektionen greifen.

Bleibende Symptome In manchen Fällen bleibt die Neigung zu choreatischen Zuckungen, auch abgesehen von echten Rezidiven, durch lange Jahre, ja durch das ganze Leben bestehen. Solche Personen reagieren leicht auf psychische Erregungen und auf die Gravidität mit einem Aufflackern der Zuckungen. In solchen Fällen ist Brom von großem Nutzen.

Huntingtonsche Chorea Die Huntingtonsche Chorea hat ätiologisch mit der Chorea minor gar nichts zu tun. Sie ist eine exquisit familiär hereditäre Erkrankung, welche fast durchweg gleichartige und direkte Vererbung über mehrere Generationen zeigt und gewöhnlich zwischen dem 21. und 60. Lebensjahr zum Ausbruch kommt. Es gibt aber auch von ihr, wie von jeder familiär hereditären Erkrankung, anscheinend freistehende Fälle (vgl. S. 136). Die Zuckungen selbst sind denen der Chorea minor ziemlich gleich, nur noch grotesker und vertrackter. Die Krankheit ist meist mit einer eigentümlichen geistigen Störung verbunden und verläuft in einer Reihe von Jahren tödlich. Eine Therapie existiert nicht. Die gesunde Bevölkerung ist zu warnen, in eine Choreafamilie einzuheiraten. Wahrscheinlich gehört auch diese Erkrankung anatomisch zu der hier abgehandelten Gruppe; neben Störungen in der Hirnrinde finden sich degenerative Veränderungen im Putamen und Nucleus caudatus.

Chorea durch apoplektische Herde Durch Erweichungsherde im Bereiche der Bahnen (Bindearm, Thalamus, Neostriatum), welche auch bei der infektiösen Chorea geschädigt sind, kann auch eine Herdchorea zustande kommen, z. B. nach apoplektischen Anfällen. Sie ist fast immer streng einseitig. Die Anamnese sichert die Diagnose.

b) Die Paralysis agitans.

Wir haben bereits das Auftreten dieses Symptomenkomplexes bei der Besprechung der Encephalitis epidemica erwähnt und darauf hingewiesen, daß es sich bei dieser Erkrankung hauptsächlich anatomisch um eine Läsion des Pallidum handelt.

Tremor und Rigidität Die beiden Hauptsymptome der Krankheit, das Zittern und die Rigidität, sind bereits früher geschildert worden (S. 43). Sie ergeben zusammen ein Bild, das gar nicht verkannt werden kann. Charakteristisch ist auch die vorgebeugte Haltung und die maskenartige Leblosigkeit des Gesichts (die auf der Rigidität der Gesichtsmuskulatur beruht). An der steifen Haltung, der Rigidität und dem regungslosen Ausdruck kann man die Paralysis agitans auch in den nicht ganz ungewöhnlichen Fällen erkennen, in denen das eine Symptom, das Zittern, fehlt (Paralysis agitans sine agitatione). Ebenfalls nicht selten sind die Fälle, in welchen die Krankheit sich, wenigstens im Beginn, auf eine Körperseite beschränkt. Zittern ohne Rigidität kommt seltener vor.

In schweren Fällen finden sich Gangstörungen in Gestalt von Retro- und Propulsionen. Die letzteren bestehen darin, daß der Kranke nicht Halt machen kann, wann er will, sondern wie von einer inneren Gewalt nach vorn gestoßen wird, bis er sich irgendwo festhalten kann.

Die Sehnenreflexe und Hautreflexe sind meist nicht verändert.

Häufige Symptome sind noch ein großes Hitzegefühl, so daß den Kranken die leichteste Bettdecke zu schwer erscheint, und ferner Speichelfluß.

Die Krankheit, die meist im Alter zwischen 40 und 50 Jahren, selten früher beginnt, ist im allgemeinen eine progressive. In Siechenhäusern finden wir die schweren Endformen dauernd ans Bett gefesselt. In nicht seltenen Fällen schreitet sie jedoch sehr langsam fort oder kommt auch ganz zum Stillstand. Ich kenne Fälle, die schon 15 Jahre leichtere Formen von Paralysis agitans darstellen. Man stelle also die Prognose nicht allzu ungünstig.

Die Therapie ist dem Fortschreiten der Krankheit gegenüber völlig machtlos. Einige Erleichterung gewährt den Kranken Massage. Auch soll man sie anhalten, die aktive Bewegung nicht ganz aufzugeben. Eine unzweifelhafte Besserung des ganzen Bildes erhält man in den meisten Fällen durch Injektionen von Hyoszin oder Duboisin (0,0005 bis 0,001). Aber diese Besserung hält nur einige Stunden an, und dauernd kann man diese Mittel nicht geben. Intern (als Pillen zu 0,3 mg 3 mal täglich) sind sie viel weniger wirksam.

c) Die Athétose double, der Torsionsspasmus, die Westphal-Strümpellsche Pseudosklerose und die Wilsonsche Krankheit (progressive Lentikulardegeneration).

Allen diesen Krankheiten gemeinsam ist eine Störung im Tonus der Muskulatur, welche durch Ausfallserscheinungen in der Linsenkernfunktion bedingt ist; anatomisch sind Herde im Linsenkern nachgewiesen worden. Diese Dystonie ist einerseits charakterisiert durch negative Kennzeichen, d. h. durch das fast völlige Fehlen von Pyramidensymptomen (keine Reflexstörungen und Paresen, kein Babinski, keine Atrophien, keine Sensibilitätsstörungen, erhaltene Bauchdeckenreflexe), andererseits 1. durch Muskelrigidität mit ihren Folgeerscheinungen (Kontrakturen, Stellungsfixationen, Bewegungsarmut, maskenhafte Gesichtsstarre), 2. durch bizarre, unwillkürliche Bewegungen des ganzen Körpers, manchmal jedoch auf einzelne Körperregionen beschränkt (Rumpf, Extremitäten, Schling- und Sprachmuskulatur). Weiterhin bestehen psychische Störungen, vor allem mehr oder weniger schnell eintretende Demenz. Dazu kommt oft eine

Sine
agitatione

Retro- und
Propulsionen

Verlauf

Therapie

Linsen-
kern-
funktions-
störung

Muskel-
rigidität

Bizarre
Bewe-
gungen

16*

Leber-
erkran-
kung

eigenartige Erkrankung der Leber, welche bei Pseudosklerose, Wilsonscher Krankheit und auch beim Torsionsspasmus beobachtet ist, sowie eine auffällige, grün-bräunliche Randpigmentierung der Hornhaut (bei

Rand-
pigmentie-
rung der
Hornhaut

Pseudosklerose). Ätiologisch für diese Erkrankung kommen Entwicklungsfehler im Gehirn, Erkrankung der Leber, vielleicht infolge infektiöser Allgemeinerkrankung, oder auch Entwicklungsfehler der Leber mit anschließender Autointoxikation in Betracht. Familiäre Disposition liegt oft vor. Der Beginn der Erkrankung kann in frühester Jugend einsetzen, erfolgt meist in der Pubertätszeit, höchstens gegen Ende der 20er Jahre. Die Progredienz der Erkrankung schwankt zwischen wenigen Monaten und vielen Jahren. Im Beginn kann die Abgrenzung von hysterischen Bewegungsstörungen Schwierigkeiten machen. Die Therapie ist machtlos.

30. Meningitis.

Die Meningitis beruht auf einer entzündlichen Veränderung der Meningen. Diese führt zu einer Zunahme und zu einer entzündlichen Veränderung der Lumbalflüssigkeit. Demgemäß sind die nervösen

Allgemeine
Sympto-
matologie

Symptome der Meningitis zusammengesetzt aus den Erscheinungen des erhöhten Zerebrospinal (= Hirn)-Druckes, wie sie schon beim Hirntumor beschrieben sind, und den Folgen der entzündlichen Veränderung der Meningen selbst. Durch die Reizung der Wurzeln, welche die Meningen ja durchbohren, kommen die heftigen Schmerzen und die Empfindlichkeit bei Meningitis zustande, und ebenso die reflektorische Nackenstarre, der Opisthotonus und das Kernigsche Phänomen (vgl. S. 90), welches dem bei Ischias ganz gleich ist.

Tuberku-
löse M.

Wir sehen am häufigsten von allen Meningitisformen die tuberkulöse Entzündung der weichen Hirnhäute. Besonders bei Kindern hat jeder Praktiker dieses traurige Bild wieder und wieder sehen müssen. Kinder, die meist allmählich erkrankt sind, von denen wir hören, daß sie unruhig geworden sind, nichts essen, erbrechen und über Kopfschmerzen geklagt haben, finden wir mäßig fiebernd im Bett mit angezogenen Beinen, etwas eingezogenem Bauch; wir fassen nach dem Kopf, er läßt sich nur schwer und unter Schmerzen gegen die Brust hinbewegen, wir fassen nach den Beinen und versuchen, sie gestreckt gegen den Rumpf hinzubewegen (Kernigsches Phänomen), das Kind gibt lebhafte Schmerzäußerungen von sich; ist es schon schwer benommen, verzieht es doch noch schmerzlich das Gesicht. Damit ist die Diagnose dann schon so gut wie sicher. Beim Augenspiegeln finden wir sehr häufig eine Stauungspapille, aber sie ist keine notwendige Bedingung für die Diagnose, ebenso wie die bei Kindern manchmal schwer festzustellenden

Basale
Symptome

Lähmungen oder Paresen basaler Hirnnerven, am häufigsten des Abduzens. Wenn solche da sind, sind sie natürlich wichtig. Sie beweisen die vorwiegend basale Lokalisation, die der tuberkulöse Prozeß zum Unterschied von den sich meist an der Konvexität lokalisierenden Formen bevorzugt. Auf den Puls allein kann man nicht zuviel geben.

Er ist häufig im Verhältnis zur Höhe des Fiebers langsam (Druckpuls), in den Endstadien dann sehr beschleunigt.

Etwaige Zweifel beseitigt dann die bei Kindern besonders leicht auszuführende Lumbalpunktion (vgl. S. 64). Wir finden meist einen sehr hohen Druck und dabei eine kaum getrübte, manchmal ganz klar erscheinende Flüssigkeit. Die Sedimentierung ergibt meist eine reine Lymphozytose. Polynukleäre Zellen findet man in geringer Anzahl, manchmal in den Anfangsstadien, sonst spricht ihr Befund im allgemeinen gegen die tuberkulöse Natur einer Meningitis. Der definitive Beweis kann durch den Nachweis von Tuberkelbazillen erbracht werden. Aber es gehört dazu eine sehr sorgfältige und lange Untersuchung. *[Lumbalflüssigkeit]*

Der Verlauf kann einzelne Besonderheiten zeigen, die das Bild im ganzen aber kaum verändern. So kann der Beginn sich als ein plötzlicher darstellen. Die Kinder erkranken manchmal unter Krämpfen, sind einige Stunden bewußtlos, das Bewußtsein stellt sich wieder her; die Eltern glauben die Kinder gerettet; es war aber nur der Beginn der langsam fortschreitenden Erkrankung. Außer den oben genannten Symptomen finden wir häufig noch Pyramidenzeichen, vor allem den Babinskischen Reflex einseitig oder doppelseitig. Er beruht auf einer Schädigung der Großhirnhemisphären durch die Meningitis, muß aber immer dazu führen, nachzuforschen, ob die anscheinende Meningitis nicht einer primären Erkrankung der Hemisphären selbst ihren Ursprung verdankt (Lues, Solitärtuberkel, Abszeß). *[Besondere Formen]*

Beim Erwachsenen, bei dem die tuberkulöse Meningitis verhältnismäßig viel seltener ist als beim Kinde, haben wir das gleiche Bild. Fieber, Kopfschmerzen, Erbrechen, Benommenheit, nicht so selten hier delirante Unruhe, Nackensteifigkeit, Kernigsches Symptom. In ganz seltenen Fällen kann das Fieber fehlen, der Puls ist dann häufig von großer Bedeutung. Beim Erwachsenen geben die im Beginn durch ein basales meningitisches Exsudat bedingten Lähmungen der Hirnnerven häufig die ersten Fingerzeige. Die Entscheidung gibt auch hier die Lumbalpunktion, die man in diesen Fällen sofort ausführen soll (vgl. S. 64).

Die Krankheit führt beim Kind wie beim Erwachsenen rettungslos, meist in einigen Wochen, zum Tode. In der Literatur gibt es einige wenige Fälle, welche trotz Nachweis von Tuberkelbazillen im Liquor schließlich gesund geworden sein sollen. *[Ausgang]*

Die eitrige Meningitis unterscheidet sich von der tuberkulösen zunächst durch ihren akuten Verlauf, und dementsprechend durch die Schwere der Symptome schon im Beginn der Erkrankung; das hohe Fieber, die hochgradige Nackensteifigkeit, die große Empfindlichkeit des ganzen Körpers, die heftigen Kopfschmerzen. Die basalen Symptome fehlen bei der eiterigen Form meist, weil sie sich zum Unterschied von der tuberkulösen (und der syphilitischen) mehr an der Konvexität abspielt. Dem entsprechen manchmal Krämpfe auch Jacksonscher Art und einseitige oder doppelseitige Pyramidenzeichen. *[Eitrige Meningitis]*

Die Lumbalpunktion ergibt bei der eiterigen Form eine deutlich getrübte, manchmal dickeiterige Flüssigkeit mit vielen polynukleären Leukozyten und verhältnismäßig wenig Lymphozyten.

Fortgeleitete Formen

Die eiterige Meningitis ist in einer Anzahl von Fällen hervorgerufen durch die Ausdehnung von eiterigen Prozessen am Schädel durch die Meningen. Es kommen besonders Eiterungen des mittleren und inneren Ohres und Schädeltraumen in Frage. Die infizierten Gehirnverletzungen des Krieges endeten ja leider schließlich in der Mehrzahl in eine Meningitis (vgl. S. 194 f.). Auch nach Basisbrüchen kann durch Einwanderung von Erregern aus Rachen, Nase oder Ohr eine Meningitis zustande kommen. Seltener als die Otitis sind Erkrankungen der Nebenhöhle der Nase die Ursache einer Meningitis. Wohl die foudroyantesten Formen sieht man beim Durchbruch von Hirnabszessen.

Infektiöse Formen

Eine zweite Ursache der eitrigen Meningitis sind Infektionskrankheiten. Nach Typhus, Influenza, Gelenkrheumatismus, Pneumonien, Scharlach und bei septischen Prozessen sehen wir, wenn auch selten, Meningitiden von sehr verschiedener Schwere, von den allerschwersten Formen, wo die Punktion ein dickeitriges Exsudat ergibt, bis zu ganz leichten Formen, wo die Patienten nur einige Male Erbrechen, etwas Nackensteifigkeit, Kopfschmerzen, dabei leichtes Fieber haben, um nach einigen Tagen wieder zu gesunden. Wir würden in den letzten Fällen, welche man wohl auch als Meningismus bezeichnet, die Diagnose gar nicht mit Sicherheit stellen können, wenn nicht die Lumbalflüssigkeit uns einen erhöhten Druck und polynukleäre Leukozyten ergäbe. Für die Praxis, wo man in solchen leichten Fällen nicht immer die Lumbalpunktion machen wird, ergibt sich die Regel, keine zu pessimistischen Prognosen zu stellen.

Die Prognose ist auch in den ausgesprochenen Fällen von fortgeleiteter und infektiöser Meningitis nicht ganz so schlecht wie bei der tuberkulösen Form. Entscheidend für die Möglichkeit einer Heilung scheint mir der bakteriologische Befund. Ich habe niemals Meningitiden, wo im Lumbalpunktat Streptokokken nachgewiesen wurden, heilen sehen. Dagegen können Meningitiden mit vereinzelten Staphylokokken, Diplokokken, Stäbchen (Influenzabazillen?) zur Heilung kommen. Auch gibt es Fälle von fortgeleiteter Meningitis, wo wir bei ausgesprochen trüber Flüssigkeit gar keinen bakteriologischen Befund erheben können — ein Zeichen, daß der eigentliche infektiöse Prozeß noch lokalisiert, noch nicht allgemein geworden ist. Ich möchte auch hervorheben, daß ich eine ganze Anzahl von Meningitiden nach Schädeltraumen und auch nach Ohr- und Nasenerkrankungen, besonders solche mit eigentümlich interkurrentem Verlauf gesehen habe — mehrtägige hohe Fieberperioden getrennt durch freie Tage und Wochen — die schließlich den Ausgang in Genesung genommen haben. Ganz schlecht ist die Voraussage der septischen Meningitis und auch der ausgesprochenen Meningitiden nach Pneumonie.

Bakteriologischer Befund

Therapie

Die Therapie hat sich dementsprechend einzurichten. Bei Streptokokkenmeningitiden halte ich jeden Eingriff für nutzlos, aber er wird nichts schaden. Bei den anderen fortgeleiteten Meningitiden müssen die ersten Anzeichen der Meningitis das letzte Signal zu einer sofortigen Freilegung des Eiterherdes am Schädel sein, sofern ein solcher festzustellen ist. Es gilt das sowohl von traumatischen Fällen wie insbesondere von der otogenen Form, bei der durch Freilegung und Eröffnung der Meningen vom Ohre aus auch eine Reihe schöner Heilungserfolge erzielt sind. Bei den infektiösen Formen gibt es natürlich keinen lokalen Herd und auch kein chirurgisches Eingreifen; an dessen Stelle tritt hier die wiederholte Lumbalpunktion, die erstens von außerordentlich beruhigendem Einfluß auf die subjektiven Beschwerden des Kranken[1]), aber auch anscheinend von Bedeutung für die objektive Heilung des Prozesses ist. Außer diesen beiden Maßnahmen — Operation und Lumbalpunktion — gibt es nur die üblichen allgemeinen exzitierenden und symptomatischen Mittel. Bei Pneumokokkenmeningitis hat man neuerdings Optochin durch Lumbalinfusion angewandt.

Die epidemische Meningitis (Genickstarre) ist nur eine Form der eiterigen Meningitis, diejenige, welche durch den Weichselbaumschen Meningococcus intracellularis erzeugt wird. Die Krankheit ist durch die großen Epidemien der letzten Jahre (z. B. in Schlesien und am Rhein) wieder in den Vordergrund des Interesses gerückt. Kleinere Epidemien sind besonders häufig in Kasernen beobachtet worden, und auch während des Krieges sind Erkrankungen von Soldaten sowohl draußen im Felde als in der Heimat gelegentlich beobachtet worden. Aber sie ist auch außerhalb von Epidemiezeiten, also endemisch, keine seltene Erkrankung. Es vergeht doch kein Jahr, wo wir nicht eine ganze Anzahl von „epidemischen" Fällen, deren Infektion uns unklar bleibt, zur Beobachtung bekämen, und wir müssen jederzeit mit dieser Erkrankung rechnen. *(Epidemische Meningitis)*

Die Mehrzahl dieser Fälle zeichnet sich aus durch einen sehr akuten Beginn mit hohem Fieber und sogleich auch allen meningitischen Symptomen — Benommenheit, Kopfschmerzen, Erbrechen, Nackensteifigkeit, Kernigsches Symptom, große Empfindlichkeit des ganzen Körpers, sehr erhöhter Lumbaldruck, eiterig getrübtes Punktat. Die Auffindung von Meningokokken macht manchmal etwas Schwierigkeiten. Der Verlauf der endemischen Fälle, beim Erwachsenen wenigstens, ist bei uns ein ziemlich benigner. Ich habe unter vielleicht 70—80 Fällen doch nur ganz wenig Todesfälle gesehen, und zwar ohne Serumanwendung, nur unter dem Einfluß wiederholter Lumbalpunktionen. Der Verlauf ist dabei ein sehr wechselvoller; nachdem das Krankheitsbild einige Tage in voller Schwere bestanden hat, gehen die Erscheinungen zurück, um ganz unberechenbar und plötzlich, manchmal schon aus anscheinend voller Rekonvaleszenz, wieder akut anzuschwellen. Mit den Symptomen kann die Beschaffenheit des Lumbalpunktates von Tag zu Tag wechseln. *(Verlauf)*

Schlechter erscheint die Prognose der endemischen Genickstarre bei Kindern. Auch hier ist zwar der Verlauf selten ein so akuter, wie er zu Epidemiezeiten sein kann, aber die Krankheit geht häufiger

---

[1]) Dieser subjektive Einfluß macht sich nach der Lumbalpunktion bei jeder Form der Meningitis, auch der tuberkulösen und der epidemischen geltend.

als beim Erwachsenen in einen chronischen Hydrozephalus über, in welchem die Kinder unter hochgradiger Abmagerung, von Zeit zu Zeit sich wiederholenden Krämpfen und Erbrechen, unter Fortdauer leichter meningitischer Symptome allmählich zugrunde gehen, ohne daß es gelingt, den Prozeß aufzuhalten.

In den großen Epidemien kommen sehr viel mehr schwere Fälle vor, Fälle, die manchmal in 24 Stunden tödlich verlaufen. Auch ich habe solche Fälle von Meningitis siderans bei kleinen Epidemien gesehen. Diese Fälle sind wohl trotz aller Therapie unbedingt verloren.
Kompli-
kationen Die Prognose bei den milderen Formen wird getrübt durch Komplikationen wie insbesondere eiterige Iritis, Otitis, Fälle endlich, welche auch den Erwachsenen langsam in das Stadium eines chronischen Hydrozephalus führen, und die entweder schließlich nach einigen Monaten in Tod oder in einen bleibenden psychischen Defektzustand oder auch in Blindheit oder Taubheit ausgehen. Andererseits gibt es auch gerade in Epidemien Fälle so leichter Art, daß sie nur im Zusammenhang mit der herrschenden Epidemie als Genickstarre erkannt werden.

Die Meningokokkeninfektion beschränkt sich nicht immer auf die Meningen. Man ist gerade in der Kriegszeit auf ausgedehnte hämorrhagische Exantheme bei der epidemischen Meningitis aufmerksam geworden, weil sie Veranlassung zu Verwechslung mit Fleckfieber gegeben haben. Die anatomische Untersuchung weist in diesen Fällen die Meningokokken in der Haut und ihren Gefäßen nach. Auch sind Fälle von Meningokokkensepsis beschrieben, in welchen man die Meningokokken im Blute fand, lange ehe es zu den Erscheinungen der Meningitis kam.

Therapie Die Therapie besteht wie bei der infektiösen Form in regelmäßig täglich oder alle zwei Tage vorgenommenen Lumbalpunktionen, bei denen unter genauer Druckmessung ganz allmählich bis zu dem normalen Druck von 120—200 mm Wasser Lumbalflüssigkeit abgelassen wird. Neuerdings wird vielfach die Injektion von Meningokokkenserum an diese Lumbalpunktionen angeschlossen, ohne daß ein sicheres Urteil sich über den Nutzen dieser Maßregel bisher gewinnen ließe. Daß aber die Lumbalpunktionen als solche nützen, erscheint ganz zweifellos, und man möge an sie auch die Infusion von Meningokokkenserum anschließen.
Prophy-
laxe Eine Prophylaxe gegen die sporadische Meningitis epidemica gibt es natürlich nicht. Bei Epidemien hat die bakteriologische Untersuchung anscheinend Gesunder eine solche Anzahl von Bakterienträgern, die den Meningokokkus im Rachen beherbergen, ergeben, daß es ganz unmöglich erschien, diese alle zu isolieren. Die Tatsache enthält natürlich das ungelöste Problem, warum diese Bakterienträger nicht an Meningitis erkranken, macht aber eine Prophylaxe bei Epidemien äußerst schwierig. Bei der Pflege von epidemischer Meningitis soll sich das Personal besonders vor der Infektion mit Nasen- und Rachenschleim schützen. Bei den Kranken soll Rachen- und Mundhöhle möglichst durch Ausspülungen und Gurgelungen desinfiziert werden. Die sporadische Meningitis ist merkwürdigerweise sehr wenig infektiös. Ich habe noch nie bei diesen Fällen eine Infektion innerhalb des Krankenhauses gesehen.

Unter dem Namen der **Meningitis serosa** gehen wahr- Meningitis serosa
scheinlich eine Anzahl verschiedener Affektionen. Wenn man sie
nämlich nur durch die seröse, nicht getrübte, Beschaffenheit des
Lumbalpunktats charakterisiert, so gehören eine große Anzahl von
infektiösen Meningitiden zur serösen Meningitis. Es hat aber keinen
Sinn, diese Formen abzutrennen, die nur leichte Fälle der anderen
Formen sind.

Eine besondere Stellung könnte allenfalls der **Meningitis serosa
bei Otitis** zugebilligt werden. Es können im Verlaufe einer Otitis Bei Otitis
media chronica nicht nur ausgesprochene eiterige Meningitiden zur
Ausbildung kommen, sondern auch gutartigere Formen, die niemals
eine trübe, sondern nur eine seröse Lumbalflüssigkeit ergeben und dabei
fieberlos und mehr **chronisch** verlaufen, so daß das klinische Bild völlig
den Allgemeinsymptomen des Tumor cerebri gleichen kann: Benommenheit, Stauungspapille, Erbrechen, einseitige oder allgemeine Krämpfe.
Die Zeichen der akuten Meningitiden, die Nackenstarre, das **Kernig**sche
Symptom können dabei recht **zurücktreten**. Es wird vermutet, daß
diese Formen nicht infektiösen, sondern **toxischen Ursprungs** sind.
Ihre Unterscheidung von den anderen Komplikationen der Otitis, insbesondere vom Abszeß, ist natürlich sehr schwer, manchmal unmöglich,
besonders wenn sie mit einer nicht eiterigen Enzephalitis (vgl. S. 168)
verbunden sind. Ihre Therapie ist zunächst die Behandlung der Otitis,
ferner Lumbalpunktionen. Die Gefahr für das Auge (Neuritis) kann
die dekompressive Trepanation erforderlich machen, nach der manchmal
ganz enorme Quantitäten von Zerbrospinalflüssigkeit abgesondert werden.
In anderen Fällen heilt die seröse Meningitis auch spontan. Analoge
Erfahrungen wie für die vom Ohr ausgehende Meningitis haben wir im
Kriege für die **traumatische Form** gemacht. Über sie ist bei den
Schädelverletzungen schon berichtet (S. 194).

Nun kann eine solche Meningitis serosa auch ohne alle ersicht- Spontane Form
liche Ursache zur Entstehung kommen, und es ist nach dem Ge-
sagten klar, daß sie ganz unter den **Allgemeinerscheinungen** eines
Hirntumors verlaufen muß. Das schlimmste für die Diagnostik ist
aber die Tatsache, daß diese anscheinend ganz allgemeine Erkrankung
auch zu **lokalen** Symptomen Veranlassung geben kann, ohne daß wir
einen lokalen Befund erheben könnten. So sind eine ganze Reihe von
Fällen unter der Diagnose Tumor des Kleinhirns operiert worden, bei
denen Operation und eventuell Autopsie gar keinen Befund ergab außer
dem einer Meningitis serosa bzw. ihres Folgezustandes, eines **Hydro-** Erworbener Hydrozephalus
cephalus acquisitus. Die Fälle sind dabei prognostisch durchaus
nicht etwa günstig, sondern sie kommen in erheblicher Zahl zum
Exitus. Alles in allem bilden sie natürlich keine häufige Erkrankung.
Über die Differentialdiagnose gegenüber dem Hirntumor ist S. 162
einiges gesagt. Für die Therapie sei nur noch einmal betont, daß
gerade bei ihnen die Dekompressivtrepanation sehr in Betracht kommt.
Auch der Balkenstich ist angewendet worden. Ferner hat man trotz
des **nicht syphilitischen Ursprungs** Schmierkuren von Erfolg
gefunden.

Pachy-
meningitis

Über die syphilitischen Meningitiden vgl. S. 217. Eine Pachymeningitis haemorrhagica kommt außer bei Syphilis noch bei Alkoholisten vor.

Meningeal-
blutung

Blutung in die Meningen oder Durchbruch einer Hirnblutung können zu Erscheinungen führen, die mit Meningitis verwechselt werden können. Die Lumbalpunktion korrigiert etwaige Irrtümer.

31. Epilepsie.

Epilepsie
und epi-
leptischer
Anfall

Ehe wir die Epilepsie des weiteren besprechen, muß Klarheit geschaffen werden über das Verhältnis zwischen Epilepsie und epileptischem Anfall. Wir haben schon im allgemeinen Teil dieses Buches (S. 44, 46) zwei Arten von epileptischen Anfällen unterschieden, den „großen" und den Jacksonschen Anfall. Der erste beteiligt fast gleichzeitig die ganze Körpermuskulatur, verläuft mit einer tonischen und klonischen Phase, der zweite beschränkt sich auf einen Teil des Körpers oder er pflanzt sich zuerst klonisch, dann erst tonisch werdend, von einem Punkte allmählich bis zur beliebigen Ausdehnung über den Körper fort.

Es ist nun wichtig festzuhalten, daß einmal der große epileptische Anfall keineswegs nur für die „genuine Epilepsie" charakteristisch ist, und daß zweitens der Jacksonsche Anfall [1]) nicht in allen Fällen auf eine grobe, organische Schädigung des Gehirns, etwa einen Tumor, zurückgeführt werden muß, sondern auch als Ausdrucksform der genuinen Epilepsie erscheinen kann.

Das heißt, jeder epileptische Anfall ist zunächst immer nur ein Symptom, dessen Ursache wir zu erforschen haben, und speziell nach der Richtung, ob die Epilepsie d. h. die Krankheit Epilepsie in ihm zum Ausdruck kommt.

Große epi-
leptische
Anfälle
ohne
Epilepsie

Große epileptische Anfälle ohne Epilepsie kommen vor bei Paralyse, bei Eklampsia infantum et gravidarum, bei Urämie, beim Hirntumor, beim Hirnabszeß, bei Lues cerebrospinalis, bei der Meningitis, bei Commotio cerebri und bei einer großen Reihe von akuten und chronischen Vergiftungen, Fleischvergiftung, Kohlenoxydvergiftung. Bei allen diesen Krankheiten kommen auch partielle (Jacksonsche) Anfälle vor. Die Diagnose ergibt sich einesteils aus den sicheren Erscheinungen der organischen Herdläsion beim Tumor, Abszeß, Lues etc., andererseits aus den begleitenden Umständen bei der Eklampsie, der Urämie etc. Wenn organische Hirnerkrankungen ohne lokale Ausfallssymptome verlaufen, so kann selbst bei länger sich hinziehenden Fällen die Entscheidung, ob es sich um eine genuine oder symptomatische Epilepsie handelt, manchmal unmöglich sein. So sind z. B. Fälle bekannt, bei denen sich als zufälliger Sektionsbefund einer anscheinend genuinen Epilepsie multiple Zystizerken des Gehirns fanden.

---

[1]) Wenn wir, wie das einige andere tun, den Jacksonschen Anfall nicht symptomatologisch, sondern ätiologisch als durch eine „organische" Hirnerkrankung bedingt, definieren, so kommen wir aus den Schwierigkeiten überhaupt nicht heraus.

Ehe wir uns die Frage vorlegen, ob ein epileptischer Anfall ein Diagnose des epileptischen Anfalls Symptom einer genuinen Epilepsie war, müssen wir nun freilich erst entscheiden, ob er überhaupt ein epileptischer war. Wenn man zufällig einmal zum Anfall selbst kommt, so ist er kaum zu verkennen. Die Verdrehung der Augen und des Kopfes, die klonischen nicht ganz regelmäßigen, allmählich abnehmenden, schüttelnden Krämpfe, die rücksichtslose Gewalt aller dieser Krampfbewegungen, die Erschwerung der Atmung ergeben bei der völligen Bewußtlosigkeit des Kranken ein ganz typisches Bild. Bekannt als diagnostisches Hilfsmittel ist ferner die **Weite und** Pupillen im Anfall **Starre der Pupillen im Anfall**, die nur in ganz außerordentlich seltenen Fällen gelegentlich auch einmal bei der Hysterie beobachtet wird. Die Pupillen sind aber im Anfall überhaupt nicht leicht zu prüfen. Die Farbe des Gesichts im Beginn des Anfalls ist meist blaß, im weiteren Verlauf zyanotisch, gibt aber keine Differentialdiagnose. Wer einige Male echte epileptische Anfälle gesehen hat, wird sich durch hysterische Anfälle kaum jemals täuschen lassen. Das Gemachte der hysterischen Anfälle, die Rücksicht, die der Hysterische selbst bei den wildesten Verdrehungen, dem stärksten Fuchteln und Stoßen noch auf sich und seine Umgebung nimmt, sind im allgemeinen bald herauszufühlen. Nur wenn sich jemand eigens darauf einübt, epileptische Anfälle zu simulieren, kann es vorkommen und ist es vorgekommen, daß er auch Ärzte, die in Epileptikeranstalten fast nur mit Epileptikern zu tun haben, lange Zeit täuscht.

Kommt der Arzt kurze Zeit nach dem Anfall, so ist der tiefe und kaum zu störende Schlaf, den die meisten Epileptiker nach dem Anfall zeigen, etwas sehr Charakteristisches. Freilich kann er fehlen und der Kranke nach einigen Minuten der Bewußtlosigkeit, der Benommenheit und oft der Verwirrtheit wieder zu klarem Bewußtsein erwachen, ohne meist eine Ahnung von dem Vorgefallenen zu haben. Kurz nach dem Anfall versäume man auch nie die Zehenreflexe zu prüfen. Ein positiver **Babinski** ist manchmal noch einige Stunden nach dem Anfall zu erzielen und ohne weiteres beweisend gegen Hysterie. Ein **dauernder** Babinski ganz ohne Zusammenhang mit den Anfällen kommt bei genuiner Epilepsie wenigstens nicht vor, sondern ist immer ein Zeichen von symptomatischer Epilepsie. Bei der genuinen Epilepsie sind Herdsymptome wie der **Babinski**sche Reflex immer nur vorübergehend. Auch die Pupillenstarre kann den epileptischen Anfall etwas überdauern und ist in solchen Fällen auch ein wichtiges Zeichen. Das Fehlen von organischen Zeichen als Folgeerscheinung des Anfalles ist aber natürlich niemals gegen die Diagnose Epilepsie zu verwenden.

In den meisten Fällen wird der Arzt den Anfall selber oder seine etwaigen Folgeerscheinungen aber gar nicht zu Gesicht bekommen, sondern muß sich aus der **Anamnese** ein Bild machen. Eine Hauptfrage ist hier die, ob der Kranke während des Anfalles wirklich ganz **bewußtlos** gewesen ist. Der epileptische Krampfanfall macht fast immer volle Bewußtlosigkeit, und der Kranke kann sich hinterher an gar nichts erinnern. Wenn wir die Angabe hören, daß der Kranke während des Krampfanfalls nicht aufgehört hat, dasjenige, was um ihn vorging, wenn auch dunkel, wahrzunehmen, so werden wir von vornherein das größte Mißtrauen haben.

Von den Vorgängen während des Anfalls selbst sprechen dann noch für Epilepsie der häufige „epileptische Schrei" im Beginn, dann der Zungenbiß mit blutigem Schaum vor dem Munde. Frischere Zungenbisse sind meist auch als solche leicht zu erkennen, bei alten kann man oft recht zweifelhaft sein. Ferner sprechen für Epilepsie unwillkürlicher Abgang von Urin und Kot und Verletzungen während des Anfalls. Selbstverständlich brauchen diese Dinge nicht bei jedem Anfall vorzukommen. Am häufigsten von ihnen ist der Zungenbiß, am seltensten schwere Verletzungen. Wenn sie aber überhaupt einmal vorgekommen sind, so spricht das sehr für Epilepsie. Die Fälle von Hysterie, welche sich in die Zunge oder die Backe beißen, während des Anfalls sich beschmutzen oder sich absichtlich schwere Verletzungen beibringen, sind doch sehr selten, so daß man doch schon einen besonderen Verdacht haben muß, um nach dieser Richtung Zweifel zu fassen.

Man wird sich dann nach den Vorboten des Anfalls erkundigen. Wenn solche Vorboten gar nicht da sind, der Kranke plötzlich bewußtlos in Krämpfen zu Boden stürzt, so handelt es sich fast immer um einen echten epileptischen Anfall. Für die Epilepsie sind aber auch die verschiedenen Formen der Aura ziemlich charakteristisch. Gewöhnlich treten sie bei ein und derselben Person immer in gleicher Form auf, als ein Nebel vor den Augen, als Funkensehen, als Hören von Geräuschen, als ein bestimmter Geruch, als Schmerzen, die sich z. B. allmählich aus dem Bauche nach dem Kopfe zu ausbreiten. Häufig merkt der Kranke nur einen Schwindel, der ihm aber noch Zeit läßt, sich irgendwo hinzulegen, sehr häufig befällt ihn eine kurze Angst, ehe der Anfall eintritt. Während diese eigentlichen Auraformen nur wenige Sekunden oder Minuten dauern, merken manche Epileptiker es schon stundenlang vor dem Anfall an einem unbehaglichen eigentümlichen Gefühle, Kopfschmerzen u. dgl., daß ein Anfall bevorsteht, und können sich darauf einrichten. Je unbestimmter die Aura ist, um so weniger kann man natürlich mit ihr differentialdiagnostisch etwas anfangen.

Von den Vorgängen nach dem Anfall frage man nach dem schon erwähnten Schlaf, nach Verwirrtheitszuständen und nach Kopfschmerzen. Es gibt Epileptiker, die nur an den morgendlichen schweren Kopfschmerzen merken, daß sie nachts einen Anfall gehabt haben.

Nachdem man sich über den einzelnen Anfall orientiert und ihn mehr oder weniger sicher als epileptischen erkannt hat, fragt man nach der Anzahl, nach Zeit und Wiederholung der Anfälle und geht somit zur Diagnose der Epilepsie über. Es kommt zuweilen vor, daß wir nach einem einzigen Anfall konsultiert werden, der aller Wahrscheinlichkeit nach als Beginn der Epilepsie anzusehen ist. Immerhin werden wir mit unserem Urteil in solchen Fällen sehr vorsichtig sein. Man stelle überhaupt die Diagnose Epilepsie dem Kranken und dessen Familie gegenüber nicht zu früh. Denn die Diagnose ist für das Publikum sehr entmutigend. Der Patient geht zu einem anderen Arzt, und wenn dieser dann anstatt von epileptischen von „nervösen" Anfällen spricht, hat der erste natürlich Unrecht. Man kann ja auch ohne ausgesprochene Diagnose sachgemäß behandeln.

Die Häufigkeit der Anfälle bei der Epilepsie ist eine ganz außerordentlich verschiedene. Es gibt Kranke, die auch ohne Behandlung nur alle Jahre oder alle paar Jahre einen Anfall (oder mehrere kurz nacheinander) haben, andere dagegen, die alle Woche mehrere haben. Besonders häufig sind die nächtlichen und morgendlichen Anfälle.

Als Status epilepticus bezeichnen wir den Zustand, in welchem die Anfälle in ununterbrochener Reihenfolge so schnell einander folgen, daß die Bewußtlosigkeit andauert.

Bisher haben wir nur von den typischen großen Anfällen gesprochen. Wie oben bereits flüchtig erwähnt war, gibt es aber auch Fälle von genuiner Epilepsie, welche Jacksonsche oder den Jacksonschen ähnliche Anfälle zeigen. Wir hören gar nicht selten, der Anfall beginne immer in einer Hand oder in einem Fuß, seltener schon beschränkt er sich auf einen Körperteil oder auf eine Körperseite, aber auch das kommt vor. Hierher gehört auch die Epilepsia rotatoria und procursiva, in welcher der Kranke sich um sich selbst dreht oder nach vorne drängt. Es kann dann noch zu einem großen Anfall kommen, kann aber auch bei dem Drehen oder Vorwärtslaufen verbleiben. Auch koordinierte und ganz unwillkürlich und maschinenmäßig ausgeführte Handlungen als Ausdruck des epileptischen Anfalls kommen vor, wie Reiben mit der Hand auf dem Kopf, Aufknöpfen des Rockes etc.

Besondere Formen der genuinen Epilepsie

Alle diese Fälle sind wichtig, weil sie bei ungenügender Beurteilung dazu führen könnten, den Kranken als eine organische Epilepsie durch Herderkrankung dem Chirurgen zu übergeben. Sie unterscheiden sich von den organischen Epilepsien aber dadurch, daß nicht die geringsten dauernden Herderscheinungen bestehen, ein Verhalten, das bei der organischen Epilepsie ganz außerordentlich selten ist. Ein positives, aber natürlich nicht absolut zuverlässiges Merkmal der genuinen Epilepsie selbst in der Form der partiellen Anfälle ist die im Verhältnis zu den Bewegungsstörungen meist ganz auffallend schwere oder totale Bewußtseinsstörung.

Manche Epileptiker zeigen auch außerhalb des Anfalles einzelne unregelmäßige, blitzartige Muskelzuckungen, sogenannte myoklonische Zuckungen — Myoklonusepilepsie. In ganz außerordentlich seltenen Fällen scheinen solche myoklonischen Zuckungen auch ohne Epilepsie vorzukommen (Paramyoclonus multiplex).

Myoklonie

Recht selten sind auch vorübergehende isolierte hemiplegische oder monoplegische oder aphatische Zustände bei genuiner Epilepsie, also das Gegenstück der Krämpfe.

Epileptische Äquivalente

Die Epilepsie zeigt sich nun weiter aber überhaupt nicht nur in Krampfanfällen, sondern auch in anfallsweise auftretenden Bewußtseinsstörungen. Die leichtesten sind die sogenannten Absencen oder Petit mal-Anfälle. Man darf nie vergessen, die Umgebung der Kranken nach ihnen zu fragen. In der leichten Form bestehen sie darin, daß der Kranke einige Sekunden starr vor sich hinsieht, und die Um-

Absencen Petit mal

gebung merkt, daß er währenddessen die Vorgänge um sich her nicht aufgefaßt hat, sondern „abwesend" war. Manchmal merkt es die Umgebung auch nicht, und das kann zu sehr unangenehmen Folgen führen, wenn z. B. ein Bureaubeamter sich an Aufträge, Briefe, Anfragen od. dgl. nicht erinnert und sie sogar ableugnet. In etwas schweren Fällen hat der Patient das Gefühl eines Schwindels oder von Angst vor der Absence, in der Absence selbst kann er dann auch umsinken, um nach einigen Sekunden wieder zu erwachen. Es ist manchmal nach dem einzelnen Anfall gar nicht möglich, diese Art von Absencen von einfachen Ohnmachten zu unterscheiden und man kann dann ein Urteil nur nach dem ganzen Verlauf fällen. Wenn z. B. jemand auch nur einmal einen großen epileptischen Anfall gehabt hat und dann häufig Ohnmachten bekommt, so sind es eben Petit mal-Anfälle. Es gibt aber Epileptiker, die nur Petit mal-Anfälle haben.

In anderen Fällen kombinieren sich Absencen mit auraartigen Zuständen, z. B. einer bestimmten schlechten Geruchswahrnehmung oder einem Rieseln über den Körper od. dgl.

In wieder anderen Fällen ist der Kranke gar nicht ganz abwesend, sondern er glaubt nur eine Veränderung um sich her wahrzunehmen. Die Umgebung erscheint ihm plötzlich fremdartig, die Gesichter anders, verzerrt u. dgl.; gerade solche kleinen Anfälle können sich sehr häufen.

Dämmer-
zustand Diese Zustände gehen unmittelbar über in die eigentlichen epileptischen Dämmerzustände. Diese Dämmerzustände erscheinen entweder als präkonvulsive oder postkonvulsive oder unabhängig vom epileptischen Anfall als epileptische Äquivalente. Ein Dämmerzustand bildet eine Unterbrechung der normalen Kontinuität des Bewußtseins und ist charakterisiert durch die Amnesie, die nach seinem Aufhören für die Zeit des Zustandes, häufig auch noch für einen Zeitraum vor Beginn des Dämmerzustandes besteht. Man kennt ja die Geschichten von Personen, die plötzlich auf einer Weltreise auf irgend einem Punkte der Erde „erwachen" und sich verwundert fragen, wie sie denn dahingekommen sind. Sie haben die ganze Zeit zwischen dem Antritt der Reise und dem Augenblick des Erwachens vergessen. Diese Geschichten illustrieren eine Tatsache gut, daß das Verhalten des Epileptikers im Dämmerzustand selbst völlig korrekt und zweckmäßig sein kann, denn sonst wäre der im Dämmerzustand Reisende doch irgendwo angehalten worden. Im übrigen sind solche geordneten Dämmerzustände von wochenlanger Dauer sehr selten, kürzere aber sehr häufig. Am häufigsten ist das Verirren im Dämmerzustand. Der Kranke steht plötzlich in einer ihm unbekannten Straße oder Gegend und weiß nicht, wie er dahin gekommen ist. Er mag dann nur einige Sekunden oder Minuten gedämmert haben. Oder er findet sich plötzlich in einem Laden, ohne zu wissen, was er da Foren-
sische Be-
deutung eigentlich will. In einem Dämmerzustand werden häufig auch kriminelle Handlungen verübt, Totschläge, Angriffe auf Schutzleute, Brandstiftungen, exhibitionistische Handlungen etc. Wird jemand im Dämmerzustand selbst verhaftet und vernommen, so kann er auf der Polizeiwache dann unter Umständen ein ganz geordnetes „Geständnis" ablegen. Dann tritt Schlaf und Amnesie ein, und wenn der Patient erwacht, hat er keine Ahnung weder von der Tat, noch von seiner Verhaftung und seinem Geständnis.

Häufig sind die epileptischen Dämmerzustände aber ganz ungeordnete und stellen sich auf den ersten Blick als psychotische dar. Es sind darunter vielleicht die wildesten Tobsuchtsanfälle, die es gibt, ängstliche Delirien etc. Auch einfache Stuporzustände kommen nicht selten vor.

Als besondere Form der Dämmerzustände kann das N a c h t - w a n d e l n aufgefaßt werden; es findet sich jedoch auch bei nichtepileptischen Psychopathen zuweilen. Nacht-
wandeln

Dämmerzustände kommen nun nicht nur bei der Epilepsie, sondern auch bei der Hysterie vor, und manchmal in Formen, die als solche von den epileptischen schwer zu unterscheiden sind. Auf die feineren Unterscheidungsmöglichkeiten will ich hier nicht eingehen. Man tut also gut, sich bei der Diagnose Epilepsie nicht a l l e i n auf die Dämmerzustände zu verlassen.

Eine weitere vorübergehende psychische Störung sind die V e r s t i m - m u n g e n vieler Epileptiker. Die Kranken sind an manchen Tagen nicht zu gebrauchen und scheinen nur darauf zu warten, sich in einem heftigen Wut- und Zornausbruch zu entladen. Diese Jähzornsausbrüche der Epileptiker sind auch für die Diagnose der Epilepsie wichtig und man darf nicht vergessen, in der Anamnese nach ihnen zu fragen. Auch sie führen manchmal zu kriminellen Handlungen, häufiger noch zu großen sozialen Nachteilen und Unannehmlichkeiten für die Kranken. Verstim-
mungen

Epileptiker zeigen auch nicht selten sogenannte i m p u l s i v e H a n d - l u n g e n, von denen die P o r i o m a n i e (F u g u e s) am bekanntesten ist, der unwiderstehliche Trieb zum planlosen Fortlaufen. Die Dauer dieser F u g u e s ist eine sehr verschiedene. Sie kommen aber nicht nur bei Epileptikern vor, sondern auch bei anderen Psychopathen, besonders auch bei psychopathischen Kindern. Porio-
manie

Epileptische Kinder leiden nicht selten an P a v o r n o c t u r n u s, an B e t t n ä s s e n, an Z ä h n e k n i r s c h e n i m S c h l a f. Alle diese Symptome kommen jedoch auch bei nichtepileptischen Psychopathen vor. Pavor
nocturnus
Enuresis

Endlich tritt in einer großen Anzahl von Fällen auch eine dauernde psychische Veränderung in Form einer D e m e n z auf. In den leichtesten Fällen findet sich als erstes Symptom dieser Demenz eine außerordentliche Weitschweifigkeit der Kranken. Bei ihren Mitteilungen und Erzählungen kommen sie ja schließlich dazu, das zu sagen, was sie sich vorgenommen hatten, aber auf unendlichen Umwegen und mit unerträglicher Ausführlichkeit. Auch eine Einbuße des Gedächtnisses und der Merkfähigkeit wird fast nie vermißt. Häufig zeigen sie weiter eine große Sorglosigkeit, Urteilslosigkeit und dementsprechend einen heiteren Optimismus, wenn sie nicht gerade ihre Verstimmungen haben. Die Demenz kann sehr hohe Grade erreichen, die wir hier nicht weiter beschreiben wollen. Epilep-
tische
Demenz

Es ist nun noch einiges über den V e r l a u f der Epilepsie nachzutragen. Die Krankheit kann in jedem Lebensalter beginnen. Im frühen Kindesalter ist die Unterscheidung von der Eklampsie recht Verlaufs-
formen

schwierig, aber darum wichtig, weil insbesondere von den Pädiatern
die Auffassung vertreten wird, daß die eklamptischen Anfälle
Eklampsie
und Epi-
lepsie keinerlei Disposition für eine spätere Epilepsie hinterlassen.
Die entgegengesetzte Anschauung, daß die Eklampsie zur Epilepsie
gehöre, halte ich zwar für unberechtigt; die Frage aber, ob die „Spasmophilie" im Sinne der Pädiatrie durch die elektrische Übererregbarkeit
genügend charakterisiert sei, ist noch nicht ganz gelöst. Im mittleren
Kindesalter, im Pubertätsalter und weiterhin ist der Beginn einer Epilepsie gewöhnlich unschwer zu diagnostizieren.

Der Verlauf der Epilepsie ist im ganzen ein recht ungünstiger,
im einzelnen erst nach längerer Zeit mit Wahrscheinlichkeit zu prognostizieren, und zwar kommt es einmal auf die durchschnittliche Häufigkeit der Anfälle und ihre Beeinflußbarkeit, mehr noch aber darauf an,
ob sich dauernde psychische Defekte entwickeln.

Es gibt zunächst eine Anzahl von Fällen, die außerordentlich
günstig verlaufen, Leute, die in ihrem ganzen Leben nur wenige
schwere Anfälle und daneben wohl immer gelegentlich Absencen haben,
deren Intelligenz und psychische Energie aber durch die Krankheit
in keiner Weise beeinflußt wird. Ob alle großen Männer, denen man
Epilepsie nachgesagt hat, wirklich Epilepsie gehabt haben, ist eine Frage,
die man auf sich beruhen lassen kann, aber es gibt in jedem Berufe, unter
den Staatsbeamten, Ärzten, Juristen etc. Epileptiker, die ihren Kollegen
in nichts nachstehen. Auch diese Fälle sind jedoch ohne Ausnahme sehr
gefährdet durch einen progressiven Verlauf. Haben sie sich aber lange
Jahre anfallsfrei gehalten, so kann man sie günstiger ansehen, muß aber
immer damit rechnen, daß plötzlich wieder ein Anfall eintritt, oder
sogar ein Status epilepticus, in dem der Kranke zugrunde gehen kann.
Es sind das Überlegungen, die man dem Kranken auch mitteilen muß —
vom Tod im Status epilepticus wird man ihm ja nichts sagen — wenn
es sich etwa um die gerade von Epileptikern nicht selten angeregte
Frage einer Eheschließung handelt.

Eine anscheinend besonders günstige Gruppe sind Fälle, welche
im kindlichen oder dem Pubertätsalter, häufig unter dem Einfluß
psychischer Erregungen, Absencen und Starrezustände, zuweilen
auch sogenannte „psychasthenische" Krämpfe zeigen; hier ist aber
wegen des häufig psychogenen Ursprungs die Zugehörigkeit zur Epilepsie
überhaupt zweifelhaft. Aus diesen „gehäuften kleinen Anfällen"
des Kindesalters eine besondere Krankheit zu machen, erscheint mir
unberechtigt; ein Teil gehört wohl zur Hysterie, ein anderer zur echten
Epilepsie, aber mit verhältnismäßig guter Prognose. Sonst beeinflußt
das Alter, in welchem die Epilepsie auftritt, die Prognose nur insoweit,
als die Spätfälle meist besonders ungünstig verlaufen. Wir haben
aber in jedem Fall, in dem Epilepsie fortbesteht, damit zu rechnen,
daß eine dauernde geistige Veränderung in dem oben geschilderten
Sinne eintritt. Nur etwa $^1/_5$ der Kranken bleiben davon ganz verschont.

Dazu kommt die Gefahr des einzelnen Krampfanfalles, die
in etwaigen Verletzungen, Schädelbrüchen etc. besteht. Der Status
epilepticus ist an und für sich sehr bedrohlich für das Leben.

Die Therapie der Epilepsie besteht hauptsächlich in der Medi-   Therapie
kation von Brom. Das Brom wird als Bromnatrium oder Bromkalium   Brom
oder als Erlenmeyersche Mischung gegeben, letztere bietet indessen
keinerlei Vorteile. Man steigert die Bromdosis zunächst so lange, bis
die Anfälle aufhören. Mehr als 8 g täglich wird man in der ambulanten
Praxis freilich nicht geben können, häufig genügen 3—6 g, in sehr schweren
Fällen und im Status epilepticus kann man vorübergehend bis zu 15 g
(unter Umständen per clysma) steigen. Die Brommedikation stößt
in der Praxis auf mancherlei Schwierigkeiten. Zunächst haben weite
Kreise des Publikums gerade gegen dieses verhältnismäßig so harmlose Medikament eine große Abneigung. Es kommt vor, daß die Mutter
eines schwachsinnigen Epileptikers das Brom ablehnt mit der Begründung,
daß das Brom dumm mache. Dieselben Patienten nehmen natürlich
eines der vielen Geheimmittel, deren wirkender Bestandteil fast immer
das Brom ist. Ferner geben viele Kranken an, sie hätten schon Brom
genommen, es habe ihnen aber nichts genützt. Darauf gebe man nichts,
denn es werden meist ungenügende Dosen und nicht lange genug gegeben. Man muß von vornherein darauf aufmerksam machen, daß das
Brom mindestens monatelang, wahrscheinlich jahrelang gegeben werden
müsse. In einer großen Anzahl von Fällen, sowohl von grand wie petit
mal, hat man doch den Erfolg, daß die Kranken nach einigen Wochen
wieder ganz frei von Anfällen sind, und man dann mit dem Brom wieder
heruntergehen kann. Dabei sei man immer bereit, die Dose wieder zu
steigern, sobald neue Erscheinungen auftreten. Aber auch wenn keine
Erscheinungen da sind, muß man wenigstens 2—3 g tägl. viele Monate
lang fortgeben.

Das Sedobrol, das zur Herstellung einer salzlosen Suppe dient, ist eine
angenehme Form der Bromdarreichung.

Eine objektive Schwierigkeit der Brommedikation ist der Bromis-   Bromismus. Schon die Bromakne und andere Hauterkrankungen durch Brom   mus
können sehr unangenehm sein. Der eigentliche Bromismus äußert sich
vornehmlich in psychischen Veränderungen, denselben, auf welche der
Laie seine allgemeine und unberechtigte Furcht vor dem Brom gründet.
Es kommt zu einem Gefühl von Kraftlosigkeit, von dauernder Schläfrig-
keit, Schwerbesinnlichkeit. Objektiv kann man in schweren Fällen eine
Aufhebung des Kornealreflexes feststellen. Man muß dann mit dem
Brom aufhören, kann aber doch später vielleicht wieder damit beginnen.

Eine Unterstützung des Broms gewährt die kochsalzarme Er-   Diät
nährung. Es scheint sicher, daß man bei kochsalzarmer oder kochsalz-
freier Ernährung mit geringeren Bromgaben auskommt, und daß zwischen
dem Chlor und dem Brom ein gewisser Antagonismus besteht. Ob
damit viel gewonnen ist, ist allerdings zweifelhaft; denn auch die Gefahr
des Bromismus erscheint bei der kochsalzfreien Diät früher einzutreten
als bei kochsalzhaltiger.

Andererseits sind Kochsalzgaben ein schnell wirkendes Mittel gegen den
Bromismus. Äußerlich werden Kochsalzumschläge gegen Bromakne empfohlen.

Zu erwähnen ist dann noch die Flechsigsche Opiumbromkur.   Opium-
Man gibt (nach Kellner) 50 Tage lang Opium in allmählich steigender   bromkur

Dosis, beginnend mit 3 mal täglich 0,05, an jedem zweiten Tag um 0,01 steigend und erreicht am 50. Tage so dreimal 0,29. Dann läßt man das Opium plötzlich weg und beginnt mit 4 g Brom täglich, steigend täglich um 1 g bis 9 g Brom täglich. Die großen Opiumdosen werden im allgemeinen gut vertragen und wirken nur in einer Minderzahl der Fälle erheblich verstopfend. Zweckmäßig gibt man mit dem Opium größere Dosen von Salzsäure, und muß einer etwaigen Obstipation durch Laxantien entgegenwirken. Der gefährliche Augenblick dieser Kur ist der der plötzlichen Fortlassung des Opiums. Hier kann es zu schweren Kollapserscheinungen, sogar mit tödlichem Ausgange, kommen. Außerhalb eines Krankenhauses ist daher die Kur auf keinen Fall durchzuführen. Ob diese gefährliche plötzliche Weglassung des Opium durchaus nötig ist, scheint mir jedoch zweifelhaft.

Als ein bis zu einem gewissen Grade spezifisches Mittel gegen die epileptischen Anfälle hat sich in den letzten Jahren das Luminal erwiesen. Man gibt davon täglich zweimal 0,1—0,15, in leichten Fällen noch etwas weniger. Man tut jedoch gut daran, durch Ausprobieren die passende Dosis zu ermitteln. Bei Kindern im Spielalter genügen 0,05—0,075 täglich. Es kann und muß wie das Brom lange Zeit hindurch genommen werden, auch kann man die Dosis wie bei Brom allmählich vermindern. In einer Reihe von Fällen wirkt es besser als Brom.

Es sind ja noch Hunderte von Mitteln gegen Epilepsie angepriesen worden. Außer den Narkotika, die nur für kürzere Zeit in Betracht kommen, ist bisher nicht ein einziges von solcher Wirkung, daß Zufälligkeiten des Verlaufs der Epilepsie nicht der Grund der angeblichen Wirkung sein könnten. Wer ein Mittel in dem Augenblick anwendet, in dem die Epilepsie eben spontan eine größere Pause macht, hat natürlich den Erfolg, und daher kann man viele alte und neue Mittel versuchen — aber erst, wenn man die Möglichkeiten der Brommedikation erschöpft hat.

Die schweren Formen der Epilepsie müssen in Epileptikeranstalten untergebracht werden.

Operation   Sehr häufig tritt schon aus dem Publikum die Frage an uns heran, ob genuine Epileptiker operiert werden sollen. Es ist dafür zunächst die Trepanation mit Bildung einer Knochenlücke bzw. eines „Ventils" vorgeschlagen. Die Operation beruht auf der Vorstellung, daß dem Druck des Liquor cerebrospinalis eine gewisse Rolle bei der Auslösung des epileptischen Anfalls zukomme. Die Richtigkeit dieser Vorstellung ist für die große Mehrzahl der Fälle sehr zweifelhaft und die operativen Erfolge sind nicht geeignet, sie mit Sicherheit zu stützen. Nur in einer Minderzahl von Fällen ist überhaupt eine Besserung, also eine Verminderung der Anfälle zu verzeichnen gewesen, und ob diese Besserung nicht auch auf anderem Wege hätte erreicht werden können, ist kaum in irgend einem Falle bewiesen. Ich könnte zu der Operation nur in ganz besonderen Ausnahmefällen raten, wenn wirklich alles andere kunstgerecht versucht ist, und der Patient erstens keine Intelligenzstörung zeigt, zweitens selbst zur Operation drängt.

In den Fällen von genuiner Epilepsie, die als Jacksonsche Epilepsie verlaufen oder beginnen, kommt noch die Exstirpation des „primär krampfenden" Zentrums in Frage. Die vordere Zentralwindung wird freigelegt, das Zentrum mittelst faradischer Reizung bestimmt und dann die Rinde im Bereiche dieses Zentrums exstirpiert. Ich habe eine kleine Reihe so operierter Fälle gesehen und noch bei keinem einen dauernden Erfolg; aber es ist von einigen Seiten über solche Erfolge berichtet worden, man darf aber wohl sagen, daß diese nur in einer erheblichen Minderzahl der bezeichneten Fälle zu erreichen sein werden. Dagegen fällt als Nachteil sehr ins Gewicht, daß selbst bei sehr kleinen Exstirpationen im Bereiche der vorderen Zentralwindung doch die Bewegungsfähigkeit der Hand für feinere Zwecke dauernd erheblich gestört werden kann, und daß ein solcher Mann, der bis dahin wenigstens außerhalb der Anfälle ganz leistungsfähig war, nach der Operation eine dauernde Ungeschicklichkeit der Hände zeigen kann. Diese recht schlechte Prognose geben, um es noch einmal zu betonen, aber nur die Fälle von der Jacksonscher Epilepsie, die als Ausdruck der genuinen Epilepsie, also ohne grobe Herderkrankung, auftreten.

Über die groborganische, prognostisch ganz verschieden zu beurteilende Jacksonsche Epilepsie und ihre Therapie vgl. bei Hirntumor, Hirnabszeß, Hirnverletzung, zerebraler Kinderlähmung etc.

Niemals soll man neben der medikamentösen Therapie vergessen, dem Patienten noch einige allgemeine Vorschriften über seine Lebensweise und Ernährung zu geben. Von der kochsalzarmen Diät als Unterstützung der Bromtherapie war bereits gesprochen. Gerade in Zeiten, wo man kein Brom gibt, sieht man von der kochsalzfreien Diät an sich manchmal recht Gutes. Man kann und soll unter Umständen auch reine laktovegetabile Diät für einige Wochen versuchen. Andere Diätvorschriften oder Verbote von gewissen Klassen von Nahrungsmitteln haben keinen Zweck, so z. B. das beliebte Verbot von schwarzem Brot, schwarzem Fleisch und ähnliches. Daß ausgesprochene Verdauungsstörungen epileptische Anfälle hervorrufen können, ist richtig, es genügt aber eben, solche gröberen Fehler zu vermeiden. In Zeiten, wo sich Anfälle häufen, kann für manche Kranke eine mehrwöchentliche Bettruhe neben der Bromkur diesen Erfolg erheblich verbessern.

Wichtiger aber als alle sonstigen allgemeinen Maßnahmen ist das absolute Alkoholverbot bei Epilepsie. So sehr man sonst die absolute Abstinenz übertrieben finden kann, für die Epileptiker gibt es nichts anderes. Ein kleines Glas Bier kann den Anstoß zu einer Serie von Anfällen geben, kann Dämmerzustände veranlassen, in denen rohe Gewalttaten ausgeführt werden. Häufig äußert sich die Intoleranz gegen Alkohol auch nur in schweren Kopfschmerzen. Auch können selbst einzelne Exzesse gelegentlich mal gut ablaufen. Das ändert aber nichts an der Tatsache, daß für den Epileptiker nichts gefährlicher ist als der Alkohol.

Wir haben bisher nur von „genuiner" Epilepsie schlechthin gesprochen, und haben sie nur der symptomatischen Epilepsie bei den lokalisierten Hirnerkrankungen gegenübergestellt. Der Begriff der genuinen Epilepsie ist aber nun kein ganz fester; vielleicht wird es zwar noch einmal gelingen, eine ganze Reihe von „Epilepsien" zu unterscheiden,

Lebensweise der Epileptiker

Ätiologische Beziehungen der Epilepsie

17*

und dabei als genuine Epilepsie die auf einer degenerativen epileptischen Anlage beruhenden Fälle rein auszuscheiden. In der Tat scheint die genauere mikroskopische Durchforschung der Gehirne „genuiner“ Epileptiker nicht so selten umschriebene Entwickelungsstörungen nachzuweisen, welche, wenn nicht als die Ursache der Epilepsie, ·so doch als ein Zeichen der angeborenen pathologischen Bildung des Gehirns aufzufassen sind.

Bei jeder Form der Epilepsie sind aber gröbere oder feinere pathologisch-anatomische Befunde innerhalb der Rinde erhoben worden. Wenn auch die Forschung nach dieser Richtung noch nicht abgeschlossen ist, so genügen die bisherigen Ergebnisse doch zu der Feststellung, daß die Epilepsie immer auf organischen, mikroskopisch nachweisbaren Veränderungen des Gehirns beruht, und somit von den „Psychoneurosen“ auf das strengste zu scheiden ist.

Vom praktischen Gesichtspunkt müssen wir hier zunächst noch auf eine Anzahl von besonderen Formen der Epilepsie aufmerksam machen.

Schwach-
sinn

Da sind zunächst epileptische Krämpfe bei Imbezillen und Idioten zu erwähnen. Sie sind eine sekundäre Folge schwerer Entwickelungsstörung des Gehirns und spielen neben der Grundstörung keine Rolle.

Auch bei der zur Verblödung führenden Psychose, der Dementia praecox bzw. der Hebephrenie können vereinzelte epileptische Anfälle vorkommen, ohne daß dadurch die Psychose zu einer epileptischen Psychose würde.

Alkohol-
epilepsie

Daß Alkohol die Epilepsie außerordentlich befördert, war bereits erwähnt. Es gibt aber darüber hinaus eine Reihe von Fällen, in welchen der chronische Alkoholmißbrauch auch die Ursache der epileptischen Veränderung ist. Die epileptischen Krämpfe verbinden sich häufig mit deliranten Zuständen, das eigentliche Delirium tremens kann jedoch auch fehlen, und dann können die Fälle der echten Epilepsie völlig gleichen, die Entziehung des Alkohols allein führt jedoch die Heilung herbei. Besonders wichtig ist die Tatsache, daß diese Fälle nicht nur die Krampfanfälle, sondern auch oder allein die Dämmerzustände der Epilepsie aufweisen können. Wenn diese Dämmerzustände unter der unmittelbaren Wirkung des Alkoholgenusses, der gar nicht den Umfang eines Exzesses zu haben braucht, auftreten, so nennt man sie pathologische Räusche. Die Zeichen der allgemeinen „sinnlosen“ Trunkenheit, der schwankende Gang, die lallende Sprache, die allgemeine Umnebelung können beim pathologischen Rausch völlig fehlen. Wie in allen Dämmerzuständen kann vielmehr eine gewisse Folgerichtigkeit des Handelns gewahrt werden. Hinterher besteht tiefe Amnesie. Es ist sehr schwer, in foro dem Richter die völlige Unzurechnungsfähigkeit solcher Leute im pathologischen Rausch klarzustellen. Auch das „Volksempfinden“ und leider auch das vieler Ärzte will diese Unzurechnungsfähigkeit nicht anerkennen. Als ich einmal vor dem Amtsgericht in M. das Gutachten einer Universitätsklinik nach sorgfältiger Anstaltsbeobachtung zu vertreten hatte, daß ein Handwerksmeister eine exhibitionistische Handlung im pathologischen Rausch begangen hatte, und

Patho-
logischer
Rausch

dieses Gutachten unter anderem damit begründete, daß der Mann durch langjährigen Genuß von täglich mindestens 10 Gläsern Bier allmählich in den Zustand eines zu epileptiformen Zuständen disponierten chronischen Säufers gekommen sei, trat mir der alte Gerichtsarzt des Ortes mit den Worten entgegen: „Ja, meine Herren, wenn wir jeden Menschen, der täglich 10 Glas Bier trinkt, einen chronischen Säufer nennen wollen, dann besteht ganz M. aus chronischen Säufern." Gegen dieses Argument war nichts zu machen. Der Mann wurde zwar zu einer milden Geldstrafe, aber er wurde verurteilt. Vielleicht entspricht es wirklich dem Empfinden weiter Kreise, daß solche im Dämmerzustand oder pathologischen Rausch begangenen gröberen verbrecherischen Handlungen bestraft werden. Nur muß man dann die Gesetze ändern und den Alkoholgenuß unter Strafe stellen.

In seltenen Fällen kann auch chronische Bleiintoxikation zur Epilepsie führen. *Bleiepilepsie*

Ob die Epilepsie, die nach Infektionskrankheiten, z. B. nach Scharlach zuerst auftritt, von der genuinen Epilepsie theoretisch unterschieden werden muß, bleibt dahin gestellt, es ist die Vermutung geäußert worden, daß gerade diese Fälle auf einer Enzephalitis beruhten, praktisch in bezug auf Prognose und Therapie sind sie nicht zu unterscheiden. *Epilepsie nach Infektionskrankheiten*

Ebenso geht es meist mit derjenigen Form der Epilepsie, welche nach einem stumpfen Schädeltrauma zuerst zur Entstehung kommt und in Form von großen Anfällen auftritt. Ein grobes anatomisches Substrat ist in den Fällen nicht vorhanden, und sie verlaufen wie eine genuine Epilepsie. Diese Fälle sind übrigens sehr selten, und man muß sich sehr in acht nehmen, nicht einer Täuschung durch den Verletzten, der alles Interesse hat, seine Epilepsie auf den Unfall zurückzuführen, zum Opfer zu fallen. Nicht selten sind dagegen Epilepsien in Form von Jacksonschen oder auch von allgemeinen Krämpfen nach den perforierenden Schädelverletzungen des Krieges. Sie sind bei diesen bereits besprochen worden. Sehr mißtrauisch soll man gegen die Angabe sein, daß sich eine typische Epilepsie ohne nachweisbares Schädeltrauma im Kriege zuerst gezeigt habe. Sorgfältige Nachforschungen bei den Heimatbehörden ergaben dann fast immer, daß epileptische Erscheinungen auch früher schon bestanden haben. *Traumatische Epilepsie*

Besondere Vorsicht ist aus anderen Grunden dann auch bei den „Spätepilepsien", die etwa im Alter von 40 Jahren aufwärts beginnen, geboten. Hier handelt es sich häufig um eine luetische Epilepsie (S. 218), die ausschließlich in der Form der großen Anfälle ohne jede Spur einer lokalen Herdstörung auftreten kann. *Spätepilepsie* *Lues*

Niemals wird man bei diesen Fällen die genaueste Untersuchung auf Lues und bei positivem Ergebnis eine antiluetische Kur verabsäumen dürfen. Häufiger noch als um Lues handelt es sich in den Spätfällen, besonders denen nach dem 50. Lebensjahre um arteriosklerotische Epilepsie (S. 180). Es ist aber zu betonen, daß auch Fälle genuiner Epilepsie noch im 5. Lebensjahrzehnt beginnen können. In der Therapie *Arteriosklerotische Epilepsie* der arteriosklerotischen Epilepsie ist die Therapie der Arteriosklerose mit der der Epilepsie zu kombinieren.

Reflex-epilepsie   Eine früher vielbeliebte „Reflexepilepsie" gibt es aller Wahrscheinlichkeit nicht. In allen längere Zeit beobachteten Fällen hat sich herausgestellt, daß die Heilung einer Epilepsie durch Entfernung des angeblichen reflektorischen Reizes, z. B. einer Narbe, eines Zahnes, nur eine scheinbare war und daß die Epilepsie später als unzweifelhaft genuine wieder erschien. Nur als Ursache einzelner Anfälle kommen solche Ursachen, wie auch Magendarmstörungen etc., in Betracht.

32. Lokale Krämpfe. Tetanus. Tetanie und Spasmophilie.

a) Lokale Krämpfe.

Die „lokalen" Muskelkrämpfe bilden ein Gebiet, in das es schwer ist, den Praktiker einzuführen, weil die meisten Formen sehr seltene Erkrankungen und nur einige wenige häufig sind, und weil den lokalisierten Muskelkrämpfen sehr verschiedenartige Erkrankungen zugrunde liegen — unter diesem Bilde kommen sowohl schwere organische Erkrankungen als auch Hysterie vor — und weil endlich das ganze Gebiet selbst in systematisch theoretischer Hinsicht noch durchaus nicht durchgearbeitet ist.

Wir sehen dabei schon von den lokalisierten epileptischen Krämpfen (Jacksonsche Epilepsie) ganz ab; sie sind teils im Kapitel der Epilepsie (S. 250), teils im Kapitel der motorischen Reizerscheinungen (S. 43) behandelt. Hier sei nur erwähnt, daß nicht nur durch Reizung der Rinde, sondern auch durch Reizung der motorischen Bahnen, z. B. im Rückenmark bei Rückenmarktumor Zuckungen der Glieder zustande kommen können. Man wird dann aber die anderen Zeichen des Rückenmarktumors nie vermissen und nicht in Gefahr kommen, die Diagnose auf lokalisierte Muskelkrämpfe zu stellen.

Die Anfälle der Tetanie, die sich ja auf einzelne Körperteile z. B. die Arme beschränken können, sind weiterhin besonders beschrieben.

Der Tetanus gehört zu den allgemeinen Krämpfen; daß man sich hüten muß, seinen Beginn im Trismus als einen lokalen Krampf anzusehen, ist bekannt.

Formen   Die anderen Krampfformen können wir theoretisch 1. in solche scheiden, welche auf Reizung der peripheren motorischen Bahn vom Kern bis zum Muskel beruhen, 2. in die reflektorischen Krämpfe, 3. in die Tiks und die psychogenen Krämpfe, 4. in Krämpfe durch das Bestehen abnormer anatomischer Bahnen.

Diese Einteilung ist jedenfalls besser als die in tonische und klonische Krämpfe. Tonische und klonische Krämpfe kommen bei den Gruppen 1, 2 und 3 in gleicher Weise vor.

Periphere motorische Krämpfe   Die Gruppe 1, die also als Krämpfe durch Reizung des peripheren motorischen „Neurons" definiert sei, zeichnet sich dadurch aus, daß die Krampfform genau dem Reizerfolg einer elektrischen Reizung der peripheren Nerven oder ihrer Äste entspricht. Von dem Jacksonschen epileptischen Anfall unterscheiden sich diese Krämpfe dadurch, daß sie nicht die Tendenz haben fortzuschreiten und auf ganz bestimmte

Nervengebiete beschränkt bleiben. Das typische Beispiel dafür ist der Hemispasmus facialis, eine im übrigen außerordentlich seltene Krampfform. Der Fazialis oder sein Kern kann hier z. B. durch ein Aneurysma der Art. basilaris intermittierend in Erregung (klonische oder tonische) versetzt werden. Selbstverständlich kann auch jeder andere periphere Nerv solche Krampfzustände erzeugen. Es kommen aber diese Krämpfe auch ohne groben anatomischen Befund vor; welche Veränderungen — wohl solche neuritischer Art — hier zugrunde liegen, ist noch nicht erforscht. Dadurch werden für die praktische Beurteilung ganz verschiedene Untergruppen gebildet, eine mit der Prognose des schweren Grundleidens, eine mit einer selbständigen Prognose, die auch die Möglichkeit einer Heilung einschließt.

Die reflektorische Gruppe umfaßt zuerst die Krämpfe bei Neuralgien, also z. B. die Fazialis- oder Masseterenkrämpfe bei Trigeminusneuralgie, ferner diejenigen Krämpfe, welche durch Reizzustände in der Peripherie unterhalten werden. Von den letzteren ist der Blepharospasmus der bekannteste. Auch der Trismus bei rheumatischen Erkrankungen der Kiefergelenke und ihrer Umgebung würde hierhin gehören.

Zu den reflektorischen oder reflektorisch wenigstens auslösbaren Krämpfen scheinen auch die durch ihre Schmerzhaftigkeit ausgezeichneten Crampi zu gehören, deren häufigster Repräsentant der Wadenkrampf ist. Fast jeder weiß, daß solche Crampi durch gewisse ungeschickte Bewegungen hervorgerufen werden können. Toxische und infektiöse Zustände, auch Kälte, können ihre Auslösung begünstigen. Bei vielen Menschen genügt schon die akute mäßige Alkoholintoxikation; bekannt sind die schweren Wadenkrämpfe bei der Cholera. Crampi haben wir auch bei aus dem Felde zurückkehrenden Soldaten zu sehen Gelegenheit gehabt, meiner Ansicht nach wesentlich als Folge leichterer oder schwererer Erkrankung der Muskeln durch Erschöpfung, Infektion oder Verletzung. Einzelne Personen haben eine idiopathische besonders starke Neigung zu solchen Crampi (Crampusneurose). Differentialdiagnostisch ist für die Crampi der lebhafte im Muskel gefühlte Schmerz sehr charakteristisch. Fast alle anderen Krämpfe verlaufen schmerzlos. Die sekundären Krämpfe bei Neuralgien sind bei einigermaßen sorgfältiger Untersuchung mit Crampi nicht zu verwechseln.

Die Tiks erscheinen immer unter dem Bilde koordinierter, häufig zweckmäßiger oder anscheinend gewollter Bewegungen. Es gibt daher fast so viele Tiks als es koordinierte Bewegungen gibt. Sehr häufig beobachten wir ein Schließen des einen Auges, ein Zucken der Achsel eine Drehung des Kopfes, wie wenn sich der Betreffende nach jemanden umdrehen wollte, ein Schütteln des Kopfes, ein Räuspern, ein Schlagen mit der Hand auf den Schenkel, ein Hochfahren der Hand über das Auge. Diese Bewegungen können sich mehr oder weniger oft, und zwar ohne bestimmten Rhythmus wiederholen; ihre Intensität und Häufigkeit wird insbesondere durch jede psychische Erregung gesteigert.

Zu den koordinierten Tiks, die aber nicht oder wenigstens nicht deutlich nach dem Typus der Ausdrucksbewegungen gestaltet sind,

gehören gewisse Formen des Tortikollis, die in dauernd sich wiederholenden Verdrehungen des Halses sich kundgeben (Torticollis mental),
gehören auch manche Bewegungen des Kopfes, z. B. langsame dauernde
Nickbewegungen.

Es fehlt diesen Unterformen der Charakter des Gelegentlichen der
Bewegung, das die vorige Untergruppe noch hatte, ohne daß die beiden
Formen voneinander aber scharf und immer zu trennen wären. Auch
tonische Tiks, also dauernde Muskelkontraktionen, werden von einigen
anerkannt.

Ein Teil dieser ganzen Gruppe der Tiks ist hysterischen Ursprungs
und unterliegt den Gesetzen der Entstehung der hysterischen Symptome. Für diese Gruppe spricht das bei manchen Tikkranken zur
Beobachtung kommende Symptom, daß sie durch gewisse Hilfsbewe-
gungen, z. B. Anlegen eines Fingers an die Stirn oder ähnliches ihren
Tik zum Stillstand bringen können. Ein anderer Teil steht den Zwangs-
erscheinungen nahe, der Patient fühlt einen Zwang, den Tik zu be-
tätigen, dem er nicht widerstehen kann. Ein dritter Teil ist aber
wohl weder hysterisch noch zwangsmäßig, sondern beruht auf speziellen
Mechanismen, welche wohl der Großhirnrinde angehören mögen,
aber doch nicht psychogen sind. In neuester Zeit ist nachgewiesen
worden, daß z. B. der Halsmuskelkrampf eine Form der Dystonie
darstellen kann. Ob etwa später auch eine anatomische Grundlage
dieser Fälle nachgewiesen werden kann, ist für deren Auffassung erst
von sekundärer Bedeutung. Es handelt sich eben um eine spezielle
neuropathische Anlage auch in den Fällen, die erst in späterem Lebensalter zur Entstehung kommen. Dieser Annahme widerspricht nicht
die Möglichkeit, auch auf diese Fälle durch psychische Maßnahmen
Einfluß zu gewinnen. Ganz abgesehen davon, daß die traktablen Fälle
Hysterie sein könnten, liegt es durchaus nicht im Wesen einer nicht
psychogenen Erkrankung, daß sie nicht durch psychische Einwirkungen
bis zu einem gewissen Grade überwunden werden könnte. Es befinden
sich aber tatsächlich unter diesen Tiks und verwandten Formen auch
jeder Beeinflussung trotzende Fälle, besonders die des zweiten von uns
gekennzeichneten Typus, Fälle, deren geringe Chancen man schon aus
dem speziellen Bilde und aus dem Fehlen aller sonstigen nervösen
und hysterischen Symptome voraussehen kann. Eben diese Fälle dürfen
nicht ohne weiteres den hysterischen zugerechnet werden.

Generali-
sierter Tik

Hierher gehört auch eine spezielle und seltene Form, die Grande maladie
des tics, bei welcher die Bewegungen sehr mannigfaltig sind, und in deren späteren
Stadien es zu gewissen Zwangshandlungen, Echolalie, Koprolalie, kommt. Auch
diese Form trotzt jeder Behandlung.

Stottern

Dieser Gruppe der Tiks steht auch das Stottern sehr nahe, das
sich bekanntlich in spastischen Zuständen der Artikulationsmuskulatur
kundgibt, die den Fluß der Sprache hemmen. Auch das Stottern ist,
wie die echten Tiks keineswegs psychogen, trotzdem ist ein erheblicher
Einfluß der Psyche auf seine Intensität festzustellen.

Beschäfti-
gungs-
krämpfe

Die Beschäftigungskrämpfe sind Krampfzustände der Muskulatur, welche sich ausschließlich bei einer einzelnen Art der Tätigkeit

dieser Muskulatur geltend machen. Die bekannteste Form ist der Schreibkrampf. Nachdem der Kranke einige Worte geschrieben hat, beginnt eine unwillkürliche Kontraktion der Handmuskeln von individuell verschiedener Ausdehnung und Wirkung. Manchmal sind es die Muskeln der Daumen, manchmal die der Finger oder der Hand, die den Dienst versagen und das Schreiben erschweren oder unmöglich machen. Für alle anderen Tätigkeiten noch so komplizierter Form bleibt die Hand tüchtig und gewandt. Es handelt sich sicherlich um zentral in der Großhirnrinde zustande kommende Überinnervation. Auch diese Form der Krämpfe kann wie der Tik (s. oben) Beziehungen zur Hysterie zeigen. Er kann z. B. bei Schülern unter dem Einfluß eines Tadels des Lehrers zustande kommen. Die Prognose ist um so besser, je mehr eine solche psychische Komponente ersichtlich ist. Im allgemeinen handelt es sich um ein sehr langes, manchmal das ganze Leben andauerndes Leiden.

Der Schreibkrampf kann mit erheblichen ziehenden Schmerzen verbunden sein, in einzelnen Fällen sind diese Schmerzen allein das Störende. Es handelt sich aber nicht um neuralgische oder neuritische oder myositische Beschwerden. Vielmehr müssen sie von diesen sorgfältig unterschieden werden.

Neben dem Schreibkrampf sind zu erwähnen der Klavierspieler-, Violinisten-, Melker-, Telegraphistenkrampf etc.

Eine der allerhäufigsten Formen ist die vierte Gruppe durch Fehler der anatomischen Verknüpfung. Man stelle sich vor, daß ein peripherer Nerv mit einem falschen Muskel in Verbindung gebracht ist, dann wird der Muskel bei den Reizen reagieren, die einem anderen Muskel zugedacht waren. Diese Erfahrung hat man auch wirklich bei der künstlichen Nervenpfropfung gemacht; wenn man also den peripheren Stumpf des gelähmten Fazialis auf den zentralen des Akzessorius aufpfropfte (S. 110), so daß die für die Schultermuskulatur bestimmten Impulse zum Teil dem Gesicht zufließen, so zuckt die betreffende Gesichtshälfte bei jeder Hebung der Schulter mit — und es ist mit sehr unvollkommenem Erfolg große Sorgfalt darauf verwandt worden, diese unerwünschte Folge der Operation mittels Übungen aus der Welt zu schaffen. Dasselbe, was hier durch die Therapie geschaffen wird, kann auch nach Nervenverletzungen zur Beobachtung kommen, wenn nämlich die verletzten Fasern zu einem anderen Muskel auswachsen, als zu dem sie ursprünglich gehörten. Das sieht man besonders häufig im Gesicht, und zwar bei der ungenau als Tik bezeichneten Erscheinung, daß bei jedem Lidschluß, auch dem spontanen Lidschlag, sich Gebiete des unteren Fazialis mitkontrahieren, z. B. Backe und Mundmuskeln. Hier hat immer früher einmal ein oft unbeachtetes Trauma von Fazialisfasern stattgefunden, die zur Lidmuskulatur gingen, die Fasern haben sich regeneriert, aber nach einer falschen Richtung und nun zuckt der neue Muskel an Stelle des alten. Entscheidend für die Diagnose dieser Form der Fazialiskrämpfe ist also der Synchronismus mit dem Lidschlag und die Möglichkeit, durch festen Augenschluß den Krampf noch deutlicher zur Erscheinung zu bringen.

Therapie   Die Therapie aller dieser lokalen Krämpfe ist naturgemäß je nach der Form und der Ursache eine sehr verschiedene. Soweit etwa angreifbare lokale Ursachen, z. B. Geschwülste vorhanden sind, werden sie beseitigt werden müssen. Indessen sind diese Fälle die Ausnahmen. Etwa angenommenen neuritischen Veränderungen wird man mit den für die Neuritis (s. diese) passenden Behandlungsmethoden beizukommen versuchen. Auch reflektorische Ursachen sind möglichst zu beseitigen, z. B. die Trigeminusneuralgie als Ursache von Gesichts- oder Kaumuskelkrämpfen. Bei den hysterischen und den Zwangstiks sind psychotherapeutische Maßnahmen zu versuchen, die darauf hinzielen, durch sorgsame von Tag zu Tag verlängerte Ruheübungen — mit Benutzung des Spiegels — allmählich eine Herrschaft des Bewußtseins über die Bewegungen anzubahnen. Die Übungen· bedürfen großer Energie und Ausdauer seitens des Arztes und des Patienten. Wie schon bemerkt, sind eine nicht kleine Anzahl nicht nur ganz rebellisch gegen jede Behandlung, sondern erscheinen auch dafür von vornherein ungeeignet. Hier hat man dann versucht, den zugehörigen Nerven zu durchschneiden, z. B. den N. accessorius bei Torticollis mental. Die vereinzelten Erfolge erscheinen nicht gerade ermutigend, in einigen Fällen ging der Krampf nach der Durchschneidung auf andere Muskeln über, aber wir bestreiten die Berechtigung nicht, in einzelnen besonders ausgesuchten Fällen auch diesen Eingriff zu versuchen.

Beim Schreibkrampf ist therapeutisch eine Veränderung der häufig unzweckmäßigen Schreibmethode zu empfehlen, insbesondere auf die Vermeidung jeglicher unnützen Muskelanstrengung zu achten. Massage der Hand und Gymnastik der Finger sind von Nutzen. Ohne eine ganz systematische Schreibekur, die auf die Eigentümlichkeiten des einzelnen Falles Rücksicht nimmt, wird aber nicht viel erreicht werden. Unter Umständen muß man seine Zuflucht zu an der Hand befestigten Vorrichtungen nehmen, welche den Federhalter festhalten. Es gibt eine ganze Reihe verschiedener Konstruktionen, z. B. das Nußbaumsche Armband.

Schreibenlernen mit der linken Hand nützt dann nichts, weil der Schreibkrampf meist auch diese ergreift. Wo psychogene Ursachen ersichtlich sind, sind diese durch Aufklärung und Suggestion zu bekämpfen.

Die Übungstherapie des Stotterns, die darauf hinzielt, die normale Artikulation und die normale Atmung beim Sprechen genau einzuüben, ist ein Spezialzweig der Therapie geworden.

b) Tetanus.

Formen   Es ist heute sichergestellt, daß alle die früher unterschiedenen Formen des Tetanus, der Tetanus traumaticus, der Tetanus puerperalis, der Tetanus neonatorum und der Tetanus rheumaticus auf der gleichen Ursache, nämlich auf der Infektion des Körpers mit dem Tetanusbazillus und der nachfolgenden Intoxikation durch die von dem Tetanusbazillus im Körper produzierten Gifte beruhen.

Der Tetanusbazillus, der außerordentlich verbreitet ist, insbesondere in kultivierter Erde, und dessen Sporen sehr resistent sind, kann eben an jeder wunden Stelle des Körpers festen Fuß fassen. Die besten Bedingungen findet er anscheinend bei grob verunreinigten Wunden, aber auch von ganz kleinen und aseptisch heilenden Schrunden kann Tetanus ausgehen. *(Infektion)*

Die Inkubation des Tetanus beim Menschen beträgt 2 Tage bis 5 Wochen. *(Inkubation)*

Der Tetanus tritt gewöhnlich zuerst an der Kiefermuskulatur in der Form des Trismus auf, und man muß sich sehr hüten, diesen ominösen Trismus für eine rheumatische Erkrankung od. dgl. zu nehmen. Fehldiagnosen im Beginn seitens Unerfahrener sind in der Tat sehr häufig. *(Trismus)* Der weitere Verlauf des Tetanus ist dann so, daß die in der Kiefermuskulatur zuerst aufgetretene Starre, d. h. der dauernde Krampf sich bald, in Stunden bis Tagen, auf den übrigen Körper fortsetzt, die Gesichtsmuskulatur, den Rücken, die Beine ergreift. *(Verlauf)* Es kommt so zu den bekannten Symptomen des Risus sardonicus im Gesicht, zu Opisthotonus und schließlich zu der Bogenstarre des ganzen Körpers. Nur wenig werden gewöhnlich die Arme betroffen.

Während diese Starre in der Entwickelung begriffen ist, beginnen schon auch Einzelkrämpfe, an welchen zunächst die von der Starre schon ergriffenen Muskeln, aber auch solche von ihr bisher verschonte sich beteiligen. Am meisten ist der Krampf der Atemmuskulatur zu fürchten. Diese Krämpfe sind oft, nicht immer, reflektorisch auszulösen. Zu erwähnen ist der bei einer Anzahl von Kranken sehr unangenehme Schlundkrampf beim Versuch zu trinken oder zu essen.

Die Temperatur bei Tetanus kann normal bleiben, erhebliche Temperatursteigerung ist ein schlechtes Zeichen.

Meist besteht starkes Schwitzen.

Das Bewußtsein ist ungetrübt.

Eine besondere Form des Tetanus stellt der Kopftetanus dar, der oft Wunden im Bereiche des Gesichts folgt, der lange Zeit oder überhaupt auf den Kopf beschränkt bleiben kann und merkwürdigerweise meist mit einer peripheren Fazialislähmung auf der Seite der Wunde verbunden ist. *(Kopftetanus)* Seltener ist ein lokaler Beginn des Tetanus an einer infizierten Extremität.

Die Prognose des Tetanus hängt in erster Linie von der Inkubationszeit ab, je kürzer diese, desto schlechter jene. *(Prognose)* Die Mortalität bei Ausbruch des Tetanus innerhalb der ersten Woche beträgt über 90 %. Die Fälle, deren Inkubationszeit mehr als 9 Tage beträgt, geben erheblich bessere Chancen.

Die spezifische Behandlung des einmal ausgebrochenen Tetanus hat noch immer nicht vermocht, alle Fälle zur Heilung zu bringen. *(Therapie)* Jedenfalls aber hat sich ergeben, daß das wesentlichste Mittel der Therapie eine hinreichende Antitoxinbehandlung ist. Das Antitoxin soll unter allen Umständen sowohl subkutan als auch intralumbal eingespritzt werden; subkutan bis zu 400 A.E. täglich, intralumbal 100 A.E., bei lokalem Beginn entsprechende Dosen in die Umgebung der Wunde und zweckmäßig auch proximal von der Wunde in die Nervenstämme des verletzten Gliedes. Man hat außerdem auch subdurale Injektionen unter die Dura des Gehirns und auch in die Ventrikel gemacht, wofür ich als einfacheres Vorgehen die Injektion am unteren Zervikalmark — entsprechend der von manchen Chirurgen geübten hohen Rückenmarksanästhesierung — vorgeschlagen habe.

Die symptomatische Behandlung besteht in der Herbeiführung einer Narkose, zu der man meist das Chloralhydrat verwendet, 3—4 mal täglich 2 g per os oder suppositorium ist die gewöhnliche Anwendungsart, es ist aber auch schon das Doppelte gegeben worden. Einige ziehen Morphium vor.

Nur erwähnt sei hier die Therapie des Tetanus mit Magnesiumsulfat Es wird in die Lumbalflüssigkeit injiziert. Es wirkt lähmend, gefährdet aber die Atmung, so daß man immer auf die Notwendigkeit künstlicher Atmung vorbereitet sein oder von intratrachealen Insufflationen Gebrauch machen muß. Es ist aber durchaus dem Krankenhaus vorbehalten und dabei Erfolge keineswegs gesichert.

Prophy-
laxe

So wenig sicher die therapeutische Wirkung des Serums ist, so segensreich ist seine prophylaktische. Man gebe bei jeder verdächtigen Wunde sofort 100 A.E. subkutan. Neuerdings werden sogar schon 15 A.E. als genügend befunden. Eine Verzögerung der prophylaktischen Injektion verschlechtert die Chancen sehr erheblich.

Als Prophylaktikum hat das Tetanusserum in dem großen Kriege die schwerste Probe bestanden. Es ist bekannt, daß seitdem alle verdächtigen Verletzungen, insbesondere durch Artilleriegeschoß mit Serum gespritzt wurden, der Tetanus, der in der ersten Kriegszeit schwere Opfer gefordert hat, aus dem Heere einfach verschwunden war.

Die zeitliche Wirkung des Serums ist eine beschränkte und richtet sich bekanntlich wesentlich nicht gegen die Tetanusbazillen, sondern gegen das Tetanusgift. Sind also Tetanusbazillen, besonders häufig zusammen mit einem Fremdkörper, Geschoßsplitter, Tuchfetzen oder dgl., in den Körper gelangt und dort zunächst eingeheilt, so können sie zur Wirkung gelangen, wenn Wochen oder Monate nach der Verletzung die Schutzwirkung des Serums erlischt. Es hat sich gezeigt, daß die im Körper schlummernden Keime besonders durch operative Eingriffe, am häufigsten zur Entfernung von Geschoßen und Splittern, mobilisiert werden,

Mobilisie-
rung des
Tetanus-
gifts durch
Operation

so daß dann wenige Tage nach der Operation ein schwerer und meist tödlicher Tetanus ausbrechen kann. Zur Vermeidung dieses Spättetanus ist daher vor der Vornahme solcher Operation eine zweite prophylaktische Einspritzung von Tetanusserum vorgeschrieben; nach dieser zweiten Injektion muß man freilich auf leichtere oder schwere Erscheinungen des anaphylaktischen Choks gefaßt sein. Auch ohne die Auslösung durch einen operativen Eingriff sehen wir manchmal sehr verspätete Fälle von Tetanus. Sie erklären sich zum größten Teil aus einer nicht ganz genügenden Wirksamkeit des Antitoxins, und sie zeichnen sich im allgemeinen durch eine verhältnismäßig große Gutartigkeit aus. Diese Gutartigkeit findet ihren Ausdruck sehr häufig schon in dem lokalen Beginn des Starrkrampfes in der verwundeten Extremität. Dieser lokale Beginn ist dem gewöhnlichen Bilde des Tetanus beim

Menschen, der mit dem ominösen Trismus einsetzt, fremd und kommt sonst nur bei den leichtesten Infektionen vor. Dem lokalen Beginn entspricht dann weiter häufig auch eine Beschränkung des ganzen Bildes auf die zuerst ergriffene Extremität; so habe ich z. B. einen vier Wochen nach einer Schulterverletzung beginnenden und sich dauernd rein auf die Schulter beschränkenden Tetanus gesehen. Man muß sich bei solchen Bildern sehr vor der Verwechslung mit Hysterie in Acht nehmen. Schreitet der Tetanus fort, so pflegt das in diesen Fällen langsam zu geschehen, trotzdem erfordern auch sie eine sofortige energische Behandlung.

Anhangsweise sei die Lyssa oder Hundswut erwähnt, deren Inkubationszeit bis zu 6 Monaten beträgt und die unter Fieber sowie den furchtbarsten Exzitationserscheinungen, von denen die hydrophobischen Schlundkrämpfe die bekanntesten sind, zum unentrinnbaren Tode führt. Die Prophylaxe nach dem Biß durch ein lyssakrankes Tier wird durch die Pasteursche Schutzimpfung bewirkt. In die diese Behandlung ausübenden Institute (Berlin, Budapest, etc.) sind die Kranken sofort nach dem Biß zu senden. Lyssa

c) Tetanie und Spasmophilie.

Die wesentlichen Symptome der Tetanie sind tetanische symmetrisch auftretende Krämpfe der Muskulatur. Charakteristisch ist die an den Armen dabei auftretende Geburtshelfer- oder Pfötchenstellung der Hand (Streckung der Mittel- und Endphalangen, Beugung der Grundphalangen). An den Beinen sind besonders die Beuger der Füße und Zehen beteiligt, auch die Rumpf- und Gesichtsmuskeln können an den Krämpfen teilnehmen. Die Krämpfe dauern Minuten bis Stunden, selten länger, können sich häufig wiederholen. Das Bewußtsein bleibt ungetrübt. Fast immer werden die Kranken durch Parästhesien in den Gliedern auf das Nahen des Krampfes aufmerksam gemacht. Wenn man von solchen Mißempfindungen als Vorboten von Krämpfen hört, wird man sofort nach der Stellung der Hand während des Krampfes fragen und dann häufig sogleich die Diagnose machen können. Durch einige Minuten fortgesetzten Fingerdruck auf den Nerven im Sulcus bicipitalis oder durch Umschnürung des Oberarms des Kranken mit Esmarchscher Binde kann man dann häufig einen Anfall produzieren (Trousseausches Phänomen). Immer gelingt das aber nicht, sondern es kommt dabei häufig nur zu Parästhesien. Als Chvosteksches Phänomen wird die mechanische Übererregbarkeit des Nervus facialis bezeichnet, derart, daß ein Schlag mit dem Perkussionshammer auf die Gegend des Fazialisstammes vor dem äußeren Gehörgang eine Zuckung der ganzen Fazialismuskulatur zur Folge hat. Dieses Phänomen ist aber auch außerhalb der Tetanie zu häufig, um darauf allein etwa die Diagnose zu stellen.

Seltenere Symptome sind trophische Störungen an den Nägeln und Haaren und Katarakt.

In manchen Orten, wie z. B. Wien, tritt, und zwar merkwürdigerweise bei gewissen Gewerben (Schustern, Schneidern) und zu bestimmten Jahreszeiten (Winter) die Tetanie epidemisch auf. Von einzelnen wird

Art der Krämpfe

Parästhesien

Epidemisches Auftreten

diese Tetanie als eine Sekalevergiftung, also als eine Form des Ergo-

Schwangerschaftstetanie

tismus angesehen. In denselben Orten scheint auch die Schwangerschaftstetanie besonders häufig zu sein, die in Norddeutschland ungemein selten ist. Wenn wir hier eine Tetanie feststellen, so handelt es sich meist um diejenige Form, welche als Folgeerscheinung von chronischen Magendarmstörungen, insbesondere bei Magenektasie, auftritt, und es ist darum in jedem Falle der Magen einer genauen Untersuchung zu unterziehen. Als letzte Form ist dann noch die Tetania thyreopriva nach Kropfoperationen zu nennen, welche jedoch wahrscheinlich nicht auf die Entfernung der Schilddrüse selbst, sondern auf die der Epithelkörperchen zurückzuführen ist. Es gilt schon lange als Regel, weder die ganze Schilddrüse noch alle Glandulae parathyreoideae bei Operationen zu entfernen.

Therapie

Da wo die Ursache der Tetanie unbekannt ist, kann man nur symptomatisch vorgehen (Brom, Chloralhydrat, Kalk (vgl. unten), in schweren Fällen Morphium). Laktovegetabile Diät wird empfohlen. Ferner gibt man mit Rücksicht auf die etwaigen Beziehungen zu den Parathyreoideae mit sehr zweifelhaftem oder negativem Erfolge Parathyreoideapräparate. Bei der Magentetanie ist die Behandlung des Grundleidens durch Ausspülungen, eventuell Operationen dann von gutem Erfolge, wenn das Grundleiden nicht selbst eine deletäre Prognose hat.

Kindertetanie

Die Kindertetanie, welche sich vorwiegend bei künstlich genährten Kindern zwischen dem 4. und 24. Lebensmonat, besonders während der Winter- und Frühjahrsmonate einstellt, wird neuerdings von den führenden Pädiatern allgemein nur als der Ausdruck einer umfassenderen Krankheitseinheit angesehen, der Spasmophilie. Der Begriff der

Spasmophilie

Spasmophilie wird als eine allgemeine Übererregbarkeit des Nervensystems gefaßt. Als deren feinster diagnostisch nachweisbarer Ausdruck wird die galvanische Übererregbarkeit der peripheren Nerven angesehen; Thiemich legt besonderen Wert auf die Kathodenöffnungszuckung und bezeichnet als pathologisch alle Fälle, in denen eine Kathodenöffnungszuckung bei Strömen unter 5 Milliampère eintritt. Es wird abzuwarten sein, ob sich eine solche elektrische Reaktion wirklich als Maß einer einheitlichen Erkrankung, nämlich der Spasmophilie und nur dieser bewähren wird. Die meisten Neurologen werden gestehen müssen, daß sie in dieser Frage mangels genügenden Materials kein zureichendes Urteil haben, und die Entscheidung dem Pädiater überlassen. Für den Praktiker wird vorläufig noch die gröbere Symptomatologie maßgebend sein.

Laryngospasmus Eklampsie

Außer der eigentlichen Tetanie werden als Formen der Spasmophilie noch der Laryngospasmus und die Eklampsie der Kinder angesehen. Die Tetanie selbst äußert sich beim Kinde nicht wesentlich anders wie beim Erwachsenen. Der Stimmritzenkrampf mit seiner juchzenden Inspiration ist jedem bekannt. Gefährlicher noch sollen die Anfälle von exspiratorischer Apnoe sein. Sie können mit tetanischen und eklamptischen Anfällen sich kombinieren und zu Herzstillstand führen. Zuweilen treten sie ohne jede äußere Veranlassung auf, häufiger bei

Erregungen. Der Eklampsie-Anfall der Kinder ist dem epileptischen manchmal zum Verwechseln ähnlich, häufig ist er mehr in die Länge gezerrt, nach dem eklamptischen Anfall ist zum Unterschied vom epileptischen das Kind meist sofort wieder wohl.

Die Behandlung der kindlichen Tetanie bzw. Spasmophilie besteht vor allem in einer Änderung der Ernährungsweise. Da es sich herausgestellt hat, daß einseitige Kuhmilchernährung und speziell die Kuhmilchmolke geeignet sind, die spasmophile Übererregbarkeit des Nervensystems zu unterhalten, so ist die Ernährung mit Mehldiät, Malzsuppen, Breien oder mit Frauenmilch einzuleiten, nachdem der Darm zunächst gründlich entleert ist. Auch der Mehlnährschaden wird übrigens als Ursache tetanischer Erscheinungen angesehen. Die Parathyreoidtherapie hat sich auch bei der Kindertetanie nicht als wirksam gezeigt. Dagegen ist der Phosphorlebertran, der seit langem gegen die Rachitis Verwendung findet, auch bei der Tetanie und Spasmophilie von großem Nutzen und vor allem macht man jetzt in Verbindung mit dieser Medikation von einer ausgiebigen Kalktherapie Gebrauch. Man gibt lange Zeit hindurch große Dosen von Calcium lacticum, 2—4 g täglich. Eine gute Form der Kalkdarreichung sind auch die fabrikmäßig hergestellten Kalcan- und Calciriltabletten. Von der früheren Annahme, daß die Tetanie und Spasmophilie eine Folge der Rachitis ist, ist man abgekommen, trotzdem diese nervösen Affektionen ganz besonders häufig bei rachitischen Kindern auftreten. Im eklamptischen Anfall sind Chloralhydratklystiere (0,5 g) oder in ganz dringenden Fällen die Inhalation von etwas Chloroform anzuwenden. Auch Luminal hat sich bewährt. Bei Säuglingen von 6—12 Monaten einmal subkutan 0,1 Luminalnatrium in wässeriger Lösung. Von überraschendem Erfolge ist in schweren Fällen manchmal die Lumbalpunktion. Eine ganz besondere Wirkung scheint ihr bei den nach Keuchhusten auftretenden Krampfen zuzukommen, die allerdings wohl der Spasmophilie im eigentlichen Sinne fernstehen.

Als Spasmus nutans werden rhythmische Kopfbewegungen in Form von Nicken, Drehen, Schütteln bezeichnet, die bei in der Regel rachitischen Kindern bis zu drei Jahren vorkommen und auf den Einfluß dunkler Wohnungen zurückgeführt werden. Oft besteht gleichzeitig Nystagmus. Von Wichtigkeit ist die Schaffung günstiger Beleuchtungsverhältnisse. Mit der Spasmophilie hat der Spasmus nutans nichts zu tun.

33. Krankheiten der Blutdrüsen.

a) Schilddrüse.

Das ausgesprochene Bild der Basedowschen Krankheit wird fast nie verkannt. Die Hauptsymptome sind Struma, Exophthalmus, Tachykardie und Tremor. Wie bei vielen anderen Krankheiten haben wir allmählich gelernt, daß wir einerseits nicht das ganze klassische Bild zur Diagnose brauchen, und daß andererseits eine Reihe von Nebensymptomen diagnostisch sehr wichtig werden können.

Struma Wohl niemals fehlt dem Basedow die Struma. Sie kann aber in leichteren Fällen recht unbedeutend sein, nur in einer geringeren Vergrößerung eines Lappens sich kundgeben. Nicht selten findet man eine Struma substernalis. Struma allein macht natürlich keinen Basedow.

Exoph-thalmus Der Exophthalmus kann vollständig fehlen, ist in der Mehrzahl der Fälle aber vorhanden und führt bekanntlich oft sogleich zur Diagnose. In weniger ausgesprochenen Fällen erscheint das Auge auf den ersten Blick nur eigentümlich glänzend und starr. Es kommt das zum Teil von einem leichten Exophthalmus, zum Teil aber von der ganz auffälligen Seltenheit des Lidschlags beim Basedow (Stellwagsches Symptom).

Als Graefesches Zeichen wird das Zurückbleiben des oberen Lides beim Blick nach unten bezeichnet, wodurch ein Stück der oberen Sklera zwischen Kornea und Lid sichtbar wird. Das Moebiussche Symptom besteht in einer Akkommodationsschwäche der Interni. Beiden kommt nur eine sehr geringe Bedeutung zu.

Tachy-kardie Die Tachykardie ist ein regelmäßiges Symptom des Basedow, so daß man ohne Tachykardie die Krankheit nicht diagnostizieren kann. In den allerleichtesten Fällen braucht sie freilich in der Ruhe nur sehr gering zu sein (80—90), meist aber bleibt sie nicht unter 120 und steigt in schweren Fällen bis fast 200. In den ganz leichten Fällen ist es natürlich wichtig, die frühere Pulszahl der Betreffenden zu kennen. Der Puls ist meist weich und schwach, oft unregelmäßig, aber ohne ausgesprochene Intermittenzen. Subjektive Klagen über Luftmangel, Beklemmungsgefühl, Angina pectoris-ähnliche Anfälle sind gewöhnlich. Das Herz ist oft etwas verbreitert, die Herztöne unrein, der erste Ton an der Spitze häufig von einem blasenden Geräusch begleitet. In späteren Stadien treten dann die schweren Zeichen der Insuffizienz des Herzmuskels hinzu. Die Tachykardie kommt nie als einzelnes Symptom vor, so daß man kaum in Verlegenheit kommt, schwierige differentialdiagnostische Erwägungen anzustellen. Wenn man bei auffallender Tachykardie nur an Basedow denkt, und sich die Augen, den Hals und die Hände ansieht, so wird man keine Fehldiagnose stellen.

Tremor Der Tremor ist ein sehr regelmäßiger und feinschlägiger und wird am besten beim Ausstrecken der Hände sichtbar. Er ist nur ein *Schwitzen* Hilfszeichen, ebenso wie das in vielen Fällen sehr starke Schwitzen der Basedowkranken (welches der Grund ist für die früher vielfach in den Vordergrund gestellte Verminderung des elektrischen Leitungswiderstandes der Haut).

Magen-darmkanal Wichtig sind ferner die Durchfälle bei Basedow, dyspeptische Beschwerden und die fast nie fehlende starke Körpergewichts-*Blut* abnahme. Die Untersuchung des Blutes ergibt sehr oft eine Verschiebung des Blutbildes. Es besteht eine Lymphozytose, auch eine Vermehrung der Eosinophilen, aber eine Verminderung der neutrophilen Polynukleären. Die diagnostische und prognostische Bedeutung dieses Befundes scheint mir jedoch nicht so groß zu sein wie manche behaupten.

Nervöse Beschwer-den Die gewöhnlichen nervösen Beschwerden des Basedow entsprechen etwa den neurasthenischen, bestehen in Ermüdbarkeit, Reizbarkeit, Schlaflosigkeit etc. Seltener kommt es zu psychotischen Erscheinungen.

Die **Therapie** der **Basedow**schen Krankheit steht heute im Therapie
Zeichen des Kampfes zwischen der inneren und der chirurgischen Therapie.
Die chirurgische Therapie geht von der Annahme aus, daß die Ursache
aller Erscheinungen in der Veränderung der Schilddrüse liegt, und
daß die Veränderung der Schilddrüse als eine Überfunktion aufzufassen,
demnach die Exstirpation des größten Teiles der Schilddrüse zur Heilung
führen könne (**Hyperthyreose**). Die innere Therapie ficht mit einem
Heer von allgemeinen „roborierenden" Mitteln mit Antithyreoidinpräpa-
raten (Rodagen), dem unvermeidlichen Elektrisieren, diesmal des Halssympathikus etc. etc. Über die ganz neuerdings empfohlenen **Hypo-
physininjektionen** habe ich noch kein ausreichendes Urteil. Da sie
jedenfalls kaum etwas schaden, möge man sie versuchen. Nur ein in-
ternes Mittel ist heute verworfen, das Jod. Man kann sich nicht vorstellen, daß das Jod bei einer Hyperfunktion der Schilddrüse, die
doch selbst Jod enthält, nützen könne, und man hat in einer Anzahl
von Fällen nach Jod schwere Verschlimmerungen des Leidens gesehen,
so daß man bereits anfängt, die Jodmedikation bei Basedow als einen
„Kunstfehler" zu brandmarken.

Ich kann dieser Jodfurcht nicht beitreten. Ich kenne nur eine
interne Maßnahme, die bei Basedow wirklich manchmal wirkt, das ist
Jodkali in mittleren bis großen Dosen. Von allen anderen Maßnahmen
habe ich auch nicht das geringste gesehen, weder vom Arsen, noch
vom Rodagen, noch vom Elektrisieren, das ich bei einer Anzahl von
Kranken monatelang durchgeführt habe. Alle diese Erfolge sind, soweit
ich sehen kann, entweder nur zufällig oder scheinbar. Denn besonders
die subjektiven Symptome des Basedow schwanken nicht unerheblich,
und nach monatelanger Behandlung und vielleicht einiger Besserung
erscheint der Kranke wieder mit noch schwereren Symptomen als bei
der ersten Konsultation.

Dagegen läßt es sich gar nicht bestreiten, daß durch die Verordnung von Jodkali, zunächst 2—3 g pro Tag, ohne alle anderen Maßnahmen in einer nicht kleinen, wenn auch im ganzen der Minderzahl
von Basedowfällen, im Laufe von wenigen Wochen ein Rückgang der
Struma (in einem Fall von mir auf 4 cm Halsumfangsabnahme bestimmt),
eine Besserung des Exophthalmus, eine Verminderung der Pulsfrequenz
und sogar ein Einfluß auf die Beschwerden von seiten des Magendarmkanals zu erreichen ist, neben einer Hebung des Allgemeinzustandes.
Jodothyrin oder Schilddrüsentabletten dagegen haben bei Basedow
durchaus nicht die Wirkung des Jodkali [1]. Ich will auch keineswegs
behaupten, daß Jodkali bei **Basedow**scher Krankheit nicht schädlich
wirken könne. Ist es doch bekannt und nicht zu bestreiten, daß durch
übermäßigen chronischen Jodgebrauch, oder bei besonderer Empfindlichkeit gegen Jod durch das Jod allein ein basedowähnlicher Symptomenkomplex sogar hervorgerufen werden kann (**Jodbasedow**) [2].

---

[1] Ebenso wie Jodkali bei Myxödem nicht die therapeutische Wirkung
des Jodothyrins und der Schilddrüsensubstanz hat.

[2] Wenn sich die Jodschädigungen nicht nur bei Basedow, sondern auch bei
einfachem Kropf in manchen Gegenden häufen, so muß das an besonderen lokalen

Was ich behaupte, ist dies, daß man berechtigt ist, Jodkali versuchsweise bei Basedow anzuwenden, und daß man in einer Anzahl von Fällen erfreuliche, in einzelnen weitgehende Erfolge sehen wird. Wenn man den Kranken jeden zweiten Tag kontrolliert, halte ich auch ernstliche Schädigungen für ausgeschlossen; dabei soll man sich durch eine Zunahme der Beschwerden in den ersten 3—4 Tagen noch nicht entmutigen lassen. Nach dieser Zunahme sieht man dann manchmal eine schnelle Abnahme. Ich mache die Kranken auch ausdrücklich darauf aufmerksam, daß das Jodkali schaden, aber auch nützen könne. Bei kachektischen bettlägerigen Patienten habe ich Jodkali überhaupt nicht angewandt. Was in drei oder vier Wochen einer Jodbehandlung nicht erreicht ist, wird zunächst auch nicht mehr erreicht, der Rückgang der Struma hört gewöhnlich schon früher wieder auf. Man muß dann die Kur aussetzen, den Patienten einige Zeit beobachten und sich dann ein Bild machen, was aus dem Fall werden kann. Bei der Beurteilung ist die Größe der Struma von geringerer Bedeutung als die Tachykardie, der Exophthalmus und die anderen nervösen Beschwerden. Ich habe Fälle gesehen, die in drei Wochen nur unter Jodkali aus völliger Arbeitsunfähigkeit zur Arbeitsfähigkeit gebracht wurden. Diesen Fällen wird dann ein gewisses Regime verschrieben, man wird ihnen Schonung anempfehlen, die nervösen Beschwerden mit Brom bekämpfen etc. Jedenfalls kann man da warten, ohne dem Kranken zu schaden, und kann nach einigen Monaten noch einmal eine Jodkalibehandlung einleiten und diese bei weiterer Besserung sogar in Abständen von etwa 4—6 Monaten eventuell wiederholen. Wenn der Kranke in entsprechenden Verhältnissen ist, soll man ihn inzwischen ins Hochgebirge schicken, das im allgemeinen einen besonders guten Einfluß hat. Ich finde, daß von anderen Autoren im Gegensatz zum Basedow ein günstiger Einfluß des Jods bei dem sogenannten „thyreotoxischen Kropfherzen" zugegeben wird. Ich bin nun allerdings nicht in der Lage, dieses thyreotoxische Kropfherz von der Basedowschen Krankheit zu unterscheiden. Auch der Praktiker wird diese Unterscheidung, die mir eine künstliche zu sein scheint, kaum mitmachen. In bezug auf die Therapie ist damit jedenfalls ein Einlenken der absoluten Jodgegner gegeben. Schwere Herzstörungen schicke man in die bekannten Herzbäder. Auch wenn später eine Operation vorgenommen werden soll, ist die mögliche Regulierung der Herztätigkeit von großem Wert. Auch mit Digitalis und den anderen Herzmitteln ist bei Basedowscher Krankheit doch einiges zu erreichen, der Herzschlag oft etwas zu verlangsamen, leichte Arhythmien zu beseitigen. Man braucht durchaus nicht das Stadium ausgesprochener Herzschwäche abzuwarten, um mit kleinen und längere Zeit gegebenen Dosen einzugreifen.

Wenn die Basedowkranken mittlerer Schwere auf Jod nicht oder ungenügend reagieren, empfehle ich ohne weiteres die Operation.

Bedingungen liegen. Von Amerikanischer und Schweizer Seite wird als das praktisch wertvollste prophylaktische Mittel bei Kropfendemien die Verabfolgung kleinster Joddosen (etwa 0,02 g Jod auf 5 kg Natr. chlor.) bei Schulkindern angewandt.

Die Chance, daß solche Kranke noch spontan wieder genesen, ist zu gering, wenn wir auch gelegentlich Leute zu Gesicht bekommen, die vor langen Jahren nach ihrem Bericht ziemlich schweren Basedow gehabt und allmählich wieder ganz gesund geworden sind, meist bis auf eine nun harmlose Struma. Bei leichteren Fällen, die auf Jod nicht reagieren, wird man warten können, sie gehen nicht so selten spontan innerhalb einiger Jahre zurück, es kommt da auch viel auf die ökonomischen Verhältnisse an, besonders darauf, wie weit der Kranke sich der Ruhe und der Erholung hingeben kann, aber jedenfalls ist die Gefahr, die Operation zu spät zu machen, viel größer als die Gefahr der Operation selbst. Die Operation, die in mittelschweren Fällen keine erhebliche Gefahr bietet, bedingt in schweren Fällen große Gefahren für das Herz, auch wenn die allgemeine Narkose vermieden wird, und die Erfolge der Operation werden viel unsicherer, wenn es sich um sehr lange bestehende, an der Schwelle der Kachexie stehende Fälle handelt. Wohl fast allgemein wird zunächst der eine Lappen der Schilddrüse fortgenommen. Wird damit eine durchgreifende Besserung nicht erzielt, so kann nach angemessener Zeit die Hälfte des zweiten Lappens auch noch entfernt werden. Freilich neigen auch die operierten Basedows noch für lange Zeit zu zeitweise auftretenden „thyreotoxischen“ Symptomen, die besonders durch psychische Erregungen und Anstrengungen leicht ausgelöst werden. Man darf die Ansprüche an die Operation nicht allzu hoch schrauben und in allen Fällen unmittelbare völlige Gesundheit erreichen wollen, aber in den meisten mittelschweren Fällen ist die Operation von außerordentlichem Nutzen und unzweifelhaft eine der eindruckvollsten Errungenschaften der modernen Medizin. Ohne Operation gehen eine Anzahl von Fällen unter allen Zeichen der Kachexie und der Herzinsuffizienz rettungslos zugrunde.

An Stelle der operativen Entfernung ist auch die Röntgentiefenbestrahlung der Schilddrüse versucht worden. Bei einigermaßen schweren Fällen scheint sie nicht genügend wirksam zu sein; auch soll sie durch Erzeugung von Verwachsungen eine eventuell dann doch notwendig werdende Operation erschweren. Ferner ist immer die Myxödemgefahr bei der Bestrahlung in Betracht zu ziehen.

Von der Vorstellung ausgehend, daß nicht nur die Schilddrüse, sondern auch die Thymus mit der Basedowschen Erkrankung zusammenhänge, hat man auch eine Resektion der Thymus versucht; der Erfolg ist wohl noch nicht als feststehend zu betrachten.

Das Myxödem hat seinen Namen von der eigentümlichen pachydermischen Veränderung der Haut, hauptsächlich im Gesicht und an den Extremitäten. Die Erkrankung äußert sich im übrigen in einem allmählichen psychischen und körperlichen Verfall. Trophische Störungen an den Haaren und Nägeln sind manchmal ziemlich frühe Hinweise. Die Ursache der Erkrankung ist eine Atrophie der Schilddrüse, von der bei etwaiger Autopsie nur noch kleine Reste gefunden werden. Die Cachexia strumipriva nach Kropfexstirpationen ist nur eine Form des Myxödems. Seitdem diese Form bekannt ist, wird bei Kropfoperationen bekanntlich nie mehr die ganze Schilddrüse exstirpiert. (Die

Tetania thyreopriva ist man geneigt auf die Exstirpation der Glandulae parathyreoideae, nicht der Schilddrüse selbst, zu beziehen, vgl. S. 270.) Auch die Zerstörung der Schilddrüse durch entzündliche Prozesse oder durch Lues kann zu den Symptomen des Myxödems führen. Außerdem sind Myxödemerkrankungen im Anschluß an eine physiologische Klimax, nach operativer Kastration und nach Exstirpation eines Cystoma ovarii aufgetreten.

Es ist eine große Freude, einen Myöxdemkranken zu entdecken, weil in einer sehr großen Anzahl von Fällen mit der spezifischen Therapie durch Fütterung mit Schilddrüsensubstanz eine weitgehende Besserung aller Symptome bis zu völlig normalem Befinden erzielt werden kann. Man beginne mit 1 Tablette von Merck, Knoll, Freund und Redlich, à 0,1 wirksamer Substanz täglich, steige bis das Maximum der Wirkung erzielt ist, gehe dann wieder herunter. Die Kranken richten sich dann selbst leicht auf die genügende Dosis ein und können auch größere Pausen machen. Bei kleinen Kindern beginnt man mit $^1/_8$ der Dosis für den Erwachsenen und steigt im allgemeinen nicht höher als bis auf $^1/_2$ Tablette täglich (vgl. darüber auch S. 204). Jodothyrin wirkt meist ebensogut, wie Schilddrüsensubstanz selbst. Die absolute Anzahl der Myxödemkranken ist jedoch recht gering.

Abortive Fälle

Man hat jedoch neuerdings die Aufmerksamkeit auf abortive Fälle des Myxödems gerichtet, bei denen die charakteristischen Hautveränderungen fehlen können. Ob es aber richtig ist, daß ein Myxoedem fruste bestehen kann ohne Veränderungen der Haut und ohne psychische Veränderungen, nur mit einem neurasthenischen Symptomenkomplex, scheint uns noch nicht erwiesen. Man muß in diesen Fällen die Diagnose allein auf die Unmöglichkeit stützen, die Schilddrüse zu tasten, und das macht bekanntlich bei kurzen dicken Hälsen überhaupt große Schwierigkeit. Immerhin sei wegen der praktischen Konsequenz die Aufmerksamkeit auf diese Fälle gelenkt. Im allgemeinen besteht seit einer Reihe von Jahren sicherlich eine übertriebene Tendenz, alle möglichen Störungen den Blutdrüsen in die Schuhe zu schieben. Die Lehre von der inneren Sekretion und der Wechselwirkung der Blutdrüsen aufeinander ist noch ein sehr luftiges Gebäude, und viele seiner Teile werden eines Tages zusammenstürzen wie Kartenhäuser. In der Praxis brauchen wir uns im Prinzip ja nicht auf wissenschaftliche Grundlagen zu stützen, und wir haben das Recht, Empiriker zu sein. Nur hat mich, wie wohl viele andere, die ab und zu Organpräparate ohne genaue Indikation, auf gewisse unsichere Vorstellungen und Erwartungen bei einzelnen Fällen angewandt haben, die Erfahrung gelehrt, daß sie, ohne genaue Indikation gegeben, eben nichts nützen. Versagt doch selbst in den Fällen, in welchen wir die Ursache einer Krankheit in einer Störung der Funktion einer Blutdrüse sicher erkannt haben, wie z. B. bei der Addisonschen Krankheit, die Organtherapie, weil wir offenbar nicht in der Lage sind, die Funktion der lebenden Zelle durch Einführung toten Materials zu ersetzen. Möge hier die Transplantation berufen sein, Wandel zu schaffen.

Mit der Unwirksamkeit der spezifischen Präparate bei nicht streng spezifischen Erkrankungen dürfen natürlich nicht die allgemeinen Wir-

kungen der Präparate, z. B. die wichtige Einwirkung der Schilddrüsen-
präparate auf den Stoffwechsel der Fettleibigen zusammengeworfen
werden.

b) Hypophysis.

Die Akromegalie beruht wahrscheinlich immer auf einer Überfunk- Akro-
megalie
tion und einer „Struma“ der Hypophyse, wie die Basedowsche Krankheit auf einer Überfunktion und einer Struma der Schilddrüse beruht.

Die Geschwulst der Hypophyse macht die Erscheinungen des
Hirntumors, und zwar natürlich entsprechend der Lage der Hypophyse
(vgl. S. 159). Neben den allgemeinen Störungen des Hirntumors ist das
besonders charakteristische Lokalsymptom die bitemporale Hemianopsie
durch Druck auf das Chiasma (S. 63). Die Erweiterung der Sella turcica
läßt sich auch röntgenologisch feststellen. Die Entwickelung des Hypo-
physentumors geschieht jedoch manchmal in einer anderen Richtung,
so daß die Ausweitung der Sella turcica recht gering bleiben kann.

Die Akromegalie selbst besteht in einer Längen- und Dicken-
zunahme der Hände und Füße, ebenso in Massenzunahme von
Schädel, Kiefer, Brustkorb. Die charakteristische Erscheinung der Akromegalie ist durch das abnorme Wachstum der Knochen bedingt, indessen
beteiligen sich auch die Weichteile in verschieden starkem Maße. Besonders bekannt ist die Veränderung der Zunge (Makroglossie).

Das Leiden ist in seiner vollen Entwickelung nicht zu verkennen.
Nicht zu verwechseln ist es mit dem einfachen Riesenwuchs, der gewöhnlich in dem Alter schon längst abgeschlossen ist, in dem die Akromegalie erst beginnt (zwischen dem 20. und 40. Lebensjahr). Den Riesen
fehlen alle anderen Erscheinungen der Akromegalie, und die Röntgenuntersuchung wird mit Ausnahme sehr weniger Fälle jetzt die Differentialdiagnose noch leichter machen als früher. Auch die verschiedenen
Formen der auf eine Seite oder auf einzelne Glieder beschränkten
Hypertrophie, z. B. an der Hand sogenannte Cheiromegalie, können
mit Akromegalie nicht verwechselt werden.

Wichtig ist es, mit Rücksicht auf die neuerdings inaugurierte
Behandlung die Anfangsstadien der Akromegalie zu erkennen. Die
Kranken merken oft selbst die ersten Erscheinungen an den Händen
(Zuengwerden der Handschuhe). An den Kiefern ist das Auseinander-
rücken der Zähne manchmal ein frühes Symptom.

Außer der Wachstumsstörung ist noch ein Symptom bei der Akromegalie, wie auch bei anderen Hypophysentumoren ziemlich charakteristisch, und man versäume nicht, bei entsprechendem Verdacht danach
zu fragen, d. i. das frühzeitige und anscheinend grundlose Ausbleiben
der Menses bei Frauen und die Impotenz beim Manne. Ferner sei
auf die Kombination mit Diabetes insipidus hingewiesen.

Die Beziehung der Hypophyse zu den Genitalien zeigt sich dann
noch in einer erst neuerdings gewürdigten Erkrankung, der Dystrophia Dystrophia
adiposo-
genitalis
adiposo-genitalis, einer allgemeinen sehr starken Fettsucht neben
einer Atrophie der Genitalien und einem Verlust der Sexualcharaktere,

Ausfallen der Bart- und Schamhaare etc. Auch hier werden Tumoren der Hypophyse gefunden und zwar meist solche, die im Unterschied zu der Vergrößerung der Hypophyse selbst bei Akromegalie die Hypophyse zerstören, aber die einwandfreie allgemein pathologische Feststellung der besonderen Bedingungen, unter welchen einmal die Akromegalie, das andere Mal die Dystrophia adiposo-genitalis zur Entstehung kommen, steht noch aus.

Therapie Die Therapie war bei Hypophysisgeschwülsten bis vor kurzem machtlos. Seit einigen Jahren hat man jedoch versucht, die Hypophyse operativ zu erreichen. Es erscheint, als wenn der nasale Weg der beste und verhältnismäßig leichteste ist. Die partiellen Verkleinerungen des Tumors, die auf diesem Wege vorgenommen wurden, haben zu erfreulichen Besserungen auch des Bildes der Akromegalie geführt, so daß man diese Behandlung in entsprechenden Fällen jetzt vorschlagen muß, wenngleich die Gefahr der Meningitis dabei nicht zu unterschätzen ist. Von einigen Autoren wird der Erfolg der Röntgenbestrahlung gerühmt.

c) Genitalien.

Klimakterium   Zu den Störungen durch Veränderungen der Blutdrüsen wären dann noch die klimakterischen Beschwerden zu rechnen, die auf der Atrophie der Ovarien beruhen. Es sind die gleichen, die auch nach Kastration vorzeitiger künstlicher Kastration beim Weibe zur Entwickelung kommen. Es handelt sich bekanntlich hauptsächlich um vasomotorische Störungen. Die „Wallungen nach dem Kopf" können außerordentlich quälend werden, mit Schweißausbrüchen und Schwindel- oder Ohnmachtgefühl verbunden sein. Auch die Erscheinungen der Akroparästhesien, die ja vasomotorischen Ursprungs sind (vgl. S. 281), sowie der flüchtigen Ödeme, ebenso wie Tachykardien und basedowähnliche Symptomenkomplexe kommen vor.

Nicht alles, was man gemeinhin als klimakterische Beschwerden bezeichnet, darf jedoch ohne weiteres als Folge des Ausfalls der inneren Sekretion der Ovarien betrachtet werden und insbesondere scheinen die allgemeinen neurasthenischen Beschwerden zum Teil nicht hierher zu gehören. Diese angeblichen Neurasthenien des kritischen Alters, die bei Männern und Frauen in gleicher Weise gerade im Rückbildungsalter vorkommen, sind häufig leichte Melancholien bzw. Depressionen (vgl. auch unter Psychoneurosen). Daß sie von einer verminderten Funktion der Genitalien nicht abhängen, geht daraus hervor, daß sie in genau der gleichen Art sowohl einige Jahre vor, wie auch viele Jahre nach dem Klimakterium auftreten, und daß beim Manne die Potenz unter dem depressiven Zustand zwar leidet, aber nach dessen Ablauf wieder ansteigt. Von einem Klimakterium des Mannes, von dem man neuerdings spricht, bin ich überhaupt in keiner Weise überzeugt.

Gegen die vasomotorischen Beschwerden hat man neben den üblichen allgemeinen Maßnahmen und neben Brommedikation vielfach Ovarialpräparate angewandt. Man hat den Eindruck, als wenn sie in einer Anzahl von Fällen von Erfolg sind, eine unmittelbare durchschlagende Wirkung habe ich jedoch noch nicht gesehen. Von Nutzen scheinen auch Hypophysispräparate zu sein.

Den Erscheinungen, die beim Manne nach künstlicher Kastration auftreten, sind Veränderungen analog, welche bei angeborener Hypoplasie der Hoden vorkommen. Man hat einen eunuchoiden Hochwuchs und einen eunuchoiden Fettwuchs unterschieden. In beiden Fällen besteht Kastratenstimme; die Axillar-, Scham- und Barthaare sind wenig entwickelt oder fehlen. Eine Therapie, etwa durch Fütterung mit Hodensubstanz, scheint ohne Wirkung zu sein. Eunuchoide

Eine vorzeitige Geschlechtsreife (Maturitas praecox) kommt bei Tumoren der Zirbeldrüse, sowie der Nebenniere vor. Vorzeitige Geschlechtsreife

d) Neurogener Diabetes.

Anhangsweise kann auch der neurogene Diabetes noch in diesem Kapitel behandelt werden, obwohl die Störung gewisser Blutdrüsen (Pankreas, Nebenniere?) hier erst sekundär ist. Am bekanntesten ist seine Entstehung nach Kopftraumen, jedoch in einwandfreier Weise nur sehr selten festzustellen, ebenso wie die nach anderen organischen Erkrankungen des Gehirns (Erweichungsherden, Tumor). Immerhin kann an solchen Fällen nicht gezweifelt werden, ebenso wie es auch solche nach rein psychischen Traumen gibt, Fälle, die sich auch im späteren Verlauf manchmal in ganz besonderem Maße von dem psychischen Zustand des Patienten abhängig erweisen. (Daß auch der nicht neurogene Diabetes von dem psychischen Zustand des Erkrankten in gewissem Umfang abhängig ist, ist bekannt.) Diabetes mellitus

Viel häufiger als echter Diabetes sind vorübergehende Glykosurien bei Erkrankungen des Nervensystems.

Über die Nervenstörungen beim Diabetes (Neuritis etc.) vgl. unter endogene Vergiftungen.

Der Diabetes insipidus steht mindestens in einer Anzahl von Fällen in einer noch nicht ganz geklärten Beziehung zur Hypophyse. Es kann durch Injektionen von Hypophysin günstig beeinflußt werden. Diabetes insipidus

34. Vasomotorisch-trophische Erkrankungen.

Wenn wir vasomotorische oder trophische Störungen sehen oder Klagen hören, die wir auf solche Störungen beziehen, so haben wir zu untersuchen, ob diese Störungen primär oder sekundär sind.

Die primären Ursachen solcher Störungen können organische Gefäßveränderungen sein. Wir rechnen also Fälle, in welchen auf Grund einer Arteriosklerose oder auch beim Diabetes, vasomotorische trophische Störungen auftreten, nicht zu den vasomotorisch-trophischen „Neurosen", ebensowenig Fälle, wo auf Grund einer Endarteriitis luetica oder infectiosa (z. B. nach Typhus) vasomotorisch-trophische Veränderungen an den Extremitäten (bis zur Gangrän) entstehen. Bei geringerer Intensität können diese arteriellen Verschlüsse gelegentlich auch ernsthafte diagnostische Schwierigkeiten machen. Bei einer typischen Organische Gefäßerkrankungen trockenen arteriosklerotischen Gangrän wird natürlich niemand an eine Neurose denken.

Eine Mittelstellung zwischen den Gefäßerkrankungen und den Neurosen nimmt das „intermittierende Hinken" ein. Hier werden wir durch die nervösen Störungen auf das arterielle Leiden erst aufmerksam gemacht. Der Kranke kann nicht längere Zeit, nur wenige Minuten bis eine halbe Stunde gehen, ohne zu ermüden und zugleich Parästhesien, das Gefühl von Kälte, oft heftige Schmerzen in den Füßen zu verspüren. Er muß sich dann ausruhen, kann dann wieder eine Strecke gehen, um sich wieder ausruhen zu müssen und so fort. Meistens werden die Erscheinungen spontan in typischer Weise angegeben, in anderen nicht ganz typischen Fällen muß man danach forschen. Wir finden als Grundlage eine ausgesprochene (auch durch die Röntgenuntersuchung zu bestätigende) Sklerose der Gefäße des Beines und Fußes und ein Fehlen der Fußpulse. Die Grundlage ist wahrscheinlich eine besondere Form der Arteriosklerose, die sich ganz besonders häufig bei starken Rauchern, seltener auf dem Boden von Alkoholismus, Schrumpfniere, Blei und Lues findet. In selteneren Fällen sind die Fußpulse erhalten, und es sind dann angiospastische Zustände für das Leiden verantwortlich gemacht worden. Demgegenüber behaupten andere wieder, diese anscheinend angiospastischen Zustände wären nur das erste Symptom einer organischen Arterienveränderung.

An den Armen können, wenn auch viel seltener, analoge Zustände vorkommen.

Durch energische Jodtherapie und Abstellung der verursachenden Schädlichkeit (Rauchen) kann man in einer Anzahl von Fällen viel erreichen

Zustände, welche dem intermittierenden Hinken sehr nahestehen oder gleichen, habe ich wiederholt nach Schlagaderverletzungen des Krieges gesehen, auffallenderweise auch in mehreren Fällen von gelungener Gefäßnaht bei Aneurysma.

Im Anschluß an das arteriosklerotische intermittierende Hinken seien im einzelnen noch wenig bekannte, gerade dem Praktiker aber wohl recht geläufige vorübergehende vasomotorische Störungen erwähnt, die bei Arteriosklerose und bei Myokarditis vorkommen. Es handelt sich um bald hier, bald da, bald ohne Veranlassung, bald regelmäßig nach dem Essen oder einige Zeit nach dem zu Bettegehen eintretende vasomotorische Beschwerden und Klagen. Die Füße sind abgestorben, die Hände sind wie tot, Stellen an den Extremitäten werden kalt etc. Diese Zustände sind häufig recht schmerzhaft. Vasomotorische Störungen, Blaß- und Blauwerden der Stellen sind manchmal zu beobachten, manchmal auch nicht. Aber es ist hervorzuheben, daß wir die tiefen Gefäße ja nicht sehen können. Daß diese Störungen nicht primär „nervös" sind, wenn sie auch durch Nervosität sicher verstärkt werden können, sieht man daran, daß sie bei einer Hebung der Blutversorgung bzw. der Herzkraft verschwinden, um alsbald wiederzukehren, wenn sich wieder eine Verschlechterung der Zirkulation bemerkbar macht.

Ebensowenig wie die von organischen Erkrankungen der Gefäße und des Herzens abhängigen rechnen wir die vasomotorisch-trophischen Störungen bei organischen Nervenkrankheiten zu den vasomotorisch-trophischen Neurosen. Solche vasomotorisch-trophischen Störungen sehen wir bei einer großen Reihe von peripheren und zentralen Nervenverletzungen und -erkrankungen, so bei Neuritis und Polyneuritis; besonders bekannt und schwer sind sie bei der leprösen Neuritis, wir sehen sie ferner bei Syringomyelie, bei Hemiplegie etc. Es macht kaum jemals Schwierigkeiten, die Grundkrankheit zu erkennen, so daß man auf die vasomotorischen Störungen, z. B. bei der Neuritis und der Hemiplegie in der Praxis kaum achtgibt. Auch gibt es in diesen Fällen keine besondere Therapie für diese Störungen.

Bei Tabes kommen rein vasomotorische Störungen selten vor. Hier ist neben den Gelenkerkrankungen die häufigste Störung eine trophische, das „Mal perforant", das manchmal als ganz frühes Symptom der Tabes auftreten kann. Das Mal perforant wird übrigens durch die antisyphilitische Behandlung (Jod, Hg, Salvarsan) besonders günstig beeinflußt. Über Arthropathie und Spontanfrakturen vgl. S. 215.

Noch einige Worte über den Dekubitus, diese so häufige Begleiterscheinung schwerer nervöser organischer Erkrankungen aller Art. Wir können ihn als trophische Störung heute nur noch in beschränktem Maße anerkennen. Zwar gibt die nervöse Erkrankung eine Prädisposition zum Dekubitus durch eine verminderte Widerstandsfähigkeit der Haut gegen mechanischen Druck, aber es ist eben dieser Druck neben einer mangelhaften Pflege der Haut, welcher die Hauptursache des Dekubitus ist. Der Dekubitus läßt sich daher auch bei sorgsamster Pflege, durch Wasserkissen, Trockenhalten, spirituöse Abreibungen, meist vermeiden. Eine Ausnahme bilden die sehr seltenen Fälle, wo z. B. manchmal bei progressiver Paralyse schon der Druck der Bettdecke genügt, um Dekubitus zu erzeugen, und auch bei totaler Rückenmarks verletzung ist Dekubitus kaum zu vermeiden. Ist der Dekubitus einmal da, so ist es nicht leicht, manchmal unmöglich, ihn wieder zu beseitigen. Umschläge mit essigsaurer Tonerde und Kampherspiritus sind die gewöhnlichen Mittel. Das beste Mittel in schweren Fällen ist das Dauerbad.

Wenn wir nun zu den vasomotorisch-trophischen Neurosen im eigentlichen Sinne gelangen, so muß in Anbetracht der Zweideutigkeit des Wortes „Neurose" von vornherein betont werden, daß es sich hier nicht etwa um psychogene, sondern ganz sicher um ausgesprochen organische Erkrankungen handelt. Nur wissen wir noch nicht, wo der Sitz dieser Prozesse ist. Viel spricht dafür, daß sie sich in den peripheren vasomotorischen Nervenfasern oder der Muskulatur der Gefäße selbst abspielen, so daß man also die Erkrankungen vielleicht in die Nähe derjenigen der peripheren Nerven zu rücken hätte.

Die praktisch wichtigste dieser Erkrankungen ist die leichteste, die Akroparästhesie. Diese praktische Wichtigkeit beruht nicht auf einer besonderen therapeutischen Zugänglichkeit, sondern auf ihrer

Häufigkeit und Harmlosigkeit. Der Arzt muß sie kennen, um den Patienten über die von diesem als alarmierend angesehenen Symptome zu beruhigen. Die Bezeichnung „Akroparästhesie" bringt das Wesen der Erkrankung als einer vasomotorischen nicht zum Ausdruck, sondern nur ein Symptom, die Parästhesie. Die Parästhesien bestehen in unangenehmen Empfindungen meist in den Händen, seltener in den Füßen, und zwar Gefühl von Kälte, von Taubheit, von Eingeschlafensein, von Kriebeln, nicht selten auch von ziehenden Schmerzen. Sie sind selten kontinuierlich da, oder es setzen sich doch auf den dauernden Zustand Anfälle von erheblicher Steigerung der Beschwerden auf, meist morgens beim Erwachen. Die Finger sind dann auch klamm. Die Patienten geben häufig an, durch längeres Eintauchen in warmes Wasser oder durch passive und aktive Bewegung die Finger wieder geschmeidig machen zu können. Meist sind die Finger im Anfall blaß oder ein wenig blau und fühlen sich kalt an. Wenn man das nicht immer feststellen kann, so ist die einfache Betrachtung der Hautgefäße ja nur eine sehr grobe Methode und die Gefäße der Muskulatur entziehen sich ja überhaupt dem Auge. Jedenfalls glauben wir, daß die Akroparästhesien in allen Fällen auf vasomotorischen Veränderungen beruhen, wenn man dies auch nicht immer sicher feststellen kann. Auf der vasomotcrischen Störung beruhen auch wahrscheinlich objektive leichte Sensibilitätsstörungen, die man an den betroffenen Teilen in einer Anzahl von Fällen feststellen kann, und durch welche man sich nicht verleiten lassen darf, eine echte Neuritis od. dgl. anzunehmen. Die Ausdehnung der Beschwerden und Erscheinungen ist sehr verschieden. Manchmal sind nur einzelne oder mehrere Finger ergriffen (Totenfinger), seltener die ganze Hand. Die Beschwerden können auf lange Zeit auch ohne Therapie völlig aufhören, um dann gelegentlich wieder zu erscheinen. Jedenfalls kann das Leiden unbegrenzt lange bestehen, ohne daß irgend eine Komplikation eintritt.

Die Diagnose, trotzdem sie leicht ist, darf man doch nur auf Grund einer genauen allgemeinen Untersuchung (Arteriosklerose, Schrumpfniere) und einer genauen Untersuchung des ganzen Nervensystems (Ausschluß von anämischen Spinalerkrankungen, Tabes, Tetanie) stellen.

Die Fälle sind manchmal so leicht, daß sich die Kranken einer Behandlung gar nicht unterziehen. Gegen die Parästhesien und Schmerzen empfiehlt sich einige Wochen hindurch täglich fortgesetzte Biersche Stauung (3—15 Minuten, die ersten Male unter ärztlicher Kontrolle). In einigen Fällen ist der Erfolg eklatant, in anderen nützt die Stauung gar nichts. Massage ist von Nutzen. Daß die Warmhaltung der Hände Erleichterung bringt, wissen die Patienten meist selbst.

Raynaudsche Krankheit
Eine schwerere vasomotorische Neurose ist die Raynaudsche Krankheit, und trotzdem wir die Prognose der Akroparästhesien so leicht stellten, muß gesagt werden, daß es Fälle gibt, von denen wir nicht recht wissen, ob wir sie noch zu dieser eben behandelten Form oder zu der schweren Raynaudschen Krankheit rechnen sollen, daß also Übergänge zwischen den beiden wahrscheinlich sind.

Es gilt das insbesondere von den mehr chronisch verlaufenden Fällen der Raynaudschen Krankheit. Das Zustandsbild, das wir hier am häufigsten zu sehen bekommen, ist eine livid zyanotische Verfärbung der Hände. Die Patienten geben an, daß anfallsweise die Hände ganz schwarzblau werden, und sind manchmal imstande, durch Eintauchen der Hände in kaltes Wasser einen solchen Anfall zu provozieren. Seltener wird in diesem Stadium noch von anfallsweise auftretender Anämie berichtet, oder man erfährt, daß solche Anfälle, die also denen bei Akroparästhesie recht nahe stehen, nur viel schwerer aufgetreten sind, früher bestanden haben. Meist kann man an den Händen leichte Rhagaden, auch kleine Geschwüre, Nagelveränderungen, seltener auch kleine Nekrosen, Mutilationen sehen. Schmerzen bestehen manchmal dauernd, manchmal nur im Anfall. Parästhesien, Gefühl von Kälte etc. sind gewöhnlich. In diesem Stadium können sich die Kranken jahre- und jahrzehntelang halten. Die Therapie ist die gleiche wie bei den Akroparästhesien.

Ihnen stehen gegenüber die klassischen schnell und schwer verlaufenden Fälle der Raynaudschen Krankheit. Sie sind ungleich seltener als die verhältnismäßig gutartige vorige Form. Sie verlaufen von vornherein in schweren Anfällen, die sich häufig zuerst in schwerer Ischämie (Syncope locale), manchmal auch von vornherein in Zyanose (Asphyxie locale) kundgeben. Im zweiten Stadium treten immer die Zyanose und die Schmerzen in den Vordergrund. An diesen Anfällen beteiligen sich fast immer hauptsächlich die Hände, meist nur in geringerem Maße die Füße und die vorspringenden Teile des Gesichts (Nase und Ohren). Die Anfälle dauern Minuten bis Stunden. Kürzere Anfälle können sich sehr oft am Tage wiederholen, bald treten Nekrosen und Blasen an den betroffenen Teilen, hauptsächlich wieder an den Händen auf. Die Gangrän ergreift ganze Phalangen und Finger, meist an beiden Händen symmetrisch (daher „symmetrische Gangrän"). Die gangränösen Teile werden abgestoßen, die Stümpfe vernarben, die Krankheit ist abgeschlossen. Sie kann in einigen Tagen, meist jedoch erst in Wochen und Monaten ihren Höhepunkt erreichen. Eine wirksame Therapie der Krankheit gibt es nicht. Ich selbst würde keine Bedenken tragen, in einem ganz akut verlaufenden Falle die Injektion von Atropin in die Venen des Arms zwecks Lähmung der Gefäßmuskulatur nach Analogie des Bierschen Vorgehens für Anästhesierung der Extremitäten vor Operationen vorzuschlagen. Vielleicht versucht das einmal jemand, dem diese Zeilen zu Gesicht kommen. Die Fälle sind freilich sehr selten, wie daraus hervorgeht, daß ich in dem ganzen Material des Krankenhauses Friedrichshain noch keinen zu Gesicht bekommen habe, dagegen viele der vorerwähnten leichteren und chronischen Fälle. Bei diesen wird man die etwas heroische vorgeschlagene Maßregel nicht anwenden. Chinin und Arsen wird empfohlen, ein Erfolg der Therapie ist sehr zweifelhaft.

Als die seltenste der vasomotorisch-trophischen Neurosen gilt die Erythromelalgie. Sie besteht in heftigen Schmerzanfällen mit nachfolgender umschriebener Rötung und Schwellung der Extremitätenenden, und zwar meist der Füße. Auch hier gibt es mehr chronische und mehr akute Formen, auch ist die Grenze gegenüber der Raynaud-schen Krankheit nicht scharf.

Ätiologie Unter den Ursachen der bisher genannten vasomotorischen Neurosen sei das berufliche Arbeiten im kalten Wasser genannt, es kommen aber auch andere, zum Teil vielleicht toxische Ursachen in Frage. Meist ist eine bestimmte Ursache nicht zu ermitteln.

Neuroti-sches Ödem Zu den vasomotorisch-trophischen Neurosen rechnet man noch das neurotische Ödem. Es handelt sich dabei um meist flüchtige, wenn auch manchmal sehr starke zirkumskripte Schwellungen, die an jeder Stelle des Körpers auftreten können und nach kurzem Bestehen wieder verschwinden. Selten gibt es länger dauernde Schwellungen. Bei manchen Kranken wechselt der Ort der Schwellung, andere haben ihre typischen Stellen. Es handelt sich fast immer um nervöse Personen, bei denen das Leiden häufig rezidiviert. Manche reagieren auf psychische Erregung mit Ödembildung. Eine besondere ursächliche Beziehung wird der Menstruation und dem Klimakterium zugeschrieben. Das Leiden steht der Urtikaria zweifellos nahe, und man wird bei beiden auch immer auf eine toxische Ursache fahnden müssen.

Troph-ödeme An den Beinen gibt es chronische das ganze Leben bestehende Ödeme, die manchmal ein familiär-hereditäres Leiden darstellen, deren Ursache unklar ist, die im übrigen harmlos sind und als Trophödeme bezeichnet werden.

Sklero-dermie Ein sehr seltenes schweres Leiden unbekannter Ursache ist die Sklerodermie, die man in ein ödematöses, ein induratives und ein atrophisches Stadium einzuteilen gewohnt ist. Daneben finden sich immer auch Pigmentanomalien. Die Haut ist an den betroffenen Stellen fixiert. Je nach der Lokalisation unterscheidet man eine symmetrische, eine diffuse und eine Form mit multiplen Herden. Der Verlauf ist im allgemeinen nicht aufzuhalten, doch macht man einen Versuch mit Thyreoidin in großen Dosen.

Progres-sive Ge-sichts-atrophie Eine rein trophische Neurose stellt die besonders in leichteren Fällen nicht ganz seltene progressive Gesichtsatrophie dar. Sie besteht in einer im jugendlichen Alter beginnenden fortschreitenden Atrophie der Haut, der Weichteile und der Knochen des Gesichts, die gar nicht zu verkennen ist. Die Atrophie ist häufig nicht gleichmäßig verteilt, sondern es kommt zu fleck- und streifenförmigen Veränderungen der Haut oder zu groben Vertiefungen des Knochens. Die Therapie ist machtlos.

Trauma-tische Atrophien Endlich ist noch auf eigentümliche atrophische Zustände nach Traumen aufmerksam zu machen. Ohne daß eine grobe Ver-letzung nachweisbar zu sein braucht, sieht man eine Atrophie des vom Trauma betroffenen Gliedes sich ausbilden. Auch die Röntgenunter-suchung erweist dann meist fleckweise atrophische Veränderungen des Knochens. Es handelt sich nicht etwa um eine traumatische Polio-myelitis, sondern um Veränderungen besonderer Art von anscheinend nicht guter Prognose.

35. Intoxikationen und Erschöpfungszustände.

a) Endogene Intoxikationen.

Von den endogenen Intoxikationen ist die wichtigste die Urämie. **Urämie**
In geringerer Intensität führt sie zu neurasthenieartigen Störungen,
Schlaflosigkeit, sehr heftigen Kopfschmerzen, zeitweisem Erbrechen,
mittlere Grade zeigen nicht selten epileptiforme Anfälle. Diese Er-
scheinungen steigern sich bekanntlich bis zum urämischen Koma. Die
Ophthalmoskopie zeigt bei der Urämie nicht selten Neuritis optica.
Der Zerebrospinaldruck kann leicht erhöht sein.

Sehr häufig kommen gerade bei der Urämie neben verhältnismäßig
geringen Allgemeinsymptomen Herdsymptome vor, und zwar ohne
daß man bei der etwaigen Autopsie grobe Herde findet. Zu den
urämischen gehört die Hauptzahl der sogenannten „Hemiplegien ohne
Befund". Es muß sich hier wohl um lokal besonders starke Einwirkung
des Urämiegiftes auf das Gehirn handeln. Es kann außer zu Hemiplegie
zu Aphasie, besonders häufig auch zu Amaurose etc. kommen. In
letzter Zeit ist besonders auf das Vorkommen des Babinskischen
Reflexes bei Urämie, und sogar in frühen Stadien derselben hingewiesen
worden. Über sein Vorkommen im Koma S. 13.

Die Diagnose der urämischen Intoxikation muß durch den
Urinbefund und durch die Anamnese festgestellt werden.

Die Therapie der nervösen Symptome ist keine andere als die der
Urämie überhaupt, d. h. Aderlaß, Durchspülung des Körpers, Anregung
der Diurese etc. Die nervösen Symptome, auch die lokalen, können
danach vollständig wieder weichen, in anderen Fällen veranlassen
z. B. urämische Hemiplegien trotz Rückgangs der Allgemeinsymptome
dauerhafte Ausfallserscheinungen.

Von der Lumbalpunktion ist in den Fällen mit erhohtem Druck manchmal einiger Erfolg gesehen worden. Auch ich habe davon einmal einen eklatanten
Erfolg bei einem urämischen Kinde gesehen. Man möge sie also versuchen.

Zu den den urämischen ähnlichen Herderscheinungen, und zwar
auch ohne groben anatomischen Befund, kann es bei Kachexien aller **Kachexie**
Art, besonders bei Karzinomkranken kommen.

Für die Eclampsia gravidarum macht man heute nicht mehr **Eclampsia**
ein urämisches, sondern ein pathologisches Plazentargift verantwort- **gravi-**
lich. Die Nierenschädigung faßt man als sekundär auf. Nach dem **darum**
Prodromalstadium kommt es zu den typischen epileptiformen Anfällen, die eine außerordentliche Heftigkeit und Häufigkeit erreichen
können. Indessen ist die Prognose nicht allein von diesen Anfällen abhängig, sondern das Koma tritt manchmal ziemlich unvermutet schon
nach wenigen Anfällen ein, und selbst Eklampsien ohne Anfälle
sind gesehen worden. Die Therapie ist die geburtshilfliche. Große
Dosen Brom und Chloral sind nach Analogie der Behandlung schwerer
epileptischer Zustände angebracht.

Der Diabetes mellitus führt in der Mehrzahl der Fälle zu **Diabetes**
nervösen Beschwerden aller Art. Sind es doch diese unbestimmten

Klagen über meist neurasthenische Beschwerden, welche die Aufmerksamkeit des Arztes oft erst auf die Möglichkeit eines Diabetes lenken. Auch lokalisierte Nervenstörungen in großer Anzahl, ferner epileptiforme Anfälle sind bei Diabetes beschrieben worden; am wichtigsten sind die neuritischen und polyneuritischen Erscheinungen, die sich oft nur in dem zufälligen Befund eines Fehlens der Achilles- oder Patellarreflexe, seltener in ausgesprochener Neuritis oder Polyneuritis kundgeben. Wenn keine anderen Symptome als Reflexstörungen vorliegen, darf man daher die Diagnose Tabes nie stellen, ohne vorher den Urin auf Zucker untersucht zu haben.

Ein Teil der Nervensymptome der Diabetiker kommt auf Rechnung der den Diabetes so häufig begleitenden Arteriosklerose. Das gilt vor allem für die Apoplexien der Diabetiker.

Die Therapie der diabetischen Nervensymptome ist neben der symptomatischen die des Diabetes. Sie ist nicht nur bei den leichteren Allgemeinstörungen, sondern auch gegen die neuritischen Beschwerden oft von bestem Erfolge.

Über das Coma diabeticum, das eine Säurevergiftung des Nervensystems darstellt, brauche ich an dieser Stelle nichts zu sagen.

b) Akute exogene Vergiftungen.

Die akuten exogenen Vergiftungen haben mit wenigen Ausnahmen in ihren nervösen Symptomen sehr wenig Charakteristisches. Es kommt hier wesentlich darauf an, nach den allgemein gebräuchlichen Maßnahmen — Magenausheberung, Exzitierung —, durch anamnestische Feststellung oder auch durch chemische Untersuchung das Gift zu ermitteln, um etwaige spezifische Antidote geben zu können.

Strychninkrämpfe

Zu den Ausnahmen gehören die Krampfgifte nach dem Typus des Strychnin, deren Wirkungen in den bei erhaltenem Bewußtsein sich abspielenden, dem Tetanus sehr ähnlichen Krämpfen leicht zu erkennen sind. Ganz leichte und ungefährliche Grade dieser Vergiftung sieht man manchmal schon bei therapeutischen Dosen.

Epileptiforme Krämpfe

Dagegen gibt es außerordentlich viel Gifte, die regelmäßig oder gelegentlich epileptiforme mit Benommenheit aller Grade einhergehende Krämpfe machen, so Santonin, Kokain, Atropin, Koffein, Kampfer (Monobromkampfer), Absinth, Äthylalkohol, Methylalkohol, Benzin, Jodoform, das Botulismusgift etc. In einer Anzahl von Fällen treten solche Krämpfe als Ausdruck einer Überempfindlichkeit schon bei recht kleinen Dosen auf. Es braucht sich bei dieser Überempfindlichkeit nicht um die Auslösung einer latenten Epilepsie zu handeln. Unverhältnismäßig empfindlich gegen Krampfgifte sind ferner Kinder.

Pupillensymptome

Verengung der Pupille — Miosis — weist unter den gebräuchlichen Giften am ehesten auf Morphin (vgl. auch S. 6) hin, daneben auch auf Pilokarpin und Nikotin.

Erweiterung der Pupille mit ungenügender oder fehlender Pupillenreaktion kommt bei außerordentlich vielen Giften gelegentlich vor. Typisch ist die Erweiterung für die Gifte vom Typus des Atropins

(Tollkirschengenuß), Skopolamin etc. Atropin macht daneben außerordentliche heftige Unruhe und Erregung. Es ist an dieser Stelle aber nicht angängig, alle Symptome der einzelnen Vergiftungen zu beschreiben. Die Pupillenerweiterung ist weiter sehr charakteristisch für viele Fälle von Botulismus und auch für den Methylalkohol. Bei Botulismus werden häufig auch die äußeren Augenmuskeln gelähmt, bei Methylalkohol kommt es oft zu Neuritis optica und zur Erblindung.

Das Bild der reinen Narkose ergeben die Vergiftungen mit Schlafmitteln etc. *Schlafmittel*

Die Kohlenoxydvergiftung (Leuchtgas) ist bemerkenswert durch die ihr nicht selten mit einer Latenz von 1—2 Wochen folgenden nervösen Nachkrankheiten. Anfangs klagen die Kranken über Kopfschmerzen und Schwindel, Erbrechen und Ohrensausen. Späterhin treten zirkumskripte oder diffuse Hirnerscheinungen auf, die zum Teil in Demenz oder sogar letal endigen. Von Interesse ist das häufige Auftreten striärer Symptome, die auch pathologisch-anatomisch durch Erweichungsherde im Linsenkern sich dokumentieren. Ferner kommen auch Neuritiden als Nachkrankheiten einer Kohlenoxydvergiftung vor. *CO-Vergiftung*

Eine große Anzahl von anderen Giften — Benzol, Benzin, Petrol, Pyridin — kommen noch bei gewerblichen, akuten und subakuten, manchmal auch chronischen Vergiftungen in Frage. Ihre nervösen Symptome, die im wesentlichen in den gewöhnlichen diffusen zerebralen Erscheinungen bestehen — Schwindel, Benommenheit, Erbrechen, gelegentlich fast bei allen auch Konvulsionen — sind aber nicht so charakteristisch, daß ohne Kenntnis der speziellen Tätigkeit des Erkrankten, wie sie oft nur der Fabrikarzt besitzt, im Einzelfall ein Urteil gefällt werden könnte. In der allgemeinen Praxis und selbst im Krankenhaus entgehen solche Fälle ganz unvermeidlich nicht selten der ätiologischen Bestimmung.

Eine ganz merkwürdige Wirkung ist neuerdings bei Vergiftungen durch das Trichloräthylen gefunden worden. Es wirkt nämlich elektiv auf die sensiblen Endigungen des Trigeminus, so daß nach Einatmung langdauernde Anästhesien nur im Trigeminusgebiet entstehen. Wie oben erwähnt, hat sich die Therapie diese Eigenschaft zunutze gemacht (S. 92).

c) Chronische exogene Vergiftungen.

Von noch allgemeinerer Wichtigkeit sind die exogenen chronischen Vergiftungen durch Genußmittel, gewerbliche Gifte oder Medikamente. Wir können auch dieses Gebiet hier nur ganz oberflächlich streifen und müssen besonders für die beiden letztgenannten Gegenstände im wesentlichen auf die Lehrbücher der Toxikologie und der Gewerbekrankheiten verweisen [1]).

Von den Genußmitteln steht natürlich in erster Reihe der Alkohol. Die Einzelerscheinungen des chronischen Alkoholismus, soweit sie in das Gebiet der Neurologie fallen, sind bereits an früherer Stelle dieses *Alkoholismus*

---

[1]) Eine kurze und verhältnismäßig sehr vollständige Zusammenstellung der „Beziehungen der technischen und gewerblichen Gifte zum Nervensystem" hat H. Zangger gegeben (Ergebn. d. inneren Medizin u. Kinderheilk. 5, 1910).

Buches erwähnt, der **Tremor**, die **Polyneuritis alcoholica** mit der **polyneuritischen Psychose**, die **Polioencephalitis haemorrhagica**, die **Pachymeningitis haemorrhagica**, die **Alkoholepilepsie**. Dazu kämen dann noch die **Alkoholamblyopie** und als rein psychotische Erscheinungen das **Delirium tremens**, die **Alkoholhalluzinose**, der **Eifersuchtswahn der Trinker** und der **alkoholistische Schwachsinn**. Die Behandlung der schweren psychotischen Störungen fällt den Irrenanstalten zu, die Entziehung des Alkohols neben diesen den **Trinkerheilstätten**; die **ambulante** Behandlung der Trinker hat sehr wenig Zweck. In Rußland will man zwar mit der ambulanten hypnotischen Behandlung einiges erreicht haben.

Trinker-
fürsorge Dagegen sei der Praktiker auf eine neue sozial-medizinische Errungenschaft dringend aufmerksam gemacht: die Fürsorge des Alkoholkranken und seiner Angehörigen, wie sie in den zahlreichen neugegründeten Fürsorgestellen für Alkoholkranke gehandhabt wird.

Diese Stellen, die eigentlich von einem Nervenarzte geleitet werden müßten (was heute nicht durchgängig eingeführt ist), dem als Hilfskräfte Fürsorgeschwestern zur Verfügung stehen, dienen kurz folgendem Zwecke: Wenn der Stelle ein Alkoholkranker gemeldet wird, so wird dieser schriftlich oder persönlich durch die Fürsorgeschwester aufgefordert, sich in die Sprechstunde einzufinden. Hier wird er vom Arzte untersucht, der zunächst einmal die Aufgabe hat, den Alkoholiker von anderen Geisteskranken, deren eigentliche Seelenstörung durch Alkoholismus larviert ist, zu scheiden. Der chronische Alkoholiker wird auf die Gefahren des Alkoholmißbrauchs hingewiesen und veranlaßt, sich einer Abstinenzvereinigung anzuschließen. Es kommen hier je nach der individuellen Anlage des Patienten in Betracht: der Guttemplerorden in erster Linie, ferner das evangelische Blaue Kreuz und das katholische Kreuzbündnis; die beiden letzteren haben ausgeprägt religiöse Tendenzen. Mit sämtlichen steht die Fürsorgestelle in dauerndem Konnex.

Der Trinker, der bei seiner Aufnahme das Enthaltsamkeitsgelübde ablegen muß, wird ständig von den Logenmitgliedern kontrolliert und nimmt an den geselligen Veranstaltungen in den Logen teil. Manchmal genügt allein schon diese Maßnahme zur Heilung. In anderen Fällen muß ein mehrmonatiger Aufenthalt in einer Trinkerheilstätte durchgeführt werden. Die Mehrzahl solcher Heilstätten steht wiederum mit Abstinenzvereinen in Verbindung und sorgt dafür, daß schon vor der Entlassung die Kranken sich einer Loge anschließen; an einigen Stellen wird hierzu die Vermittelung der Fürsorgestelle in Anspruch genommen.

Bei Kranken, die mehrfach rückfällig geworden sind, kommt die Entmündigung [1]) in Frage, ferner die Überweisung an Invalidenheime, Arbeiterkolonien und Irrenanstalten.

---

[1]) § 6, 3 des BGB. „Entmündigt kann werden, wer infolge von Trunksucht seine Angelegenheiten nicht zu besorgen vermag oder sich und seine Familie der Gefahr des Notstandes aussetzt oder die Sicherheit anderer gefährdet.“

Ein besonders wichtiges Feld der Tätigkeit hat die Fürsorgeschwester, die einerseits durch häufige Familienbesuche die hygienischen und sozialen Verhältnisse der Trinkerfamilien prüft und im Bedarfsfalle durch ihre Beziehungen zum großen Apparate der Wohltätigkeitsbestrebungen helfend und vermittelnd eingreift, andererseits die Frauen der Trinker in ihren Angelegenheiten beraten und ihnen den Weg zu den zuständigen Behörden weisen kann.

Vorbeugend und unterstützend wirkt die sehr bewährte Maßnahme, die Frauen zu zwingen, sich zugleich mit ihren Ehegatten in die Logen aufnehmen zu lassen und die Kinder den Jugendlogen zuzuführen.

Mit dem chronischen Alkoholismus ist die Dipsomanie (Quartalsäufertum) nicht zu verwechseln, ein in Intervallen sich einstellendes, impulsives und unüberwindliches Verlangen nach Alkoholgenuß, nach dessen in totaler Narkose endender Befriedigung der Kranke für längere Zeit wieder ein nüchterner Mensch ist. Es gibt Menschen, die, wenn sie dieses Verlangen, das man sogar epileptoiden Zuständen analogisiert hat, überfällt, jede Arbeit stehen und liegen lassen und unter Umständen weite Strecken laufen, um nur irgendwo Alkohol zu bekommen. Die Mehrzahl dieser Kranken sind Psychopathen. *Dipsomanie*

Hier ist die Erwähnung des Morphinismus und des Kokainismus einzuschieben. Bei der akuten Morphiumvergiftung beobachtet man unter zunehmendem Koma enge Pupillen, Blässe und Zyanose der Haut, Sinken von Puls, Atmung und Temperatur, manchmal epileptiforme Anfälle. Der chronische Morphinismus zeigt als Intoxikationserscheinungen Obstipation, Magenerscheinungen, graue fahle Haut, Störungen der Sexualfunktionen, starke Pupillenverengerung, Zittern, leichte Koordinationsstörungen. Psychisch besteht Abnahme der Leistungsfähigkeit mit Zunahme der Ermüdbarkeit, Neigung zu Lügenhaftigkeit, in schweren Fällen treten deliriöse Zustände auf. Die Abstinenzerscheinungen charakterisieren sich durch Angst und Unruhe, Steigerung der Reflexerregbarkeit, vasomotorische Erscheinungen, Herzklopfen mit schlechtem Puls, Schmerzen aller Art. Entziehungskuren haben auch hier nur in einer Anstalt Erfolg. *Morphinismus*

Gegenüber dem Alkohol spielt der gewohnheitsmäßige Genuß von Nikotin als Ursache nervöser Erkrankungen nur eine verschwindende Rolle. Seine Bedeutung für das intermittierende Hinken wurde bereits erwähnt (S. 280). In seltenen Fällen sollen auch vorübergehende zerebrale Herdsymptome, wie z. B. Aphasien, auch Migräneanfälle bei starken Rauchern beobachtet werden. Nicht so selten sind neurasthenieähnliche Bilder. Die Erscheinungen von seiten des Herzens und der Gefäße bei Gewohnheitsrauchern können indirekt das Entstehen von Nervenkrankheiten fördern. Die Tabakamblyopie bietet ein der Alkoholamblyopie entsprechendes Bild. Die Therapie aller Beschwerden ist die Entziehung des Nikotins, die einer energischen Vorschrift wohl meist unschwer gelingt. *Nikotin*

Bei Tabakarbeitern kommen zuweilen die schweren Formen der akuten oder subakuten Nikotinvergiftung vor.

Die chronische Kaffeevergiftung äußert sich wiederum in allgemeinen neurasthenischen Beschwerden, Schlaflosigkeit, Herzklopfen etc. In geringen Graden sehen wir die Schädlichkeit des Kaffeegenusses *Kaffee* bei vielen Gesunden und speziell bei Nervösen in schlaflosen Nächten und Herzbeschwerden. Auch die Schädlichkeit des Kaffeegenusses bei vielen nervösen Darmaffektionen (wie auch beim chronischen Dünndarmkatarrh) steht außer Zweifel. Der Kaffee muß mit wenigen Ausnahmen in der Tat den Nervösen verboten werden. Wenn der koffeinfreie Kaffee auch immer noch etwas Koffein enthält, so fehlt ihm doch meist die exzitierende Wirkung. Man kann ihn daher meist erlauben; aber eben wegen des Fehlens der gesuchten Wirkung verschmähen ihn viele Patienten.

Ergotismus

Der in Mitteleuropa ausgestorbene **Ergotismus** beruht auf einer Vergiftung mit dem Secale cornutum, dem Dauermyzel der gelegentlich auf allen Getreidearten parasitisch lebenden Claviceps purpurea. Die nervösen Erkrankungen sind außerordentlich schwere, zum Teil dauernde. Nur der vierte Teil der Erkrankten wird wieder ganz gesund. Die Symptome gehen zum Teil vom Großhirn, zum Teil vom Rückenmark aus. Regelmäßig sind typische epileptische Anfälle beobachtet. Vom Rückenmark aus kommt es zu tabischen Symptomen sehr ähnlichen Erscheinungen, denen auch wie bei der Tabes eine — nur viel schneller — einsetzende Degeneration der Hinterstränge zugrunde liegt. Daß nach einer neueren Annahme die Tetanie als Ausdruck des Ergotismus auftreten soll, wurde bereits erwähnt.

Pellagra

Die **Pellagra** kommt nur in den Ländern vor, in welchen viel Mais gegessen wird, dort (Italien) zeitweise als Volkskrankheit. Das die Krankheit hervorrufende Gift ist noch nicht bekannt. Ihr Verlauf ist ein sich meist über viele Jahre hinstreckender, schubweiser. Neben der körperlichen Allgemeinerkrankung bis zur Kachexie machen sich wesentlich schwere allgemeine psychotische Symptome geltend, die bis zu einer der progressiven Paralyse nicht unähnlichen Demenz fortschreiten können.

Blei

Von den **chronischen** gewerblichen Vergiftungen steht die mit **Blei** an der Spitze. Wenn man Verdacht auf eine Bleivergiftung hat, so genügt es heute nicht mehr zu fragen, ob der betreffende Kranke Maler ist. Die Verwendung des Bleies ist in den modernen Industrien in starker Zunahme begriffen, und ein großer Teil der mit Blei Beschäftigten weiß gar nicht, daß er damit arbeitet. Ich nenne dafür nur manche Posamentenarbeiten, Filze, Beizen, Lacke, Glasuren, Gummiwaren. Offenkundiger ist das Blei bei Akkumulatoren, Kabeln, Flaschenverschlüssen, im ganzen sollen mehr als 150 Industrien damit arbeiten. Einen Hinweis auf Blei kann die basophile Granulation der roten Blutkörperchen geben, die hier noch vor der manifesten Anämie auftreten kann.

Die typische Form der Bleiwirkung auf das periphere Nervensystem ist die Bleineuritis (vgl. S. 99), die sich meist in symmetrischen Lähmungen äußert, und zwar in der großen Mehrzahl der Fälle in Radialislähmungen; aber es können auch andere Nervengebiete betroffen sein, und bei Kindern soll sich speziell am häufigsten eine doppelseitige Peroneuslähmung finden. Vom zentralen Nervensystem gehen eine große Reihe von gelegentlich beobachteten Herdsymptomen, sehr heftige Kopfschmerzen, psychotische Zustände, für die früher der Name Encephalopathia saturnina gebraucht wurde, und auch ein häufig beobachteter Tremor aus. Es wird neuerdings behauptet, daß bei chronischer Bleiintoxikation sehr häufig Lymphozytose der Lumbalflüssigkeit vorkomme, was im entsprechenden Falle zu beachten sein wird.

Polyneuritiden sind weiter der häufigste Ausdruck der chronischen Arsenvergiftung am Nervensystem. Daneben ist für Arsen noch eine auffällige Pigmentation der Haut charakteristisch. Auch das Arsen kommt in vielerlei Materialien vor, ohne daß die Arbeiter davon etwas wissen. Am bekanntesten ist sein Vorhandensein im Glasfluß und in grünen Farben. Auch nach medikamentöser Anwendung kommen gelegentlich nicht ganz leichte Vergiftungen vor. *(Arsen)*

Atoxyl macht nicht selten Optikusatrophie, über Salvarsan vgl. unter syphilogene Nervenkrankheiten.

Wie bei Blei und Arsen können Polyneuritiden auch Folge einer großen Anzahl anderer gewerblicher Gifte sein. Zu nennen sind Kupfer, Antimon, Schwefelkohlenstoff (in den Kautschukfabriken), so daß bei jeder Polyneuritis, deren Ursache sonst nicht ersichtlich ist, auf das genaueste nach solchen gewerblichen Schädigungen zu suchen ist. *(Andere Polyneuritisgifte)*

Das Quecksilber, das ebenso im medizinischen wie technischen Gebrauch zu Vergiftungen Anlaß gibt, bringt neben den bekannten Erscheinungen an den Schleimhäuten, der Niere etc. ein ziemlich charakteristisches feinschlägiges Zittern hervor. *(Hg)*

Manganvergiftungen, die ein sehr schweres und prognostisch in schweren Fällen ungünstiges Bild einer zentralen Erkrankung des Nervensystems geben, kommen nur bei Braunsteinmüllern vor. *(Mangan)*

Über Jodismus und Bromismus vgl. S. 273 u. S. 257.

d) Infektionskrankheiten.

An die Intoxikationen des Nervensystems schließen sich zunächst die Erkrankungen bei und nach allen Arten von Infektionen an. Die psychischen Störungen bis zur Benommenheit einerseits, bis zu ausgesprochenen Delirien andererseits, die wir bei allen ernsthaften Infektionskrankheiten in verschiedenem Grade beobachten, sind natürlich nichts anderes als der Ausdruck der Vergiftung des Gehirns mit den Infektionsstoffen, manchmal auch wohl einer Infektion des Gehirns mit den jeweiligen Krankheitserregern. Weil die Behandlung der allgemeinen Infektion ganz im Vordergrund des Interesses steht, ist der Neurologe nur selten berufen, diese allgemeinen Folgen der Infektion zu behandeln. Bemerkt sei nur, daß in neuerer Zeit die Lumbalpunktion zur Bekämpfung der schweren Benommenheit bei einigen Infektionskrankheiten, wie dem Typhus und dem Flecktyphus, anscheinend mit Erfolg Anwendung gefunden hat.

e) Erschöpfungszustände des Nervensystems.

Häufiger dagegen kommt der Neurologe in die Lage, chronische Folgezustände solcher Infektionen zu beurteilen; es sind das die Leute, die sich „nicht erholen können". Sie fühlen sich matt und unlustig, auch wohl leicht gehemmt und entschlußunfähig, ermüden leicht, können nicht einmal längere Zeit lesen, schlafen gewöhnlich schlecht, sind sehr

leicht erregt, können nicht die Geräusche der Straße, nicht die Anwesenheit spielender Kinder im Zimmer vertragen; kurz es ist das primitive
Bild des neurasthenischen Symptomenkomplexes. Auch nervöse Organstörungen, besonders von seiten des Herzens und des Magens können sich
geltend machen. Es dürfte sich in diesen Fällen meist nicht mehr um
eine fortdauernde Intoxikation, sondern um eine Erschöpfung des Nervensystems durch die Krankheit handeln. Wir sehen ja auch genau das
gleiche Bild bei Leuten, die sich überarbeitet haben oder sonstigen
erschöpfenden Einflüssen, besonders lange Zeit fortdauernden Strapazen
ausgesetzt gewesen sind. Selbst das stärkste Gehirn hat ja eine Grenze
seiner Leistungsfähigkeit. Wird ihm nicht ab und zu eine Periode
der Ruhe und Erholung gewährt, so arbeitet es nicht mit der ihm sonst
innewohnenden Kraft und Gleichmäßigkeit. Man hat die Theorie
aufgestellt, daß durch die Ermüdung und Erschöpfung Giftstoffe im
Körper entstehen, und damit wäre für die Erschöpfungsneurasthenie
die gleiche Grundlage gegeben wie für die Intoxikationen, denen sie
ja auch symptomatologisch nicht fern steht. Man hat den Vorschlag
gemacht, den Namen Neurasthenie für diese echten Erschöpfungszustände zu reservieren, da, wie wir später sehen werden,
das, was man so gewöhnlich als „Neurastheniker" bezeichnet, eigentlich
Hysterische sind. Uns erscheint es zweckmäßiger, den Namen Neurasthenie nur noch symptomatologisch zu gebrauchen, da eine Einheitlichkeit über seine nosologische Anwendung doch nicht zu erzielen sein
wird. Es kann uns auch gleichgültig sein, ob die oben erwähnte Theorie,
nach welcher es sich bei den Erschöpfungszuständen eigentlich um
Intoxikationen durch Ermüdungsstoffe handelt, oder eine andere richtig
ist, nach welcher durch die Erschöpfung funktionsnotwendige Stoffe
verbraucht werden, deren Ersatz in der Ruhe erfolge. Praktisch ist
aber die Unterscheidung dieser Erschöpfungszustände von grundlegender Wichtigkeit für die Prognose und Therapie. Die Prognose ist
sehr gut im Gegensatz zu den mehr weniger chronischen Beschwerden
des hysterischen und meist hypochondrischen Neurasthenikers, und zu
ihrer Heilung ist nur eins notwendig: Ruhe in wohltuender Umgebung
mit guter Ernährung und, wenn es sich machen läßt, erfrischenden
hydriatischen Prozeduren bzw. leichten Bädern wie Wildbädern, Stahlbädern u. dgl. Auf Grund dieser guten Heilbarkeit hat man sogar
den paradoxen Satz aufgestellt, daß neurasthenisch im Sinne der Erschöpfungsneurasthenie nur Leute von sehr guter nervöser Konstitution
würden. Man braucht das nicht so wörtlich zu nehmen, die Erschöpfbarkeit ist eine individuell sehr verschiedene Eigenschaft, und
die Erschöpfung gibt auch oft den Boden ab für die Entstehung
psychogener Störungen; aber man muß den Satz als kennzeichnend im
Gedächtnis behalten für den Abstand, welcher im Prinzip die eigentlichen Erschöpfungszustände des Nervensystems trotz sehr ähnlicher
oder übereinstimmender Symptomatologie von den nunmehr zu besprechenden Psychoneurosen trennt.

36. Psychoneurosen.

Wir verstehen unter Psychoneurosen in diesem Kapitel hauptsächlich die neurasthenischen und die hysterischen Symptome. Altem Brauche gemäß werden auch die Zwangsvorstellungen, die in engen Beziehungen zur Neurasthenie stehen, hier abgehandelt, und es müssen endlich einige Worte über die nervösen Organstörungen eingefügt werden. Begriff

Von vornherein sei gesagt, daß die neurasthenischen, die hysterischen, die Zwangssymptome, wie die nervösen Organstörungen nur in den seltensten Fällen praktische Krankheitseinheiten sind. Ein bekannter Psychiater konnte aussprechen, daß er noch niemals eine reine Neurasthenie gesehen habe, und man kann diesen Satz analog auf die anderen Formen anwenden. Immerhin kann man sich nur durch die Aufstellung solcher symptomatologischer Einheiten in dem ganzen Gebiet orientieren, muß in der Praxis aber eingedenk bleiben, daß sich alle die hier zu schildernden Symptome in mannigfacher Weise miteinander kombinieren können. Denn sie entstehen alle auf demselben Grunde der schwachen seelischen Veranlagung und werden ausgelöst und unterhalten durch die gleichen Ursachen mehr oder minder schwerer seelischer Beanspruchung. Symptomatologische Einheiten

a) Neurasthenie.

Wie es der Name ausdrückt, ist das wesentliche Symptom der Neurasthenie die Schwäche, zwar nicht der Nerven, sondern psychischer Funktionen. Man würde daher richtiger Psychasthenie sagen, wenn dieser Name nicht von einigen für andere Gruppen der Nervosität gebraucht, von anderen für die ganze Gruppe der Psychoneurosen, die Neurasthenie eingeschlossen, verwendet würde.

Das Hauptsymptom ist die leichte Ermüdbarkeit. Der Kranke kann nicht mehr so viel leisten wie früher, er braucht mehr Zeit für die gleiche Arbeit. Das geht oft so weit, daß der Kranke überhaupt keine ernsthafte Arbeit mehr leisten, ja selbst nicht mehr wenige Seiten in einem Buche lesen kann. Der Neurasthenische klagt über den Mangel an Energie, an Konzentrationsvermögen. Er vermag seine Aufmerksamkeit nicht anzuspannen. Meistens klagt er auch über Abnahme des Gedächtnisses, die sich freilich objektiv gewöhnlich nicht feststellen läßt. Wenn wir den Patienten etwa Zahlen wiederholen lassen, so finden wir nur ganz geringe Abweichungen von der Norm. Trotzdem ist es schon richtig, daß er häufig einzelnes vergißt und sich Dinge notieren muß, die ihm früher „von selbst" wieder eingefallen wären. Ermüdbarkeit

Der Versuch sich anzustrengen oder überhaupt geistige Arbeit zu leisten, hat fast regelmäßig gewisse Unlustgefühle zur Folge. Es besteht das Gefühl von Eingenommensein im Kopfe, von Schwindligwerden, von Kopfdruck bis zum ausgesprochenen Kopfschmerz. Der Ermüdungskopfschmerz fehlt beim Neurastheniker fast nie. Unlustgefühle Kopfschmerz

Neben diesen allgemeinen Unlustgefühlen bestehen noch spezielle.

Beim Versuche zu lesen verschwinden die Buchstaben vor den Augen, beim Hören von Musik haben die Kranken bald nur das Gefühl eines Tonwirrwarrs.

Diese Unlustgefühle, der Druck im Kopf, der Kopfschmerz etc. sind in schweren Fällen aber nicht mehr allein durch den Versuch zur Arbeitsleistung auszulösen, sondern sie bestehen dauernd. Allenfalls fühlen sich die Kranken bei völliger geistiger und körperlicher Ruhe noch leidlich, aber schon einige wenige Schritte im Zimmer, oder einige wirtschaftliche Anordnungen, die zu geben sind, führen sofort zu langdauernden heftigen Beschwerden. Jedes Geräusch, ja selbst helles Licht, ist dem Schwerneurasthenischen zu viel. Vielen Neurasthenischen erscheint ein Ausgang von wenigen Schritten eine schwierige Aufgabe, sie bleiben ganze Monate im Zimmer, weil sie fürchten, diese Anstrengung mit langdauernden Beschwerden büßen zu müssen. Sie klagen über Schwäche in den Beinen. Sehr oft besteht ein unregelmäßiger Tremor.

Sehr häufig empfinden Neurastheniker beim Gehen unbestimmten Schwindel oder glauben ohnmächtig zu werden. Auch wirkliche leichte Ohnmachtsanfälle rechnet man noch zu den Erscheinungen, welche eine Neurasthenie machen kann.

Fast immer bestehen dann nicht nur Unlustgefühle, sondern auch Oppressionsgefühl und mehr weniger schwere Angstempfindungen.

Die leichte Ermüdbarkeit des Neurasthenikers hat ihre natürliche Ergänzung in seiner Reizbarkeit. Sie äußert sich in großer Ungeduld, in unwirschem Benehmen, in ungewohnter Heftigkeit, in Wutausbrüchen. Trotz der Heftigkeit haben die Ausbrüche der Neurastheniker etwas Schwächliches, im Gegensatz zu denen der Epileptiker. Häufig schlagen sie bald in eine weinerliche Stimmung um, in der der Kranke seine Reizbarkeit bereut und bedauert. Aber nicht alle Neurastheniker sind reizbar. Manche sind ganz resigniert und legen Wert darauf, ihren Zustand mit großer Geduld zu ertragen.

Eine fast — aber auch nicht ganz — regelmäßige Begleiterscheinung der Neurasthenie sind die Störungen des Schlafes. Am häufigsten liegt die Schwierigkeit im Einschlafen; andere schlafen leicht ein, wachen aber nach wenigen Stunden wieder auf und können nun nicht wieder einschlafen. Andere schlafen unruhig, sehr leise, und werden von Träumen gequält. Auch ein übermäßiges Schlafbedürfnis, eine Art Schlafsucht, kommt vor.

Der Eindruck der Beschwerden des Neurasthenikers wird in ganz wesentlicher Weise bestimmt durch die subjektive Stellung des Kranken zu ihnen. Der Kranke erwartet und fürchtet seine Beschwerden. Er legt sich zu Bett mit dem Gedanken, nicht schlafen zu können, er geht aus mit dem Gedanken, durch die Anstrengung Kopfschmerzen zu bekommen, er will in kein Konzert, in keine Gesellschaft gehen, weil er angeblich „weiß", daß er dort von Kopfschmerzen, Angst und Schwindel befallen werden wird.

Oft führen diese Gedanken an die Krankheit zu hypochondrischen Befürchtungen über die Natur und den Verlauf des Leidens. Es gibt fast keinen gebildeten Neurastheniker, vor dessen Blicken nicht das Gespenst der Rückenmarksschwindsucht, der Gehirnerweichung, der Gefäßverkalkung — um nur die gewöhnlichsten Befürchtungen zu nennen — erscheint und ihn manchmal eiligst in die Sprechstunde des nächsten Arztes treibt. *Hypochondrische Befürchtungen*

Die Angst vor Krankheiten kann in die weiter unten zu schildernden Zwangsvorstellungen übergehen. Diese Form zeigt manchmal die Syphilidophobie. Solche Kranken können ganz genau wissen, daß sie keine Syphilis haben und haben können, trotzdem haben sie die zwangsmäßige Befürchtung, doch eine zu haben. Ich behandelte eine 17 jährige Gymnasiastin, virgo, die immer wieder die Zwangsvorstellung hatte, ihre kleinen Aknepusteln wären Syphilis. *Syphilidophobie*

Eine „Hypochondrie" als eigene Krankheit wird im allgemeinen heute nicht mehr anerkannt. Hypochondrische Beschwerden aber spielen nicht nur bei der Neurasthenie eine große Rolle, sondern in anderer und schwererer Form bei der Melancholie, in wahnhafter Umbildung bei der Paranoia und der Dementia praecox; auch der Dementia paralytica und der Arteriosklerose des Gehirns sind hypochondrische Beschwerden nicht fremd.

Wenn man überhaupt dem neurasthenischen Symptomenkomplex unter den Psychoneurosen eine Sonderstellung einräumen will, so muß man das Diffuse und Allgemeine der Beschwerden betonen. Nicht irgend eine spezielle Funktion, sondern das Ganze der Psyche ist von der neurasthenischen Veränderung betroffen. *Die allgemeine Art der neurasthenischen Beschwerden*

Es haben deswegen schon diejenigen Formen der Neurasthenie eine Sonderstellung, bei welchen sich die Klagen der Kranken hauptsächlich auf einzelne Organsysteme beziehen. Es sind das am häufigsten Blutgefäße und Herz, der Magendarmkanal und die Genitalien, aber gerade bei diesen Formen ist es wichtig, die Organstörungen als Ausdruck der allgemeinen Störung, gewissermaßen als eine Lokalisation des allgemeinen Unlustgefühls auf bestimmte Körperteile aufzufassen. Wir nennen die Störungen dieser Art „psychogene". Sie können, insoweit sie psychogen sind, im übrigen genau so gut als Teilsymptome der Neurasthenie wie der Hysterie auftreten. Einen Unterschied zwischen neurasthenischen und hysterischen Organstörungen kann ich nicht anerkennen. Auch hier nennt man die mehr diffusen Störungen mit Vorliebe neurasthenische, die distinkteren und selteneren hysterische. Sie werden daher zusammen in einem besonderen Abschnitte besprochen werden. *Beteiligung innerer Organe durch die Neurasthenie*

Die Ursachen auch der reinsten „Neurasthenie" brauchen aber durchaus keine anderen zu sein, als der Hysterie zugrunde liegen, und als welche wir später vor allem die Affekte, Sorgen, Erregungen usw. kennen lernen werden. Aus der anscheinenden Ermüdbarkeit darf man durchaus nicht schließen, daß eine wirkliche Ermüdung oder gar Erschöpfung vorliegt. Vielmehr kann diese Ermüdbarkeit genau so suggeriert sein, wie alle anderen hysterischen Symptome und ist es in der weitaus größten Anzahl der Fälle. *Differentialdiagnose des neurasthenischen Symptomenkomplexes*

Nur vergesse man nicht, daß der neurasthenische Symptomenkomplex nicht nur auf psychoneurotischer, sondern auch auf der Grundlage der Erschöpfung und auch auf organischer Grundlage auf-

treten kann. Es gibt keine diffuse Hirnerkrankung, welche sich nicht
unter dem Bilde der Neurasthenie ankündigen könnte, ich nenne nur
die progressive Paralyse, die Hirnarteriosklerose, die multiple Sklerose.
Alle diese schwereren Ursachen sind auszuschließen, ehe man die eigentliche psychoneurotische, wenn man so will, die „hysterische" Neurasthenie
diagnostiziert.

b) Zwangsvorgänge.

Zwangs-
vorstel-
lungen

Unter Zwangsvorstellungen verstehen wir mit Bumke domi-
nierende Vorstellungen, deren auch vom Patienten als krankhaft
empfundene Unverdrängbarkeit durch die gewöhnlichen, normal psychologischen Anlässe der Dominanz (Stimmung, Gefühlsbetonung, Abschluß-
unfähigkeit) nicht oder doch nicht ausreichend erklärt wird und deren
Inhalt der Kranke bei ruhiger Überlegung aus logischen Gründen
ablehnt.

Die Zwangsvorstellungen kommen meist bei geborenen Psychopathen vor, sind aber auch oft eine Teilerscheinung der Neurasthenie
(oder der Hysterie), besonders wenn sie in minderem Grade auftreten;
in einer Anzahl von schweren Fällen aber können sie als eine eigene
Krankheitsform, als „Zwangsneurose" von der Neurasthenie abgesondert
werden. Vielleicht die häufigste, sogar bei vielen sonst ganz Gesunden
sich findende Zwangsvorstellung ist die, sich zum Fenster hinausstürzen
zu müssen, ohne daß jedoch dieser Zwangsgedanke je in die Tat um-
gesetzt wird. Viele Leute empfinden diesen unbestimmten Zwang, der
sie vom offenen Fenster zurücktreibt. Fast ebenso häufig ist der Zwang,
irgendwelche gleichgültigen Dinge: Zitate, Namen, suchen zu müssen.
Gewöhnlich ist auch der Zwang nachzusehen, ob gewollte Handlungen
auch wirklich ausgeführt sind, ob der Gashahn geschlossen, die Türe
abgeriegelt, die Briefe nicht verwechselt, das Rezept nicht falsch aus-
geschrieben ist etc. Das Kennzeichen der Krankhaftigkeit ist, daß diese
Handlungen häufig sogar wiederholt ausgeführt werden müssen, trotzdem der Kranke genau weiß, daß der Gashahn geschlossen, die Türe
abgeriegelt ist etc.

Eine schon sehr viel seltenere Form ist der Zwang, alle möglichen anscheinenden Schädlichkeiten für sich selbst und andere hinweg-
räumen zu müssen. So gibt es Kranke, die auf der Straße zwangsweise
alle Obstreste sammeln, weil darüber irgend jemand fallen könne. In
dieser an und für sich nicht ganz gewöhnlichen Gruppe gibt es einige
typische Formen, so der Zwang sich die Hände zu waschen, der Zwang
alle Klinken desinfizieren zu müssen.

Diesem Zwang entgegengesetzt ist die Zwangsvorstellung, schädliche, auffällige, kriminelle oder sakrilegische Dinge auszuführen. Dazu
gehört der bereits erwähnte Zwang, sich zum Fenster herauszustürzen,
ferner die Vorstellung, sich auf offener Straße die Hosen aufknöpfen,
obszöne Worte ausstoßen, seine Kinder erstechen zu müssen etc.

Grenze der
Zwangs-
vorstel-
lungen

Alle diese Zwangsvorgänge gehen im allgemeinen nur so weit, daß
irgend eine ernsthafte Unannehmlichkeit weder für die Kranken noch
für seine Umgebung herbeigeführt wird. Die obszönen Worte werden

gelegentlich ausgestoßen, wenn der Kranke allein im Zimmer ist, aber nicht in Gesellschaft anderer. Ein Kranker, der entsprechende Zwangsvorstellungen oder Zwangsantriebe hat — es ist das nur ein Gradunterschied — kann gelegentlich ein Bild von der Wand reißen oder sich eine kleine Wunde beibringen; ich kenne eine Kranke, die 20 Jahre lang allwöchentlich mindestens einmal die Axt aus der Küche geholt hat, um ihren Mann totzuschlagen. Wenn man aber dieser selben Kranken Straffreiheit zusichern und sie auffordern würde, ihren Mann wirklich totzuschlagen, so würde sie niemals dazu imstande sein. Alle diese Kranken wissen im Innersten ganz gut, daß sie Auffälliges oder Kriminelles nicht tun werden, und doch haben sie die Vorstellung oder den Antrieb das zu tun, was sie nie tun werden.

Andererseits können die Zwangsvorgänge der Bewegungsfreiheit und der Arbeitsfähigkeit der Kranken sehr hinderlich sein. Bei manchen erreichen sie einen geradezu psychotischen Grad, und ihr Inhalt wechselt unaufhörlich. Es gibt solche, die bitten und flehen, man möge sie nur festbinden, damit sie ihren Zwangsantrieben nicht Folge leisten können. Dabei ist zur Unterscheidung von anderen Psychosen, wie überhaupt zur Charakterisierung aller Zwangsvorstellungen eins wichtig, daß nämlich — mit ganz wenigen Ausnahmen — das Bewußtsein von der Krankhaftigkeit der Zwangsvorstellungen dauernd erhalten bleibt. Psychotische Ausartung

Von einzelnen Zwangsvorstellungen ist die sehr verbreitete Platzangst ihrem Träger am hinderlichsten. Es gibt sie in allen Graden, von der Unlust, allein über einen weiten Platz zu gehen, bis zu der Unmöglichkeit auch in Begleitung überhaupt das Haus zu verlassen. Will man dann solche Kranken zwingen, die gefürchtete Handlung doch auszuführen, so zeigen sie alle Zeichen lebhaften Angstaffekts, der Puls ist beschleunigt, Schweiß bricht aus, es erfaßt sie ein Schwindel, daß sie glauben, zu Boden fallen oder sich auf offener Straße hinlegen zu müssen. Noch hinderlicher ist die Kleiderangst, derentwegen Kranke manchmal lange Zeit das Bett nicht verlassen können. Platzangst

Die Unlust — oder in höherem Grade der Angstaffekt — ist sehr häufig die Folge des Versuchs, gegen eine Zwangsvorstellung oder einen Zwangsantrieb anzugehen. Der Kranke, der es versucht, seinem Trieb, den Gasometer zum dritten Male nachzusehen, oder sich zum 20. Male die Hände zu waschen, zu widerstehen, wird von der Unruhe und Angst so lange gequält, bis er diese Dinge doch noch einmal und immer wieder tut. Ein merkwürdiger Zwangsvorgang ist das Lampenfieber vor öffentlichem Auftreten, bzw. die Zwangsvorstellung, nicht auftreten zu können. Es kann so stark sein, daß es die Leistung wesentlich herabdrückt. Manche allerdings behaupten, daß sie um so Besseres leisten, je stärker vorher das Lampenfieber gewesen war. Angst

Eine besondere Stellung nehmen dann noch einige Zwangsvorgänge ein, die sich auf Vorgänge am eigenen Körper beziehen. Dahin gehört die häufige Errötungsangst, die meist mit wirklichem Erröten, auch mit Schweißausbruch, verbunden ist. Hier sieht man schon sehr deutlich den Zusammenhang mit der neurasthenischen Art, die Aufmerksamkeit Errötungsangst

auf ein anscheinend körperliches Leiden zu lenken und es dadurch zu
verstärken. Wie der Neurastheniker darum impotent ist, weil er fürchtet,
impotent zu sein, so errötet der Erythrophobe, weil er fürchtet zu erröten.

Anankasti-
scher Sym-
ptomen-
komplex
Die Zwangsvorgänge sind eine andere Form der Reaktion einer
schwachen psychischen Persönlichkeit, als die neurasthenischen und
hysterischen Symptome. Die Ursachen können die gleichen sein. Der
Grund, warum unter dem Einfluß psychischer Erschütterungen bei
dem einen hysterische, bei dem anderen neurasthenische, bei dem dritten
„anankastische" — ein gutes Wort für diese Zwangsvorgänge — Symptome
auftreten, kann nur in der verschiedenartigen Anlage, in der Art der
schwachen seelischen Persönlichkeit gesucht werden.

Wie bei dem neurasthenischen, muß aber auch bei dem anankasti-
schen Komplex hervorgehoben werden, daß er nicht ohne weiteres als
„psychoneurotisch" anzusehen ist. Hier kommen differentialdiagnostisch
nicht so sehr körperliche Erkrankungen, wie bei der einfachen Neurasthenie in Betracht, wie Geisteskrankheiten, im besonderen das manisch-
depressive Irresein. Die echte psychotische Depression bzw. die Melancholie verbirgt sich nicht allzu selten hinter dem äußeren Bilde von
Zwangsvorstellungen. Für die Behandlung der psychoneurotischen
Zwangsvorstellungen ist die Ausschließung dieser schwereren Form
natürlich Vorbedingung.

c) Hysterie.

Eine andere Spezialisierung der psychoneurotischen Erkrankung
sehen wir in den hysterischen Symptomen. Die Aufgabe zwar, die hysterischen Symptome ganz scharf von den neurasthenischen (und auch von gewissen Zwangsvorstellungen) abzugrenzen, ist, wie schon oben bemerkt,
eine unlösbare. Eine scharfe Grenze gibt es nicht. Aber einen Unterschied
Umschrie-
benheit
der
Symptome
finden wir zunächst in der Umschriebenheit der hysterischen Symptome. Während die Neurasthenie die allgemeine psychische Schwäche
darstellt, betrifft das typische hysterische Symptom nur einen Teil
der Psyche. Darüber allerdings müssen wir uns zunächst einig sein,
Psychogen
alle hysterischen Symptome sind psychische, alle Lähmungen,
Krämpfe, alle Sensibilitätsstörungen, Sehstörungen etc. sind nur psychisch
bedingt, und ebenso sind die Stigmata der Hysterie ausschließlich psychischer Natur. An den Nerven der Peripherie ist nichts, aber auch
gar nichts Pathologisches, am Rückenmark, der Medulla oblongata,
dem Kleinhirn, dem Hirnstamm auch nichts, und selbst in der grauen
Rinde sind nur diejenigen Elemente als betroffen anzusehen, welche
psychischen Prozessen dienen. Wenn wir also auf den „Mammalpunkt"
drücken, und die Kranke gibt dann lebhaften Schmerz an, so geschieht
das nur darum, weil — wenn ich mich kurz so ausdrücken darf — die
psychische Vertretung dieser Körperstelle im Gehirn überempfindlich
geworden ist. Wenn ein Kranker eine hysterische Armlähmung hat,
so ist die psychische Vertretung dieses Armes ausgeschaltet. Diese psychischen Vertretungen sind durchaus nicht zu identifizieren mit den
kortikalen Rindenfeldern, welche letzteren, wie wir früher sahen, in der

vorderen und der hinteren Zentralwindung aneinander gereiht sind. Die psychischen Felder sind im Gegensatz dazu anatomisch unlokalisierbar. Daher ist es eine fundamentale Regel, daß die hysterischen Symptome in ihrer Art und Verteilung niemals mit den organischen übereinstimmen. Es war diese Regel ja die Fragestellung, von der wir in diesem Buche ausgingen, und auf die wir fast in jedem Kapitel zurückgekommen sind: Wie unterscheidet man organische Symptome von hysterischen? Darauf haben wir immer wieder geantwortet, dadurch, daß man die organischen Symptome erkennt oder ausschließt. Man muß also die Symptome der zerebralen organischen Erkrankungen, speziell die der Pyramidenbahn, die Symptome des Kleinhirns, des Rückenmarks und der hinteren Wurzeln und der peripheren Nerven, eingeschlossen die Zeichen der Epilepsie, der Chorea, Paralysis agitans etc. kennen und durch sorgfältige Untersuchung ausschließen. Muß man die hysterischen Symptome auch kennen? Die Frage ist nicht so komisch, wie sie erscheint. Man muß wohl die Haupttypen kennen, aber alle hysterischen Symptome kann man gar nicht kennen, denn sie sind so unerschöpflich mannigfaltig, wie die Psyche unerschöpflich mannigfaltig ist.

Wir haben zunächst die Lähmungen. Sie können in Form von Monoplegien, Hemiplegien, Paraplegien auftreten, aber die eigentümliche Verteilung der organischen Lähmungen (S. 15 f.) kann die Hysterie nicht nachahmen, noch weniger die Anomalien der Reflexe, die für die organischen Formen so charakteristisch sind. Kommt es doch bei organischen Lähmungen z. B. niemals vor, was bei der Hysterie so häufig ist, daß z. B. nur eine Hand und zwar vollständig gelähmt ist. Die Begründung liegt darin, daß der Begriff der Hand eine psychische Einheit ist. In der motorischen Zone der Rinde des Großhirns, in den zentralen Bahnen und selbst in den peripheren Nerven ist die Vertretung der Hand eine so ausgebreitete, daß eine völlige Lähmung der Hand ohne gleichzeitige schwere Störungen im Arm, und bei der organischen Rindenlähmung selbst ohne Spuren anderer hemiplegischer Störungen, nicht möglich ist.

Aus analogem Grunde gibt es keine eigentlichen hysterischen Augenmuskellähmungen. Es kommt zwar vor, daß Kranke ihre Augen überhaupt nicht oder nicht nach einzelnen Richtungen hin bewegen können, z. B. infolge maximaler Akkommodationskrämpfe oder infolge einer dauernd festgehaltenen Blickrichtung, z. B. nach unten. Diese konjugierten Bewegungen der Augen sind ja ersichtlich psychische Einheiten. Niemals aber kommt die Lähmung eines Muskels mit der charakteristischen Abweichung der beiden Augenachsen und den gesetzmäßigen Doppelbildern vor.

Infolge von langem Nichtgebrauch hysterisch gelähmter Glieder kann es zur Atrophie der Muskulatur kommen, die manchmal sehr hohe Grade erreichen kann. Trotzdem besteht niemals Entartungsreaktion, die faradische Erregbarkeit bleibt erhalten, die galvanische Zuckung schnell. Die Atrophie folgt wie die hysterische Lähmung nicht der Nervenversorgungsgrenze, sondern ist eine gleichmäßige der ganzen Gliedmasse oder eines Abschnittes derselben. Zu der Atrophie der Muskulatur kann sich eine röntgenologisch nachweisbare Knochen-atrophie gesellen.

Gangstö-
rungen

Unerschöpflich sind die hysterischen Gangstörungen; die Kranken taumeln, wackeln, zittern, springen. Wenn sie fallen, tun sie sich aber beinahe nie wehe. Als Astasie-Abasie (vgl. S. 62) bezeichnet man die völlige Unfähigkeit zu gehen oder zu stehen. Das Gemeinsame dieser Störungen ist nur, daß sie organischen Störungen nicht gleichen.

Ich erspare mir und dem Leser die Aufzählung aller möglichen hysterischen Motilitätsstörungen, erwähne nur noch die hysterische Aphonie und den hysterischen Mutismus. Die Aphonie bietet im Kehlkopf nur diejenigen Befunde, die auch willkürlich hervorgebracht werden können, aber keine respiratorische Lähmung der Stimmbänder. Den Mutismus kann man nur dann verkennen, wenn man keine Ahnung von aphasischen Störungen hat. Sollte man einmal Zweifel haben, so braucht man den Kranken nur schreiben zu lassen. Der Aphasische kann nie schreiben, oder höchstens paragraphisch. An und für sich brauchte auch ein hysterisch Mutistischer nicht zu schreiben; Tatsache ist aber, daß alle hysterisch Mutistischen sich schriftlich fließend ver-ständigen. Schwer ist manchmal das hysterische Stottern von dem echten zu unterscheiden.

Kontrak-
turen

Von den motorischen Reizerscheinungen erwähne ich zunächst die Kontrakturen, die meist ganz bizarre Stellungen ergeben. So kommt es ja bei organischen Nervenlähmungen gar nicht vor, daß etwa ein Bein im Knie so flektiert ist, daß der Kranke ohne Krücke gar nicht gehen kann. Ebenso gibt es keine organische Krankheit, die den berühmten isolierten Hemispasmus glosso-labio-maxillaris machen kann. Dafür liegen Hypoglossus, Fazialis und Trigeminuskern zu weit auseinander und zu nahe an anderen zentralen Mechanismen. Für die Kranken bildet aber der Bereich des Kopfes wieder eine psychische Einheit.

Krämpfe

Mannigfaltig sind auch die hysterischen Konvulsionen. Der Versuch, sie zu schematisieren, ist gescheitert. Der „große hysterische Anfall" mit seinen vier Stadien gehört als ein Kunstprodukt der Sal-pétrière der Geschichte an. Alle Bewegungen, Verdrehungen, Krampf-stellungen, die der Mensch auch willkürlich hervorbringen kann, leistet auch der hysterische Anfall, aber nicht mehr, insbesondere niemals einen echten epileptischen Anfall. Dabei kann das Bewußtsein auch beim hysterischen Anfall in weiter unten zu besprechender Weise gestört sein. Bei der Differentialdiagnose der Epilepsie gegenüber handelt es sich aber wieder in erster Linie darum, nicht die Hysterie, sondern die Epilepsie festzustellen oder auszuschließen.

Schwierig kann die Unterscheidung von der Chorea sein (vgl. S. 242), deren Bewegungen man willkürlich gut nachahmen kann.

Ganz benachbart dem Gebiete der hysterischen Motilitätsstörungen ist der Tik. Den echten Tik (S. 264) darf man wohl zwar nicht als ein hysterisches Symptom auffassen, dennoch aber gibt es Formen der Hysterie, welche den echten Tik ganz täuschend nachahmen können.

Wie die Motilitätsausfälle stimmen auch die Sensibilitäts- *Sensibilitätsausfälle* ausfälle der Hysterie mit denen organischer Störungen nicht überein. Nie werden einzelne Nerven- oder Wurzelgebiete betroffen. Meist schneiden die hysterischen Störungen an den Gliedern scharf und zirkulär (strumpfähnlich, handschuhförmig etc.) ab, was bei organischen Störungen zu den allergrößten Seltenheiten gehört. Erstreckt sich die Störung auf eine ganze Körperseite, so schneidet sie gewöhnlich genau in der Mittellinie ab, was bei hemiplegischen Sensibilitätsstörungen nie der Fall ist. Hysterische Sensibilitätsstörungen sind auch sehr häufig absolut, was bei organischen Störungen die große Ausnahme ist und eigentlich nur bei den organischen Paraplegien durch Rückenmarksquertrennung vorkommt. Vielmehr ist bei den meisten organischen Störungen ein Rest von Sensibilität, der sich bei stärkeren oder länger fortgesetzten Reizen geltend macht, erhalten. Mit dem anästhetischen Gliede des Hysterikers kann man machen, was man will, es mit Nadeln durchstechen, es zwicken, er fühlt gar nichts. In seltenen Fällen sind auch nur einzelne Qualitäten, z. B. die Wärmeempfindung vollständig verloren gegangen

Die Haut- und Schleimhautreflexe können — im Gegensatz zu *Reflexe* den Sehnenreflexen — im Bereiche hysterischer Anästhesien verloren gehen.

Sehr schwer zu beurteilen sind manchmal die hysterischen Schmer- *Schmerzen* zen und Neuralgien, weil wir ja auch für die im peripheren Nerv sich abspielenden Neuralgien manchmal keine objektiven Zeichen haben (vgl. S. 94). Man kann aber gar nicht scharf genug den Versuchen entgegentreten, den fundamentalen Unterschied zwischen der hysterischen und der peripheren Neuralgie aufzuheben. Der periphere Ursprung der hysterischen Schmerzen wird neuerdings wieder von den Vertretern der Lehre der „Nervenpunktmassage" behauptet. Diese operieren wieder mit dem „gesunden Menschenverstand", der ihnen ebenso wie dem Laien sage, wenn man in der Peripherie Schmerz verspüre und Druckpunkte feststelle, dann säße die Ursache des Leidens eben peripher. Sie glauben dabei mit der Feststellung, daß bei Druck auf gewisse schmerzhafte Punkte reflektorische Muskelspannungen entstehen, eine neue Entdeckung gemacht zu haben. Diese reflektorischen Muskelspannungen bei Druck auf die schmerzhaften Punkte (die sogenannten Nervenpunkte der Nervenpunktmasseure) waren uns immer bekannt. Nur bieten sie an und für sich kein differentielles Merkmal zwischen der organischen und der hysterischen Neuralgie. Nur dann, wenn die Druckpunkte typisch dem Verlaufe der großen Nerven folgen, kann man sie für eine organische Neuralgie verwenden. Wenn die Druckpunkte nicht typisch sitzen, so kann das daher kommen, daß entweder eine organische Neuralgie nicht in der gewöhnlichen Weise verteilt ist, oder aber, daß eine hysterische Neuralgie vorliegt. Wahrscheinlicher ist dann immer das letztere. Vor allem ist daran gar kein Zweifel, daß man solche Nervenpunkte in beliebiger Menge ansuggerieren kann, und wenn die Nervenpunktmasseure den ganzen Körper nach Nervenpunkten absuchen, so suggerieren sie ihren Patienten ungezählte Nervenpunkte, um sie ihnen unter der Form der Massage dann wieder wegzusuggerieren. Der Wahn, daß die Druckpunkte bei der Hysterie einen organischen Hintergrund hätten, hat ja lange in der Geschichte der Stigmata eine große Rolle gespielt. So glaubte man, bei Druck auf die untere Bauchgegend auf das Ovarium zu drücken und in dem dann entstehenden Schmerz geheimnisvollen Zusammenhängen auf der Spur zu sein. Man hat inzwischen eingesehen, daß ein Druck auf das Ovarium schlechterdings unmöglich ist, und aus dem Ovarialpunkt ist ein bescheidener „Iliakalpunkt" geworden. Alle diese Punkte: Mammalpunkte, Sternalpunkte etc., haben aber gar keine lokale Bedeutung, und man kann sie finden, wo man will.

Die allerschlimmsten ausgebreiteten hysterischen Schmerzzustände führen schließlich zu einer weitgehenden Einschränkung der Beweglichkeit oder sogar völliger Bewegungslosigkeit, man hat sie auch als Akinesia algera bezeichnet.

Andererseits brauchen nur geringe Parästhesien und Mißempfindungen zu bestehen. Eine gewisse Berühmtheit hat der Globus hystericus erreicht.

Gewöhnlich leicht zu diagnostizieren sind die hysterischen Kopfschmerzen, die man, wenn sie an umschriebener Stelle sitzen, auch als Clavus hystericus bezeichnet.

Eine genaue Untersuchung verlangen die hysterischen Gelenkneuralgien. Wenn man nicht ganz sicher ist, nehme man die Röntgenuntersuchung zu Hilfe (Möglichkeit kleiner osteomyelitischer Herde).

Sinnesstörungen

Hysterische Sehstörungen treten in der Form von Amblyopien bis zu totalen Amaurosen auf. Von der Feststellung des konzentrisch eingeengten Gesichtsfeldes wird noch zu sprechen sein. Im allgemeinen macht die Erkennung dieser hysterischen Sehstörungen keine Schwierigkeiten. Es fehlen eben auch hier die typischen Formen der organischen Sehstörungen, d. h. die Augenhintergrundveränderungen, die Pupillenstörungen, die typische Hemianopsie etc.

Die hysterische Taubheit pflegt sich durch ihre Totalität vor den organischen Formen auszuzeichnen. Der Kranke behauptet, absolut nichts zu hören.

Ähnlich ist es auch fast immer mit den hysterischen Geruchsund Geschmacksstörungen. Gewöhnlich riechen und schmecken die Kranken gar nichts mehr, oder es riecht und schmeckt ihnen alles gleich.

Zu all diesen Störungen kommen dann noch diejenigen der Funktion innerer Organe. Inwieweit diese im Rahmen der Hysterie vorkommen, wird in einem besonderen Abschnitt auseinandergesetzt.

Endlich sei noch einmal (vgl. S. 293) nachdrücklichst hervorgehoben, daß der neurasthenische und der anankastische Symptomenkomplex oft hysterischer Entstehung sind.

Psychischer Mechanismus

An dieser Stelle müssen wir nun einen Augenblick haltmachen, um die Art des psychischen Prozesses, um den es sich bei den hysterischen Manifestationen handelt, noch etwas weiter zu klären, nur so weit, als es für das elementarste Verständnis doch nützlich und nötig sein dürfte.

Was sind das für psychische Prozesse, die bewirken, daß ein Arm gefühllos, ein Bein bewegungslos wird, die Augen nicht mehr sehen etc.? Willkürliche Prozesse sind es ganz sicher nicht. Denn ein normaler Mensch kann seinen Arm gar nicht willkürlich unempfindlich machen. Was willkürlich ist, ist Simulation, die Hysterie ist aber keine Simulation. Der Kranke will sein Bein nicht etwa nicht bewegen, das Bein ist gelähmt, er kann es nicht bewegen. Auch die Schmerzen hat der Hysteriker wirklich, er erfindet sie nicht. Notwendigerweise müssen diesen hysterischen Erscheinungen unbewußte psychische Vorgänge zugrunde liegen. Man fürchtet sich ja heute vor der Anerkennung unbewußter oder, wie einige vorsichtiger sagen, unterbewußter psychischer Vorgänge nicht mehr. Sehen wir doch auf Schritt und Tritt, wie auch im gewöhnlichen psychischen Leben nur ein ganz kleiner Teil der psychischen Vorgänge in den Blickpunkt des Bewußtseins tritt.

Die hysterischen Störungen werden am leichtesten verständlich, wenn wir uns vorstellen, daß gewisse psychische Inhalte unbewußt aus dem Gesamtleben der Persönlichkeit abgespalten sind, und daß diese abgespaltenen psychischen Inhalte besonderen Veränderungen unterliegen. Das ist ganz klar für die Sensibilitäts- und Motilitätsausfälle. Die Sensibilität des unempfindlichen Beines ist psychisch ausgeschaltet, ebenso wie die Motilität des gelähmten. Daß es sich da nicht um eigentlich gewollte oder bewußte Vorgänge handelt, geht aus der Tatsache hervor, daß unwillkürliche Reaktionen, wie die Beeinflussung des Blutdrucks durch sensible Reize im Bereiche der hysterischen Anästhesie ausfallen können. Wie das möglich ist, darüber brauchen wir keine weiteren Erklärungen, nehmen wir es hier nur als eine Umschreibung unbestreitbarer Tatsachen. Ebenso ist es nur eine Umschreibung der Tatsachen, wenn wir für die Reizerscheinungen der Hysterie eine Übererregbarkeit oder sogar spontane Erregungen des psychischen Teilinhaltes konstatieren. Ein kleiner Teil der Psyche, z. B. die Sensibilität eines Armes drängt sich vor, tritt in den Vordergrund des Bewußtseins. Es ist das zwar ein der Ausschaltung entgegengesetzter Vorgang, der den Ausfällen zugrunde liegt, aber beide Vorgänge beruhen auf der Heraushebung einzelner psychischer Inhalte aus dem psychischen Gesamtinhalt.

Ich habe diese Überlegungen an dieser Stelle wiedergegeben, weil sie uns leicht auch zu den anderen Erscheinungen der Hysterie führen. Denn die willkürliche Motilität und die bewußte Sensibilität sind doch nur einige Seiten der Psyche. Die Spaltung der Psyche — wenn man so sagen darf — kann aber auch in anderer Weise geschehen als durch Hervorhebung der Motilität und der Sensibilität.

Die besondere Erregbarkeit gewisser psychischer Vorgänge kommt nämlich weiter zunächst zum Ausdruck in den Affektausbrüchen der Hysterischen. Bei kleinen Anlässen beobachten wir die ungehemmten Ausbrüche von Angst, Wut oder Schmerz. Die Aufstellung

Affektaus-
brüche

Angst　　einer besonderen **Angstneurose** erscheint uns überflüssig, sie gehört in den Rahmen der Hysterie. Eine gewisse Selbständigkeit können auch die Ausdrucksmittel dieser Affekte bei der Hysterie erlangen, z. B. das Weinen. Bei der geringsten Erregung laufen manchem Hysterischen die Tränen aus den Augen, ohne daß er dabei den Affekt der Trauer empfände, der sonst das Weinen hervorbringt. Manchmal kommt es zu perversen Affektäußerungen, wie den bekannten Lachkrämpfen mancher Hysterischen. Auch die Entstehung der psychogenen Organstörungen erhält ein gewisses Licht von diesem Standpunkt aus. Die Beeinflussung der Organfunktion (des Herzens etc.) ist beim Gesunden ein integrierender Bestandteil der Affekte. Beim Hysterischen und Neurasthenischen kann sich die Änderung der Organfunktion von dem zugrunde liegenden Affekt ablösen und isoliert — also ohne den bewußt psychischen Inhalt des Affekts bestehen bleiben.

Dämmer-
zustände　　Die erwähnte Spaltbarkeit der hysterischen Psyche zeigt sich auch in essentiell psychischen Störungen, in den **hysterischen Dämmerzuständen**. Die Definition eines Dämmerzustandes war bereits bei Gelegenheit der Epilepsie gegeben (S. 254). Die hysterischen Dämmerzustände verlaufen im allgemeinen milder als die epileptischen. Der in ihnen wachwerdende Bewußtseinsinhalt ist in sich und von dem normalen nicht so abgeschlossen, wie das bei den epileptischen der Fall zu sein pflegt. Vielleicht die mildeste Form ist das „Tagträumen" mancher Hysterischen. Schwerer sind schon halluzinatorische Zustände ängstlich deliranten Inhalts. Häufig sind es romantische phantastische Erlebnisse, die in diesen Zuständen durchlebt werden, während deren der Kranke für jede äußere Einwirkung unzugänglich ist, auch Personen verkennt etc. Meist zeigt er dabei ausgesprochene allgemeine Hypästhesie. Unverkennbar ist meist ein affektiertes und theatralisches Verhalten. Die schwersten Dämmerzustände können wochenlang dauern, häufig unterbrochen von freien Intervallen.

Das **Vorbeireden** oder das **Gansersche Symptom**, das in hysterischen Dämmerzuständen häufig ist, besteht in wie absichtlich erscheinenden, falschen Antworten auf Fragen, die jeder Geisteskranke richtig beantworten würde, z. B. wieviel Hände haben Sie? „20" etc. Es kommt hauptsächlich bei hysterischen Strafgefangenen vor.

Die **Amnesie** nach dem Erwachen aus dem hysterischen Dämmerzustand ist gewöhnlich nicht so tief und läßt sich durch entsprechende Fragen oft aufhellen, was beim epileptischen Dämmerzustand nicht der Fall ist.

Zu den Dämmerzuständen müssen auch die **Schlafzustände** mancher Hysterischen gerechnet werden, die von wenigen Minuten bis zu mehreren Tagen und noch länger dauern können. Die Kranken schlafen ruhig und sind unerweckbar. Ihnen etwa gereichtes Essen pflegen sie halb mechanisch zu sich zu nehmen. Es handelt sich offenbar um Zustände, die dem hypnotischen Schlaf sehr nahe stehen. Es kommen dann auch kataleptische Zustände vor, mit Flexibilitas cerea oder Negativismus, welche dann schon zum Gebiet des hysterischen Stupor gerechnet werden.

Die bekannten somnambulen Schlafzustände sind nur eine besondere Form von Dämmerzuständen. Auf die Bedeutung, welche sie für den Spiritismus haben, sei hingewiesen.

Endlich ist noch einmal hervorzuheben, daß der Bewußtseinszustand während der hysterischen Krämpfe durchaus dem eines Dämmerzustandes gleichen kann.

Die psychologische Ätiologie der hysterischen Symptome ist in der großen Mehrzahl der Fälle durch Suggestion oder Autosuggestion gegeben. Unter Suggestion verstehen wir die Realisierung eines psychischen Vorgangs oder Inhalts unter dem Einflusse einer Vorstellung. Der Kranke stellt sich vor, der Arm sei gelähmt, und er ist es wirklich. Nur daß die Vorstellung hier meist nicht die bewußte Vorstellung im gewöhnlichen Sinne, sondern ein merkwürdiges Mischprodukt aus Bewußtsein und Unterbewußtsein ist. Nur in sehr seltenen Fällen werden solche Vorstellungen wirklich ganz bewußt eingeübt, so z. B. bei Artisten, die für ihre Triks eine Anästhesie des Körpers brauchen. Diese Suggestion kann entweder von einem Fremden oder von dem Kranken selber ausgehen (Fremdsuggestion und Autosuggestion). Die häufigsten Fremdsuggestionen sind die von den Ärzten ausgehenden. Es ist behauptet worden, daß alle hysterischen Sensibilitätsausfälle, alle sensiblen Stigmata, alle Gesichtsfeldeinengungen durch ärztliche Untersuchung hervorgebracht seien, und für eine große Zahl trifft das sicherlich zu. Durch eine ungeschickte Fragestellung fühlt der Kranke heraus, der Arzt erwarte einen Unterschied der beiden Seiten, ein Schmerzgefühl, ein Nichtsehen des von der Peripherie an seinen Augen vorbeigeführten Gegenstandes — die berühmte Einengung des Gesichtsfeldes — etc., und schon ist das betreffende Symptom da. Wenn man daher dem Kranken keine neuen Symptome machen will, muß man ganz objektiv und gleichgültig fragen, sogar von vornherein Gegensuggestionen geben. Geradezu unsinnig ist es, wie das vielfach beliebt ist, dem Kranken mit aller Macht einzureden, daß er auf der einen Seite weniger fühle als auf der anderen. Zur Diagnose der Hysterie brauchen wir diese ärztlichen Suggestionen wirklich nicht. Daß bestimmte hysterische Krampfformen früher vielfach gezüchtet, d. h. ärztlich suggeriert wurden, war bereits mehrfach erwähnt. Vielfach wurde auch durch Druck auf einen Punkt des Körpers der hysterische Anfall erzeugt, durch Druck auf einen anderen wieder beendet — ein Verfahren, das heutzutage nur auf ganz unverständige Laien einen anderen als lächerlichen Eindruck machen kann. Außer der Fremdsuggestion des Arztes sind noch besonders wirksam die Suggestionen durch den Verkehr oder den Anblick von Kranken. Wer denkt da nicht an sein erstes klinisches Semester, wo er die Ansätze zu so viel Krankheiten in sich verspürte. Bei hysterisch Disponierten löst sehr oft die Pflege oder auch nur der Anblick von Kranken hysterische Symptome aus oder auch nur der Bericht von Krankheiten. Eine nervöse Kranke erzählte mir, daß auf der Straße jetzt manchmal das eine Bein nicht mehr weiter wolle. Im Laufe des Gesprächs erfuhr ich, daß sie vor einigen Tagen die Nachricht vom Schlaganfall einer Freundin bekommen hatte. Auf ähnliche Weise kommen auch

Psychologische Ätiologie

Suggestion

hysterische Epidemien z. B. „Veitstanz‟epidemien in Schulen zustande. Ebenso häufig sind Autosuggestionen. Jemand erhält einen
Schlag auf den Arm, der Arm schmerzt ein wenig, der Kranke hält die
Verletzung aber für schwer, nach kurzer Zeit nehmen die Schmerzen
zu und der Arm wird bewegungslos. Ein anderer bekommt bei Berührung eines elektrischen Kontakts einen harmlosen elektrischen Schlag,
er hat einmal gehört, daß das Lähmungen gebe, er legt sich hin und ist
am ganzen Körper gelähmt. Ein dritter erleidet auf einem Auge eine
Ablatio retinae. Er erkundigt sich, ob die Erkrankung auf das andere
Auge auch übergreifen könne, und schon beginnt er auch auf dem zweiten
ganz gesunden Auge schlecht zu sehen.

Nicht in jedem Falle ist der Zusammenhang so klar wie in den angeführten. Der Kranke selbst gibt ihn in dieser klaren Form beinahe nie
zu, weil er seinen Zustand ja für körperlich bedingt hält. Auch ist die
ursprüngliche suggerierende Veranlassung sehr häufig längst vergessen,
aber die Folgen, die Anästhesie, die Lähmung können jahrelang bestehen
bleiben. Damit hängt die sehr häufig zu beobachtende Tatsache zusammen, daß wirkliche körperliche Erkrankungen, wie z. B. Gelenk-
distorsionen bei Hysterischen viel schwerere und länger dauernde Symptome machen als bei Nichthysterischen.

Gefühls-
betonte Er-
lebnisse
Besonders geeignet, Suggestionen hervorzurufen, sind gefühls-
betonte Vorstellungen oder Erlebnisse. Ein elektrischer Schlag, den
wir unversehens erhalten und bei dem wir erschrecken, ist viel sug-
gestionskräftiger als einer, auf den wir vorbereitet sind. Wir elektrisieren
therapeutisch oft mit viel stärkeren Strömen, als solchen, die bei Tele-
phonisten manchmal schon hysterische Erscheinungen hervorrufen. Die
sogenannten Schrecklähmungen sind nichts als hysterische Lähmungen. Außerordentlich starke hysterogene Kraft haben Eisenbahn-
katastrophen u. dgl. Ich kann mich durchaus nicht davon überzeugen,
daß die Aufstellung einer besonderen Schreckneurose neben der
Hysterie eine Berechtigung hat[1]).

Wunsch-
faktor
Mit der Wirkung eines Affektes und der suggestiven Kraft einer
affektbetonten Vorstellung verbindet sich nun sehr häufig der wenn
auch unbewußte Wunsch, krank zu sein, zur Erzeugung der Hysterie.
Man hat von einer „Flucht der Hysterischen in die Krankheit‟ gesprochen
und hat sogar das „Durchscheinen der Wunschrichtung‟ zum diagnostischen Kriterium der Hysterie machen wollen. Wenn wir auch diese
Formulierung für zu weitgehend halten, so sehen wir doch allerdings
in sehr vielen Fällen in der Hysterie eine Wunscherfüllung. So sah
ich einen Schüler, der wegen schlechter Schrift getadelt wurde, einen
hysterischen Schreibkrampf bekommen, zur Erfüllung des Wunsches:
nun möglichst überhaupt nicht mehr schreiben zu brauchen. Eine
anscheinend begeisterte Anhängerin der Heilsarmee bekommt eine hysterische Armneuralgie. Aus der Unterhaltung mit ihr ergab sich bald
ihr Wunsch, auf ihren heimatlichen Bauernhof zu kommen, aber ein-
gestanden hatte sie den Wunsch weder sich selbst, noch ihren Oberen;

---

[1]) Vgl. darüber Lewandowsky: Die Hysterie 1914, S. 120.

da stellte sich dann die Neuralgie gleichsam als ein Zwang, nach Hause zu fahren, in der Tat aber als die Erfüllung ihres Wunsches ein. Gar nicht selten finden wir den Wunsch als Erzeuger psychischer Einzelsymptome, wie z. B. der Halluzinationen, wenn etwa die Stimme des Geliebten halluzinatorisch vernommen wird od. dgl.

Noch häufiger als im Einzelsymptom kann man den Wunsch als allgemeinen Gestalter gewisser Symptomenkomplexe und endlich des Krankseins überhaupt feststellen oder vermuten. Die hysterische Frau entwaffnet den Mann durch einen Weinanfall oder eine Ohnmacht, sie erzwingt Badereisen durch Angst- und Krampfanfälle, oder sie macht sich durch ihre krankhaften Zustände und ihre Hilfsbedürftigkeit zum verzogenen Mittelpunkt der Familie. Der Wunsch, **geisteskrank zu sein** oder zu scheinen, spielt eine große Rolle bei den häufigen hysterischen Psychosen der **Strafgefangenen**, die so aus der Strafhaft herauskommen wollen. Der Wunsch, stumpf, dumm und dadurch nicht verwendungsfähig zu sein, erzeugt die **Pseudodemenz** nach Arbeitsunfällen und bei zum Militärdienst Ausgehobenen. Die großen unwiderleglichen **Massenexperimente**, welche den Wunschcharakter der meisten Hysterien beweisen, sind die Erfahrungen über das Fehlen der traumatischen Neurosen in den rentenfreien Ländern und auch die Erfahrungen über die Kriegsneurosen (über beide vgl. weiter unten). Dem Arzt, der in jedem Einzelfall dem möglichen Sinn und Zweck der hysterischen Erkrankung seine Aufmerksamkeit zuwendet, werden sich nicht nur viele interessante und manchmal amüsante Dinge ergeben, er wird auch für seine therapeutischen Maßnahmen wichtige Hinweise erlangen.

Trotz alledem aber können wir die Erkennung des Wunsches nicht als diagnostisches Kriterium und auch den Wunsch nicht als **durchgängige Veranlassung der Hysterie** anerkennen. Wenn z. B. ein Kind unmittelbar nach einem unvermutet erhaltenen elektrischen Schlag einen hysterischen „Pseudotetanus" bekommt, ist eine Flucht in die Krankheit schlechterdings nicht ersichtlich, und ähnliche Fälle sind doch nicht so selten. Wir glauben also, daß starke **Gemütsbewegungen**, insbesondere Angst und Schreck **allein** genügen, um hysterische und neurasthenische Zustände hervorzurufen, wenn auch der unbewußte Wunsch, krank zu werden, in sehr vielen Fällen eine wesentlich unterstützende Rolle dabei spielt. Meist handelt es sich auch nicht um einmalige starke Gemütsbewegungen, sondern um sich allmählich steigernde affektbetonte Einflüsse, geschäftliche Sorgen, unerquickliche Familienverhältnisse, Enttäuschungen, sexuelle Erlebnisse usw.

Affekt-
wirkung

In den letzten Jahren hat die Freudsche Theorie viel Aufsehen erregt, nach welcher die einzige Ursache der Hysterie in sogenannten sexuellen Traumen, die noch dazu in der Kindheit stattgefunden haben sollten, bestehen sollte. Wir stimmen mit fast allen Neurologen überein, wenn wir im Gegensatz zu den Anhängern dieser Lehre die sexuellen Traumata nur als eine Ursache von vielen möglichen ansehen (vgl. auch weiter unten unter Therapie). Richtig ist, daß gerade sexuelle Erlebnisse besonders gefühlsbetont und daher besonders geeignet sind, hysterische Bilder hervorzurufen. Richtig ist auch, daß der Grundstein zur Hysterie in einer wahrscheinlich kleinen Anzahl von Fällen schon in der Kindheit und auch durch sexuelle Erlebnisse der Kindheit gelegt wird.

20*

Uterus Hysteria virilis

Daß die Sexualität dabei nicht etwa als eine Uteruserkrankung ins Spiel kommt, das brauche ich wohl heute kaum mehr zu betonen, ebensowenig, daß die Hysterie sowohl bei Männern als bei Frauen vorkommt.

Aber die Sexualität, selbst im allerweitesten Sinne als psychischer Komplex verstanden, ist nur eine Ursache aus vielen. Es gibt ja nicht nur Liebe, sondern auch Hunger auf der Welt, und die Sorge um Verdienst, um das tägliche Brot etc. sind auch starke Wurzeln der Hysterie, nicht minder gekränkter Ehrgeiz, ehrenkränkende Anschuldigungen, Verwickelung in gerichtliche Prozesse. Es kommt aber auf die Stärke der psychischen Erregung an, die beim einzelnen mit diesen Dingen verbunden ist. Die Kriegshysterie dürfte die Lehre von der ausschließlich sexuellen Grundlage der Hysterie vollends ad absurdum geführt haben.

Die Affekterregbarkeit und die Fortwirkung von Affekten in das weitere Leben hinein ist nun bei den verschiedenen Individuen eine sehr verschieden große, und damit kommen wir auf die Frage nach der Konstitution als Ursache der Psychoneurosen oder, wie man das auch ausgedrückt hat, nach der endogenen Komponente der Psychoneurosen.

Die Frage ist ja auch praktisch sehr wichtig: Gibt es bestimmte psychische Konstitutionen, bestimmte Charaktere, welche als neurasthenische oder als hysterische Konstitutionen aus sich heraus die Symptome der Neurasthenie und der Hysterie hervorbringen?

Hysterische Konstitution

Die Frage ist nur in gewisser Richtung zu bejahen: Wenn wir als die Hauptcharaktere der Hysterie die Spaltbarkeit der Psyche, die Suggestibilität und den besonderen Einfluß stark affektbetonter Vorgänge bezeichnet haben, so wissen wir ja, daß nicht alle Menschen diese Bedingungen der Hysterie haben, also muß wohl schon eine abnorme Konstitution vorliegen. Aber andererseits muß festgestellt werden, daß es sich dabei um keine nach allen Richtungen einheitliche Konstitution handelt.

Pseudologia phantastica

Allenfalls kann man mit der Eigenschaft der Hysterie, einzelne Bewußtseinsinhalte abzutrennen und zu selbständiger Entwickelung zu bringen, die bekannte Lügenhaftigkeit (Mythomanie, Pseudologia phantastica) zusammenbringen, die viele Hysterische auszeichnet. Indem sie sich eine Sache als möglich darstellen, ist sie ihnen auch schon wirklich geworden, und sie erzählen mehr oder minder mögliche oder abenteuerliche Dinge, ohne eigentlich selbst noch zu wissen, ob sie wahr sind oder nicht. Aber es geht nicht an, diese Lügenhaftigkeit als einen integrierenden Bestandteil des hysterischen Charakters hinzustellen.

Wir finden unter den Hysterischen auch die aufrichtigsten und zartesten Naturen, wir finden unter ihnen speziell viele „Künstlernaturen", von starker Phantasie und starken Affekten. „Hysterisch" ist niemals eine erschöpfende Kennzeichnung einer seelischen Veranlagung, sondern nur die Bezeichnung einer Neigung, mit hysterischen Symptomen zu reagieren. Diese Neigung findet sich bei vielen Psychopathen, bei vielen seelisch Schwächlichen, und kommt auch in Verbindung mit ganz anderen Krankheitsformen vor.

So haben viele Epileptische hysterische Symptome, eine besondere Krankheitsform der Hysteroepilepsie lohnt es aber darum nicht aufzustellen. Was im übrigen sehr häufig als Hysteroepilepsie diagnostiziert wird, ist meist reine Hysterie mit schweren hysterischen Anfällen, und hat mit Epilepsie gar nichts zu tun.

Endlich sind viele Hysterische schwachsinnig. Es können sehr schwere Grade des Intelligenzdefektes vorhanden sein, besonders oft aber scheinen mir die ganz leichten Fälle von Schwachsinn, die man auch als Debilität bezeichnet, zu hysterischen Symptomen zu neigen, Persönlichkeiten, deren Intelligenz vielleicht gerade ausreicht, um eine untergeordnete Stelle im Leben mit Mühe und Not auszufüllen, und die dann bei irgend einem Anlaß zusammenbrechen.

Auch Sonderlinge, Leute die „überwertige Ideen" hüten, ferner „epileptoide" Charaktere mit Neigung zu Heftigkeits- und Zornausbrüchen können ausgesprochene hysterische Symptome zeigen, ebenso Homosexuelle und andere sexualpathologische Konstitutionen.

Endlich sei auch auf die Kombination von organischen und hysterischen Symptomen noch einmal hingewiesen. In solchen Fällen hat die Schwächung des Nervensystems, z. B. durch die Herde einer multiplen Sklerose den Boden für die Hysterie vorbereitet.

Wir finden also die Neigung zu hysterischen Symptomen bei allen möglichen abnormen oder „psychopathischen" Konstitutionen, aber der Arzt hat die Aufgabe, in jedem einzelnen Fall die zugrunde liegende Konstitution zu bestimmen. Es ist allzu bequem, alle Eigenschaften eines Kranken als hysterisch zu bezeichnen, weil er einige hysterische Symptome hat.

Man kann nun noch weiter gehen und aussprechen, daß auch Konstitutionen von normaler, d. h. mittlerer Gesundheit hysterisch werden können. Es handelt sich da dann nicht mehr um eine Konstitution, die die Ausbildung der Hysterie erleichtert, sondern um so starke äußere Ursachen, daß ihnen auch gesunde Naturen erliegen. Man kann doch schließlich nicht nur die ganz baumstarken und gleichgültigen Kraftnaturen als normal bezeichnen, an denen alle Schicksale wie Wassertropfen ablaufen, obwohl man zugeben wird, daß die stärksten Naturen allerdings nicht hysterisch werden. Sollte man aber einer „normalen" Mutter nicht das Recht zugestehen, hysterisch zu werden, wenn ihr bei einem Pogrom Kinder und Mann vor den Augen getötet werden. Man darf wohl auch glauben, daß eine erzwungene Ehe mit einem ungeliebten Mann oder auch die Verhinderung einer ersehnten Verbindung, eine, wenn auch nicht jede gesunde Frau hysterisch machen kann (vgl. in diesem Zusammenhange auch unter Kriegsneurosen).

Das reziproke Verhältnis der inneren Konstitution und der äußeren Einflüsse zeigt sich auch in der Bedeutung des Milieus und der sozialen Lage. In sehr abhängigen Berufen finden wir mehr Hysterische als in weniger abhängigen, in bequemen Verhältnissen weniger als in sehr

Milieu

beschränkten, wogegen allerdings ein völlig arbeitsloses Wohlleben wieder
sehr günstige Bedingungen zur Entstehung der Hysterie bietet.

Kinder-
hysterie In der Kindheit ist die Erziehung von großem Einfluß auf die
Entstehung bzw. die Verhinderung der Entstehung von Hysterie. Kör-
perliche Verweichlichung, geistige Überanstrengung, verzieherisches Nach-
geben gegenüber jeder Laune der Kinder, Aufregung der Phantasie
durch gruselige Geschichten oder durch ungeeignete Lektüre, in späterer
Zeit dann auch die Unterdrückung individueller Anlagen und die Hinein-
drängung in für die Individualität ungeeignete Berufe, das sind alles
Dinge, die sich früher oder später in einer Erweckung hysterischer
Reaktionen äußern können. Besonders leicht entstehen hysterische
Symptome bei psychopathischen, besonders phantastisch veranlagten
Kindern, aber auch hier kommt es wie bei den Erwachsenen, wenn man
so sagen darf, auf die psychische äußere Belastung an. Wird diese zu
groß, erliegen auch leidlich kräftige Naturen. Als eine äußere Ursache
muß gerade bei Kindern der ansteckende Einfluß hysterischer Verwandter,
in erster Reihe hysterischer Mütter genannt werden. Daß Kinder
hysterogener suggestiver Ansteckung besonders leicht erliegen, beweisen
Schulepidemien von hysterischem Veitstanz, hysterischen Krampfanfällen, hysterischem Husten u. dgl.

Massenhysterien kamen im Mittelalter nicht selten in Form der Besessen-
heitstänze und ähnlicher Manifestationen vor, und sind auch heute unter Völkern
ohne Bildung und Aufklärung noch nicht ganz ausgestorben.

Verlauf
der
Hysterie Daß eine Krankheit, die so viele Bedingungen hat wie die Hysterie,
keinen einheitlichen Verlauf haben kann, sondern in ihrem Verlauf
von der Konstellation dieser Bedingungen im Einzelfalle abhängig ist,
leuchtet ein. Die schweren Fälle bieten von der Kindheit an ihr ganzes
Leben hindurch eine fast ununterbrochene Kette von hysterischen
Zufällen und Zuständen. Es sind das die Fälle von ausgesprochener
hysterischer Konstitution, wo also die endogene krankhafte Anlage
so stark ist, daß sie unter allen Verhältnissen, auch unter günstigen,
immer wieder vordrängt. Demgegenüber gibt es aber viele Fälle, die
nur vorübergehend hysterische Zeichen zeigen, besonders im jugendlichen Alter. Es ist festgestellt, daß 75 $^0/_0$ aller Hysterischen vor dem
25., 85 $^0/_0$ vor dem 30. Lebensjahre ärztliche Hilfe aufsuchen, und daß
bei einer sehr erheblichen Anzahl die hysterischen Symptome im späteren
Alter, oft recht bald, wieder zurücktreten. Es kommt das meiner Ansicht nach daher, daß in der fraglichen Lebensperiode im allgemeinen
die größte psychische Spannkraft und Energie erfordert wird. Der
entscheidende Kampf um das Lebensschicksal wird meist in dem bezeichneten Lebensalter ausgefochten. Hier liegt die Berufswahl, hier
liegt auch die Entscheidung über das Sexualleben. Daß die Bedingungen
der Befriedigung des Sexualtriebes gerade in diesem Alter einen gewaltigen Einfluß auf das Entstehen und Verschwinden hysterischer
Beschwerden haben, erscheint auch vorsichtigstem Urteil sicher. Die
Beobachtung, daß junge Mädchen ihre Hysterie mit der Ehe und der
Mutterschaft sehr oft verlieren, ist ja im höchsten Maße populär. Solche
Fälle meist mittlerer Schwere können sich aber unter entsprechend

schweren psychischen Bedingungen auch im späteren Alter geltend machen und nach Lösung des Konfliktes oder Beseitigung der psychischen Last wieder sich zurückbilden. Die leichtesten Fälle von Hysterie gehen ganz ohne scharfe Grenze in den Bereich des Gesunden über. Unter diesen leichteren Fällen gibt es solche, bei denen das ganze Leben sozusagen eine Kette leichtester hysterischer, meist neurasthenisch genannter (vgl. S. 293f.) Zustände ist, in denen z. B. Schlaflosigkeit, Kopfschmerzen, Dyspepsie und Schwäche die wesentliche Rolle spielen, und solche, die aus mittlerer Gesundheit heraus, meist unter dem Einfluß von Gemütsbewegungen kurzdauernde Symptome zeigen, z. B. mehrwöchige Neuralgien, mehrtägige Sinnesstörungen oder auch kurzdauernde Dämmerzustände

d) Die Beurteilung nervöser Organstörungen.

Die nervösen Organstörungen können bei allen Formen der Psychoneurosen auftreten, in vielen Fällen stehen sie ganz im Mittelpunkt der Erkrankung. Um die psychoneurotischen Organstörungen aber unterscheiden zu können, müssen wir hier darzustellen versuchen, nicht nur welche psychogenen, sondern welche nervösen Organstörungen es überhaupt gibt. Es handelt sich um Organe, die dem vegetativen System angehören, wie es früher definiert war (S. 69), also um glattmuskelige Eingeweide, Gefäße, Drüsen und das Herz. Es sei hier noch einmal darauf hingewiesen, daß auch diese Organe unter dem Einfluß des zerebrospinalen Nervensystems stehen, wenngleich sie alle in sich selbst eine viel größere Selbständigkeit tragen als die quergestreifte Körpermuskulatur. Man braucht für diese letzte Tatsache nur auf das Herz zu verweisen, das bekanntlich in hohem Maße, wenn auch nicht ganz, unabhängig vom zerebrospinalen Nervensystem ist. Insoweit die Organe also vom zerebrospinalen Nervensystem abhängen, werden sie auch zu einer pathologischen Funktion von ihm beeinflußt werden können; im besonderen müssen wir dann weiter wissen, von welchen Teilen des Zentralnervensystems die verschiedenen Wirkungen, also welche speziell vom Rückenmark bzw. dem Hirnstamm, welche vom Großhirn und von der Psyche aus ausgelöst werden können.

In der Tat sind unsere Kenntnisse über die Innervation dieser Organe noch nicht so vollständig, daß wir diese Bestimmung der möglichen physiologischen und pathologischen Wirkung des zerebrospinalen Nervensystems und seiner einzelnen Teile auf die Organe des vegetativen Systems in allen Fällen machen und die zentralen Erkrankungen seiner Organe von den peripheren mit Sicherheit unterscheiden können. So wissen wir in der Tat von den bereits in einem eigenen Kapitel (S. 279) behandelten „vasomotorischen Neurosen" im eigentlichen Sinne noch nicht sicher, wo hier der Ort der Erkrankung ist, im Rückenmark oder in der Peripherie. Es kommt hinzu, daß auch bei den Erkrankungen, die sicher nicht psychischen Ursprungs sind, psychische Einflüsse doch eine erheblich verstärkende Wirkung erlangen können. Das ganze Gebiet ist also außerordentlich schwierig und zum Teil ganz unsicher und hypothetisch, und — was gerade für die Betrachtung der Organstörungen innerhalb der Psychoneurosen von größter Wichtigkeit ist — es ist durchaus nicht immer sicher zu entscheiden, ob der einzelne Fall einer Organneurose psychogen ist oder nicht. Denn der Mechanismus der psychogenen Organstörungen ist in vielen Fällen noch recht undurchsichtig, und wir können uns in der folgenden kurzen Skizze auch durchaus nicht darauf einlassen, die bestehenden Möglichkeiten im einzelnen darzulegen, werden uns vielmehr oft mit der Feststellung begnügen, daß diese oder jene Störung psychogen sein könne.

Gefäße
Gehen wir die einzelnen Organe durch und beginnen wir bei den Gefäßen, so gehören die bereits oben erwähnten eigentlichen „vasomotorischen Neurosen" zweifellos nicht zu den psychogenen Erkrankungen (vgl. S. 279). Leichtere vasomotorische Störungen kommen aber in mannigfacher Form als Ausdruck von Neurasthenie und Hysterie vor. So haben wir bei unseren Kriegshysterien besonders häufig zusammen mit hysterischen Lähmungen Kälte, Blässe und Zyanose, manchmal auch eine ödematöse Schwellung der befallenen Extremität gesehen [1]).

Dermographie
Zu erwähnen ist als Teilerscheinung psychoneurotischer Symptomenbilder die Dermographie, die vasodilatatorische Reaktion der Haut auf mechanische Reizung, oder Urticaria factitia. Es kann dabei sogar zur Quaddelbildung kommen. Es scheint nun, daß bei besonders erregbaren Hysterischen es schon unter der reinen Vorstellung, daß eine Stelle der Haut verletzt oder verbrannt wurde, d. h. ohne daß eine Berührung der Haut wirklich statthatte, zu einer Quaddelbildung kommen kann. Wenigstens liegen ziemlich einwandfreie, mit allen Kautelen gegen eine absichtliche Täuschung (Bedeckung der Haut, dauernde Beobachtung) vorgenommene Beobachtungen nach dieser Richtung vor. Wenn das richtig ist, so wird die auch sonst überall in die Augen fallende Tatsache aufs beste beleuchtet, daß nämlich die psychische Erregbarkeit der sympathisch innervierten Gewebe individuell außerordentlich verschieden ist; man darf aus dem Fehlen solcher erhöhten Erregbarkeit niemals den Schluß ziehen, daß keine Psychoneurose vorliege. So ist auch die einfache Dermographie zwar kein seltenes, aber ein keineswegs notwendiges Symptom der Psychoneurosen und kommt auch bei ganz Gesunden vor. Andererseits gibt es unzweifelhafte spontane Urtikaria psychogenen Ursprungs (über die Beziehungen zum flüchtigen Ödem vgl. S. 284).

Die psychogene Natur der Errötungsangst und des Errötens ist ohne weiteres klar. Auch plötzliches Erblassen des Gesichts oder der Extremitäten liegt noch im psychogenen Bereich. Sehr häufig wird über Blutandrang und über Heißwerden des Kopfes geklagt, be-

---

[1]) Nicht psychogen ist ein seltenes bei Verletzungen der Hand auftretendes „chronisches traumatisches Ödem der Hand", das wohl auf einer Affektion der Lymphgefäße beruht, und — im Unterschied zu den psychogenen Störungen — fast gar nicht zu beeinflussen und sehr hartnäckig ist.

scnders auch beim Bücken, und zusammen mit allerhand subjektiven Sensationen, Verschwimmen vor den Augen, Schwindligwerden usw. Die Kranken werden durch diese vasomotorischen Störungen oft sehr geängstigt, befürchten, daß sie hinfallen oder einen Schlaganfall bekommen oder ähnliches.

Auch allgemeine Schweißausbrüche können psychogenen Ursprungs sein und sind unter den Kriegsneurasthenikern sehr häufig. Sicherlich nicht psychogen sind hingegen Fälle von einseitiger Hyperhidrosis oder Fälle, bei denen z. B. beim Essen saurer Speisen sich jedesmal eine Schweißbildung des Gesichts einfindet. Diese Anomalien müssen auf abnormen Nervenverknüpfungen in der Peripherie oder im Zentralorgan beruhen. Sie mögen dann im weitesten Sinne auch als Degenerationszeichen aufgefaßt werden, aber sie sind nicht Ausdruck einer bestehenden Neurasthenie. Wohl aber kann profuses Schwitzen einer oder beider Hände oder der Achselhöhlen ein neurasthenisches oder hysterisches Zeichen sein, sei es isoliert, sei es an einer hysterisch gelähmten Extremität.

Ein noch keineswegs geklärtes Gebiet und dabei das allerwichtigste ist das der nervösen Herzbeschwerden. Daß bei psychischen Erregungen, wie insbesondere bei Angst und Wut sich der Herzschlag verändern, beschleunigen, unregelmäßig werden oder auch aussetzen kann, weiß ein jeder. Das gleiche sehen wir beim Neurastheniker und Hysteriker. Pulsfrequenzen bei der Untersuchung von 100—120 sind gewöhnlich. Wie stark aber dabei die Aufregung durch die ärztliche Untersuchung wirkt, sieht man, wenn man im Krankenhause oder Lazarett die durch eine Krankenschwester und durch den Arzt gewonnenen Pulszahlen miteinander vergleicht. Es können sich dabei Differenzen von 80 Pulsen in der Minute ergeben. Auch sehr starke Pulsbeschleunigung durch geringe körperliche Anstrengungen bis 160 und 170 kann noch im Rahmen der Neurasthenie liegen.

Eine durch besonders schwere Symptome ausgezeichnete, aber wohl doch nicht scharf abzugrenzende Form psychogener Herzneurose ist neuerdings unter dem Namen der Phrenokardie beschrieben worden. Ihr Entstehen wurde, wie auch das anderer nervöser Herzstörungen, auf sexuelle Schädlichkeiten bezogen. Es mag sein, daß solche sexuellen Schädlichkeiten (Coitus interruptus etc.) gerade die Entstehung nervöser Herzstörungen begünstigen, aber sicher sind sie nicht ausschließlich an ihnen schuld.

Dagegen ist die echte paroxysmale Tachykardie, bestehend in Anfällen von starker Beschleunigung bis 200, eine Erkrankung, die auch tödlich verlaufen kann, wohl sicher nicht primär psychogenen Ursprungs. In einer Anzahl von Fällen dürfte sie intrakardialen Ursprungs sein, in einer zweiten vom Zentralnervensystem ausgehen, in einer dritten endlich reflektorisch ausgelöst sein. Dabei sind psychische Erregungen auf die Entstehung und Häufung dieser Anfälle oft von deutlichem Einfluß. Aber das ist auch bei anderen schweren nicht psychischen Erkrankungen der Fall. Gar nicht psychogen ist die Bradykardie des Adam-Stokesschen Symptomenkomplexes,

dessen nervöse Komponenten — Bewußtseinsverluste und epileptiforme
Anfälle — erst durch die Zirkulationsstörung hervorgebracht werden
und der im übrigen, wie wohl jetzt allgemein angenommen wird, auf
einer organischen Blockierung der Erregungsleitung von der Vorkammer
zur Kammer im Hisschen Bündel beruht.

Auch die Tachykardie beim Basedow ist nicht eine psychische,
sondern beruht aller Wahrscheinlichkeit nach auf der Intoxikation mit
dem Basedowgift.

Beurtei-
lung von
Herz-
störungen

Wenn man ganz allgemein zur Diagnose psychogener Organstörungen zunächst einmal den Ausschluß sogenannter organischer Veränderungen des erkrankten Organs braucht, so scheint mir diese Entscheidung nirgends so schwierig als eben beim Herzen. Das weiß jeder,
der solche zweifelhaften Fälle zusammen mit inneren Klinikern und
Herzspezialisten untersucht hat. Da ist zuerst die Bedeutung der

Frequenz abnormen Herzfrequenz. Über die Tachykardie war ja schon
gesprochen, an und für sich wird sie im allgemeinen nicht zu hoch
gewertet; über die Bradykardie herrschen aber recht verschiedene Auffassungen. Einige sehen sie immer als ein schlechtes Zeichen an,
andererseits haben wohl viele in diesem Kriege die Beobachtung gemacht, daß sie als Nebenbefund bei Verletzten und Nichtverletzten
Pulszahlen besonders am Morgen vor dem Aufstehen von 60 und 50
in der Minute gezählt haben bei Leuten, die nie über das Herz geklagt
und alle Anforderungen des Krieges damit erfüllt hatten. Dann die

Arhythmie Arhythmien. Der zeitweise aussetzende Puls — die Extrasystole
— wird heutzutage im allgemeinen nicht sehr hoch gewertet, von manchen
ganz vernachlässigt. Richtig ist, daß manche Personen — nervöse und
nichtnervöse — über Jahrzehnte zeitweise von diesen Arhythmien gequält werden, ohne daß sich ein ernsteres Herzleiden herausstellt.
Manchmal sind psychische Erregungen, Überarbeitung als Auslösung
der Extrasystolie deutlich, manchmal Tabakgenuß oder eine Magen-
indisposition. Diese Fälle sind wohl günstig zu beurteilen, wenn man
sonst bei ihnen nichts findet, besonders günstig wohl diejenigen, bei
welchen nach körperlichen Anstrengungen, wie Bergtouren, die Neigung
zu Extrasystolen sich eher vermindert als erhöht — im Gegensatz zu
denen, bei welchen sich regelmäßig nach körperlichen Anstrengungen
solche Extrasystolen einstellen. Keine Bedeutung im Sinne einer organischen Erkrankung scheinen die starken Schwankungen der Pulsfrequenz mit den Atemphasen, Ein- und Ausatmung zu haben, — Pulsus respiratione intermittens. Dagegen ist der Pulsus irregu-
laris perpetuus immer ein Zeichen ernster organischer Herzerkrankung
(die freilich in seltenen Fällen, stationär geworden, die Fortdauer des
Lebens über Jahrzehnte hinaus auch noch nicht absolut verhindert).

Objektive
Unter-
suchung

Was Perkussion und Auskultation des Herzens leistet, ist allgemein bekannt, vorsichtiger ausgedrückt: der einzelne setzt auf die Ergebnisse seiner Perkussion und Auskultation mehr oder weniger Vertrauen.
Ob ein zweifelhaftes Geräusch „akzessorisch" oder organisch ist, ob
ein Ton gespalten oder von einem deutlichen Geräusch begleitet ist,
ob der zweite Aortenton so verstärkt ist, daß damit etwas für eine or-

ganische Erkrankung bewiesen ist, das sind in Zweifelsfällen — natürlich
nur in solchen, um solche handelt es sich aber immer für den Neurologen
— immer Streitfragen, über die gleich und sehr erfahrene Beobachter
sehr häufig zu ganz entgegengesetztem Urteil kommen. Daß auch
in der Perkussion des Herzens nach rechts sehr erhebliche Irrtümer
vorkommen, braucht auch nicht verschwiegen zu werden. Zweifellos
verfällt hier der einzelne häufig suggestiven Einflüssen, die von dem
Gesamteindruck des Falles bestimmt werden.

Natürlich ist die Röntgenuntersuchung heute ein mächtiges *Röntgen-*
Hilfsmittel der physikalischen Herzuntersuchung geworden. Auch hier *unter-suchung*
ist jedoch die Sicherheit des auf die reine Röntgenuntersuchung gegrün-
deten Urteils keine absolute, in unsicheren Fällen die Röntgenuntersuchung nur eine von vielen diagnostischen Methoden der Herzuntersuchung, und jedenfalls soll man entweder röntgenologisch gründlich
oder gar nicht untersuchen. Es ist ja bekannt, daß für die Bestimmung
der Herzgröße heute nur noch die Fernaufnahme als genügend genau
erachtet wird. In bezug auf manche Einzelheiten, wie geringere Veränderungen des Umrisses, Einfluß eines etwaigen Zwerchfellhochstandes
auf die Erscheinung des Herzschattens im Einzelfall, auf die Diagnose
der abnorme Kleinheit des Herzens, scheint mir dem persönlichen Urteil des Röntgenologen immerhin noch ein nicht ganz kleiner Spielraum
gegeben zu sein. Der Neurologe ist aber der Röntgenuntersuchung in
den vielen Fällen zu großem Dank verpflichtet, in denen sie einen völlig
normalen Befund ergibt oder doch eine irgend gröbere Erkrankung mit
genügender Wahrscheinlichkeit auszuschließen erlaubt.

Das Elektrokardiogramm hat eine größere Bedeutung noch nicht *Elektro-*
erlangt. Es gestattet zwar, den Ursprung und die Lokalisation von Arhythmien *kardio-*
zu bestimmen. Wenn man darüber hinaus aber aus ihm feinere Rückschlüsse *gramm*
über den Zustand des Herzmuskels gemacht hat, so scheinen mir die dahin gehenden
Folgerungen weder durch den klinischen Verlauf, noch durch die pathologische
Anatomie genügend begründet.

Welche ungeheure Wichtigkeit der Nachweis einer überstandenen
Syphilis für die Beurteilung von Herzaffektionen hat, braucht hier
nur angedeutet zu werden.

Eine überaus wichtige, dabei einfache und trotzdem noch immer *Blut-*
nicht genug in der allgemeinen Praxis angewandte Methode ist die Be- *druck-*
stimmung des Blutdrucks. Schon die Bestimmung des systolischen *messung*
Blutdrucks mit dem einfachen Riva-Roccischen Apparat genügt
meist, um das festzustellen, worauf es ankommt. Und worauf es ankommt,
ist, ob eine wesentliche Erhöhung des Blutdrucks besteht oder nicht.
Als normal gilt — wohl mit Recht — bei Leuten mittleren Alters ein
Blutdruck von nicht mehr als 130—135 mm Hg. Ein Druck von 150 mm
Hg ist jedenfalls schon durchaus abnorm und beweist eine mäßige
Arteriosklerose, die in höherem Alter ja noch nicht unbedingt als krank-
haft zu gelten hat oder eine Nephritis. Nur bei der Basedowschen
Krankheit kommt er sonst noch vor. Ein Blutdruck von 180, 200 mm Hg
und höher beweist aber mit fast völliger Sicherheit eine diffuse vaskuläre
Nephritis, am häufigsten im besonderen eine arteriosklerotische Schrumpf-
niere — auch dann, wenn Eiweiß im Urin zurzeit nicht nachzuweisen

ist. Positiver und negativer Befund des Blutdrucks sind für die Beurteilung von Beschwerden, die auf das Herz bezogen werden, gleich wichtig. Man hat sich nur zu hüten, einmalige Blutdruckmessungen bei erregten Leuten als unbedingt beweisend anzusehen. Ebenso wie eine Herzbeschleunigung tritt bei Erregungen nicht selten eine Blutdrucksteigerung um 20—30 mm Hg ein, wie wir das besonders häufig bei den Kriegsneurosen gesehen haben.

Funktions-
prüfung

Man hat vielfach versucht, unabhängig von dem anatomisch-physikalischen Befund eine Funktionsprüfung des Herzens zu finden, welche auf dessen Leistungsfähigkeit bindende Schlüsse zu ziehen gestattete. Üblich ist die Pulszählung vor und nach 10 Kniebeugen oder nach Treppenlaufen od. dgl. Dabei ist so viel sicher, daß, wenn nach einer solchen Leistung der Puls nur wenig ansteigt, und bald, d. h. in wenigen Minuten wieder zu seiner ursprünglichen Frequenz zurückkehrt, dies ein gutes Zeichen für den Zustand des Herzmuskels ist. Sicher ist auch, daß das Umgekehrte ein schlechtes Zeichen sein kann und oft ein solches ist. Dabei ist aber auf die überhaupt erreichte Höchstpulszahl kein Gewicht zu legen. Diese kann auch bei Herzgesunden leicht bis 160 steigen. Wichtiger ist das schnelle Zurückgehen zur Norm, aber auch hier ist man besonders unter dem Eindruck der Kriegsbeobachtungen wohl etwas zurückhaltender in der Sicherheit des Urteils nach der schlechten Seite hin geworden. Warum sollten auch Herzen, die schon unter dem Einfluß seelischer Erregungen auf längere Zeiten höhere Schlagfrequenzen zeigen, das gleiche nicht auch unter dem Einfluß körperlicher Inanspruchnahme tun, und ganz bestimmte Vorschriften zur Beurteilung kann man jedenfalls noch nicht geben.

Man hat neuerdings auf die Art der Atmung bei den Funktionsprüfungen des Herzens besonderen Wert gelegt. Bei insuffizienten Herzen kommt es unter dem Einfluß der Anstrengung zu echter Atemnot und Zyanose, während bei neurotischen Störungen die Atemfrequenzsteigerung im Mißverhältnis zum Puls und dem ganzen Gebaren steht. Eine exakte Probe ist das natürlich auch nicht.

Ohnehin kann die Beweiskraft der in der Sprechstunde überhaupt möglichen Funktionsprüfungen nur eine beschränkte sein. Es ist doch noch ein gewaltiger Unterschied, ob jemand 10 Kniebeugen machen und zwei Treppen steigen kann, oder aber ob er fähig ist, 8 Stunden des Tages schwere Lasten zu schleppen, oder als Briefträger täglich hunderte von Treppen zu steigen. Ein Herz kann für den Gebrauch im Hause und in der Ebene noch ganz zureichend sein, aber schon bei einer Bergbesteigung von 800 m Höhendifferenz versagen. Insbesondere hat auch hier wieder der Krieg, der Lehrmeister in so vielen Dingen, uns gezeigt, wie verschieden bei anscheinend gleich kräftigen Individuen die Kraft und Ausdauer des Herzens ist. Viele der anscheinend und auch wirklich gesunden Herzen wurden unter den riesigen Anstrengungen schlaff, erkrankten unter dem Bilde der Dilatation, und nur die besten taten ihren Dienst ohne jede Störung weiter.

Diese Verschiedenheiten der Herzkonstitution sind zum wesentlichen Teil angeborener Art (oft kann man auch die Erblichkeit nachweisen). Das Herz dürfte eben ebensowenig von einheitlicher Kraft und Konstitution sein wie das Gehirn[1]). Zum anderen Teil handelt es sich um erworbene Schädigungen, wohl verstanden aber nicht um solche, die noch fortdauern, sondern um solche, die beseitigt sind, das Herz aber für immer in seiner Leistungsfähigkeit geschädigt zurückgelassen haben. Viele Herzen, die einmal eine Myokarditis im Gefolge einer allgemeinen Infektionskrankheit besonders in nicht mehr ganz jugendlichem Alter durchgemacht haben, andere, die einmal eine akute Dilatation infolge körperlicher Anstrengung erlitten haben, bleiben ihr Leben lang funktionell geschädigt, können nie wieder so viel leisten wie früher. Daß sich nicht alle so verhalten, ist selbstverständlich und findet sein Analogon in dem Verhalten anderer Organe, wie z. B. des Gehirns, das auch bei manchen Menschen etwa durch einen Typhus dauernd geschädigt wird, bei anderen nicht. Diese Betrachtungsweise, die ja keineswegs neu ist, ist allgemein geläufig eigentlich nur für die Herzklappenfehler und ihre „Kompensation". Während man aber bei einem Herzen, bei dem man einen Klappenfehler diagnostiziert, ohne weiteres damit rechnet, daß es großen Ansprüchen nicht gewachsen ist, nennt man ein Herz, bei dem man eine solche mechanische Erschwerung des Blutumlaufs nicht feststellt, allzu leicht „ganz gesund", und seine Störungen bezeichnet man dann als „nervös" im Sinne von „psychogen". Es ist mir aber ganz sicher, daß die Leistungsschwäche vieler Herzen bei starker und oft gewisse Störungen schon bei geringer Beanspruchung nicht nervös, sondern durch eine Schwäche des Herzmuskels bedingt sind und die Abgrenzung dieser Zustände von den nervösen ist die Aufgabe, an der sich auch die Neurologie zu beteiligen hat. Die Aufgabe wird noch erschwert durch eine Tatsache, daß nämlich auf die Zustände angeborener oder erworbener Muskelschwäche des Herzens sich sehr oft psychogene Beschwerden und Störungen objektiver und subjektiver Art aufsetzen. Trotzdem ist die Lösung dieser Aufgabe, die Abschätzung des muskulären und des psychogenen Anteils der Beschwerden im Einzelfall nicht nur reizvoll, sondern auch fast immer möglich, möglich auf Grund genauer Untersuchung, eingehender Anamnese, einer Abschätzung der Beschwerden und einer gewissen Einfühlung in die Persönlichkeit. Man darf wohl auch sagen, daß in der Mehrzahl der fraglichen Fälle die Beschwerden wirklich rein psychogen sind, aber eine Anzahl werden doch Jahre und jahrelang unter der Maske Herzneurasthenie od. dgl. vernachlässigt, bis dann die ernste Muskelerkrankung durch das Eintreten schwerer und unverkennbarer Kompensationsstörungen jedem erkennbar wird. Daß man sich nicht tiefgründigen Erwägungen hin-

---

[1]) Man braucht da nur an eine Differenz zu erinnern, die innerhalb der Breite des Normalen und sogar des Übernormalen bei jedem Sport geradezu vorausgesetzt wird — die zwischen dem „Steher" und dem „Flieger". Der Steher ist der tüchtige bei langen, der Flieger bei kurzen Wettkämpfen, insbesondere beim Laufen. Diese Differenz kann wohl nur in einer verschiedenen Leistungsund Ermüdungskurve des Herzens ihre Ursache haben. Die beiden Typen finden sich im übrigen auch bei schwachen und kranken Herzen.

geben wird, wenn ein junges Mädchen nach einer verunglückten Liebes-
geschichte an „Herzkrämpfen" erkrankt, oder ein eben zur Fahne ein-
gezogener Schmied auf den ersten Märschen wegen Atemnot nicht weiter
kann, ist klar. Nicht so leicht zu beurteilen sind aber schon Soldaten,
die wirklich stärkste Anstrengungen im Felde längere Zeit mitgemacht
haben. Es bleibt bei solchen, nach einer vielleicht sehr schnell über-
wundenen Dilatation, ebenso bei Leuten, die eine Infektionskrankheit
durchgemacht haben, nicht selten ein Zustand erhöhter Erregbarkeit
des Herzens zurück, den ich in vielen Fällen durchaus als ein Zeichen
einer Herzmuskelschwäche ansehen möchte.

Subjektive
Herzbe-
schwerden Aus der Art der subjektiven Herzbeschwerden läßt sich
ein Urteil über ihre — psychogene oder muskuläre — Ursache nicht
gewinnen. Sie sind aber gerade bei Neurasthenischen und Hysterischen
oft sehr stark, und diese Kranken suchen häufig dieser Beschwerden
wegen, die als Herzstiche, Herzkrämpfe, Beklemmungen, Druck auf
dem Herzen in mannigfacher Weise beschrieben werden, den Arzt auf.
Das subjektive Gefühl des Herzklopfens spielt auch bei Neurasthenikern
eine große Rolle, und tritt meist zugleich mit Beschleunigung des Herz-
schlages oft zu bestimmten Zeiten auf, z. B. wenn der Kranke eben
zu Bett gegangen oder nachdem er aufgewacht ist. Gleichzeitig werden
besonders häufig Schweißausbrüche beschrieben. Sehr in acht zu
nehmen hat sich der Arzt vor einer Verkennung der echten Angina
pectoris, die ja außerhalb der Schmerzanfälle überhaupt keine Symptome zu machen braucht und bei der das Herz auch durchaus leistungsfähig bleiben kann. Die Diagnose „nervöses Herz" hindert einen solchen
Mann nicht, eines Tages plötzlich tot umzufallen, und man kann mit
der Diagnose „hysterische Pseudoangina pectoris" bei Leuten, die jen-
seits des vierzigsten Lebensjahres erst Herzbeschwerden bekommen
haben, wohl kaum vorsichtig genug sein.

Lunge Das nervöse Asthma bronchiale, das wohl sicher auf einem
Krampf der Bronchialmuskulatur und einer Sekretion der Bronchial-
drüsen beruht, steht zu den Psychoneurosen nur in indirekter Beziehung
insofern, als besonders viele nervöse Personen daran leiden. Aber es ist
nur in den allerseltensten Fällen eine rein psychoneurotische Manifestation, sondern eine nervöse Erkrankung für sich. Unzweifelhaft ist es
in einer Anzahl von Fällen eine Reflexneurose, die besonders gern
von der Nase aus unterhalten wird und durch nasale Behandlung der
reflexogenen Stelle zu beseitigen ist. Andererseits betonen gerade erfahrene Laryngologen, daß die suggestive Wirkung solcher nasalen Eingriffe eine Rolle spiele, und daß der vorübergehende Erfolg der Therapie
nicht ohne weiteres den Sitz der Erkrankung sicherstelle. Mit der
Annahme eines suggestiven Faktors wäre dann auch die Möglichkeit
psychogener Entstehung in einer Anzahl von Fällen nahegerückt.

Magen Die typische psychoneurotische, ebenso bei Neurasthenie, wie
Hysterie vorkommende Magenstörung ist die nervöse Dyspepsie,
die man auch als psychische Dyspepsie bezeichnet hat. Immer bestehen
eine Reihe von subjektiven Beschwerden, wie Gefühl von Völle, von
Leere, von Schmerzen, von Angst in der Magengegend. Der Appetit

kann erhalten, aber auch verloren gegangen sein. Der Kranke gibt an, nur ganz leichte Speisen oder überhaupt nichts mehr zu vertragen. Gewöhnlich haben diese Kranken bereits allerhand Diätkuren durchgemacht und sind in ihrer Kost immer mehr eingeschränkt worden. Der eine verträgt kein Fleisch, der andere keine Milch, der dritte keine Eier, keine sauren Dinge etc., oder der Kranke darf nur purierte Speisen essen u. dgl. Eine andere Gruppe bekommt Beschwerden und Schmerzen, wenn der Magen leer ist. Sehr häufig ist das Gefühl des „Aufstoßenmüssens". Viele geben an, nach dem Aufstoßen sich erleichtert zu fühlen. Dabei stoßen sie wesentlich nur die immer wieder verschluckte Luft aus. Oft kommt es zum Regurgitieren von ein wenig Mageninhalt in die Mundhöhle bzw. bis in den Rachen; meist nur nach Genuß von Speisen, die der Kranke „nicht verträgt". Objektiv kann man manchmal eine mäßige Atonie oder Schwankungen der Säurewerte nach oben oder unten feststellen. Die Hyperazidität kann erhebliche Werte erreichen In anderen Fällen fehlt jeglicher Befund. Auch Erbrechen kommt vor, besonders bei Kindern manchmal als ziemlich isoliertes hysterisches Symptom, z. B. jedesmal vor dem Schulgang (Schulerbrechen) oder nach Genuß gewisser Speisen.

Ein dauerndes Fehlen der Salzsäureabsonderung (Achylie) halte ich mit der Annahme psychoneurotischer Zustände für nicht mehr vereinbar. Ebenso ist der kontinuierliche Magensaftfluß (Gastrosuccorrhöe) zwar vielleicht eine Erkrankung der Nerven der Magendrüsen, aber keine psychogene oder psychoneurotische Erkrankung. Nicht ganz das gleiche gilt vielleicht für den Pylorospasmus. In einer Anzahl von Fällen dürfte er doch auch eine selbständige Affektion darstellen. Damit daß der Pylorospasmus, wie vielleicht auch der kontinuierliche Magensaftfluß besonders oft bei sogenannten Neuropathen beobachtet wird, ist die Zugehörigkeit zum psychoneurotischen Symptomenkomplex jedenfalls noch nicht erwiesen.

Auch der Pylorospasmus der Säuglinge beweist, daß diese Erkrankung nicht psychogenen Ursprungs zu sein braucht.

Von den psychoneurotischen Darmstörungen ist am häufigsten die habituelle Obstipation. Sie ist oft sogar ein ausgezeichnetes Beispiel einer psychoneurotischen Störung ohne Psychoneurose. Denn es ist nicht zu bezweifeln, daß eine ihrer wichtigsten Quellen eine verkehrte Gewöhnung des Darms, also ein psychischer Faktor ist. Diesen Fehler der verkehrten Gewöhnung begehen aber auch viele nicht im geringsten nervöse Personen. Andererseits ist sie auch als Teil eines neurasthenischen oder hysterischen Komplexes außerordentlich häufig. Entgegengesetzt der nervösen Obstipation kommt die nervöse Diarrhöe, wenn auch nicht so häufig, vor. Aber auch hier sind wir wohl noch nicht am Ende unserer Kenntnisse. Ganz abgesehen davon, daß viele Dünndarmkatarrhe nur wegen des schwankenden Verlaufs zu Unrecht für nervös gehalten werden, glaube ich, daß es auf nervösen Störungen der Darmfunktion beruhende Diarrhöen gibt, die aber nicht psychoneurotisch sind.

Eine in diesem Sinne wahrscheinlich nervöse, aber keinesfalls psychoneurotische Erkrankung ist die bekannte Enteritis membranacea.

Die Beziehungen des psychoneurotischen Symptomenkomplexes, insbesondere der Hysterie zur Darminnervation sind im einzelnen keineswegs geklärt. So ist es recht dunkel, auf Grund welches psychischen Mechanismus es nicht nur zu Meteorismus, sondern auch zu ausgesprochenen Ileuserscheinungen mit Kotbrechen kommen kann. Die Erscheinungen sind manchmal so drohend, daß der Chirurg sich entschließt, operativ einzugreifen, weil er die Verantwortung für die Unterlassung der Operation nicht tragen will, und das selbst in Fällen, die ihm als hysterisch und wiederholt bereits ohne Befund operiert bekannt sind. Die Tympanie ist auch ein wesentliches Symptom der sogenannten hysterischen Scheinschwangerschaft, zu der noch das Ausbleiben der Menses gehört.

Blase — Von nervösen Störungen der Blasentätigkeit sind zu nennen die Pollakiurie und das Harnstottern oder Unvermögen, bei Anwesenheit anderer Urin zu lassen, beides Störungen, die sich auch im Rahmen der Gesundheit noch finden, aber bei Neurasthenischen doch häufiger sind. Eine enorme Pollakiurie mit Harndrang haben wir sehr oft bei den aus dem Felde zurückkehrenden Soldaten gesehen. Hier war der Hergang sehr häufig der, daß zunächst eine leichte Harnblasenreizung oder ein Blasenkatarrh vorhanden war, nach deren Ablauf die Störung der Harnentleerung als rein psychoneurotische Störung zurückblieb. Im Frieden sind ähnliche Störungen zum Teil als sogenannte „Prostataneurose" bekannt, auch hier sind häufig ganz leichte Reizzustände der hinteren Harnröhre die auslösende Ursache. Auch das Vorkommen einer hysterischen Retentio urinae erheblichen Grades ist nicht zu bezweifeln. Eine hysterische Inkontinenz ist sehr selten, ist aber wiederholt bei Soldaten zur Beobachtung gekommen.

Die Enuresis nocturna ist im Gegensatz zu den ebengenannten wieder eine nervöse Störung für sich. Sie hat bekanntlich einen Wert als Kennzeichen neuropathischer Anlage überhaupt, und speziell kommt das Bettnässen über die erste Kindheit hinaus bei der epileptischen Konstitution vor. Wenn die Enuresis einen Bestandteil psychoneurotischer Symptomenkomplexe bildet, so ist der psychische Mechanismus häufig durch einen Traum entsprechender Situationen gegeben. In anderen Fällen ist eine besonders große Schlaftiefe festgestellt worden.

Ob eine Hemmungsbildung am unteren Ende des Rückenmarks, eine rudimentäre Spina bifida (Myelodysplasie) allgemein an der Enuresis nocturna des erwachsenen Alters schuld ist, ist uns zweifelhaft. Für einzelne Fälle liegt die Möglichkeit vor.

Schwerere krankhafte Veränderungen der Nierensekretion sind als psychogen bzw. hysterisch nicht anzuerkennen. Angebliche hysterische Anurie oder Chylurie beruht immer auf absichtlicher Täuschung, eine Hämaturie ist jedenfalls nie hysterisch. Unter dem Einfluß von Erregungen oder Krampfanfällen kommt es leicht zu einer vorübergehenden reichlichen Absonderung eines sehr hellen Urins (Urina spastica). Eine dauernde Steigerung der Urinsekretion kann durch absichtliche übermäßige Aufnahme von Flüssigkeit vorgetäuscht werden.

Von den Störungen der männlichen Genitalorgane ist die häufigste Männliche
die Impotenz. Bei kaum einer anderen Störung ist die psychische Genitalien
Wurzel oft so durchsichtig wie hier. Dem Patienten ist der Koitus
einmal aus irgend welchem Grunde mißlungen, und nun quält ihn die
Angst, daß sich das immer wiederholen werde. Er denkt nicht mehr an
den Koitus, sondern nur daran, ob er auch gelingen werde. Oft ist auch
die Furcht vor Ansteckung oder auch die Abneigung vor Prostituierten
der eigentliche Grund der Impotenz, und wenn eine Impotenz aus solchem
Grunde längere Zeit bestanden hat, so fixiert sich bei dem Kranken das
Bewußtsein der Impotenz, und diese tritt auch unter günstigen Verhältnissen in Erscheinung. Auch der Coitus reservatus kann Impotenz
zur Folge haben, auch hier ist der psychische Mechanismus klar.

Eine Schwäche des Sexualapparates bedeutet häufig auch die
Ejaculatio praecox, die in ähnlicher Weise psychisch bedingt sein kann.

Ob die Miktions- und Defäkationsspermatorrhöe mit psychischen
Vorgängen etwas zu tun hat, ist uns sehr zweifelhaft, ihre hauptsächlichste Quelle
ist die chronische Gonorrhöe. Die Patienten ängstigt dieses Symptom nur meist
außerordentlich. Dagegen können häufige Pollutionen, auch die Pollutiones
diurnae psychogenen Ursprungs sein. Sie sind häufig nur der Ausdruck einer
sexuellen Übererregbarkeit, können aber fortbestehen, wenn eine solche Übererregbarkeit — wenigstens bewußter Art — nicht mehr vorhanden ist.

Es kann hier nicht die Aufgabe sein, das umfangreiche Gebiet
der sogenannten „sexuellen Neurasthenie" des genaueren durchzugehen.
Nur das sei noch hervorgehoben, daß eine Reihe von Fällen von Impotenz und auch von Ejaculatio praecox sicherlich nicht psychisch
bedingt, sondern primäre, angeborene oder erworbene Störungen der
Organfunktion sind (paralytische Impotenz). Häufig ist angestrengte
Berufstätigkeit die Ursache; in diesen Fällen weicht die Impotenz z. B.
häufig während der Sommerreise. Eine andere Reihe hat ihre Wurzel
in der mangelnden Libido. Denn wir bezeichnen als Impotenz nur die
mangelnde Reaktion der Sexualorgane auf die Libido. Fehlt die Libido,
entweder aus einer angeborenen Anlage heraus, oder aus Mangel an
sexueller Zuneigung etwa zur Ehefrau, so kann man auch nicht von
eigentlicher Impotenz sprechen.

Bei den Frauen kommen sehr oft dysmenorrhoische Be- Weibliche
schwerden unter dem Einfluß der Psyche vor. Wie dieser Einfluß Genitalien
zustande kommt, ist nicht ganz klar; sicher ist aber so viel, daß durch
ganz sicher suggestive Einflüsse die dysmenorrhoischen Beschwerden
manchmal wie weggeblasen sind. Direkte Wachsuggestion tut freilich
nicht viel, aber in der Hypnose gelingt es nach den Berichten der Autoren
manchmal, sogar die Menstruation durch entsprechende Suggestion an
vorher bestimmten Tagen zu bewirken. Mir ist es mehrere Male vorgekommen, daß ich jungen chlorotischen Mädchen durch eine mehrwöchige Arsenkur eine Besserung ihrer Beschwerden versprach, ein
Mittel, das ja wohl sicherlich auch auf den physiologischen Vorgang
der Menstruation wirkt, daß dann aber ganz gegen die Erwartung schon
die erste Menstruation nach drei- oder viertägigem Gebrauch des Mittels
ganz schmerzlos und auch mit geringer Blutung verlief. Das kann wohl
nur eine suggestive Wirkung, die Ursache also sehr wahrscheinlich

psychogen gewesen sein, und daher habe ich auch ein großes Mißtrauen gegen die vieldiskutierte Wirkung der Nasenbehandlung (Geschlechtsstellen der Nase) auf menstruelle Beschwerden. Die Wirkung ist schon da, aber aller Wahrscheinlichkeit nach ist sie auch suggestiv.

Sehr klar ist die psychische Wurzel meist beim Vaginismus. Es ist die bewußte oder unbewußte Furcht vor dem Koitus, sei es vor etwaigen Schmerzen, sei es vor der Schwangerschaft, oder die Abneigung gegen einen ungeliebten Mann.

Der Impotenz des Mannes wäre die Frigidität der Frau gegenüberzustellen. Über ihre Häufigkeit ist viel Unbewiesenes geschrieben, man hat sie beinahe als normal bezeichnet. Das ist ganz falsch. In den allermeisten Fällen ist sie die Folge einer Heirat mit einem ungeliebten Mann. Eine positive Abneigung braucht dabei noch gar nicht vorhanden zu sein. Häufiger ist es, daß die Frauen vor ihrer Verheiratung anderen als dem schließlichen Ehegatten eine sexuell gefärbte Zuneigung entgegengebracht hatten, und daß das Bild des früheren Geliebten — wiederum entweder bewußt oder unbewußt — eine sexuelle Empfindung dem anderen gegenüber verhindert. Daß es sich häufig nur um eine Frigidität dem einen Manne gegenüber handelt, also um eine ganz sicher psychische Erscheinung, zeigt dann in vielen Fällen das Verschwinden der Frigidität beim sexuellen Verkehr mit einem anderen.

Vagotonie   Eine theoretische Konstruktion ist die zu Unrecht vielgenannte Vagotonie.

Sie geht aus von der Annahme, daß das vegetative System aus zwei antagonistisch wirkenden Teilen bestehe, dem sympathischen im engeren Sinne, das seinen Ursprung im Brustmark hat, und einem anderen, das sich aus den drei anderen Teilen (Ursprung im Mittelhirn, Medulla oblongata und Sakralmark) zusammensetze. Diese Zusammenfassung dieser drei Teile zu dem „erweiterten Vagussystem" ist sowohl theoretisch unbegründet, als auch praktisch in keinem Krankheitsbild dargestellt. Ganz unabhängig von dem Begriffe der Vagotonie ist die wohlbekannte Tatsache, daß die meisten Organe des vegetativen Systems von antagonistisch wirkenden Nerven versorgt werden und daß es bei vielen Organstörungen wichtig ist, zu bestimmen, welcher der beiden antagonistischen Nerven des einzelnen Organs erkrankt ist, ob beim Herzen der Vagus oder der Accelerans, ob beim Darm der Splanchnikus oder der Vagus usw.

Fieber   Anhangsweise wäre dann noch zu erwähnen, daß ein echtes hysterisches Fieber heute von den meisten durchaus bestritten wird, wie man denn bei Hysterischen immer auf absichtliche Täuschungen gefaßt sein muß, auf trophische Störungen durch Selbstverbrennungen, auf Chylurie durch Zugießen von Milch in den Urin, und was der Beispiele mehr sind. Bei verdächtigen „Fiebern" messe man immer gleichzeitig an zwei Stellen des Körpers und unter Aufsicht durch den Arzt.

Auch die trophischen Störungen der Haut, wenn man leichte Urtikariablasen (vgl. diese S. 281 f.) nicht dazu rechnet, haben sich wohl alle als entweder absichtlich vorgetäuscht oder als echte Hauterkrankungen herausgestellt.

e) Die sogenannten traumatischen Neurosen und Kriegsneurosen.

Keine spezifischen traumatischen Neurosen   Über die wissenschaftliche nosologische Stellung der traumatischen Neurosen können wir uns heute sehr kurz fassen: Zuerst: Die traumatischen Neurosen sind nur Hysterien und Neurasthenien, also Psychoneurosen, die sich von den Hysterien und Neurasthenien aus anderer Ursache in gar nichts unterscheiden.

Die Lehre von einer besonders gestalteten traumatischen Neurose muß
aufgegeben werden und ist von der großen Mehrzahl der Neurologen
längst aufgegeben worden. Wie im folgenden bei der Besprechung der
Kriegsneurosen gezeigt werden wird, hat auch die Prüfung der traumatischen Kriegsneurosen das gleiche ergeben. Wir kennen also keine
„besonderen" und keine traumatischen Neurosen „im engeren Sinne",
sondern für uns ist die Bezeichnung traumatische Neurose nur ein
bequemer Sammelname für die verschiedenen Formen der traumatischen
Neurasthenie, der traumatischen Hysterie, der traumatisch ausgelösten
Organstörungen, wie sie in den vorhergehenden Abschnitten geschildert
worden sind.

Was nun die Entstehung der traumatischen Neurosen in diesem
Sinne anlangt, so muß eine Tatsache zum Ausgangspunkt der Besprechung
genommen werden: Unter Verhältnissen, in welchen der traumatisch
Geschädigte nicht entschädigungs- und besonders nicht rentenberechtigt
ist, gehören länger dauernde und schwerere traumatische Neurosen
zu den allergrößten Seltenheiten. Wir haben in Deutschland eine sehr
weitgehende Entschädigungspflicht aller möglichen Betriebe für die
in ihrem Bereiche vorkommenden traumatischen Schädigungen, die
vielfach zur Bildung großer Haftpflichtversicherungsvereinigungen u. dgl.
geführt hat, wir haben insbesondere die staatliche Arbeiterversicherung,
und fast allgemein herrscht das System der Dauerrenten, d. h. es wird
eine der Verminderung der Erwerbsfähigkeit angepaßte Rente so lange
gezahlt, wie eine Verminderung der Erwerbsfähigkeit nach dem Urteil
der zur Entscheidung berufenen Instanzen — das sind die Versicherungs-
ämter und Oberversicherungsämter für die Arbeiterversicherung, für
andere Fälle die ordentlichen Gerichte — angenommen wird. Diesem
System der Dauerrenten gegenüber haben andere Länder (Dänemark,
Schweden, Schweiz) das System der zwangsmäßigen Kapitalabfindung
angenommen, d. h. der Verletzte muß sich eine einmalige, entsprechend
hohe Kapitalauszahlung als endgültige Abfindung für seine Verletzung
gefallen lassen. In Deutschland haben wir solche Kapitalsabfindungen
bisher nur in geringem Umfange, entweder auf Grund privater Versiche-
rungsverträge oder freiwilligen Übereinkommens zwischen dem Verletzten und dem Haftpflichtigen gehabt. Bei unfallverletzten Arbeitern
ist Kapitalsabfindung nur bei einer Teilrente bis zu 20 % gestattet.
Für die Kriegsverletzungen hat man auch bei uns ein Kapitalabfindungs-
gesetz eingeführt, das aber infolge spezieller Bestimmungen gerade für
die traumatischen Neurosen kaum in Betracht zu kommen scheint (vgl.
unter Kriegsneurosen). Auch Modifikationen der einmaligen Kapitalsabfindung, z. B. eine unter gewissen Bedingungen zweimalige Kapitals-
zahlung, sind in einzelnen Ländern im Gebrauch. Der Unterschied ist aber
immer ein fundamentaler gegenüber der Dauerrentenzahlung: Hier nur so
lange Geldentschädigung, wie die Erwerbsminderung andauert, dort ohne
Rücksicht auf den tatsächlichen Verlauf, nur unter Einstellung erfahrungs-
mäßiger Wahrscheinlichkeitsmomente, Auszahlung einer Entschädigung
für den Unfall, die gleich ist, ob die Erwerbsfähigkeit schon am Tage
nach der Auszahlung wieder zur alten Höhe zurückgekehrt ist, oder ob

Dauer-
renten
und
Kapitals-
abfindung

ihre Verminderung das ganze Leben hindurch andauert. Selbst dem primitivsten psychologischen Urteil muß es klar sein, daß die zweite Art der Entschädigung einen Anreiz enthält, eine Verminderung der Erwerbsfähigkeit möglichst bald zu überwinden, während die erste eine Prämie aussetzt, die um so größer wird, je länger Krankheitserscheinungen andauern. Wie groß aber in der Tat laut der in den Ländern, die nur Kapitalsabfindung kennen, geführten Statistik die vorbeugende Wirkung der Kapitalsabfindung ist, das hat sich kaum jemand vorstellen können. Auch innerhalb Deutschlands hat sich bei vergleichenden Statistiken von Eisenbahnunfallneurotikern die gleiche Wirkung der Kapitalsabfindung gezeigt. In einer solchen Statistik stehen 70 % im sozialen Sinne Geheilte, d. h. solche, die ihre frühere Arbeitsfähigkeit nach wenigen Jahren wiedererlangt hatten, und 10 % wesentlich Gebesserte, zusammen 86 % bei Kapitalsabfindung, 7 % Gebesserten bei Rentenabfindung gegenüber. Dabei steigen die Aussichten noch bei schneller, d. h. im ersten Jahr nach dem Trauma erfolgenden Erledigung der Abfindung, sinken aber bei langer Hinauszögerung.

So viel ist also über allem Zweifel sicher, daß das System der Dauerrenten bei den traumatischen Neurosen eine im höchsten Grade krankheitserzeugende und -erhaltende Wirkung hat. Daß diese ungünstige Wirkung nur auf der Wachhaltung des Wunsches oder der Begehrungsvorstellung nach Weiterzahlung der Rente zurückgeführt werden kann, bezweifelt wohl niemand, und so sind zu mehr als $^9/_{10}$ die länger bestehen bleibenden sogenannten traumatischen Neurosen gar keine traumatischen Neurosen, sondern Rentenneurosen. Daher ist die Schwere des Trauma auch durchaus nicht maßgebend für die Schwere der traumatisch-neurotischen Erkrankung. Den einen sehen wir 5 Wochen nach einem schweren Basisbruch seine gewohnte Arbeit wieder aufnehmen, der andere erkrankt nach einem leichten Anschlagen des Kopfes gegen die Wand des Straßenbahnwagens mit einer das Leben hindurch sich fortschleppenden Neurasthenie, die ihn der Erwerbsfähigkeit beraubt. Erkranken doch nach zuverlässigen Statistiken überhaupt nur 1,5 auf das Tausend der überhaupt Unfallverletzten (und Entschädigungsberechtigten) an traumatischer Neurose. Nur bei diesem sehr geringen Bruchteil haben also die Begehrungsvorstellungen die Kraft, Krankheiten zu erzeugen, aber bei diesen sind es eben fast allein die Begehrungsvorstellungen und nicht das Trauma.

Mit dieser Feststellung ist aber nun keineswegs gesagt, daß die traumatisch-neurotisch Erkrankten ihre Beschwerden und ihre Symptome nicht etwa wirklich hätten. Vielen dieser Leute ist es wohl zu glauben, daß sie nicht oder nur ganz wenig arbeiten können, daß Schwindelgefühl, leichte Ermüdung, Gedächtnisschwäche sie mindestens zu jeder andauernden Arbeit unfähig machen, ebenso wie die ausgesprochenen traumatischen Hysterien in Form von Lähmungen, Gangstörungen u. dgl. ja nur sehr selten dauernd vorgetäuscht werden können. Daß eine unzweckmäßige Gesetzgebung an seinem Leiden schuld ist und nicht die Verletzung, das weiß der traumatische Neurotiker nicht, und seine Begehrungsvorstellungen erzeugen ihm durchaus unbewußt die Erkrankung. Wäre die Begehrungsvorstellung bewußt, so würden ja nach der Kapitalsabfindung die Beschwerden immer sehr bald schwinden müssen. Das ist aber, wie wir sagten, besonders dann nicht der Fall, wenn die Erledigung lange Zeit, etwa mehrere Jahre, in Anspruch genommen hat. Dann ist die Suggestion der Erkrankung eben so fest verankert, daß sie trotz Hinwegräumung der Begehrungsvorstellungen nicht mehr beseitigt werden kann.

Das Trauma bleibt ja auch immer der eine Faktor der Erkrankung. Insbesondere hat der Schreck bei einer Verletzung eine psychogen krankmachende Wirkung und es erscheint mir nicht richtig, eine Schreckneurose von den traumatischen Neurasthenien und Hysterien abzutrennen. Auch die Schreckneurose ist eine Hysterie, nur eine, die mehr weniger rasch vorübergeht, wie ja hysterische Manifestationen bei vielen Leuten rasch, bei anderen langsamer wieder zurücktreten, und es gibt, wenn auch selten Fälle von traumatischer Neurose, die auch unter der Kapitalabfindung oder auch bei nicht ersatzberechtigten Personen als dauernde Krankheit fortbestehen. Ich kenne begüterte Personen, die gern einen erheblichen Teil ihres Vermögens opfern würden, wenn sie von den Folgen des Trauma ganz befreit werden könnten. Ich kenne auch Ärzte, die ihre Meinung über die Tatsächlichkeit der traumatischen Neurose sehr geändert haben, seitdem sie selbst einmal von einem Trauma betroffen wurden.

Bei aller Anerkennung der traumatischen Neurosen als tatsächlich vorhandener Erkrankungen, auch dann, wenn sie eigentlich Rentenneurosen sind, ist es nun nicht verwunderlich, daß der Rentenwunsch, der bei den echten Neurosen als unbewußt angesehen werden muß, in vielen Fällen ganz deutlich an die Oberfläche des Bewußtseins gelangt und dann die bewußte Aggravation und Simulation die Neurose zu ersetzen sucht. Besonders in solchen Fällen entstehen dann die unerfreulichen Bilder der Rentenkampfneurose mit der gesuchten Betonung hypochondrischer Beschwerden, in denen dann Jahre und Jahrzehnte der vermeintliche Anspruch auf Rente und Rentenerhöhung querulatorisch verfochten wird.

Trotz alledem ist man allgemein der Überzeugung, daß reine Simulation sehr viel seltener ist, als man es wohl früher oft angenommen hat, daß aber eine bewußte Aggravation in der Mehrzahl der Fälle traumatischer Neurose in das Krankheitsbild eingeht, und man darf ja schließlich auch nicht verlangen, daß der Arbeiter, der auch nur geringe neurasthenische Beschwerden hat, sie dem Arzte leichter darstellt, als sie sind, besonders dann, wenn der Arzt ihm zu verstehen gibt, daß er ihn eigentlich für einen „faulen Kopf" und Simulanten halte. In den seltensten Fällen ist es gut, Ähnliches dem Kranken zu sagen, der Erfolg wird meist der entgegengesetzte des gewünschten sein. Die Unterscheidung von psychogenen und simulierten Symptomen ist eben schlechterdings nicht durchführbar. Beweisen kann man Simulation höchstens auf Grund objektiver Beobachtungen und Erhebungen, wenn also etwa durch ärztliche zufällige Beobachtung oder durch sonstiges Zeugnis bewiesen ist, daß der Kranke nur dann hinkt, wenn er beim Arzte ist od. dgl.

Über die Begutachtung dieser Fälle wird in einem besonderen letzten Kapitel gesprochen werden.

Be-handlung Aus den dargelegten psychologischen Grundlagen der traumatischen bzw. der Rentenneurosen folgt, und es wird durch die Erfahrung bestätigt, daß alle individuelle Behandlung hier nur einen sehr beschränkten Erfolg davonträgt. Diese Kranken haben gewöhnlich schon alle Heilmethoden erprobt, die es überhaupt gibt, sie waren in Nervenheilstätten und Bädern; alles hat nur vorübergehend genutzt; wenn sie wieder anfingen zu arbeiten, war die Krankheit wieder da, oft hat sie sich verschlimmert. Denn daß die Sorge um die Existenz die Wirkung des Trauma noch verstärkt, ist nach dem Mechanismus der Entstehung der Psychoneurosen ganz natürlich, und so lebt sich der Arbeiter, der zuerst nur wenig hinter den an ihn gestellten Ansprüchen zurückblieb, in eine immer wachsende Entmutigung und unbewußt in eine dementsprechend gesteigerte Arbeitsunfähigkeit hinein. Es ist heute eine **wichtige organisatorische Aufgabe, den nur vermindert Arbeitsfähigen eine entsprechende leichte Tätigkeit in den verschiedenen Betrieben zu verschaffen und sie unter ärztlicher Aufsicht und Ermutigung wieder zu ihrer alten Tätigkeit zurückzuführen.**

Eine durchgreifende Besserung dieser sozial so unerfreulichen Zustände wird erst eintreten, wenn man die obligatorische Kapitalsabfindung für die traumatischen Neurosen weiter ausgedehnt haben wird. Unter dem System der Dauerrenten bleibt es nicht nur richtig, sondern ist auch therapeutisch geboten, den Traumatikern **nicht zu** **Niedrige Renten als Therapie** hohe Renten zuzubilligen. Denn geringe Renten bedingen einen Zwang, eine gewisse, wenn auch nicht vollwertige Arbeit zu leisten, während hohe Renten ihn immer mehr veranlassen, sich nur auf die Rente zu stützen und durch Rentenqueruliererei sie immer weiter zu erhöhen. Da es sich ja schließlich bei den Traumatikern nur um eine Willensschwäche handelt, so kann in dem therapeutischen Zwang, der durch möglichst kleine Renten, die selten $33^{1}/_3$ $^0/_0$ übersteigen sollten, in der Richtung ausgeübt wird, die Energie des Willens zu erhöhen, eine ungerechte Maßnahme auch nicht gefunden werden. Die Gewährung von hohen und gar von Vollrenten stellt sich als eine unangebrachte, Volksgesundheit und Volksvermögen in gleicher Weise schädigende Sentimentalität dar.

Kriegs-neurosen Die Neurosen des Krieges sind weder in ihrem Wesen, noch in ihrer Form von den Neurosen des Friedens verschieden. Die Bezeichnung „Kriegsneurose" ist nur durch die Häufigkeit und die oft ungewöhnliche Schwere dieser Erkrankung im Kriege gerechtfertigt. Formen, die im Frieden als große Seltenheiten galten, sahen wir im Kriege tagtäglich; aber im Wesen neu ist keine der unter dem Namen „Kriegsneurosen" zusammengefaßten Störungen.

Die Kriegsneurosen in unserem Sinne werden somit ebenso wie

die traumatischen Neurosen dargestellt durch die Hysterie und die Neurasthenie; dazu kommen einige Zwangserkrankungen (S. 293 f.).

Die letzteren kommen zahlenmäßig kaum in Betracht. Es handelt sich um Platzangst u. dgl. Es sind mir nur ganz wenige Leute vorgekommen, die angaben, erst durch den Krieg an Zwangsvorstellungen erkrankt zu sein, einige mehr, deren schon vor dem Krieg bestehende Zwangsveranlagung durch den Krieg eine Verschlimmerung erfahren hatte. Zwangs-
erschei-
nungen

Dagegen steht die sehr große Anzahl der neurasthenischen Krankheitsbilder. Sie sehen im Kriege nicht um ein Haar anders aus, als im Frieden. Besonders häufig begegnen wir im Kriege der Gedächtnisschwäche, oft der Klage, daß dem Kranken elementare Wissensbestandteile abhanden gekommen sind, der Gleichgültigkeit gegenüber der früheren Interessensphäre, der Verminderung der Geschlechtskraft, den Schlafstörungen mit Angstträumen und Angstzuständen jeder Art. Dazu kommt eine meist depressiv gefärbte Gemütslage. Neur-
asthenie

Wie im Frieden sehen wir auch, daß es zwischen Neurasthenie und Hysterie keine Grenzen gibt und daß es oft im Belieben des Beobachters steht, ob er die eine oder die andere Diagnose stellen will. Da aber mit Ausnahme der echten Erschöpfungszustände die Ursache der beiden Symptomenkomplexe die gleiche, nämlich eine psychogene ist, und auch die psychischen Motive im einzelnen die gleichen, noch zu besprechenden, so kommt es auf die Unterscheidung „neurasthenisch" oder „hysterisch" wirklich nicht an und die Bezeichnung „Hystero-Neurasthenie" erscheint als eine recht überflüssige Exaktheit. Im übrigen ist die Erfahrungstatsache zu betonen, daß die neurasthenischen Krankheitsbilder im Laufe des Krieges in dem Maße stärker hervortraten, als die Kriegsneurosen vom hysterischen Typus abnahmen.

Was im Bereiche der Neurasthenie oder Hysterie an Störungen der inneren Organe und der Gefäßinnervation vorkommt, war früher schon besprochen (S. 311). Auch nach dieser Richtung hin hat uns der Krieg eine große Menge von Erkrankungen gezeigt, ohne uns etwas im Grunde Neues zu bieten. Die überwiegende Anzahl der Erkrankungen betrifft die Störungen der Herzfunktion (Beschleunigung der Herztätigkeit, Irregularität des Pulses). In großer Zahl kommen dann die hysterischen Blasenstörungen vom gesteigerten Harndrang bis zum Bettnässen vor und die nervöse Dyspepsie. Wiederum muß die Diagnose auch dieser neurotischen Erkrankung durch Ausschließung der organischen gestellt werden. Auszuschließen sind also bei Herzstörungen Herzklappenfehler, Myokarditis, in Rechnung zu stellen die häufig den Boden für neurotische Störungen abgebende konstitutionell schwache Anlage des Herzens (Tropfenherz!), zu beachten leichte Formen Basedowscher Erkrankung. Die hysterische Enuresis ist nicht zu verwechseln mit der angeborenen, am wenigsten mit den Blasenstörungen bei organischen Nervenkrankheiten. Die nervöse· Dyspepsie und die nervöse Darmstörung müssen unter den Kriegsverhältnissen durch sorgfältige Untersuchungen insbesondere von den Folgezuständen infektiöser Darmerkrankungen, besonders von der Ruhr unterschieden werden. Organ-
störungen

Hysterie
Läh-
mungen

Wir haben bereits bei der Besprechung der Hysterie (S. 299 f.) eine Reihe von Typen hysterischer Erscheinungen gestreift und beschreiben nun in diesem Zusammenhange diejenigen Störungen etwas ausführlicher, welchen wir im Kriege am häufigsten begegnet sind. Ihre Kenntnis ist auch heute noch besonders für den Gutachter, der sich mit Rentenangelegenheiten befaßt, von großer Wichtigkeit.

Wir sehen Männer, die kräftig und gesund aussehen; sie haben nur eine Kontusion des Oberarms erlitten; aber jetzt hängt der Arm schlaff und bewegungslos herab; anscheinend geben sie sich die größte Mühe die Hand zur Faust zu schließen; es gelingt ihnen nicht. Dagegen werden allerhand Innervationsentgleisungen sichtbar. Der Arm kann zwar in sehr seltenen Fällen durch Nichtgebrauch ein wenig atrophisch sein, die elektrische Erregbarkeit ist aber überall erhalten. Oder wir sehen zwar keine Lähmung, aber eine solche Schwäche der Hand, oder einzelner Hand- oder Fingerbewegungen, daß die Hand dem Verletzten nur noch wenig nütze erscheint, daß er insbesondere damit nicht mehr schwere Arbeit leisten oder ein Gewehr tragen kann. Entsprechendes beobachten wir am Bein. Da wird der Fuß beinahe wie bei einer Peroneuslähmung mit der Spitze nach unten geschleift, da wird das Bein mühsam nachgezogen; wieder ist die elektrische Erregbarkeit intakt, trotzdem wir, wenn auch immerhin selten, infolge langen Nichtgebrauchs auch hier wieder Atrophie der Muskulatur und auch des Knochens feststellen können. Auch vasomotorische Störungen leichterer Art, eine leicht livide Färbung oder auffallende Kühle der Haut, auch mit Neigung zum Schwitzen, können die hysterische Lähmung begleiten.

Nicht nur die einzelnen Gliedmaßen können Lähmungen zeigen; wir beobachten auch Hemiplegien und Tetraplegien, welche die entsprechende organische Erkrankung in oberflächlicher Weise nachahmen.

Über-
empfind-
lichkeit

Häufiger am Bein als am Arm sehen wir eine hysterische Überempfindlichkeit, welche am Bein alle Arten von Hinken hervorbringt. Dabei fehlen die Zeichen der echten Ischias, nämlich die Dehnungsempfindlichkeit des Hüftnerven und die Schmerzhaftigkeit seiner Druckpunkte. Die Sehnenreflexe sind in Ordnung; die Fußsohlenreflexe können zwar sehr abgeschwächt sein, sind aber niemals in der Form der Pyramidenzeichen verändert. Ich habe Leute gesehen, die seit einer ganz leichten Verwundung im August 1914 Jahr aus, Jahr ein den Fuß nicht auf den Boden gesetzt, sondern sich nur mit Hilfe von zwei Krücken, das Bein über dem Boden schwebend, fortbewegt haben.

Eine Sensibilitätsabstumpfung kann an den gelähmten Gliedern fehlen, kann aber auch vorhanden sein. In vielen dieser Fälle fällt es auf, daß faradische Ströme an dem hysterisch gelähmten Arm noch in einer Stärke ertragen werden, die an dem gesunden Arm lebhafte Schmerzäußerung hervorruft.

Kon-
trakturen

Des weiteren sehen wir alle nur erdenklichen Formen hysterischer Kontrakturen; da steht die Schulter gegen den Brustkorb angezogen, der Arm kann nicht seitlich gehoben werden; da ist der Ellenbogen gebeugt, alle oder einzelne Finger in die Hand eingeschlagen, das Knie ist dauernd gebeugt oder gestreckt, die Wirbelsäule extrem nach vorn gebeugt. Alle diese Kontrakturen lassen sich meist schon durch genügende Kraftanwendung im Wachen, aber immer in der Narkose leicht überwinden. Die Diagnose ist in fast allen Fällen auch schon vorher leicht gestellt, wenn man die Gelenke frei findet und Nervenverletzungen mit ihren kennzeichnenden Kontrakturen, sowie etwaige Sehnenverletzungen oder Verkürzungen ausschließen kann.

Mit besonderer Häufigkeit sehen wir ferner Zittern jeder Ausdehnung und Art, Zittern des Rumpfes, Kopfes, einzelner Extremitäten. Das Zittern ist meist grobschlägig, häufig ein Schütteln oder ein Drehen. Es bietet alle Übergänge zu den hysterischen Tics verschiedenster Formen, die wir auch reichlich genug zu sehen bekommen. Zittern
Tics

Gangstörungen sind bei den Kriegsneurosen unendlich mannigfaltig, teilweise durch die hysterischen Funktionsstörungen der Beine erklärt, teils selbständig infolge der früher geschilderten Astasie-Abasie. Den organischen Gangstörungen, etwa denen bei der Tabes, oder dem spastischen Gang der multiplen Sklerose ähneln diese hysterischen Gangstörungen nicht, und daran erkennt man sie meist, ehe man durch die genauere Untersuchung das Fehlen der organischen Symptome festgestellt hat. Gang-
störungen

Ganz besonders häufig sind auch die hysterischen Sprachstörungen im Kriege. Wir haben sämtliche Formen gesehen, vom völligen Mutismus bis zum leichten spastischen Stammeln, ferner von der Aphonie bis zu geringen Störungen der Stimmlage. Dagegen habe ich noch keinen Fall von hysterischer Schreibstörung gesehen. Die hysterisch Stummen machen mit besonderer Vorliebe sich schriftlich verständlich, im Gegensatz zu den organisch Aphasischen. Sprach-
störungen

Mit den Sprachstörungen kombinieren sich häufig hysterische Hörstörungen oder diese kommen auch isoliert vor. Wir sehen auch hier ebenso oft Fälle totaler Taubheit, wie mehr oder weniger hochgradiger Schwerhörigkeit auf einem oder beiden Ohren. Hör-
störungen

Auch die anderen Sinne können von der hysterischen Störung ergriffen werden; hysterische Blindheit und Amblyopie ist jedoch erheblich seltener als Taubheit. Geschmacks- und Geruchsstörungen sind nur in Ausnahmefällen zu beobachten. Seh-
störungen

Neben diesen mehr monosymptomatischen treffen wir sehr häufig auf allgemeine hysterische Erscheinungen. Hier sind vor allem die hysterischen Anfälle zu erwähnen. Wir sehen sie in jeder Art, Stärke und Dauer auftreten; einfache Ohnmachten, lange Bewußtseinstrübungen, Krampfanfälle, halluzinatorische Erregungen mit Dämmerzuständen, oft Elemente all dieser verschiedenen Arten in buntem Gemisch. Der Inhalt etwaiger halluzinatorischer Erlebnisse wird meist aus Szenen aus dem Feldzug gebildet und so gehen diese hysterischen Halluzinationen ganz fließend in die Traumerlebnisse über, an denen so viele der aus dem Feldzug Heimgekehrten noch lange Zeit litten. Dieses Fortbestehen nächtlicher Angstträume ist ein feines Reagens für den Grad der noch bestehenden seelischen Gleichgewichtsstörung. Anfälle

Angst-
träume

Daß es noch andere psychotische Formen psychogenen Charakters gibt,
sei nur kurz erwähnt.

Pseudo-
demenz

Relativ häufig beobachtet man auch das Bild der sog. Pseudodemenz, das man nicht mit angeborenem Schwachsinn oder mit Verblödung verwechseln darf. Die Pseudodemenz ist dadurch charakterisiert, daß der anscheinende Schwachsinn zu groß ist um echt zu
sein. Der Mann weiß gewöhnlich gar nichts mehr von seiner Vergangenheit, besitzt plötzlich nicht mehr die einfachsten Kenntnisse und gibt
auf Fragen gesucht unsinnige Antworten (Gansersches Symptom).

Über die Differentialdiagnose der psychotischen Störungen der
Hysterie, der Schizophrenie und des manisch-depressiven Irreseins siehe
das Kapitel „Hysterie".

Diagnose

Wenn ganz allgemein die Diagnose der Neurosen durch Ausschließung organischer Veränderungen gestellt werden muß, so ist das
nicht möglich für diejenigen Fälle, in denen psychoneurotische
Störungen sich auf organische aufsetzen, wo also die Funktionsstörung über das hinausgeht, was nach der Schwere der organischen
Veränderung erwartet werden müßte. Diese Fälle sind schwer zu

Kombina-
tion mit
orga-
nischen
Störungen

beurteilen, und kommen recht häufig vor. Hier bleibt nichts übrig,
als die psychoneurotische Komponente gewissermaßen durch Subtraktion der organischen von der Gesamtstörung zu ermitteln. Wenn
also jemand eine leichte Ulnarisverletzung durch Schuß in die Ellen-
bogengegend erlitten hat, so ergibt die elektrische Untersuchung doch
mit größter Sicherheit, welche Funktionsausfälle als organisch durch
die Nervenverletzung zu begründen sind. Was darüber hinaus ist, ist
eben hysterisch. Hysterisch sind natürlich alle Störungen, welche etwa
bei Schußverletzungen eines Nerven das Gebiet der EaR. überschreiten,
z. B. totale Handlähmungen bei EaR. nur im Ulnarisgebiet. Hysterisch
ist auch die Fortdauer von ehemals organisch bedingt gewesenen Lähmungen nach der Nervenheilung. So kommt es vor, daß nach der Heilung
einer Radialislähmung, erwiesen durch die völlige Wiederherstellung
der normalen Erregbarkeit, sich doch die willkürliche Bewegung der
Radialismuskulatur nicht wieder herstellt, Zustände, die man wohl
auch als Gewohnheitslähmung bezeichnet hat, die man aber ruhig
hysterisch nennen kann.

Die Ermittlung einer etwaigen, psychoneurotischen Komponente
durch Subtraktion kann natürlich manchmal sehr viel schwerer sein,
als wenn es sich um die leicht abschätzbare periphere Lähmung handelt.
So haben wir ja leider nicht immer zuverlässige Mittel, um die Berechtigung oder Nichtberechtigung von Schmerzen zu beurteilen, über
welche der Verletzte klagt. Was ferner die allgemeinen neurotischen
Beschwerden betrifft, so finden wir sie sehr oft bei Leuten von auch
körperlich schwächlicher Anlage, blutarmem Aussehen und schwacher
Muskulatur. Auch hier wird man eine vorsichtige Beurteilung walten
lassen. Auf die schwierige Beurteilung der angeblich „nervösen" Herzstörungen bei solchen Leuten war schon ausführlich eingegangen
(S. 313 f.). Sehr schwierig und anscheinend manchmal völlig unmöglich
auch mit Hilfe des Otologen ist oft die Beurteilung der organischen und

der psychoneurotischen Komponente bei Leuten, die bei einer Granatexplosion oder dgl. möglicherweise eine Labyrintherschütterung erlitten haben, bei denen aber die Stärke der Hörstörung unverhältnismäßig groß und schwankend erscheint. Das gleiche gilt überhaupt von erheblicheren Hörstörungen, bei welchen der Ohrenarzt eine organische Grundlage ermittelt (Mittelohr), etc. Ebenso verhält es sich bei den Sehstörungen. Endlich sei noch einmal auf die allgemeinen Erscheinungen nach schweren Kopfverletzungen hingewiesen (S. 197), die, in Schwindel, Kopfschmerzen, Gedächtnisschwäche sich äußernd, als organisch manchmal mit Sicherheit nicht nachzuweisen sind und doch durch die mechanischen Wirkungen der Hirnerschütterung bzw. Hirnquetschung bzw. durch eine leichte Meningitis serosa (S. 195), sowie durch die Schädelverletzung zu erklären sind. Es wäre aber ganz falsch, allgemeine neurasthenische Störungen nach leichten Kopfverletzungen nun immer als organisch aufzufassen; in der großen Mehrzahl der Fälle sind sie vielmehr psychogen und meist kann man das durch eine sorgfältige Beobachtung im Lazarett sehr wahrscheinlich machen. Die genaue Anamnese sowohl der Verletzung selbst, besonders der Dauer der Bewußtlosigkeit danach, sowie der Krankengeschichte nach der Verletzung ist für die Beurteilung ebenso wichtig wie die Beobachtung; denn oft stellt sich heraus, daß die Beschwerden des Kranken gar nicht im Anschluß an die Verletzung, sondern erst viele Wochen später angefangen haben, und das macht natürlich einen organischen Zusammenhang sehr unwahrscheinlich. Kommt man in diesen Fällen nicht zu einem bestimmten Resultat, so wird man insbesondere in Gutachten immer die schwere Erkrankung, die organische, annehmen, oder wenigstens die Möglichkeit betonen, daß eine solche vorliegt.

Endlich wäre dann noch die echte Erschöpfungsneurasthenie zu beachten, die noch durch ungewohnten Alkoholgenuß und Tabakmißbrauch im Felde toxisch kompliziert sein kann. Wir rechnen sie nicht zu den Psychoneurosen im strengen Sinne.

Bevor wir zur Besprechung der Bekämpfung der Neurosen übergehen, müssen wir uns nun erst mit der Frage ihrer Ursachen beschäftigen, da die Beantwortung dieser Frage von grundlegender Bedeutung für die Therapie ist. Da müssen wir an die Spitze der Erörterungen den Satz stellen: die Kriegsneurosen sind, in so verschiedener Form sie auch erscheinen, seelisch und nur seelisch bedingt Für die Richtigkeit dieses Satzes ist der Beweis in mannigfacher Weise erbracht. Zunächst ist in diesem Zusammenhang der Nachweis der Heilbarkeit aller neurotischen Störungen durch rein seelische Einflüsse zu betonen, wie er sich auch gerade in diesem Kriege ergeben hat, und zwar gelingt es auf diese Weise in kürzester Zeit die alarmierendsten, Jahre hindurch bestehenden Krankheitszeichen zum Schwinden zu bringen. Freilich muß daran festgehalten werden, daß die neurotischen Reaktionen durchaus krankhaft sind.

Es entsteht nun die Frage, warum unter anscheinend gleichen Umständen und gleicher Veranlassung die einen mit solchen krankhaften Zuständen reagieren, die anderen nicht. Es ist natürlich, daß man zur Erklärung auf die angeborene nervöse Anlage zurückgegriffen hat. Die meisten Leute, die an einer Kriegsneurose erkranken, sind „prämorbide Persönlichkeiten", waren schon im Frieden nervös, neurasthenisch, schwerer Arbeit und schweren Schicksalen nicht gewachsen, dem Leben gegenüber unzulänglich, empfindsam, unbotmäßig, mit einem Wort „Psychopathen". Allerdings ist dieser Nachweis nicht bei allen Kranken zu erbringen; bei nicht wenigen ist nichts davon nachzuweisen, auch nicht einmal erbliche Belastung, und es bleibt da nur das Eingeständnis, daß den ungeheueren Beanspruchungen des Krieges eben auch Naturen mittlerer Stärke erliegen können. Andererseits erkranken keineswegs alle Psychopathen an Neurasthenie oder Hysterie, nicht wenige haben sich sogar im Kriege ausgezeichnet und man hat sogar darauf aufmerksam gemacht, daß eine Gruppe von Psychopathen sich besser für das Feld, als für den Garnisondienst eigne. Die meisten Psychopathen freilich sind der dauernden seelischen Anspannung der Kräfte, welche der moderne Krieg verlangt, nicht gewachsen und zeigen als Ausfluß ihres ursprünglichen Persönlichkeitscharakters die neurotische Reaktion.

Es wurde bereits an anderer Stelle gesagt, daß die seelischen Vorgänge, welche die Neurose unterhalten, in das Gebiet des Unterbewußten gehören. Dadurch wird die gewöhnliche psychologische Prüfung des Einzelindividuums durch Ausfragung über seine Motive naturgemäß unsicher. Über wirklich unbewußte Vorgänge kann man sich keine Rechenschaft geben; selbst in den Fällen, in denen die seelischen Ursachen wohl durch einen gewissen Mut zur Selbsterkenntnis zu ermitteln wären, sind sie gerade bei den Kriegsneurotikern nicht gerade rühmlicher Natur. Daß jemand Angst hat ins Feld zu gehen, wird er ebensowenig eingestehen, wie ein Angeklagter seine Schuld, und in der Tat führt die psychologische Bewertung des neurotischen Einzelindividuums zu den allergrößten Irrtümern. Es ist gut, daß wir nicht auf solche psychologische Einzeluntersuchung angewiesen sind, sondern daß uns objektive Massenerfahrungen zu Gebote stehen, ganz entsprechend denen, welche im Frieden zu der Aufklärung der Ursachen der Unfallneurosen geführt haben.

Für die Kriegsneurosen liegen mehrere Massenerfahrungen vor: Schwerverletzte, insbesondere solche, die wirklich kriegsverwendungsunfähig geworden sind, bekommen höchst selten eine Neurose. Auf einer Neurotikerabteilung fand man fast keine Amputierten, wenig Schwerverletzte, häufiger Leichtverwundete, in der Mehrzahl Unverletzte.

Die zweite Massenerfahrung: daß es in den Kriegsgefangenenlagern auffallend wenig Neurosen gibt. Trotz des schweren körperlichen Leidens erkranken die Schwerverletzten in der Regel nicht, trotz des niederdrückenden Schicksals kaum die Gefangenen. Dafür kann es nur einen Grund geben: daß beide Gruppen den weiteren Gefahren des Krieges entzogen, daß sie in Sicherheit sind.

Die dritte Massenerfahrung haben wir bei Kriegsende und im Ausbruch der Revolution gemacht: der psychogene Charakter der Zustände wurde wie im Experiment dadurch erwiesen, daß die Mehrzahl der Kranken in wenigen Tagen ihre neurotischen Symptome verlor; weit entfernt leistungsunfähig zu sein betätigten sich diese im Dienste der Revolution in tatkräftiger Weise. So sah ich auf der Durchreise auf einem Bahnhof im Rheinland als Vorsitzenden des Soldatenrates einen Zitterer, welcher noch vor kurzem ohne wesentliche Besserung von mir vorzeitig entlassen worden war, weil er systematisch versucht hatte gegen die ärztlichen Bemühungen Propaganda zu machen. Sein Kopfzittern hatte sich verloren, seitdem er seine neue Würde bekleidete.

Für die Entstehung der Neurosen beweisen diese Erfahrungen positiv: die Erkrankten bekommen eine Neurose um sich in Sicherheit zu bringen. Nicht das in der Vergangenheit Erlebte ist die eigentliche Ursache der Neurose, sondern diese liegt in der Zukunft, in dem, was der Kranke nicht mehr erleben will. Die wesentlichste Ursache, welche die Kriegsneurose unterhält, ist derjenige seelische Komplex, den man als Heimatswunsch bezeichnen kann. Es ist ein schlechter Patriotismus, welcher die Tatsache, die übrigens, wie die Berichte aus den feindlichen Ländern lehren, international ist, zu verschleiern sucht, denn sie allein ist der Schlüssel zur Bekämpfung und zur Heilung. Diese klare sachliche Erkenntnis bedeutet auch nicht, daß alle Neurotiker Feiglinge sind. Es gibt unter den Erkrankten Leute, die Heldenhaftes geleistet haben; aber in dem Augenblick, in welchem sie neurotisch werden, sind sie keine Helden, und wer sie dann behandeln will, muß das wissen und den Mechanismus der Neurose kennen. Dieser Mechanismus ist die Flucht in die Krankheit oder der Wunsch zur Krankheit. Dieser Wunsch kommt natürlich um so näher, je mehr Schreckliches und je länger es der Mann erlebt hat, und je weniger widerstandsfähig er seiner Persönlichkeit nach ist. Natürlich spielen Befürchtungen und hypochondrische Vorstellungen hier auch eine gewisse Rolle. Dauernde Todesgefahr sowohl, als ein heftiger Schreck haben ihre Wirkung. Insofern ist die Vergangenheit und sind die Kriegserlebnisse doch nicht ganz ohne Bedeutung für die Entstehung der Neurose. Wenn aber denen, welche einen Schreck erlitten haben, gewährleistet würde, daß die Gefahr sich nicht wiederholen würde, so würden Dauererscheinungen eines solchen Schrecks nur in wenigen Fällen zurückbleiben. Das lehren uns die Erfahrungen, welche man nach einmaligen Katastrophen, insbesondere nach Erdbeben bei Neurotikern gemacht hat, bei welchen der Mensch mit einer Wiederholung in absehbarer Zeit nicht rechnet. Hingegen wird durch eine Verschüttung oder durch eine Granatexplosion in der Nähe dem Mann nicht nur ein einmaliger Schreck verursacht, sondern es ergreift ihn mit überwältigender Gewalt plötzlich das Bewußtsein von der dauernden Nähe des Todes. Dieses Scheuen der Gefahr ist die wesentliche Ursache, welche die Neurosen, auch die nach einem Schreck und nach Verschüttung entstandenen, unterhält.

Diese Entstehung der Neurose wird noch durch eine letzte Massenerfahrung bestätigt, die man machen kann, wenn man das Einzelschicksal der Neurotiker verfolgt. Fast keiner von ihnen ist mit so erheblichen Erscheinungen aus der Front ausgeschieden, als er sie nachher in der Heimat zeigte. Eine sehr große Anzahl war überhaupt nie aus der Heimat herausgekommen, ein weiterer großer Anteil war gar nicht wegen einer Neurose ins Lazarett gekommen, sondern wegen einer inneren Erkrankung leichterer oder schwererer Art, wegen eines Typhus, einer Ruhr, einer Furunkulose oder auch wegen einer leichten Verwundung. Einen dritten Teil endlich bildeten diejenigen, welche sich beim Truppenarzt wegen Kopfschmerzen, Herzklopfen, Schwächegefühl immer wieder krank meldeten, bis dieser sie endlich einmal ins Lazarett schickte; von da aus hatten sich dann die Symptome erheblich verschlimmert.

Diese Entwicklung der Neurose war die Ursache dafür, daß sie in der Heimat ganz anders aussahen, als außerhalb des Heimatgebietes, bei den vorderen Formationen. Eine Reihe von Erkrankungsformen, die uns in der Heimat so viel Schwierigkeiten machten, fehlten in der Nähe der Front fast ganz. Die vielen hysterischen Versteifungen, Schiefhaltungen der Wirbelsäule, kamen draußen kaum vor, ebenso selten hysterische Kontrakturen. Die schwersten Fälle, die Fälle mit ungewöhnlichen Symptomenkomplexen waren meist diejenigen, welche nicht direkt aus der Front kamen, sondern deren hysterische Natur verkannt, deren Schwere überschätzt war, bei denen also die Krankheit durch ärztliche Suggestion künstlich verstärkt worden war. Überhaupt wuchs die Stärke der Symptome, je länger der Mann erfolglos behandelt war und eine je weitere Strecke er von seiner Truppe heimatwärts zurückgelegt hatte.

Diese bedeutsame Erfahrung führt uns nun zur Besprechung der Therapie.

Therapie
Allgemeines

Auch hier muß ganz allgemein zunächst Folgendes gesagt werden: je eher die Frischerkrankten in zweckmäßige Behandlung kamen, um so leichter und schneller war die Störung zu beseitigen. Daraus ergab sich während des Krieges die Forderung, die Kranken in den vorderen Lazaretten zu halten, und sie nicht nach rückwärts zu verlegen. Durch diese Maßnahme gelang es, das Eintreten der hysterischen Gewöhnung zu vermeiden, auf die mit Sicherheit zu rechnen war, sobald der Kranke in die Heimat verlegt wurde. Aus denselben Gesichtspunkten heraus mußte bei den in der Heimat Erkrankten verfahren werden; es galt vor allem sie dem ungünstigen Milieu ihrer engen Heimat zu entziehen und zu verhindern, daß sie zurückverlegt wurden, bevor nicht vollständige Symptomenfreiheit eingetreten war.

Prognose

Was nun die Prognose der Kriegsneurosen betrifft, so darf man sie für eine große Anzahl von Fällen als günstig bezeichnen. Bei den meisten Kriegsneurotikern sind die groben augenfälligen Erscheinungen im Laufe der Jahre völlig geschwunden und werden nur von neuem vorübergehend produziert, wenn sie zur ärztlichen Untersuchung zu erscheinen haben oder sonst durch irgendwelche besonderen Umstände in Erregung geraten. Die Mehrzahl der Kranken wird also im sozialen Sinne wieder durchaus brauchbar. Ein gewisser Teil jedoch, den wir bei der Invalidenversicherung und den Kriegsfürsorgeämtern wiedersehen, ist nicht arbeitsfähig und leidet Not. Die Arbeitgeber entlassen sie, weil nichts mit ihnen anzufangen ist und weil ihre abnorme Reizbarkeit im Betriebe ungünstig wirkt. Diese Kranken zeigen ihre nervösen Symptome neben anderen Infektionen, anämischen Zuständen, Unterernährung, Arteriosklerose, direkten Verletzungsfolgen usw. Die Beurteilung dieser Kategorie begegnet den größten praktischen Schwierigkeiten, die dadurch nicht aus der Welt geschafft sind, daß für sie die Annahme einer Dienstbeschädigung im Sinne einer durch übermäßige Anstrengungen im Kriege bedingten Verschlimmerung ihrer nervösen Konstitution kaum in Frage kommt. Sie fallen dann eben doch in einer gewissen Anzahl den zivilen Versicherungsorganen zur Last.

Für die Heilung der Neurosen im Einzelnen kann ein bestimmter Weg nicht angegeben werden; viele führen zum Ziele und der Individualität des einen Arztes liegt mehr die eine, der des anderen mehr die andere Methode. Spezielle Therapie

Als die eigentlichen Behandlungsverfahren kommen entsprechend der Auffassung sämtlicher neurotischer Symptome als auf seelischem Wege entstanden, alle diejenigen Methoden in Frage, welche eine seelische suggestive Kraft haben. Wir haben darüber S. 343 das Wichtigste gesagt. Nur möchte ich noch betonen, daß ich die Anwendung von Scheinoperationen für verwerflich halte, weil durch sie den Kranken eine Krankheit bescheinigt wird, die er nicht hat; auf Grund dieser Bescheinigung machen sie dann später Rentenansprüche. Das gleiche gilt für unnütze Verbände. Kein Neurotiker darf einen Verband, ein Korsett oder dgl. bekommen, wozu allerdings Vorbedingung ist, daß die Orthopäden in Zweifelsfällen die diagnostische Hilfe des Neurologen in Anspruch nehmen. Narkosen halte ich wesentlich nur dann für berechtigt, wenn es sich um die Prüfung der Art von Kontrakturen handelt; als eine besonders suggestive Maßnahme ist sie entbehrlich, ebenso wie die suggestive subkutane Injektion. Ich habe Kranke gesehen, welche mit einer derartigen „suggestiven Spritze" behandelt worden sind und jetzt die nicht auszurottende Überzeugung haben, durch diese Maßnahme vergiftet worden zu sein. „Der Arzt hat so großen Wert darauf gelegt, mir nur nicht einen Teilstrich zu viel von der Flüssigkeit zu geben; ich fühle es aber jetzt, daß er sich in der Menge getäuscht hat". Scheinoperationen

Über die Begutachtung der Neurotiker siehe das folgende Kapitel.

f) Differentialdiagnose der Psychoneurosen.

Wenn wir unter Psychoneurosen nur diejenigen Krankheitsformen verstehen, deren Symptome nicht nur als psychische aufzufassen sind, sondern auch psychogen — durch psychische Ursachen — ausgelöst sind, so haben wir hier zunächst diejenigen Formen auszuscheiden, welche durch körperliche Erkrankungen verursacht sind. Differential-
diagnose
derPsycho-
neurosen
gegenüber
körperlich
bedingten
Zuständen

In der Tat leidet das Nervensystem unter einer großen Anzahl von körperlichen Erkrankungen mit, und am häufigsten kommen dabei neurasthenische Bilder zur Erscheinung. Auf die Erschöpfungszustände, die insbesondere nach Intoxikationen zurückbleiben können, bin ich bereits eingegangen (S. 291). Es ist auch wichtig, daß eine große Reihe chronischer körperlicher Erkrankungen sehr häufig neurasthenie-ähnliche Bilder macht, und daß die an solchen Krankheiten Leidenden nur mit den Klagen über Nervosität zu uns kommen. So entdecken wir chronische Nephritis, Lungentuberkulose, Karzinome. Mitunter werden solche Kranken monatelang als „nervös" behandelt. Vor solchen Irrtümern kann nur eine gründliche allgemeine Untersuchung schützen.

In vielen Fällen können wir zweifeln, ob eine körperliche Erkrankung oder rein nervöse Störungen vorliegen. Das kommt z. B. bei chlorotischen jungen Mädchen nicht selten vor, bei denen allerdings die nervösen Beschwerden zum großen Teil nicht von der Chlorose abhängen, sondern psychogen sind.

Sehr große Schwierigkeiten machen oft auch nervöse Zustände bei Erkrankungen einzelner Organe, z. B. des Magens oder des Herzens. Wir können die Bedeutung, welche der Organerkrankung einerseits, der Nervosität andererseits zukommt, oft nur auf Grund längerer Beobachtung oder genauer Kenntnis des Patienten abschätzen (vgl. S. 316 f.). Gerade auf diesem Gebiete werden viele Fehler gemacht. Wie viele Leute gibt es, denen der Arzt einen Herzfehler andiagnostiziert hat, und die ein völlig gesundes Herz, aber eine Neurasthenie haben. Andererseits werden viele Erkrankungen, die dem Arzte unklar sind, häufig zunächst als „nervös" bezeichnet in dem Sinne, daß sie Folge einer allgemeinen Neurasthenie seien. So sehen wir unter denen, die sich als nervös melden, Myokarditiden, Magen- und Duodenalulzera, Gallensteinkranke, Leute mit mächtigen Magendilatationen, chronischen Dünndarm-katarrhen etc.

Die Abtrennung aller dieser auf körperlichen Erkrankungen beruhenden anscheinenden Nervositäten und Neurasthenien ist darum so wichtig, weil sie einer ganz anderen Behandlung bedürfen, als die psychogenen Fälle. Was soll eine alleinige Behandlung der Nervosität bei beginnender Lungentuberkulose, bei Nephritis oder auch nur bei chronischem Darmkatarrh oder bei Magendilatation? Oft hört man den Einwurf, die nervösen Beschwerden sind durch die organischen Veränderungen nicht zu erklären, stehen in keinem Verhältnis zu ihnen. Das können wir eben meist gar nicht wissen. Ein organisch Kranker hat eo ipso auch das Recht nervös zu sein. Der Versuch einer Behandlung der Nervosität schlägt jedenfalls meist fehl, solange die organische Erkrankung nicht beseitigt ist. Trotzdem ist es in solchem Falle wohl zweckmäßig, dem Patienten zu sagen, seine Beschwerden wären zum Teil „nervös", zunächst müßte aber das Organleiden behandelt werden. Sollte danach von den nervösen Beschwerden etwas übrig bleiben, wäre es noch immer Zeit, diese für sich zu behandeln. Hoffentlich werde das aber gar nicht nötig sein.

Selbstverständlich sind, um das noch einmal zu betonen, diese Fälle nicht mit jenen zu verwechseln, bei denen Beschwerden von seiten der Organe reiner Ausdruck der Neurasthenie sind, mit den nervösen Dyspepsien, nervösen Herzbeschwerden etc.

Wie ein Symptom körperlicher Erkrankungen kann die Neurasthenie auch Ausdruck organischer Erkrankungen des Nervensystems sein. Ich erinnere hier noch einmal daran, daß besonders die progressive Paralyse, die Arteriosklerose des Gehirns und die multiple Sklerose mit den Symptomen der Neurasthenie beginnen können, und daß die Hauptvoraussetzung der Diagnose der eigentlichen psychoneurotischen bzw. „hysterischen" Neurasthenie der Ausschluß einer jeden organischen Erkrankung des Nervensystems ist. Neurasthenische Bilder durch organische Erkrankungen des Nervensystems

Die Umkehrung dieses Satzes gilt jedoch nicht. Die Feststellung einer organischen Erkrankung schließt eine Hysterie nicht aus, vielmehr sehen wir oft eine Hysterie sich auf eine organische Erkrankung, z. B. eine multiple Sklerose aufpfropfen (vgl. auch S. 2).

Ebenso wichtig wie die Unterscheidung der Psychoneurosen von den organischen Erkrankungen im engeren Sinne ist ihre Unterscheidung von den Psychosen. Auch hier kann die Differentialdiagnose nur durch die Ausschließung der Psychosen gemacht werden, und man muß also mit den Symptomen der Psychosen und ihren charakteristischen Gruppierungen bekannt sein. Die Unterscheidung ist um so schwieriger, als ja die Psychoneurosen schließlich auch psychotische Veränderungen, wenn auch leichterer Art als die eigentlichen Psychosen darstellen. Es ist im Rahmen dieses Buches unmöglich, die Einzelheiten der Unterscheidung auch nur annähernd darzustellen. Nur auf einzelne Möglichkeiten sei aufmerksam gemacht. Unterscheidung der Psychoneurosen von den Psychosen

Die Verwechselung der Psychoneurosen mit Psychosen in der Praxis geschieht viel häufiger in der Richtung, daß Psychosen für Psychoneurosen genommen werden, als umgekehrt.

Es kommen da in Betracht gewisse Formen der Dementia praecox, des manisch-depressiven Irreseins und der Melancholie des Rückbildungsalters, drei Erkrankungen, die in sich die große Mehrzahl aller ausgesprochenen Psychosen vereinigen.

Die Dementia praecox (Schizophrenie) ist dadurch charakterisiert, daß sie zu einer Verblödung führt und dadurch von der Hysterie, welche die Intelligenz unberührt läßt, sich prinzipiell unterscheidet. Sie kann in drei Formen auftreten, der paranoiden, der hebephrenen und der katatonischen, Formen, die übrigens mannigfache Übergänge und Wechsel untereinander zeigen. Dabei sei bemerkt, daß die eigentliche Paranoia nach moderner Auffassung eine recht seltene Erkrankung ist. Es hat sich herausgestellt, daß die sogenannten Paranoiker fast alle später verblöden, daß die Wahnsysteme zerfallen, oder daß paranoische Zustände mit hebephrenen und katatonischen abwechseln. Wir brauchen darauf um so weniger einzugehen, als Wahnbildungen mit der Diagnose Hysterie unvereinbar sind. Selbst die „psychogenen" Wahnbildungen bei Psychopathen stehen doch von der Hysterie schon weit ab und stellen tiefer greifende psychotische Veränderungen dar. Wie die para- Unterscheidung von Schizophrenie

noischen Erscheinungen gehören lebhafte halluzinatorische — mit Ausnahme der erwähnten Dämmerzustände — fast nie in das Gebiet der
Hysterie.

Die katatonische Form der Dementia praecox kann in-
sofern mit der Hysterie einige Ähnlichkeit zeigen, als auch bei der Hysterie
die eigentümlichen Spannungszustände der Muskulatur vorkommen
können, von denen die Katatonie ihren Namen hat: Katalepsie, Flexibilitas cerea, und die Stuporzustände. Das Augenblicksbild kann
völlig übereinstimmen. Aufklärung gibt gewöhnlich schon die Anamnese,
die bei Hysterie die psychogene Ursache, bei der Katatonie andere
vorhergegangene psychotische Symptome ergibt. Entscheidend ist die
Anamnese natürlich nicht, aber wenn schwere psychische Traumata
bekannt sind, muß man mit der Diagnose Dementia praecox sehr vorsichtig sein. Das gilt z. B. auch für manche jetzt im Kriege zur Beobachtung gekommenen Zustände, die zunächst als Dementia praecox
imponierten, und sich schießlich doch als psychogen, als Hysterie heraus-
stellten. Ausgesprochene langdauernde kataleptische Zustände sind jedenfalls auf Dementia praecox immer sehr verdächtig, und die ab und zu
auftauchenden Zeitungsberichte, daß in irgend einem abgelegenen Dorfe
ein Mädchen nach monatelangem Schlaf plötzlich erwacht sei, betreffen
wohl fast ausnahmslos Fälle von Dementia praecox.

Am häufigsten werden die leichten Formen beginnender Hebephrenie mit Hysterie verwechselt. Es sind das Personen, die meist
um die 20 herum eine auffallende Veränderung des Charakters darbieten. Sie werden gleichgültig, vor allem gegen ihre Familie und ihre
Freunde, vernachlässigen ihren Beruf, tun bald überhaupt nichts mehr.
Ihr Benehmen wird albern und läppisch ohne ausgesprochenen Affekt.
Man ist leicht geneigt, diese Fälle dann als „hysterisch“ abzutun, wie
man soviel mit dem Worte hysterisch abtut, bis ernstere Erscheinungen
auftreten. Die formalen Intelligenzstörungen, auf welche der Name
der Dementia praecox hinweist, können im Beginn fehlen und daher
kann die Diagnose sehr schwer sein. Auch die Diagnose und Prognose der
Dementia praecox ist keine von denen, die man in der Praxis zu früh
stellen wird; man muß aber in solchen Fällen diese Erkrankung im
Auge behalten, um bei einer ernsten Wendung nicht überrascht zu sein.
Jedenfalls mag zusammenfassend differentialdiagnostisch festgehalten
werden, daß Verblödung, Störung der Begriffe, Gehörshalluzinationen
und andauernde Wahnideen bei klarem Bewußtsein sowie Sperrungen
ohne verständliche Affektunterlage eine bloße Neurose ausschließen
(Bleuler).

Unter-
scheidung
von
manisch-
depres-
sivem
Irresein

In der Gruppe des manisch-depressiven Irreseins sind
alle diejenigen Psychosen aufgegangen, die man früher als Manie, Melancholie, als periodische und zirkuläre Psychosen bezeichnete. Mit der
Hysterie haben alle diese Psychosen im Unterschied von der Dementia
praecox eins gemein, daß sie ohne Intelligenzdefekt verlaufen, und daß
sie im Prinzip heilbar sind, daß wenigstens aus den einzelnen Anfällen
der Psychose die Persönlichkeit unverändert hervorgeht, wenn auch
immer neue Anfälle drohen. Zu Verwechslungen mit Hysterie und Neur-

asthenie führen fast ausschließlich die depressiven (melancholischen) Zustände. Diese sind in ausgesprochener nicht zu verkennender Form charakterisiert durch den tiefen depressiven Affekt mit seinen Folgen, den Kleinheitsideen, Versündigungsideen, manchmal schweren hypochondrischen Ideen, sehr häufig durch außerordentliche Angst, durch die motorische Hemmung. Nun gibt es aber ganz leichte Verlaufsformen des manisch-depressiven Irreseins, die man auch als „zyklothyme" bezeichnet hat. Dazu gehören viele der Personen, die heute himmelhochjauchzend, morgen zu Tode betrübt sind, und auch diese werden oft zu Unrecht und manchmal ihr ganzes Leben lang als hysterisch bezeichnet. Eine leichte depressive ängstliche Periode kann ja auch außerordentlich einem hysterischen oder neurasthenischen Zustand gleichen. Die Differentialdiagnose ist durch die Anamnese im allgemeinen unschwer zu stellen. Charakteristisch ist, daß diese Anfälle, die Tage bis Wochen dauern, meist ganz ohne Ursache kommen und gehen, und bei der gleichen Person meist in der gleichen Weise verlaufen. Die Kranken selbst empfinden diese unerklärliche Hemmung, die auf ihnen lastet, meist viel schwerer als die Hysterischen. Nur selten ist bei der Zyklothymie eine psychische Ursache für die depressiven Perioden, Trauerfall, Aufregung, festzustellen, so oft auch eine solche von der Umgebung, die ja für alle Krankheiten die psychische Ursache immer bereit hat, angeschuldigt wird. Die genauere Anamnese ergibt dann doch meist, daß die Depression wahrscheinlich auch dann eingetreten wäre, wenn die psychische Ursache ausgeblieben wäre, und daß in anderen Fällen psychische Schocks viel schwererer Art von derselben Person ohne jede Depression vertragen wurden.

Sowohl von den Zyklothymen, wie von der Hysterie sind die konstitutionell dauernd depressiven Naturen zu unterscheiden, und ebenso scheinen diejenigen, die nur auf entsprechende Affekte mit besonders starken und langedauernden depressiven Perioden reagieren, eine besondere Gruppe zu bilden.

Eine andere Form der Melancholie ist die nicht periodische, die nur einmal im Leben und zwar im Rückbildungsalter, meist um das 50. Jahr (beim Manne sowohl wie bei der Frau) auftritt. Sie zeichnet sich in ihren schweren Formen durch besonders lebhafte Angst aus, die Symptome sind im übrigen die gleichen wie die oben geschilderten. In ihren leichten Formen wird sie sehr häufig verkannt und als Neurasthenie, hypochondrische Neurasthenie od. dgl. bezeichnet.

Die Bedeutung der Unterscheidung der Psychoneurosen von den depressiven Zuständen des manisch-depressiven Irreseins und der Melancholie des Rückbildungsalters liegt in der Verschiedenheit der Prognose und der Therapie. Auch die leichtesten Formen der Depression sind einer Therapie unzugänglich. Sie kommen und gehen, wann es ihnen beliebt. Sie bedürfen nicht der Therapie, sondern der Aufsicht wegen der großen Suizidgefahr in den Anfällen der depressiven Angst. Daß Hysterische sich das Leben nehmen, kommt demgegenüber nur sehr selten vor; sie sind ja geradezu bekannt durch die demonstrative Art, wie sie Suizidversuche in Szene setzen. Immerhin kann man die Suizidgefahr auch bei Psychoneurosen nicht ganz ablehnen, und es kann

22*

sogar im einzelnen Falle viel schwerer sein, ihr bei Psychoneurosen
zu begegnen, als bei Melancholischen. Denn die letzteren gehören,
wenn sie suizidverdächtig sind, in eine geschlossene Anstalt. Auf die
Psychoneurosen aber hat die Verbringung in geschlossene Anstalten
meist einen sehr ungünstigen Einfluß. Man muß sich also mit einer
unauffälligen, aber auch demgemäß unvollkommenen Überwachung begnügen. Falsch ist es, die Berührung der Suizidgedanken im Gespräch
mit dem Patienten zu vermeiden; es ist im Gegenteil sehr nützlich,
in den psychotherapeutischen Gesprächen (s. unten) auch diesen Punkt
mit aller Offenheit und Klarheit zu erörtern.

g) Therapie der Psychoneurosen.

Therapie
derPsycho-
neurosen

Die Therapie der Psychoneurosen ist eine außerordentlich mannig-
faltige. Welchen Weg man im einzelnen Fall einschlägt, das hängt nicht
nur von dem Krankheitszustand ab, sondern auch von den Bedingungen,
unter denen der Kranke lebt, ferner von der Persönlichkeit des behandelnden Arztes und dessen Anschauungen.

Bedeutung
der
Diagnose

Über einen Punkt dürfte aber wohl Einstimmigkeit herrschen,
daß gerade bei den Psychoneurosen die ganze Behandlung von einer
richtigen Diagnose abhängt. Wer nicht sicher ist, ob er eine Psychoneurose oder eine organische Nervenkrankheit oder eine Organkrankheit
vor sich hat, kann überhaupt nicht behandeln. Denn durch eine Behandlung, welche geneigt ist, die psychoneurotischen Beschwerden des
Kranken als organisch anzusehen, müssen dem Kranken immer neue
Krankheitssuggestionen gegeben werden.

Wie kann ein Arzt, der nicht sicher ist, ob die anscheinende Hysterie
nicht doch eine Tabes ist, einen Standpunkt für die Behandlung finden?
Ist auch über diese Unterscheidung der organischen von der funktionellen Erkrankung in diesem Buche genügend gesprochen worden, so
sei nur noch einmal kurz als die unerläßliche Bedingung einer wirksamen Therapie die sichere Unterscheidung der beiden Gruppen betont.

Was die Unterscheidung von Organkrankheiten anlangt, so
besteht für die praktische Therapie die Regel, in zweifelhaften Fällen
nicht zu schnell mit der Diagnose neurasthenischer Herzbeschwerden oder
nervöser Dyspepsie od. dgl. zu sein. Hat man irgendwelche Zweifel, so
bestelle man den Kranken wieder oder unterwerfe ihn einer klinischen
Beobachtung. Man braucht vor den Errungenschaften der neueren
Magen- und Herzdiagnostik nicht zurückzuschrecken aus Furcht, den
Kranken ängstlich zu machen. Im Gegenteil sind solche Untersuchungen
(mit Röntgenstrahlen, Magenaufblähung, Urethroskopie u. dgl.) nur
geeignet, dem Kranken die Überzeugung beizubringen, daß er so gründlich untersucht ist, wie möglich, und daß also die endliche Diagnose
gut begründet ist. Man darf natürlich nicht kleine Abweichungen vom
„normalen", z. B. kleine sogenannte Hyper- oder Hypaziditäten, im
Sinne einer organischen Veränderung werten, wozu Spezialisten zuweilen geneigt sein mögen. Der Arzt hat durchaus die Pflicht, dem

Kranken solche zweifelhaften Befunde zu verschweigen und auch aus
gröberen Befunden dem Kranken nur dasjenige mitzuteilen, was für dessen
Lebenshaltung von tatsächlicher Bedeutung ist. Es ist nicht die Aufgabe des Arztes, hypochondrische Vorstellungen zu erwecken, und j e d e r
s a g e d e m P a t i e n t e n n u r d a s, w a s e r s e l b s t b e i e i g e n e r ä h n-
l i c h e r E r k r a n k u n g w ü n s c h e n w ü r d e, gesagt zu erhalten. Wenn
aber die Diagnose der neurasthenischen Herz- oder Darmbeschwerden
gestellt werden kann, so muß man nunmehr mit aller Entschiedenheit
daran festhalten; immer aber sei man bereit, solange sich solches Verlangen des Patienten in einigermaßen vernünftigen Grenzen hält, den
Kranken auch körperlich wenigstens auskultatorisch und perkutorisch
wieder zu untersuchen. Was eine einmalige Untersuchung nicht bewirkt
hat, nämlich den Kranken zu beruhigen, bewirkt manchmal eine drei-
malige. Nur in Ausnahmefällen wird man sich weigern dürfen, und
den Kranken dadurch mehr überzeugen, daß man unter Berufung auf
frühere Untersuchungsergebnisse eine nochmalige Untersuchung ablehnt.

Wenn man die Überzeugung gewonnen hat, daß weder körperliche
Krankheit, noch organische Nervenkrankheit, noch Psychose vorliegen,
sondern psychoneurotische Symptome, so muß man sich ein Bild machen
von dem, was i m E i n z e l f a l l e g ü n s t i g s t e n F a l l e s z u e r r e i c h e n
s e i n w i r d. Es hängt das zunächst von der Persönlichkeit des Kranken
ab. Es war ja oben schon darauf eingegangen, daß die psychoneurotischen Symptomenkomplexe auf dem Boden abnormer Anlagen der
verschiedensten Art erwachsen können. Eine Verbrechernatur bleibt
eine Verbrechernatur, auch wenn der hysterische Dämmerzustand und
die hysterische Anästhesie beseitigt sind. Wir werden auch aus einem
haltlosen, jedem Einfluß sich hingebenden schwächlichen Charakter
keine Kraftnatur machen, ebensowenig wie wir die geborenen Prahler
und Renommisten in bescheidene und sichere Persönlichkeiten umwandeln
können. Auch die diesen Zuständen nahestehende typische Pseudologia
phantastica (S. 308), jene Unmöglichkeit, Dichtung und Wahrheit zu
unterscheiden, ist das Zeichen einer degenerativen Anlage, die wir beim
Erwachsenen nicht mehr ändern werden, und die auch in der Kindheit
besondere und durch Jahre fortgesetzte Erziehung verlangt. Eine besondere Aufmerksamkeit müssen wir auch von vornherein der Frage
zuwenden, ob nicht ein geringer oder gar mittlerer Grad von Imbezillität
vorliegt, der natürlich nicht nur nach der Behandlung bestehen bleibt,
sondern auch die Aussichten jeder Behandlung von vornherein ganz
erheblich herabsetzt. So gibt es eine ganze Reihe von Fällen, wo der
pathologische Charakter so überwiegend ist, daß jede Therapie aus-
sichtslos ist.

Dagegen bieten Schwere und Dauer der einzelnen psychoneurotischen S y m p t o m e und Syndrome keine Kontraindikation gegen die
Therapie, und nicht einmal eine besonders schlechte Prognose.

Eine besondere Stellung zur Therapie nehmen zunächst die eigentlichen Erschöpfungszustände ein, sei es, daß sie durch körperliche Krankheit oder auch durch geistige Überarbeitung bedingt sind; es genügt

hier in vielen Fällen eine einfache Ruhekur, die man am besten natürlich nicht innerhalb einer Großstadt, sondern auf dem Lande, in einem Sanatorium, in einem Badeort od. dgl. durchmachen lassen wird. Dabei sind eine Überernährung und leichte hydriatisch-physikalische Maßnahmen am Platze, und die Hebung des Körpergewichts ist meist dann ein Maßstab für die Wiederherstellung der psychischen Gesundheit. Zu bemerken ist, daß man sich im allgemeinen scheut, Nervöse in das Hochgebirge (über 1000 m) oder an Seebadeorte zu schicken. Es ist das in der Tat ein Risiko, weil die Schlaflosigkeit und auch die Unruhe- und Angstzustände sich bei vielen dort nur steigern. Trotzdem gibt es eine ganze Anzahl Neurosen, denen nichts besser bekommt, als die Nordsee oder das Engadin. Man kann sich hier einmal auf die Angaben der Patienten stützen, daß ihnen die See oder das Hochgebirge schon früher gut bekommen sei, und man kann auch versuchen, die Kranken nach einer gewissen Erholung in mehr indifferenten Orten, dann zum Schluß in das Hochgebirge oder an die See zu schicken.

Es sei aber noch einmal wiederholt, daß nicht alles, was als Erschöpfungsneurasthenie geht, allein durch Überarbeitung bedingt ist, sondern daß psychische Emotionen oder auch die Autosuggestion der einmal wirklich dagewesenen, aber längst beseitigten Erschöpfung dabei eine große Rolle spielen kann. Man muß also jedenfalls nach solchen Ursachen forschen und ein Urteil zu gewinnen suchen, welche Bedeutung ihnen im Gesamtbilde zukommt, und ob man wohl zunächst wagen darf, sie zugunsten der reinen Ruhekur zu vernachlässigen. Gar keinen Sinn hat es, Neurasthenische, die schon einmal eine solche Ruhekur durchgemacht, sich dabei auch leidlich befunden haben, sofort nach der Rückkehr aber wieder krank und arbeitsunfähig geworden sind, noch einmal wegzuschicken. Hier liegen dann jedesmal noch andere Ursachen vor, die man durch eine Ruhekur nicht beseitigt.

Allgemeine Lebensweise Nervöser

Hier ist dann auch wohl der Ort für einige Bemerkungen über die allgemeine Lebensweise der Nervösen, solange sie nicht in klinischer Behandlung sind. Daß man sie vor allen Erregungen möglichst warnen muß, ist selbstverständlich. Leider hat man damit nur wenig Glück, wenn diese Erregungen eine objektive Unterlage haben, z. B. Sorgen um die Existenz, Familienkonflikte. Auch eine Einschränkung beruflicher Tätigkeit ist eben oft nicht zu erzwingen. Einiges läßt sich nach dieser Richtung aber immerhin durch die bestimmte Verordnung der Einhaltung einer gewissen Schlafenszeit, und auch durch Einschiebung von einer oder zwei Ruhepausen am Tage erreichen, die durch Liegen oder durch Spazierengehen auszufüllen sind. Auch eine sportliche Betätigung läßt sich wenigstens zweimal in der Woche trotz Berufs meist durchsetzen — Fechten, Schwimmen, Turnen etc.

Diät

Für eine Einschränkung der Diät bietet die Nervosität im allgemeinen keine Anzeige. Dafür ist, wie bemerkt, eher eine Überernährung am Platze und zwar durch gemischte Diät. Es ist von hervorragender Seite empfohlen worden, Nervöse (allerdings bei klinischer Behandlung) zunächst einige Zeit auf reine Milchdiät zu setzen; der Grund ist absolut nicht einzusehen.

Nährpräparate können in demselben Maße angewendet werden, wie sie in Anbetracht des körperlichen Zustandes erwünscht erscheinen. Ein großer Unfug wird jetzt mit der populären Anpreisung von Lezithinpräparaten als „Nervennahrung" getrieben. Es ist in gar keiner Weise erwiesen oder auch nur wahrscheinlich, daß das eingeführte Lezithin etwaige Verluste an Nervensubstanz ersetzen kann. Selbst die wissenschaftlichen Arbeiten über Lezithinstoffwechsel bei Nervenkrankheiten, z. B. Tabes, stützen sich alle noch auf eine ganz unzureichende Bestimmungsmethode.

Verboten werden im allgemeinen der Alkohol und der Kaffee. An und für sich wäre gegen ein Glas Wein zu Tisch oder ein Glas Bier zum Abendbrot auch bei Nervösen nichts einzuwenden, wenn sie nicht diese Grenze häufig alsbald überschreiten würden, und daher ist das absolute Verbot meist durchaus am Platze. Das Rauchen muß wenigstens auf ein Minimum eingeschränkt werden, und manche Raucher wählen dann spontan an Stelle der Einschränkung die volle Entziehung. Eine Hauptsache bei allen diesen Dingen ist, daß die Verordnungen des Arztes auch wirklich durchgeführt werden, und daß der Arzt sich nicht düpieren läßt, sondern, wenn er Verdacht schöpft, betont, daß er jede Verantwortung ablehne, wenn seine Verordnungen nicht strikte befolgt würden.

Häufig wird dann noch von Männern nach der erlaubten Häufigkeit des Koitus gefragt. Man braucht da im allgemeinen keine Einschränkung der Gewohnheiten des Patienten eintreten zu lassen.

Abgesehen von den Erschöpfungszuständen muß die Behandlung der psychoneurotischen Symptome in allererster Linie eine psychotherapeutische sein. Man sollte meinen, daß diese Überzeugung angesichts des psychischen Ursprungs aller psychoneurotischen Symptome eine allgemeine wäre, und doch wird von vielen Praktikern eine planmäßige Psychotherapie noch immer ironisch behandelt. Zur Psychotherapie werden die Kranken erst dann bestimmt, wenn der ganze „Heilschatz" der physikalischen und der pharmakologischen Mittel erschöpft ist, die Kranken galvanisiert, faradisiert, franklinisiert, mit Packungen, mit heißen, kalten und wechselwarmen, mit Kohlensäure-, Fichtennadel- und Vierzellenbädern, mit Badekuren, mit Brom, Arsen, Antineuralgicis und Narkoticis gehörig traktiert worden sind. Diese Mittel sind ja alle nicht von vornherein zu verwerfen, aber sie bleiben in weitaus der Mehrzahl der Fälle ohne genügende und nachhaltige Wirkung, wenn sie nicht in bewußter und geschickter Weise als Hilfsmittel und nur als Hilfsmittel einer psychotherapeutischen Behandlung zur Anwendung gebracht werden. Es bringt die Einrichtung besonderer Institute für einzelne Zweige der Therapie, wie z. B. die Hydrotherapie, leider mit sich, daß jeder Patient sich von vornherein selbst die Therapie verschaffen kann, die er für richtig hält; denn ein Arzt oder ein Institut, die sich speziell für Hydrotherapie empfehlen, werden den Kranken, wenn es nur irgend möglich ist, mit Hydrotherapie behandeln, und die

Lehrbücher der Hydrotherapie zeigen, daß eben alle Krankheiten der
Hydrotherapie zugänglich sind.

Persönlich-
keit des
Arztes

　　　Eine gewisse und nicht ganz gering anzuschlagende Psychotherapie liegt nun schon in der Persönlichkeit des Arztes, aber es
ist sicherlich nicht richtig — was man vielfach hört — daß die ganze
Psychotherapie nichts als eine Wirkung dieser Persönlichkeit ist, und daß
es nicht nötig sei, psychotherapeutische Regeln und Gesetze aufzustellen.
Die Wirkung der sogenannten Persönlichkeit, die oft nur eine äußerliche
ist, verfliegt sehr rasch.

Ärztliche
Vorurteile

　　　Wenn die planmäßige Psychotherapie noch immer nicht die absolute Anerkennung gefunden hat, die ihr gebührt, so beruht das sicherlich zum Teil auf dem latenten Vorurteil, daß bei ihr die wissenschaftliche
Grundlage nicht gegeben, daß sie eine Art Charlatanerie sei. Nun,
fester als die der Elektrotherapie ist die Grundlage der Psychotherapie
jedenfalls, und nebenbei ist die Psychotherapie auch noch eine Kunst,
was man von der Elektrotherapie wohl nicht sagen kann. Eine ver-
nünftige Psychotherapie kann Kranke dem Siechtum entreißen, und
— was noch wichtiger ist — die Unterlassung der Psychotherapie und
die kritiklose Anwendung aller möglichen anderen Mittel kann beinahe
gesunde Menschen in schwerkranke verwandeln. Es muß im Prinzip
die Forderung aufgestellt werden, daß — soweit es die Umstände irgend
gestatten — neben den soeben genannten Arten der Allgemeinbehandlung
Nervöser bei Psychoneurosen nur mit psychotherapeutischen
Methoden vorgegangen wird.

Aufklä-
rung der
psychi-
schen
Ursache

　　　Wenden wir uns also zunächst der idealen reinen Psychotherapie
zu, so ist deren erster Zweck, dem Kranken überhaupt begreiflich
zu machen, daß seine Beschwerden psychisch bedingt sind.
Damit muß man nun freilich sehr vorsichtig sein. Denn der Annahme

Vorurteile
des
Publikums

einer solchen Belehrung stehen zwei Vorurteile des Publikums gegenüber.
Entweder hält es jede psychische Krankheit für eine „eingebildete".
Es fühlt sich daher mit der Annahme einer psychischen Erkrankung be-
leidigt — und wenn man ihm noch so eindringlich versichert, daß seine
Beschwerden wirklich vorhanden, aber doch psychisch bedingt seien,
vermag es das nicht einzusehen. Das zweite Vorurteil des Publikums
ist dieses, daß psychische Erkrankungen unheilbar seien. Psychische
Erkrankungen sind dem Publikum gleichbedeutend mit Verrücktheit,
und wer einmal verrückt oder gar in einer Anstalt war, der ist und bleibt
für die meisten Laien — auch für viele Ärzte — gezeichnet, verdächtig
und geisteskrank sein Leben lang. (Daher ja auch die ungeheure Abneigung, wirklich Geisteskranke in eine Anstalt zu bringen.) So muß
man denn, wenn einem daran liegt, den Kranken öfter als einmal zu
sehen, mit größter Vorsicht zwischen der Szylla der eingebildeten Krankheit und der Charybdis der Verrücktheit hindurchzukommen versuchen.
Man kann natürlich das Wort „nervenkrank", das der Kranke ja hören
will, von vornherein nicht vermeiden, aber man mache es sich zur Regel,
nichts zu sagen, was man später nicht aufrecht erhalten kann. Denn
die Kranken behalten oft mit unglaublicher Genauigkeit den Wortlaut

der ersten ärztlichen Äußerungen, um ihn später dem Arzte zur Herstellung von Widersprüchen vorzuhalten.

Man muß herausfühlen, wie weit man bei der ersten Konsultation mit der Andeutung des psychischen Faktors gehen darf, jedenfalls tut man gut, von vornherein das Hauptgewicht auf die Erschöpfung oder Ermüdung des „ganzen" Nervensystems zu legen. Auf dieser Grundlage ist dem Kranken später die psychische Ursache am ehesten verständlich zu machen. Und weiter darf man von vornherein auf keinen Fall dem Kranken zugeben, daß eine lokale „Nervenentzündung", eine „Herzschwäche", eine „Magenerweiterung" vorliege, oder ihn mit dem stolzen Bewußtsein entlassen, daß er „zuviel Magensäure" habe od. dgl. Der Arzt muß auch hier, um später nicht mit seinen eigenen Waffen von dem Kranken geschlagen zu werden, jedes Wort sorgfältig erwägen. Insbesondere bei den neurasthenischen Organstörungen betone er, daß die Organe, z. B. das „Herz selbst" vollständig gesund seien.

Wenn man diese Belehrung richtig, geschickt und mit derjenigen Sicherheit gibt, die nur eine gute objektive Untersuchung gestattet, so ist dem Kranken schon dadurch manchmal sehr erheblich geholfen.

Eine weitere Unterstützung erhält die Behandlung dadurch, daß der Arzt die einzelnen auslösenden Ursachen der psychoneurotischen Erkrankung aufdeckt. Manchmal kennt sie der Patient selbst; oft jedoch ist er nicht geneigt, einen Zusammenhang zwischen den affektbetonten Erlebnissen, um die es sich meistens handelt, und seiner Erkrankung anzunehmen oder zuzugeben. Vielmehr betont er oft, daß diese Erlebnisse, deren zeitlichen Zusammenhang mit der Erkrankung er nicht bestreiten kann, ihn gar nicht aufgeregt, gar nicht erschüttert hätten, oder daß er mit ihnen völlig fertig sei, und es ist dann die Aufgabe, ihn von dem wahren Zusammenhang zu überzeugen. Man darf sich — wie schon erwähnt — auch nicht mit der Angabe des Patienten, er hätte sich überarbeitet, zufrieden geben. Meist haben da noch andere Dinge, z. B. Erlebnisse sexueller Natur oder Zurücksetzungen im Amt etc. mitgespielt, Dinge, mit denen der Kranke erst ganz allmählich herausrückt. Es ist nicht gut, daß der Arzt in einer Untersuchung alles aus dem Patienten herauszudrücken versucht. Der Patient, der eine natürliche Scheu hat, Dinge, die ihm peinlich sind, einem Unbekannten sogleich zu äußern, wird dadurch abgeschreckt.

Die Aufdeckung der psychischen Ursache der Beschwerden trägt natürlich sehr viel dazu bei, ihn auch von deren psychogener Natur zu überzeugen.

Es ist einerseits Sache der Geschicklichkeit, die Fäden, welche die Symptome mit den Ursachen verbinden, im einzelnen zu entwirren, andererseits Sache des Takts und der richtigen Beurteilung des einzelnen Falls, zu wissen, wie weit man zweckmäßig in der Analyse geht.

Am weitesten geht darin die Freudsche Psychoanalyse, deren Ergebnisse und Folgerungen wir aber in keiner Weise als bindend anerkennen können.

Da es sich aber um Dinge handelt, nach denen der Arzt heute in der Praxis vielfach gefragt wird, sei hier das Wesentlichste zur Kritik der Theorie und der Methode mitgeteilt.

Nach Freud ist die Quelle der Hysterie immer ein sexuelles Trauma, das in der Kindheit (vor dem 8. Lebensjahr) eingewirkt hat, wobei er jedoch „Sexualität" in einem erweiterten Sinn versteht, der nicht mit dem engeren Begriff der „Genitalität" verwechselt werden darf. Es gibt keine Hysterie ohne ein solches Trauma. Dieses Trauma wirkt durch die Zurückhaltung des ihm normalerweise zukommenden Affektes, der nun „verdrängt" oder „eingeklemmt" wird und zeitlebens bereit ist, bei einer akzessorischen Veranlassung aus dem Unbewußten heraus eben die hysterischen Symptome, besonders auch die körperlichen Symptome zu erzeugen. Die Ursache der Hysterie kann man nur beseitigen, wenn man dieses sexuelle Trauma der Kindheit ausfindig macht, es aus der Verdrängung löst; darin besteht also die Behandlung: eine Psychoanalyse bis zur Entdeckung dieses sexuellen Kindheitstraumas durchzuführen.

Man muß die Analysen von Freud und seinen Schülern lesen, um zu sehen, zu welcher Sexualitätsschnüffelei diese Methode führt. Der Patient kann über seine psychischen Erlebnisse erzählen, was er will, immer wird die unbewußte sexuelle Beziehung hineingedeutet. Ich zitiere mit· Absicht keine Einzelheiten aus den Analysen, die Freud und seine Schüler publiziert haben, weil man glauben würde, die Wirkung des Wiedergegebenen beruhe darauf, daß die Einzelheiten ohne Zusammenhang sind.

Zu widerlegen und nachzuprüfen sind natürlich die Anschauungen von Freud nicht. Wer durch seine Analysen zu dem Ergebnis kommt, daß die Genese der Hysterie eine kompliziertere ist, und daß sie nicht nur auf sexuellem Grunde ruht, zieht sich eben den Vorwurf zu, daß er nicht verstehe zu analysieren. In der Tat kann Psychoanalysen wie Freud eben nur jemand machen, der von vornherein überzeugt ist, daß es gilt, das sexuelle Trauma zu finden, koste es, was es wolle, und daß es erlaubt ist, alle anderen Wege zu vernachlässigen. Das kann natürlich derjenige nicht, der zu sehen glaubt, wie Freud seinen Patienten die sexuellen Motive suggeriert, wie er ihre Erinnerungen fälscht, und der es nicht für gleichgültig hält, wenn Kranke bei diesen Analysen monatelang und jahrelang — eine Analyse kann 6 Monate bis 3 Jahre in Anspruch nehmen — mit der Schilderung sexueller Vorgänge unterhalten werden. Wie Freud auf der einen Seite zugeben kann, dem Patienten „bewußte Erwartungsvorstellungen" zu geben, und auf der anderen die Suggestion leugnen kann, das bleibt sein Geheimnis. Es gibt auch eine Grenze, wo über alle noch so wissenschaftlich gemeinten Auslegungen der gesunde Menschenverstand ein Recht hat, sein Veto einzulegen, z. B. wenn die kleinsten Kinder die Exkremente zurückhalten, um sich dadurch einen „sexuellen Lustgewinn" zu verschaffen. Diese Grenze ist auch erreicht in der hier als Beispiel anzuführenden Analyse der Phobie eines 5 jährigen Knaben, die von den Anhängern Freuds gewiß für ein Beweisstück ersten Ranges gehalten wird. Hier handelt es sich um einen 5 jährigen Jungen, der das Unglück hatte, von Eltern erzogen zu werden, die als Anhänger der Freudschen Theorien von vornherein das Bestreben hatten, den Jungen erstens mit „nicht mehr Zwang zu erziehen, als zur Erzielung guter Sitte unbedingt erforderlich sein sollte", und die zweitens die Entwickelung seines Sexuallebens beobachten wollten. Dieser Junge bekommt eine Phobie vor Pferden, und der Vater — wohl auch ein Arzt — schreibt sofort an Freud: „Sexuelle Übererregung durch Zärtlichkeit der Mutter hat wohl den Grund gelegt, aber den Erreger der Störung weiß ich nicht anzug ben. Die Furcht, daß ihn auf der Gasse ein Pferd beißen werde, scheint irgendwie damit zusammenzuhängen, daß er durch einen großen Penis geschreckt ist; den großen Penis des Pferdes hat er schon zeitig bemerkt, und er hat daraus den Schluß gezogen, daß die Mama, weil sie so groß ist, einen Penis haben müsse wie ein Pferd." Nun wird später festgestellt, daß die Angst von dem Augenblick datiert, als der Junge einmal ein Pferd hat umfallen sehen. Ehe man aber diesen einfachen Vorgang entdeckt, hat man bereits 3 Monate analysiert, ein Beispiel für die Objektivität dieser Analysen. Es ist doch ein reiner Zufall, daß dieser Vorfall überhaupt der Analyse bekannt geworden ist. Aber dieser

Vorfall, der wohl den meisten nun als Quelle der Angst genügen würde, kann ja der Grund nicht sein, sondern nur der „aktuelle Anlaß", und die Analyse beginnt also wieder von neuem. Den Vater, der die Analyse selbst macht, scheint die Aufdeckung des wirklichen Erschreckens vor dem gefallenen Pferde gar nicht zu rühren, sondern er fragt seinen 5 jährigen Jungen — 3 Monate nach dem Vorfall —: „Hast Du, wie das Pferd gefallen ist, an den Vati gedacht?", weil er nämlich der festen Überzeugung ist, der Junge habe den Wunsch gehabt, den Vater, auf den der Junge der Mutter wegen sexuell eifersüchtig sein soll, tot umfallen zu sehen. Der Junge antwortet: „Vielleicht. Ja. Es ist möglich." Und das soll keine Suggestion sein?

Wenn das nun schon bei einem Kinde geschieht, so denke man sich erst die Art (oder sehe sie in der Freudschen Schrift nach), wie Erwachsenen allmählich das in der Kindheit erlittene sexuelle Trauma glaubhaft gemacht wird.

Es versteht sich von selbst, daß Freud bei allen, die ihm nicht zustimmen, Übelwollen voraussetzt, daß er „nur für diejenigen schreibt, welche sich eine Überzeugung von der Objektivität des pathogenen Materials bereits erworben haben". Man soll also glauben.

Wir glauben aber nicht, sondern wir wollen Beweise, und an Stelle von Beweisen bringt man uns phantastische Konjekturen.

Selbst wenn es wahr wäre, daß nämlich jede Hysterie auf ein sexuelles Trauma zurückzuführen sei, so wäre damit noch keineswegs ausgesprochen, daß die Aufdeckung dieses Traumas und die „Abreagierung" des mit ihm verbundenen Affekts nun auch die Heilung der Hysterie bewirke, ja, noch nicht einmal, daß es auch nur zweckmäßig sei, von vornherein jeder Hysterischen auf den Kopf zuzusagen, daß ihre Erkrankung sexuellen Ursprungs sei, und sie nun monatelang nach ihrem Sexualleben auszuforschen. Der Beweis für den überwiegenden Erfolg dieser Therapie ist in den Arbeiten der Freudschen Schule durchaus nicht erbracht.

Dazu kommt, daß von Freudschülern alles Mögliche, was mit Hysterie gar nichts zu tun hat, auf sexuelle Traumata analysiert wird, z. B. Stottern und Heuschnupfen.

Es kann aber überhaupt nicht zugegeben werden, daß die Sexualität die ausnahmslose Ursache der Hysterie ist. Der einfache Hinweis auf das Fehlen der sexuellen Wurzel bei der Kriegshysterie genügt den Anhängern der Freudschen Lehre nicht. Um sie mit seinen Theorien in Einklang zu bringen, glaubt Freud bereits einen Ausweg aus der Sackgasse gefunden zu haben durch Aufstellung und Handhabung des Begriffs einer „narzißtischen Libido", d. h. eines Maßes von sexueller Energie, welches am Ich selbst hängt und sich an diesem ersättigt, wie sonst nur am Objekt. In den traumatischen und Kriegsneurosen wehrt sich dieses Ich des Menschen gegen eine Gefahr, die ihm von außen droht. Immerhin gibt Freud zu, daß für den Teil seiner Theorie, welche die Neurose aus dem Konflikt zwischen dem Ich und den von ihm verstoßenen Sexualtrieben hervorgehen läßt, soweit die Kriegsneurosen in Frage kommen, der Beweis noch nicht erbracht ist.

Viele Hysterien sind aber auch im Frieden ganz unabhängig von der Sexualität, und so behalten wir von der Freudschen Methode nur das Prinzip der weitgehenden Analyse des psychogenen Ursprungs der hysterischen Erscheinungen und halten für nicht weniger wichtig die Analyse des ganzen, auch mit den hysterischen Symptomen nicht direkt

in Zusammenhang stehenden Bewußtseinsinhaltes des Kranken, führen
diese Analyse aber unbefangen nach allen Richtungen und nicht nur
nach der der Sexualität.

Ohne Berührung des Sexualgebietes geht es allerdings meist nicht ab.
Oft wird uns ein völlig normales Sexualleben glaubhaft beschrieben.
Es macht aber keinerlei Schwierigkeiten, wenn sich in sexuellen Affekten
Mitursachen des neurasthenischen oder hysterischen Zustandes zu ergeben scheinen, diesen Ursachen nachzugehen. Wie man dabei z. B.
das Traumleben benutzt, ist von Freud gezeigt worden. Nur muß
es abgelehnt werden, nun alle Träume sexuell zu deuten, was übrigens
von Freud selber auch nicht geschieht. Auch glaube ich, daß aus dem
wachen Bewußtsein des Kranken meist schon das Wesentliche über
seine Sexualerlebnisse herauszuholen ist, wenn er nur erst das Peinliche
dieser Mitteilungen überwunden hat. Diejenigen Dinge, die der Patient
nicht erzählen will, von denen er wohl angibt, daß er mit ihnen längst
fertig sei, erweisen sich dann in der Tat meist als die wichtigsten.

Um ein ganz einfaches Beispiel herauszugreifen, so ließ es sich in
einem Falle unschwer feststellen, daß die schwer neurasthenischen Beschwerden eines jungen Mädchens von dem Augenblicke an datierten,
als sie einem jungen Manne einige Vertraulichkeiten gestattet hatte. Seit
Jahren machte sie sich über diese Stunde Vorwürfe, sie übertrieb die
Größe ihrer Schuld, von der sie zu niemandem gesprochen hatte, ganz
grotesk, und sie war beinahe geheilt, als sie hörte, daß andere Leute von
diesen Dingen eine wesentlich abweichende Auffassung hätten, daß von
einer Schuld keine Rede sei, daß sie sich auslachen lassen solle etc. Es
ist sehr wahrscheinlich, daß die katholische Beichte in manchen ähnlichen
Fällen eine Prophylaxe psychogener Krankheitszustände herbeiführt.

Wichtig ist es andererseits auch, dem Kranken begreiflich zu machen,
daß auch unbewußte psychische Vorgänge als Ursachen seiner Krankheitserscheinungen eine Rolle spielen. Es macht sich das ganz von selbst,
und die Kranken finden sogar häufig eine gewisse Befriedigung darin,
selbst solche Beispiele zu finden und zur Prüfung vorzulegen.

Ganz von selbst kommt es in diesen psychoanalytischen Gesprächen
nicht nur zu einer Analyse der Krankheitssymptome, sondern auch zu
einer Analyse der ganzen psychischen Persönlichkeit des Kranken, besonders derjenigen Charakterzüge, welche zu der psychischen Erkrankung
disponierten, weiter zu einer Berichtigung falscher Auffassungen und
falscher Wertungen. Ich empfehle einem jeden Arzt, der sich für diese
Dinge interessiert, die Lektüre der Schriften von Dubois[1]). Sie sind

---

[1]) Die Psychoneurosen und ihre seelische Behandlung. 2. Aufl. Bern 1910.
Dubois hat auch einige Schriften verfaßt, die man dem Patienten selbst in die
Hand geben kann. Es gibt auch sonst Bücher, die als therapeutische Hilfsmittel
bei psychotherapeutischen Kuren dienen können und die man sich je nach der
Art des Patienten vom Erbauungsbuch über die populäre Wissenschaft bis zur
strengsten Philosophie aussuchen mag. Für den gewöhnlichen Geschmack und die
gewöhnliche Kenntnislosigkeit ist z. B. das in fabelhafter Auflage verbreitete,
echt amerikanische, sentimentale und unglaublich oberflächliche, aber mit einer
raffinierten Kenntnis der seelischen Bedürfnisse des Publikums geschriebene Buch
„Unfug des Sterbens" von Prentice Mulford recht zu empfehlen.

für die Art des Verkehres mit dem Kranken sehr belehrend, so wenig tief die philosophische Grundlage und so unnötig die ethisch-moralisierenden Tendenzen in ihnen erscheinen können.

Es genügt, dem Kranken gegenüber den Standpunkt des empirischen Arztes und Psychologen einzunehmen, und ihn anstatt auf die Moral auf die naturwissenschaftlichen Zusammenhänge und die Zweckmäßigkeit und Notwendigkeit einer Änderung seines Zustandes zu verweisen.

Bei dieser Analyse der ganzen Persönlichkeit finden wir dann auch Gelegenheit, die falschen Auffassungen des Kranken von seiner Krankheit und deren Ursachen zu beseitigen. Wir kommen damit schon in ein Gebiet der Psychotherapie, das man als Persuasion bezeichnet hat. Persuasion Eine Persuasion ohne Analyse (aber nicht im Freudschen Sinne) ist aber überhaupt nicht möglich, sondern beide müssen sich aufs innigste verbinden. So führen eine Anzahl von Kranken ihre Beschwerden auf früher einmal geübte Onanie zurück, und sind außerordentlich erstaunt und erfreut, wenn man wahrheitsgemäß ihnen mitteilt, daß die Onanie verhältnismäßig sehr harmlos ist, daß sie Tausende üben, ohne jemals davon einen Schaden zu sehen. In dieser wie in vielen anderen Beziehungen stellt es sich oft heraus, daß der Kranke eine große Anzahl populärer oder auch wissenschaftlicher Bücher durchsucht hat, um sich eine falsche Theorie seiner Krankheit, ihre Unheilbarkeit, und neue Krankheitssymptome zu suggerieren.

Man muß dem Kranken also allmählich beibringen, wie falsch er seine Symptome wertet, und welche Rolle die Autosuggestion dabei spielt. Das allgemeinste Beispiel dafür ist die Schlaflosigkeit. Bei den meisten Kranken setzt sich die Schlaflosigkeit dadurch fest, daß sie schon mit dem Gedanken zu Bette gehen, nicht schlafen zu können, und mit dem anderen, am Tage nach einer nicht durchschlafenen Nacht krank und arbeitsunfähig zu sein. Diese Kranken lernen wieder schlafen, wenn man sie überzeugt hat, daß sie den Schlaf verscheuchen, indem sie auf ihn warten, daß es gar nicht so wichtig ist, ob sie schlafen oder nicht, und daß die Leistungsfähigkeit durch eine oder mehrere durchwachte Nächte nicht beeinträchtigt würde. Deswegen sollten sie sich weder sorgen, noch Schlafmittel nehmen. Ob der Schlaf in der nächsten Nacht oder in acht Tagen käme, wäre sehr gleichgültig, aber er würde sich schon wieder einstellen.

Eine zweite Beschwerde, die etwa in der gleichen Weise zu behandeln ist, ist die psychische Impotenz. Hier ist es gewöhnlich sehr leicht, dem Kranken das Vorliegen einer Autosuggestion glaubhaft zu machen. Die Kranken zittern und schwitzen oft vor Erwartung, ob der Koitus gelingen werde. Man muß den Kranken ferner versichern, daß die Schmerzen, die Parästhesien und die Schwäche, die sie meist im Rücken, in den Genitalien oder den Beinen fühlen, rein psychogen, nur Folge der Vorstellung einer nicht vorhandenen Impotenz sind. Ferner besteht auch hier beim Publikum ähnlich wie für die Bedeutung des Schlafes eine ganz übertriebene Schätzung der Bedeutung der Potenz für die geistige Energie und die geistige Arbeitsfähigkeit. Die Kranken suggerieren sich eine Arbeitsunfähigkeit, solange sie nicht potent sind. Auch diese Auffassung muß man korrigieren. Um den störenden Einfluß der Erwartung zu beseitigen, kann man gerade bei der psychischen Impotenz dieser Kategorie mit Erfolg einen alten Trick anwenden. Man gestattet dem Patienten, sich an den weiblichen Körper zu gewöhnen, verbietet aber den Koitus. Der Kranke übertritt das Gebot und ist geheilt. In den Fällen, in denen allgemeiner Ekel vor Prostituierten oder die Furcht vor Infektion die Impotenz bedingt, wird man dem Kranken helfen, indem man ihm die Quellen seines Leidens darlegt und es ihm überläßt, die Konsequenzen zu ziehen.

Suggestion　　　　Zum Unterschied von der Persuasion, welche allmählich in dem Kranken die Überzeugung wachruft, daß und wie seine Beschwerden psychogen begründet sind, und dadurch am meisten geeignet ist, das verloren gegangene Selbstvertrauen zu heben, und ihn so der Heilung zuzuführen, verstehen wir unter Suggestion die Beeinflussung der Krankheitssymptome durch den Willen und den Befehl des Arztes. Wir zeigen dem Kranken also nicht, warum er schlaflos ist, sondern wir versichern ihm einfach, er werde in der nächsten Nacht schlafen. Oder, ohne daß wir ihn im geringsten in den Mechanismus seiner etwaigen Astasie-Abasie eingeführt haben, versichern ihm, daß er gehen könne, befehlen ihm zu gehen, und der Kranke geht. Es ist das ja der Mechanismus aller Wunderheilungen. Ein Stück Suggestion ist jedoch auch bei jeder systematischen Psychotherapie unentbehrlich, aber wir behandeln mit der reinen Suggestion wesentlich nur ein krankhaftes Symptom, nicht den kranken Menschen. Die Erfolge sind oft die äußerlich eindrucksvollsten, die man sich denken kann, aber sie sind oft nur von geringer Dauer, und die verschwundenen Symptome werden bald durch andere ersetzt. Für eine Reihe von Symptomen aber sind wir durchaus auf die Suggestion angewiesen. So müssen wir z. B. einem Herzneurastheniker garantieren, daß er diese oder jene körperliche Anstrengung leisten könne. So müssen wir dem Kranken mit nervöser Dyspepsie versichern, daß er die von uns verordnete schwere Diät vertragen werde. Ein bekannter Arzt erzielte ausgezeichnete Erfolge dadurch, daß er solchen Kranken trotz aller ihrer Versicherungen, daß sie gewiß brechen würden, zum ersten Frühstück ein Stück saure Gurke und Schweizerkäse verordnete. Das ist natürlich Suggestion.

Ein außerordentlich dankbares Gebiet ist die Psychotherapie der chronischen Obstipation durch Suggestion (und Persuasion), und ich führe die von mir mehrfach mit vollkommenem Erfolge erprobten Ratschläge des schon genannten Dubois hier wörtlich an:

„1. Machen Sie den Kranken auf die Nachteile der Abführmittel und Klistiere aufmerksam. Erklären Sie das alles in Acht und Bann und verbrennen Sie getrost Ihre Schiffe hinter sich!

2. Behaupten Sie recht kühn, die psychische Dressur führe stets zum Ziel. Haben Sie bereits glückliche praktische Erfahrungen damit gemacht, so schildern Sie dieselben in beredter, überzeugender Weise.

3. Fragen Sie Ihren Kranken, wann er gewöhnlich aufzustehen und zu frühstücken pflegt. Sie dürfen ganz gut bis zu einem gewissen Grade seinen Gewohnheiten Rechnung tragen. Wenn er z. B. um $7^1/_2$ Uhr aufsteht, so entwerfen Sie ihm etwa folgendes Programm:

$7\frac{1}{2}$ Uhr: Aufstehen.

$7\frac{3}{4}$ Uhr: Ein Glas kaltes Wasser trinken. Wer abergläubisch an Mitteln hängt, mag etwa ein am vorigen Abend zubereitetes Quassia-infus nehmen.

8 Uhr: Erstes reichliches Frühstück mit Milch, Kaffee oder Tee nach freier Wahl, sogar mit Schokolade, wenn sie nicht obstipierend wirkt; Brot, wenn möglich Grahambrot, Butter, Konfitüren oder Honig.

9 Uhr: Versuch einer Stuhlentleerung zu bestimmter Zeit. Unentwegt daran festhalten! Nicht etwa zu einer anderen Stunde den Abort aufsuchen, sondern diesem Drange widerstehen, indem man zu seinem Darme „sagt": Du hast um 9 Uhr nicht gewollt, nun mußt du bis morgen warten!

Im übrigen reichliche, vorwiegend vegetabilische Nahrung.

Mit der Aufzählung und schriftlichen Verordnung dieser Maßnahmen dürfen Sie sich aber nicht begnügen. Sie müssen dieselben mit einem erläuternden Kommentar begleiten und die einzelnen „Anregungen", welche in diesen Vorschriften enthalten sind, der Reihe nach aufzählen.

Der Kranke wird Ihnen vielleicht entgegnen: Ich habe es ja um eine bestimmte Stunde schon versucht und auch schon ein Glas kaltes Wasser getrunken! Darauf können Sie erwidern: „Mein lieber Freund, sechs Kanonen vermögen da eine Bresche zu schießen, wo eine oder zwei nichts ausrichten. Also mutig ans Werk, und es wird Ihnen gelingen!" etc."

Selbst hartnäckige Dysmennorrhöe ohne genügenden lokalen Befund ist einer suggestiven Therapie oft in ganz erstaunlichem Maße zugänglich.

Eine Steigerung der Wirksamkeit der Suggestionsbehandlung ist durch die Hypnose zu erreichen. Daran, daß die Hypnose eine medizinisch erlaubte und bei vorsichtiger Verwendung recht segensreiche Behandlung ist, ist gar nicht zu zweifeln. Unter vorsichtiger Anwendung verstehe ich, daß man mit möglichst leichten Hypnosen auszukommen sucht und jedenfalls erst allmählich zu den tieferen Graden fortschreitet, eine Methode, die auch gestattet, alle unerwünschten Folgen der Hypnose sofort zu beseitigen. Daß die Hypnose auch einmal schädlich wirken kann, soll nicht geleugnet werden, obwohl ich es noch nicht erlebt habe. Jede wirksame medizinische Methode kann auch einmal schaden, und wenn bei einer schweren Hysterischen wirklich einmal ein paar Krampfanfälle ausgelöst werden sollten, so ist das noch kein so großes Unglück. Es ist nötig, daß man die Hypnose aller mystischen Ausstattung entkleidet und ihr das Geheimnisvolle nimmt. Man kann dem Patienten wahrheitsgemäß versichern, daß 90 $^0/_0$ aller Menschen zu hypnotisieren sind, daß es sich nur um einen natürlichen Schlafzustand handele, in dem Suggestionen besser wirken etc. Als Methode wählt man am besten die einfache Einrede der Symptome des Schlafes, also ohne geheimnisvolles Fixieren, Streichen etc. Man legt dem Kranken die Hand auf die Stirn und versichert ihm nun nacheinander, daß er müde werden würde, daß seine Augenlider schwer würden, zufallen, daß er sie nicht mehr öffnen könne, daß seine Glieder schwer würden etc. Man spreche dabei nicht zu viel.

Hirschlaff wandte in der Mehrzahl seiner Fälle die folgende Durchschnittsformel an, die selbstverständlich in jedem Einzelfalle modifiziert werden muß: „Nun atmen Sie einmal recht ruhig, langsam und gleichmäßig — und achten Sie genau auf jeden Atemzug von Anfang bis zu Ende. — Geben Sie sich ganz dem Gefühle einer tiefen, erquickenden Ruhe hin, als ob Sie selbst einschlummern wollten. — Allmählich werden Sie in der Tat immer müder und schläfriger werden. — Die Nerven legen sich zur Ruhe — die Gedanken schlummern ein — die Müdig-

keit nimmt immer mehr zu. — Es tritt eine behagliche Erschlaffung im ganzen
Körper ein — die Glieder werden träge und schwer — es wird Ihnen immer dunkler
vor den Augen — eine tiefe erquickende Ruhe senkt sich auf Sie herab." Niemals
vergesse man, dem Kranken, ehe man ihn erweckt, die Suggestion allgemeinen
Wohlbefindens und Erfrischtseins nach der Hypnose zu geben. Besonders ist
darauf zu achten, daß in der Hypnose gegebene Suggestionen von Anästhesien
u. ähnl. vor dem Erwecken wieder fortsuggeriert werden, da man sonst auf recht
unangenehme Momente nach dem Erwachen des Kranken gefaßt sein muß.

Wie schon bemerkt, genügen schon ganz leichte Grade von Hypnose
oft zu einer erheblichen Verstärkung der Wirkung von Suggestionen.
Ehe man tiefe Hypnosen erreicht, hat man oft eine große Anzahl von
Hypnoseversuchen nötig.

Man soll aber die Hypnose nie anwenden, ohne sich mit dem Kranken
durch Psychoanalyse etwas vertraut gemacht zu haben.

Für nicht richtig halte ich es, die Hypnose einem Kranken von
vornherein als das einzige Mittel zu bezeichnen, das ihm helfen könne,
aber es ist nichts dagegen einzuwenden, wenn der Arzt ihre Anwendung
sich als ein Mittel, das wahrscheinlich nicht nötig werden würde, vor-
behält.

In der Tat wird die Überzeugung immer allgemeiner, daß man
in der Mehrzahl der Fälle Besseres ohne als mit Hypnose erreicht.
Die Hypnose bleibt aber ein ausgezeichnetes Mittel, um Symptomen
beizukommen, die man durch Psychoanalyse und Persuasion oft nicht
beseitigen kann, wie in vielen Fällen den Zwangsvorstellungen. Auch
gibt es Kranke, die sich einer länger dauernden Psychotherapie nicht
unterwerfen können oder wollen, und denen vor allem daran liegt,
ein Symptom, z. B. eine hysterische Neuralgie, beseitigt zu sehen,
etwa Frauen, die solche Symptome jedesmal nach einem Zank mit
ihrem Manne bekommen. In solchen Fällen, in denen man die
Ursache der Hysterie, nämlich die dauernden Mißhelligkeiten in der
Familie ja doch nicht beseitigen kann, kann die Hypnose das Mittel
der Wahl sein.

Klinische Behandlung · Ein notwendiger Faktor der Psychotherapie kann eine
klinische Behandlung sein, d. h. die Aufnahme in ein Sanatorium
oder eine Pension, wo der Arzt vor allem den Verkehr der Kranken mit
anderen so weit einschränken kann, als es für eine Wirkung der Therapie
nötig ist. Einzelne gehen soweit, als Bedingung einer Behandlung
dem Kranken die Verpflichtung aufzuerlegen, auf jeden Verkehr mit
der Außenwelt, selbst auf das Empfangen von Briefen zu verzichten.
Der Grund ist klar. Einmal will man den Kranken vor allen unangenehmen Nachrichten und dann speziell vor Suggestionen der Umgebung
schützen. Die absolute Isolierung ist trotzdem wohl nur selten notwendig; aber man muß auf das allerstrengste darüber wachen, daß der
Kranke weder mit anderen Kranken, noch mit Besuchern, noch mit
dem Wartepersonal über seine oder anderer Krankheit spricht, sondern
nur mit dem Arzt. Selbst die Behandlung durch mehrere Ärzte, die
nicht ganz aufeinander eingearbeitet sind, ist schon bedenklich, weil
der eine durch eine unvorsichtige Bemerkung leicht das zerstören kann,
was der andere in wochenlanger Arbeit aufgebaut hatte.

Weil diese Bedingung weitgehender Isolierung gar nicht zu erfüllen ist, hat die Aufnahme von Nervösen und Hysterischen in die großen Säle der inneren Abteilungen unserer Krankenhäuser, wo sie von Schwerkranken umgeben sind, gar keinen Sinn.

Legitimes Hilfsmittel der Psychotherapie ist ferner die **Hebung des körperlichen Allgemeinzustandes**, wenn es sich um heruntergekommene und erschöpfte Kranke handelt. Wir verweisen dafür auf das oben für die Behandlung der eigentlichen Erschöpfungszustände Gesagte. Auch interne oder subkutane Arsenkuren bei Chlorose wirken in dem gleichen Sinne und können durch die Hebung des Allgemeinzustandes den Erfolg einer psychotherapeutischen Kur gut unterstützen. Bei ambulatorischen Kranken sind tägliche Injektionen von Natr. cacodylicum [1]) ein sehr gutes Mittel, um in der unauffälligen Art eines kurzen Gesprächs eine Psychoanalyse und suggestive Psychotherapie anzubahnen.

Ein Hilfsmittel der Psychotherapie ist ferner die **Arbeitstherapie**. Dieses Hilfsmittel darf man aber nicht zum Hauptmittel machen, wie das mancherorts in ganz geistloser und schematischer Weise geschieht. Sonst hat man nur Mißerfolge. Vor allem berücksichtige man, daß der Kranke nicht nur an Arbeit, sondern an eine **für ihn zweckmäßige Art der Arbeit gewöhnt werden soll**. So ist es denn ganz falsch, alle Kranken schematisch Gartenarbeit machen zu lassen, sondern viel wichtiger ist es, Leute, die geistig arbeiten müssen, allmählich an geistige Arbeit wieder zu gewöhnen, indem man sie etwa Auszüge aus wissenschaftlichen Arbeiten machen läßt, und diese Arbeit genau regelt und steigert. Es ist der persönlichen Geschicklichkeit des Arztes hier ein großer Spielraum geboten.

In der Wahl der einzelnen Mittel und Wege der Psychotherapie ist der Arzt in hohem Grade von Umständen und Nebenumständen des einzelnen Falles abhängig. So werden wir uns bei **Kindern** nicht auf Psychoanalyse einlassen, sondern uns mit energischer Suggestion begnügen und die Kinder vor allem schädlichen Einflüssen, die ihre Umgebung auf sie ausübt, entziehen. Hysterische Kinder müssen aus der Familie entfernt werden, die durch zu große Besorgnis die hysterischen Symptome nur züchtet.

Auch bei **Imbezillen** werden wir uns mit Psychoanalyse nicht erst abgeben, ja man kann sagen, daß zur erfolgreichen Durchführung

---

[1]) Natr. cacodyl. 0,75, Acid. carbol. gtt. I., Aq. sterilis. ad 25,0. Mit vier Teilstrichen anfangen, steigen jeden Tag um einen Teilstrich bis 20, dann heruntergehen. Kokainzusatz ist nicht notwendig, macht vielmehr bei manchen Kranken Herzbeschwerden. Auch die teuren fertigen Ampullen sind durchaus entbehrlich. Die Spritze soll vor jeder Injektion ausgekocht werden; dann habe ich noch niemals die sonst bei der Injektion von Arsenikalien gefürchteten stärkeren Reizerscheinungen gesehen. Ein anderes Präparat, das die gleichen Wirkungen wie das Natr. cacodylicum hat, unserer Erfahrung nach aber manchmal Infiltrationen an der Stichstelle zur Folge hat, ist das Solarson, das in fertigen Ampullen in den Handel kommt und den unangenehmen Geruch des Natr. cacodylicum nicht hat. Auch das Optarson und Astonin kann empfohlen werden. Einige Kranke vertragen jedoch auch die subkutane Anwendung von Arsenikalien nicht, sondern bekommen danach Magen- und Darmbeschwerden.

Marginal notes: Allgemeinzustand · Arbeitstherapie · Besondere Bedingungen der Psychotherapie

einer Psychotherapie sogar meist ein gewisser Grad von Bildung des
Patienten gehört. Jedenfalls ist einer primitiven Bildung auch eine
primitivere Art der Belehrung und Behandlung gegenüberzustellen.

Keinesfalls darf die Psychotherapie aber als ein Reservat für die
Reichen angesehen werden. Wer einmal die wundervolle Dejerinesche
Abteilung für Psychotherapie in der Salpêtrière in Paris gesehen hat,
der ist überzeugt, daß sich mit geringen Mitteln, selbst unter den schwierigen Verhältnissen eines ganz veralteten und mitten in der Stadt gelegenen Bauwerks, für viele Kranke sehr segensreiches schaffen läßt.
Leider sind unsere Stadtverwaltungen für solche Dinge meist nicht zu
gewinnen. Vielleicht, daß sich einige Nervenheilstätten, in denen, wenn
auch nur in recht beschränktem Maße, schon jetzt etwas Psychotherapie
getrieben wird, bereit finden ließen, einen Versuch mit systematischer
Psychotherapie für geeignete Fälle in dem Stile der genannten Dejerine-
schen Abteilung zu machen. Bei der Aufnahme in solche Anstalten für
Psychotherapie wird man nur die Psychosen, auch die allerleichtesten,
auf das strengste ausschließen müssen.

Physikalische und
pharmakologische
Maßnahmen

Wir kommen nun zu einer sehr wichtigen Frage, inwieweit nämlich die Psychotherapie durch die ganze Reihe der physikalischen
und pharmakologischen Maßnahmen, die man anzuwenden gewöhnt ist, unterstützt werden darf. Es muß als Prinzip aufgestellt
werden, daß das so wenig als möglich geschehe, und daß dem Kranken
immer bewußt bleiben muß, daß die Hauptsache bei seiner Behandlung
die Psychotherapie ist.

Schädlichkeit lokaler Behandlung

Diese Forderung beruht auf der Tatsache, daß dem Kranken
durch die Anwendung von Mitteln, welche gegen seine ihm
als körperlich erscheinenden Krankheiten gerichtet sind,
unbewußt die Überzeugung suggeriert wird, daß seine Beschwerden wirklich da stecken, wo er sie fühlt, daß sein vom
Arzt mit so viel Inbrunst elektrisierter Arm krank ist, daß sein Gehirn
doch schwer erkrankt sein müsse, wenn der Arzt mit so großem Ernst
täglich den galvanischen Strom hindurchschickt etc. Nicht nur, daß
der Kranke in seiner Überzeugung von der Schwere seiner Erkrankung
bestärkt wird; durch diese lokalen Maßnahmen wird der Kranke auch
immer wieder auf den angeblichen Sitz seiner Erkrankung verwiesen
und seine hypochondrischen Beschwerden werden dementsprechend gesteigert. So ist es ein schwerer Fehler, Herzneurasthenikern das Tragen
von Herzflaschen mit kühlem Wasser od. dgl. zu verordnen. Man
muß im Gegenteil ja alles aufbieten, um die Aufmerksamkeit des Kranken
von dem angeblichen Sitz der Krankheit abzulenken.

Bei klinisch zu behandelnden Kranken kann man in der Tat
meist alle besonderen physikalischen und pharmakologischen Maßnahmen entbehren mit Ausnahme von einigen indifferenten Bädern
und ein wenig allgemeiner Massage, Maßnahmen, welche die Psychotherapie gewiß nicht stören. Auch gegen eine morgendliche zimmer-
warme oder (bei sehr Anämischen) heiße Abreibung ist sicherlich nichts
einzuwenden. Man begründet diese Maßnahmen mit der zutreffenden
Indikation der Hebung des Allgemeinzustandes. Demgegenüber

wird in vielen Sanatorien eine ganz unnütze und für den Kranken nur
schädliche Überfülle der verschiedensten Arten von hydriatischen Prozeduren zur Anwendung gebracht und dadurch dem Kranken die Überzeugung erweckt, daß das luxuriös eingerichtete Badehaus die Hauptsache bei seiner Behandlung ist. Man braucht sich ja nur die Prospekte
der Sanatorien anzusehen. Keines scheint den Mut zu haben, sich diesem
unsinnigen Luxus zu entziehen, der natürlich die Verpflegungspreise
erheblich erhöht; ein jedes sucht das andere zu übertrumpfen, und es
gibt wohl keins, das bisher gewagt hat, die Psychotherapie als seinen
wesentlichen Heilfaktor hinzustellen.

Auch für die ambulant in der Sprechstunde zu behandelnden
Kranken kann es von vornherein wünschenswert erscheinen, von allen
Medikamenten und allen physikalischen Prozeduren Abstand zu nehmen.
Es gibt auch Patienten, die diesen Vorschlag sehr freudig begrüßen.
Anderen sieht man es an, daß sie sich dabei von vornherein doch nicht
beruhigen werden. Bei noch anderen kann uns selbst aus diesem oder
jenem Grunde dieses oder jenes physikalische oder pharmakologische
Mittel wünschenswert erscheinen. Prolongierte warme Bäder, morgendliche Abreibungen, Massage werden auch hier nichts schaden, können
vielmehr für die Hebung des Allgemeinzustandes unterstützend wirken;
die prolongierten warmen Bäder (einen Tag um den anderen), sind ein
gutes Beruhigungsmittel und Schlafmittel. Man lasse sie aber weg,
wenn sie entgegengesetzt wirken, was auch vorkommt. Den meisten
Nervösen nicht zuträglich sind Kaltwasseranwendungen, und auch
kohlensaure Bäder wirken eher erregend. Unnötig sind die aromatischen
Zusätze (Fichtennadel), aber man kann sie natürlich verordnen.

Von den Medikamenten ist eines für die ambulanten Kranken   Brom
oft recht nützlich, das Brom. Es ist in Dosen von 1—3 g pro Tag ein
allgemeines Beruhigungsmittel und zugleich ein mildes unschädliches
Schlafmittel, das viele Patienten lange Zeit nehmen, ohne sich sehr daran
zu gewöhnen.

Wie die neurasthenischen Ermüdungskopfschmerzen durch Anwendung der Antineuralgika und anderer Mittel zu behandeln sind,
ist bereits bei anderer Gelegenheit geschildert (S. 82f.). Die hysterischen Kopfschmerzen sind gewöhnlich gegen alle Mittel resistent.

Auch gegen Baldrian und seine Präparate (Bornyval, Validol   Baldrian
[Menthol-Valeriana] etc.) ist nichts einzuwenden, wenngleich ihre Wirkung
zum Teil eine suggestive ist und die Reklame, die für eine Anzahl von
ihnen als Universalmittel gemacht wird, fast lächerlich ist. Aber manchem
Kranken ist es angenehm, eine Schachtel von Bornyvalpillen od. dgl.
mit sich zu führen, und davon im Falle von Schwächezuständen, Herzklopfen etc. eine zu nehmen. Es ist das ein harmloses Mittel der Suggestion, und man wird daraus gewiß keine Prinzipienfrage machen.

Anders steht die Sache doch mit den Schlafmitteln. Es gibt   Schlaf-
allerdings Fälle, wo sie direkt indiziert sind, und das sind die Zustände mittel
von Schlaflosigkeit bei Erschöpfungszuständen und bei vorübergehendem
Versagen des Schlafes nach heftigen Aufregungen (ganz abgesehen natürlich von den psychotischen Zuständen). Hier gibt man sie dann sofort

und muß sie auch zu einer Dosis steigern, wo wirklich Schlaf eintritt. Es seien hier die gebräuchlichsten Schlafmittel aufgezählt: das schwächste ist wohl das Bromural (0,3—0,6 g); etwas stärker ist das ihm eng verwandte Adalin und das Neuronal (beide 0,5—1,0 g). In mittelschweren Fällen wird jetzt wohl das Veronal (0,25—1,0 g [= Diäthylbarbitursäure, diese Verschreibung erheblich billiger]) am meisten gebraucht und das Medinal = Veronalnatrium in der gleichen Dosis wie Veronal, aber schwächer wirkend; das Proponal, auch ein Abkömmling des Veronals, wirkt stärker (in Dosen von 0,2—0,6—1,0 g); das Trional (1,0—2,0 g, in heißem Selterswasser oder warmer Milch) ist immer noch eines der wirksamsten Schlafmittel in schweren Fällen; das Sulfonal (in der gleichen Dosis wie das Trional) wird nur noch wenig gebraucht, zum Teil wegen der aber auch dem Trional nicht ganz fehlenden Gefahr der Hämatoporphyrinurie bei längerer Anwendung. Wegen seiner unangenehmen Nebenwirkungen ist als einfaches Schlafmittel auch das Chloral (1—2 g in Schleimsuppe) nur noch wenig in Anwendung; dagegen ist es noch immer ein ausgezeichnetes Mittel zur Herbeiführung einer leichten Narkose im Status epilepticus und beim Tetanus, wo ganz außerordentliche Dosen per os und als Klistier gegeben wurden (bis 16 g täglich sind gegeben) Das Chloralamid (2—4 g) ist ihm verwandt und wird von einigen geschätzt, ebenso das Amylenhydrat (in derselben Dosis, wegen des unangenehmen Geschmackes vorzugsweise als Klysma). Recht bequem, wenn auch schwächer als die vorigen, aber anscheinend fast frei von allen Nebenwirkungen ist der Paraldehyd, der (in Dosen von 3—8 g) trotz seines unangenehmen Geruches meist gern genommen wird. Ein sehr starkes Schlafmittel ist das schon bei der Behandlung der Epilepsie genannte Luminal in Dosen von 0,1 bis höchstens 0,3 g. Morphium ist ganz zu perhorreszieren.

Jedes neue Schlafmittel wird mit der Reklame angepriesen, daß es von Nebenwirkungen frei ist. Das ist bei keinem richtig; mindestens das unangenehme Gefühl der Benommenheit und des Kopfdruckes hinterlassen die auch am schwächsten wirkenden sehr häufig. Vielen Kranken geht es so, daß der erquickende Schlaf, aus dem sie dann mit freiem Kopf gestärkt aufwachen, erst in der zweiten Nacht ohne weitere Medikation eintritt. Besonders bekannt ist das vom Veronal, kommt aber selbst nach Adalin vor.

Niemals gebe man dem Kranken ein Schlafmittel in die Hand, damit er es nehme, wenn er nicht schlafen könne, sondern man bestimme, daß der Patient das Schlafmittel $^3/_4$—$^1/_4$ Stunde vor dem Zubettegehen auf alle Fälle zu nehmen habe, ob er sich müde fühle oder nicht; dann läßt man sich über den Erfolg berichten und bestimmt dann weiter, erhöht oder erniedrigt die Dosis, wechselt das Präparat etc. Mindestens jeden dritten Tag ist es — abgesehen von ganz schweren Fällen — zweckmäßig, jedes Schlafmittel auszusetzen, und man muß es sich von vornherein zur Aufgabe machen, dem Patienten die Schlafmittel durch Einschiebung immer mehr schlafmittelfreier Tage so bald als irgend möglich wieder abzugewöhnen. Allzuleicht suggerieren sich die

Patienten sonst die Überzeugung, daß sie ohne Schlafmittel überhaupt nicht mehr schlafen können. Bekommt man solche Patienten, die monatelang, oft jahrelang mit Schlafmitteln gefüttert worden sind, in Behandlung, so tut man am besten, ihnen sofort alle Schlafmittel zu entziehen und ihnen zu versichern, daß sie, wenn auch vielleicht noch nicht gerade in der nächsten Nacht, auch ohne Schlafmittel schlafen würden, daß ein paar schlaflose Nächte ihnen lange nicht so viel schaden, wie die Schlafmittel etc. Man wird dann meist Erfolge und dankbare Patienten haben. Es ist gar kein Zweifel, daß gerade bei nervösen Patienten, nicht nur in der ambulanten Praxis, sondern auch in Sanatorien, um das Vielfache mehr Schlafmittel verschrieben werden als nötig und nützlich sind. Ich spreche dabei natürlich nicht von psychotischen und auch nicht von körperlich Kranken. Außer bei ausgesprochenen Erschöpfungszuständen und manchen Fällen starker Erregung soll man bei einfach Nervösen überhaupt keine Schlafmittel geben, sondern sich allein auf die Wirkung der Psychotherapie und einer angemessenen Lebensweise verlassen.

Für harmlos, jedenfalls harmloser als die Schlafmittel, halte ich auch eine Flasche Porter oder ein Glas Kulmbacher Bier kurz vor oder beim Zubettegehen.

Viele Patienten haben sich übrigens selbst gewisse Suggestivmaßregeln für den Schlaf zurecht gemacht, also eine eigene Psychotherapie begründet. Der eine kann nur schlafen, wenn die Fenster auf sind, der zweite nur, wenn er im Bett noch etwas gelesen hat, der andere nur, wenn er gymnastische Übungen gemacht hat. Vor dem Wiedereinschlafen nach zu frühzeitigem Erwachen haben sich viele Kranke gewöhnt, etwas zu essen oder zu trinken und dann wieder einzuschlafen. Ich kenne eine Dame, die aus diesem Grunde, weil sie nämlich danach wieder einschläft, warme Milch als ein ausgezeichnetes Schlafmittel empfiehlt.

Die Schlafmittel sind das beste Beispiel dafür, wie gefährlich es sein kann, Einzelsymptome der psychoneurotischen Zustände einzeln zu behandeln, aber die Schlafmittel wirken doch wenigstens objektiv schlafmachend.

Demgegenüber steht nun die verbreitetste Art der Psychotherapie, die irgend welche wirkungslose Maßnahmen zur Anwendung bringt, in dem Gedanken durch diese an und für sich physikalisch oder pharmakologisch wirkungslosen Maßnahmen eine suggestive Therapie auszuüben, aber ohne dem Patienten diesen Gedankengang mitzuteilen. Vielmehr wird der Patient absichtlich möglichst zu dem Glauben beeinflußt, daß dieses oder jenes, und womöglich nur dieses oder nur jenes Mittel ihn auf pharmakologische oder physikalische Weise heilen könne. Also nicht etwa offene Suggestion, sondern ein frommer Betrug. Das bekannteste und gebräuchlichste der so verwandten Mittel ist die Elektrizität in allen ihren Formen, als galvanische, faradische, statische, als Hochfrequenz, Vierzellenbad [1]) etc.

Maskierte Psycho-
therapie

Elektri-
zität

---

[1]) Die schärfste Kritik ist hier auch im allgemeinen Interesse der Ärzte geboten. Denn es handelt sich da zum Teil um sehr kostspielige Apparate, die man sich nur anschaffen wird, wenn objektive, nicht nur suggestive Wirkungen nachzuweisen sind. Suggestive Maßnahmen kann man billiger haben. So scheint die ganze Wirkung der Hochfrequenz auf ihre diathermische Wirkung zurückzuführen zu sein (vgl. S. 91). Als Allgemeinbehandlung scheint sie objektiv ganz wirkungslos.

Eine besondere Bedeutung hat das elektrosuggestive Verfahren im Kriege erlangt: Die Kranken wurden unter Ausnützung des psychischen Momentes des Vorgesetztenverhältnisses faradisiert; an diese Prozedur schloß sich Gewaltexerzieren an. Unter reichlicher verbaler Suggestion wurde den Kranken der regelrechte Gebrauch seiner Gliedmassen wieder beigebracht. Diese Methode hat große Erfolge gezeitigt; bei einer ganzen Reihe von Kranken mit schlechtem Gesundheitswillen konnte auf dieses Verfahren nicht verzichtet werden.

Ja sogar der Riesenmagnet wird von sehr hervorragenden Ärzten noch zur Behandlung herangezogen. Zu dieser Gruppe gehört auch die Nervenpunktmassage. Daß ihre Vertreter sie für ein objektives Mittel halten können, weil sie den Sitz der nervösen Beschwerden fälschlich in der Peripherie annehmen, tut nichts für die Beurteilung dieser Methode. Sie ist in den Fällen von Psychoneurose nichts als Suggestion unter der Maske der Massage, ganz analog der Suggestion unter der Maske der Elektrizität, übrigens nicht schlechter als diese, und die Vertreter der Nervenpunktmassage haben sogar vor den Elektrotherapeuten voraus, daß sie an die objektive Wirkung ihrer Methode glauben, während die Elektrotherapeuten — es werden ihrer wohl immer weniger, die eine große objektive Wirkung der Elektrizität bei organischen Leiden behaupten — für die Psychoneurosen doch selbst nur eine suggestive Wirkung für möglich halten. In diese Gruppe gehört dann die Verordnung von besonders riechenden oder schmeckenden Substanzen. Auch die Verordnung ganz neuer eben auf den Markt gelangter Substanzen wird insbesondere von sehr beschäftigten Konsiliarien zum Zwecke der Suggestion beliebt. Die Taschen der Patienten sind ja manchmal geradezu Kataloge der neuesten Fortschritte der chemischen Industrie in Form von Rezeptsammlungen. Daß die Rezeptschreiber in der Mehrzahl der Fälle etwa wirklich geglaubt hätten, mit dem neuen Mittel mehr zu erreichen als mit dem alten, ist wohl auszuschließen, sie vertrauten aber auf die suggestive Wirkung des Neuen. In diese Gruppe gehören auch die Umschläge mit äußerlich gar nicht wirkenden Substanzen, wie z. B. Bromumschläge bei Kopfschmerzen, und gehört endlich die Verordnung von allen physikalischen Maßnahmen mit der Unterstellung, daß sie physikalisch auf die Nerven wirkten und nicht nur zur Hebung des Allgemeinzustandes angewandt würden.

Es gibt natürlich nichts Bequemeres als diese Therapie des frommen Betruges. Man verordnet irgend etwas oder wendet irgend etwas an, was einem in den Sinn kommt, und schickt den Patienten weg. Es muß auch zugegeben werden, daß, wie die Dinge heute liegen, in vielen Fällen gar nichts anderes möglich ist. Was soll denn ein Arzt, der durch seine Anstellung gezwungen ist, täglich bis zu 200 Patienten abzufertigen, anders machen? Nehmen wir nur die Hälfte, das sind 100 Patienten à 3 Minuten, das sind 300 Minuten, d. h. 5 Stunden Arbeit. Rechnen wir 1 Minute auf die notwendigen Schreibformalitäten pro Kranken, bleiben für den Kranken 2 Minuten. In dieser Zeit ist natürlich auch nur die geringste psychotherapeutische Beeinflussung — selbstverständlich mit Ausnahme der berühmten „Wirkung der Persönlichkeit" — nicht zu versuchen, ja nicht einmal eine elektrische Einzel-

Nerven-
punkt-
massage

Besondere
Mittel

behandlung durchzuführen, die immerhin 5 Minuten in Anspruch nimmt, und so kommt es denn, daß sich einzelne besondere elektrische Apparate haben anfertigen lassen, die immer 3 Patienten auf einmal elektrisieren können. Zur Psychotherapie gehört aber viel Zeit, bei ambulanter Behandlung noch mehr als bei klinischer und die wirklich kunstgerechte Behandlung der Psychoneurosen für die ärmere Bevölkerung ist allerdings ein Problem, das nur mit neuen Organisationen gelöst werden kann.

Erklärt sich oft eine Behandlung, die einfach eine Karikatur einer Behandlung ist, hier durch den Zwang der Umstände, in anderen Fällen aus der Bequemlichkeit und einem therapeutischen Nihilismus, so tönt auch aus der Psychotherapie an und für sich günstigeren Verhältnissen, z. B. aus wenig gefüllten Privatsprechstunden, die Frage: Was sollen wir denn machen, wenn wir nicht elektrisieren? Darauf kann man nur antworten, die Psychotherapie zur Hauptsache und nicht zur verschleierten Nebensache machen. Denn tatsächlich wirken alle die genannten Mittel der wirklichen Psychotherapie entgegen, indem sie den Kranken über den psychischen Grund seiner Beschwerden täuschen. Soll vielleicht der Kranke, dessen Haare sich unter der Platte des Franklinisationsapparates sträuben, oder dessen Kopf die elektrische Hand des Arztes — die Hand als Elektrode! auch so ein beliebtes Stück angeblicher Suggestion — streichelt, der Kranke, der sich in einem Zimmer befindet, das oft schon eine Art physikalischen Laboratoriums ist, soll dieser Kranke glauben, daß dieser Aufwand an physikalischen Kräften etwa nicht physikalisch wirke? Und weil er es gar nicht glauben kann und ja auch nicht glauben soll, sind diese Mittel in einer großen Anzahl von Fällen nicht nur nicht harmlos, sondern direkt schädlich, indem sie die Überzeugung des Kranken von der körperlichen physikalischen Natur seiner Beschwerden nur fixieren, anstatt sie zu beseitigen. Die Erfolge sind in den weitaus meisten Fällen daher nur vorübergehend, und oft wird der Zustand auch verschlimmert. Die Beweise dafür findet man auf der Straße. Man zeige doch den Neurastheniker, die Hysterische, den Traumatiker, die nicht mit Elektrisieren und mit den anderen Mitteln behandelt wären.

Wir sind nichts weniger als Prinzipienreiter. Warum soll man das Elektrisieren oder sonst irgend etwas in bestimmten Fällen nicht anwenden? So werde ich einem Kind, das mit einer hysterischen Lähmung zu mir kommt, zwar wohl auch sagen, „der Arm ist schwach, weil Du einen Schreck bekommen hast", aber ich werde den Arm dann, wenn reine verbale Suggestion nichts nützt, ruhig elektrisieren und dem Kind suggerieren, wie der Arm unter der Wirkung der Elektrizität wieder bewegungsfähig wird, und wenn das gelungen ist, mir ausbitten, daß so was nicht wieder vorkommt. Ich denke auch gar nicht daran, mich mit einer imbezillen Hysterischen auf lange Gespräche über den psychischen Grund ihrer Aphonie einzulassen, sondern elektrisiere auch da, oder drücke auf irgend einen Nervenpunkt od. dgl. Man möge auch soviel Kompromisse aus welchen Gründen immer schließen, als man will. Im Prinzip aber muß gefordert werden, daß diese Art der

Behandlung auf das denkbar geringste Maß eingeschränkt wird zugunsten einer systematischen Psychotherapie. Wenn dieser Standpunkt der herrschende geworden sein wird, wird auch die Achtung vor der neurologischen Therapie wieder steigen, die darum in weiten Kreisen des Publikums und der Ärzte eine so geringe ist, weil sie es nie anders gelernt und gesehen haben, als daß neurologische Therapie ungefähr gleich Elektrisieren ist.

Ich zweifle nicht, daß selbst bei den der Behandlung am allerwenigsten zugänglichen Formen, das sind die sogleich zu besprechenden traumatischen Neurosen, durch eine von Anfang an einsetzende systematische reine Psychotherapie unter Ausschluß aller störenden Suggestionen, die durch physikalische und mechanische Maßnahmen und ungeeignete Umgebung bewirkt werden, viel bessere Resultate zu erzielen wären als bisher.

Man kann die Psychotherapie als ätiologische Therapie neben die beiden anderen mächtigen Methoden der Neurologie: die operative Therapie und die antiluetische Therapie stellen. Das Anwendungsgebiet der Psychotherapie ist aber ein sehr viel größeres und allgemeineres als das der beiden anderen Methoden. Denn die Mehrzahl der Nervenkranken, die in der allgemeinen Sprechstunde und auch in der des Neurologen erscheinen, leiden weder an Tumoren noch an Lues, ja überhaupt nicht an „organischen“ Nervenkrankheiten, sondern an „funktionellen“, d. h. an Psychoneurosen. Darum muß nicht nur der Neurologe, sondern auch der allgemeine Praktiker sich mit der systematischen Psychotherapie vertraut machen. Es gehört dazu nur eine gewisse ärztlichpsychologische Begabung, daneben viel Zeit, Unermüdlichkeit, Aufrichtigkeit, der feste Wille, dem Kranken zu helfen, Freiheit von jedem Schematismus, dies alles auf dem Grunde einer sicheren Diagnose; dann wird sich jeder Arzt, nicht nur der Neurologe, unschwer überzeugen können, daß die Psychotherapie den Vergleich mit anderen, äußerlich glänzenderen Methoden nicht zu scheuen hat, und daß sie in den geeigneten Fällen durch andere Methoden überhaupt nicht zu ersetzen ist.

37. Begutachtung.

Die Formen ärztlicher Bescheinigungen und Begutachtungen sind bei Nervenkranken keine besonderen, wohl aber ist, wenn es sich um Nervenkrankheiten handelt, eine ganz besondere Vorsicht bei der Ausstellung zu beachten. Vor allem ist die Einhaltung der allgemeinen Regel, daß nämlich die subjektiven Beschwerden als solche bezeichnet und von dem objektiven Befund getrennt angeführt werden sollen, auf das schärfste zu beobachten. Es ist das notwendig, obgleich oder vielmehr weil gerade bei Nervenkranken eine so große Diskrepanz zwischen subjektiven und objektiven Beschwerden bestehen kann, wie kaum bei irgendwelchen anderen Kranken. Es gilt das ja wesentlich für die Psychoneurosen, aber gerade diese erfordern den weitaus größten Teil der Begutachtungen.

Wo wir eine organische Nervenkrankheit erkannt haben, da sind wir ja mit dem einen Teil der Gutachtens, der Feststellung der Krankheit im allgmeinen bald im reinen, und wenn wir uns der notwendigen Vorsicht in der Formulierung der speziellen Diagnose befleißigen, wird dieser Teil ebenso unangreifbar zu machen sein, wie die Diagnose einer Nieren- oder einer Augenkrankheit. Anders bei den Psychoneurosen, besonders der Neurasthenie, und schon bei den Erschöpfungszuständen. Kommt ein solcher Kranker zu uns nur zu dem Zweck, behandelt zu werden, so genügt für die einzuschlagende Therapie die Feststellung, daß ein organischer Befund nicht zu erheben ist. Seine Beschwerden glauben wir ihm; denn er würde nicht behandelt werden wollen, wenn er sie nicht hätte.

Will jemand aber ein Attest haben, oder ist ein Gutachten über ihn gefordert, so sollten wir eigentlich nicht ohne weiteres glauben, aber in dem subjektiven Urteil, das wir uns auf Grund unserer Erfahrung von dem Zustand des Kranken mangels hinreichender objektiver Symptome oft machen müssen, spielt die Einschätzung der Glaubwürdigkeit des zu Begutachtenden doch eine sehr große Rolle. Das sind wir verpflichtet, in dem Gutachten zum Ausdruck zu bringen, um so schärfer, je weniger wir Gelegenheit gehabt haben, ihn fortdauernd, sei es in der Hausarztpraxis, sei es im Lazarett, sei es im Krankenhaus zu beobachten, besonders dann, wenn es sich nur um einmalige Untersuchung in der Sprechstunde gehandelt hat. In solchen Fällen tut man gut, ein Attest etwa so abzufassen: „N. N. klagt über folgende subjektive Beschwerden .... Die Untersuchung ergibt....... Es besteht also keine organische Erkrankung des Nervensystems. Die psychische Untersuchung ergibt....... Die körperlichen Symptome (wenn welche da sind) unterstützen die Angaben des Kranken. Die Angaben des Patienten erscheinen mir auf Grund der Untersuchung (wobei dann nicht nur die körperliche sondern auch die psychische gemeint ist) glaubwürdig, und ich bescheinige demnach, daß........“

Die Bedeutung der sogenannten objektiven Symptome der Psychoneurosen ist eine recht beschränkte. Es findet sich sehr häufig in Attesten und Gutachten eine Art Schema: Verstärkte Sehnenreflexe, etwas Tremor, Lidflattern, Schwanken beim Augenschluß, feuchte Haut, beschleunigter Puls, als Haupttrumpf dann noch Dermographie und dann die Folgerung: „Der N. leidet also an Neurasthenie“. Dabei wird einmal vergessen, daß alle die genannten Symptome fehlen können, und der Patient doch an Neurasthenie leiden kann, und daß der Kranke, wenn er nämlich will, sich durch einige schwere Zigarren und einige Tassen schweren Kaffees oder das Einnehmen differenter Drogen ein sehr ähnliches oder ganz gleiches Bild schaffen kann. Es ist mir auch ganz unverständlich, wie selbst vielbeschäftigte Gutachter allein aus dem Fehlen solcher früher einmal festgestellten objektiven Zeichen, z. B. dem Fehlen des Lidflatterns, des Tremors, bei erneuter Untersuchung ohne weiteres eine erhebliche Besserung und eine dementsprechende Herabsetzung der Rente ableiten können.

Denn auf der anderen Seite ist es eben außerordentlich schwer, starke Übertreibung oder Simulation nicht nur wahrscheinlich zu finden, sondern sie wirklich zu erweisen. In der Sprechstunde gelingt das fast nie. Fallen doch auch alle die sogenannten „Simulationsproben", soweit sie anwendbar sind, z. B. bei teilweisen Seh- oder Hörstörungen, bei Hysterie ebenso aus, wie bei bewußter Simulation. Groben und ungeschickten Simulationsversuchen wird man ja nicht zum Opfer fallen, aber raffinierter Schauspielerei gegenüber reicht auch das Urteil des erfahrenen Sachverständigen nicht aus. Das sieht man doch recht häufig, wenn man den Eindruck, den der um ein Attest Bittende gemacht hat, mit den in den Akten wiedergegebenen Ermittelungen vergleicht. Da sieht man, daß nicht nur der Hergang des Unfalles falsch berichtet ist, daß der Kranke verschwiegen hat, daß er eines früheren Unfalles wegen schon eine Rente bezieht, da erfährt man auch, daß Leute recht arbeits- und erwerbsfähig sind, die in der Sprechstunde einen gebrechlichen und dementen Eindruck machen (sog. Pseudodemenz). So war bei einem von mir begutachteten Schneider, der sich um wenige Mark Rentenentziehung herumschlug, nachgewiesen, daß er mindestens 50 000 Mk. Kriegsgewinne in einem Jahr gemacht hatte. Ohne Akteneinsicht soll man ein Gutachten oder Attest nur dann ausstellen, wenn man die Überzeugung gewonnen hat, daß dem Kranken wirklich Unrecht geschehen ist, indem z. B. eine organische Erkrankung als Neurasthenie erklärt worden ist.

Die im Deutschen Reiche geltenden versicherungsrechtlichen Grundlagen können hier nicht ausführlicher dargestellt werden. Ist der Arzt von der Behörde zur Abgabe eines Attestes aufgefordert, so ergibt sich ja seine Stellung ohne weiteres. Ein Recht, gehört zu werden, hat der behandelnde Arzt in der Unfallversicherung nur auf Grund des § 1582 RVO. „Soll auf Grund eines ärztlichen Gutachtens die Entschädigung abgelehnt oder nur eine Teilrente gewährt werden, so ist vorher der behandelnde Arzt zu hören usw." Dagegen ist die Berufsgenossenschaft berechtigt, und zwar auch innerhalb der ersten 13 Wochen, von dem behandelnden Arzte (oder der Kasse) Auskunft über die Behandlung und den Zustand des Verletzten zu verlangen, ebenso wie es später die Versicherungsbehörden tun. Darüber hinaus bestehen vielfach Abkommen zwischen Berufsgenossenschaften und Ärzten, nach welchen letztere sich verpflichten, über jeden in ihre Behandlung kommenden Unfallverletzten einen Fund- oder Krankheitsbericht zu erstatten, wenn die Möglichkeit einer dauernden Erwerbsbeschränkung nicht ausgeschlossen ist. Ein Recht auf Akteneinsicht hat der behandelnde oder privatim begutachtende Arzt nicht. Man kann jedoch den Kranken auf den § 1596 RVO. hinweisen, wonach auf Verlangen des Berechtigten in der Revisionsinstanz in allen Fällen, wenn er die Kosten im voraus entrichtet, ein von ihm bezeichneter Arzt als Gutachter zu vernehmen ist. Dann muß diesem Arzte auch nach § 1597 auf Verlangen Einsicht in die Vorverhandlungen gewährt werden; zur Mitteilung der vorher erstatteten Gutachten ist das Versicherungsamt zwar nicht verpflichtet, wird sie aber wohl kaum verweigern.

In der Invaliditätsversicherung muß der Antrag auf Invalidisierung auf Grund eines ärztlichen Attestes erfolgen, das der Antragsteller sich privatim zu verschaffen hat. Auch kann der behandelnde Arzt als Gutachter im Rentenverfahren gehört werden. Das wird freilich im allgemeinen wohl nur dann der Fall sein, wenn der Renteninhaber auf der ihm durch den § 1681 gewährten Möglichkeit besteht, daß ein von ihm oder seinen Hinterbliebenen bezeichneter Arzt in der Berufungsinstanz gehört wird.

Vor der Dissimulation, d. h. der Vortäuschung von Gesundheit, braucht sich der neurologische Gutachter viel weniger in acht zu nehmen

als vor der Simulation. Bei Bescheinigungen für Lebensversicherungs-
gesellschaften u. dgl. handelt es sich ja fast ausschließlich um die organischen Nervenerkrankungen, und diese können dem gründlichen
Untersucher nicht weggetäuscht werden; denn sie haben ihre objektiven
Symptome. Verschweigt der Untersuchte Dinge, die der Arzt nicht
feststellen kann, wie z. B. epileptische Anfälle oder überstandene Syphilis,
so hat der Arzt hierfür in keiner Weise eine Verantwortung.

Der Löwenanteil der Begutachtungen wegen Nervenkrankheiten   Unfall-
entfällt auf die **Unfallgutachten.** Ob nach Lage der Sache im Sinne des   begutachtung
Gesetzes oder einer besonderen Vereinbarung im einzelnen Fall ein
Unfall anzunehmen sei, ist dabei eine Frage, die nicht vom Arzt entschieden wird. Der Begriff des Unfalls deckt sich ja nicht mit dem einer
mechanischen Verletzung; es gibt Verletzungen genug, die nicht Unfälle,
d. h. deren Folgen nicht entschädigungspflichtig sind, und andererseits
können Erkältungen, Erhitzungen, Vergiftungen, elektrische Schädigungen, psychische Einwirkungen (Schreck), und auch die Arbeitsleistung als solche unter bestimmten Voraussetzungen als Unfälle gewertet
werden. Die ärztliche Mitwirkung beschränkt sich auf die Beantwortung
der Frage, ob ein bestimmter Vorfall oder eine gewisse Einwirkung
Krankheitserscheinungen zur Folge gehabt hat. Diese Frage beantwortet sich am leichtesten bei den eigentlichen Verletzungen des   Verletzungen des
Nervensystems des Gehirns, Rückenmarks und der peripheren Nerven   Nervensystems
in allen Formen, wie sie auch in diesem Buch (S. 108, 130, 192) besprochen worden sind.

Die größten Zweifel entstehen dagegen bei der Frage nach der   Unfall und
organische
Verursachung organischer Nervenkrankheiten durch einen Unfall.   Nerven-
Es gibt zwar wohl keine Nervenkrankheit, für deren Entstehung nicht   krankheiten
auch schon ein Trauma verantwortlich gemacht worden wäre, ich nenne
noch einmal die Apoplexie (Spätapoplexie), die spinale Muskelatrophie,
die multiple Sklerose, den Gehirntumor, die Epilepsie, die Syringomyelie,
die Paralysis agitans. Im rein wissenschaftlichen Sinne ist aber für die
Mehrzahl der genannten Krankheiten eine ursächliche Bedeutung des
Trauma noch keineswegs sicher gestellt. Zu der sicheren Minderzahl
rechne ich die Apoplexie und die Epilepsie. Es ist deswegen gut, daß
diese wissenschaftliche Frage nicht mit der gutachtlichen zusammenfällt, ob im Sinne des Gesetzes ein Unfallschaden vorliegt. Denn die
Ursachen vieler Nervenkrankheiten sind uns unbekannt, und selbst
wenn sie uns bekannt sind, so wird ein Unfall als auslösende, oder für
den ungünstigen Verlauf des Leidens wesentlich mitwirkende Ursache
im Sinne des Gesetzes oft verantwortlich gemacht werden müssen.
Es gilt das insbesondere für diejenigen Krankheiten, deren Zusammenhang mit einem Unfall praktisch am häufigsten in Frage steht, die
syphilitischen und die metasyphilitischen, insbesondere die Tabes
und die Paralyse, dann auch für die arteriosklerotischen. Obwohl
wir eine rein traumatische Tabes oder Paralyse heute überhaupt nicht
mehr anerkennen, bejahen wir doch häufig genug den Zusammenhang
mit einem Unfall. Bei der Beurteilung des Einzelfalles ist fast das
wichtigste die genaue Anamnese. Haben subjektive oder von anderen   Anamnese

Personen bemerkte oder gar ärztlich festgestellte Zeichen der Erkrankung
vor dem Unfall überhaupt schon bestanden, so wird man sich der Frage
einer wesentlichen Verschlimmerung durch den Unfall gegenüber fast
immer ablehnend zu verhalten haben. Denn es liegt ja in der Natur
der meisten dieser organischen Erkrankungen, progressiv und oft sogar
sprungweise fortzuschreiten. Wenn wir etwa erfahren, daß eine nach
einem Unfall manifest gewordene Paralyse schon vorher ab und zu
Schwindelanfälle gezeigt hat, so wird das im allgemeinen genügen, um
den Zusammenhang mit einem Unfall abzulehnen. Gerade bei den
metasyphilitischen Erkrankungen muß man einen ganz besonders schlagenden Beweis für den Einfluß des Unfalles fordern. Bei Krankheiten, die
mit Bewußtseinsverlusten einhergehen, ist auch immer zu erwägen, ob
der Unfall, z. B. ein Fall in eine Maschinentransmission, nicht bereits
der Ausdruck der Krankheit war. Ebenso kann eine Gelenkaffektion bei
Tabes schon durch einen Fehltritt infolge der Ataxie ausgelöst worden
Latenz   sein. Die Latenz zwischen Unfall und organischer Nervenkrankheit
muß der Natur des Leidens angemessen sein. Wenn jemand heute
einen Unfall hat, und man findet nach 8 Tagen eine ausgesprochene
multiple Sklerose bei ihm, so spricht das mit Sicherheit gegen deren
Verursachung durch den Unfall, das gleiche würde für einen Gehirntumor gelten, nicht dagegen für eine Apoplexie. Bei Krankheiten wie
der multiplen Sklerose und dem Hirntumor dürfen jedenfalls Wochen
und Monate vergehen, bis die ersten Anzeichen in subjektiven Beschwerden des Kranken sich geltend machen, Jahre, bis sie zu schweren Erscheinungen geführt haben.

Art des   Was die Wertung des Unfalles selbst betrifft, so wird man natürlich
Unfalles geneigt sein, schwereren Unfällen eine größere Wirkung zuzutrauen
als leichten. Als schwere Unfälle sind insbesondere solche anzusehen,
die mit einer Hirnerschütterung oder wenigstens mit schwerer Erschütterung des ganzen Körpers einhergegangen sind, Fall aus erheblicher
Höhe u. dgl. Aber auch rein periphere Verletzungen können
nicht nur, wie selbstverständlich, als Ursache peripherer Neuritiden
wirksam sein, sondern auch als Ursache zentraler Erkrankungen,
wie z. B. der multiplen Sklerose, in Betracht kommen und anerkannt
werden.

Erwerbs-   Über die Abschätzung der Erwerbsfähigkeit und der entsprechenden Rente, im
fähigkeit Falle daß der Unfall in seiner ursächlichen Bedeutung anerkannt wird, kann natürlich
allgemein Gültiges nicht gesagt werden. Denn die Erwerbsfähigkeit richtet sich
nicht nur nach dem jeweiligen Stadium der Erkrankung, sondern auch nach der
Betriebstätigkeit, in welcher der Verletzte von dem Unfall betroffen ist. Die
Erwerbsfähigkeit bei demselben Grad von Tabes kann für einen Bauarbeiter aufgehoben, bei einem Bureauangestellten fast ungemindert sein, wobei allerdings
zu berücksichtigen ist, daß nach der Entscheidung des RVA. dabei in der Regel
der allgemeine Arbeitsmarkt in Erwägung zu ziehen ist. Es sind das ja aber allgemeine Grundsätze der Unfallbegutachtung ebenso wie der häufig außer acht
gelassene, daß Fehlen der Arbeitsgelegenheit für die Abschätzung der Erwerbsfähigkeit nicht in Betracht kommt, oder nur insoweit, als der Verletzte sie infolge
mangelnder körperlicher Rüstigkeit schwieriger findet oder von gewissen Berufs-
arten ausgeschlossen ist. Wichtig ist gerade für die Verschlimmerung von nervösen Leiden auch noch der allgemeine Grundsatz, daß wenn der Verletzte schon
vor dem Unfall in seiner Erwerbsfähigkeit beschränkt war, trotzdem als Unfall-

folge seine gesamte Erwerbsbeschränkung anzusehen ist, sofern der Einfluß des Unfalles überhaupt als wesentlich anzusehen war.

Über die Begutachtung der traumatischen Neurosen können wir uns hier sehr kurz fassen, da wir alle wesentlichen Grundlagen bereits in dem diesen Krankheiten gewidmeten Kapitel gegeben haben. Die wissenschaftliche Situation, in der wir uns bei der Begutachtung dieser Krankheitsgruppe befinden, ist ja eine höchst eigentümliche. Wir wissen ganz genau (vgl. S. 323), daß zu $^9/_{10}$ die gesetzliche Einrichtung der Dauerrenten ihre Ursache ist, und wir können doch gar nicht anders gutachten, als wenn wir den Unfall allein für die Ursache der Neurose hielten. Abziehen dürfen wir nur soviel, als uns als bewußte Übertreibung bzw. Simulation erscheint oder nachgewiesen ist. Hier setzen nun die eingangs dieses Kapitels geschilderten Schwierigkeiten dieser Abschätzung ein, aber man braucht nicht allzu ängstlich zu sein und kann sich darauf verlassen, daß, so selten man reine Simulation nachweisen kann, doch mindestens 50 %, nach der Meinung anderer sogar 90 % aller traumatischen Neurotiker bewußt übertreiben. Man hat früher bei traumatischen Neurosen sehr häufig auf hohe Renten bis zur Vollrente erkannt, weil man unter dem Einfluß der Lehre von einer besonderen traumatischen Neurose die Prognose der Unfallneurosen für sehr ungünstig hielt; in der Tat hat man sie durch diese hohen Renten erst ungünstig gemacht. Seitdem im allgemeinen bei traumatischer Neurose nur auf geringe Renten erkannt wird, sind selbst unter dem Rentenverfahren die Heilungsaussichten besser geworden, wenn auch unvergleichlich schlechter als bei dem Kapitalabfindungsverfahren anderer Länder. Es ist ja auch durchaus gerecht, wenn wir Leuten, deren Krankheit zum größten Teil nur auf einer wenn auch krankhaften Willensschwäche beruht, nicht die gleichen Renten geben, wie jemandem, der körperlich und objektiv etwa durch eine multipe Sklerose wirklich außerstande ist, Arbeit zu leisten. Hat jemand eine schwere hysterische Lähmung eines Armes, so müssen wir ihm natürlich doch eine höhere, aber keineswegs die einer entsprechenden organischen Schädigung zukommende Rente bewilligen, legt sich jemand mit einer sogenannten Akinesia algera jahrelang ins Bett, so müssen wir ihm Vollrente geben; in den zahlenmäßig weitaus überwiegenden Fällen, wo nur allgemeine Beschwerden diffuser Art vorliegen, wird man im allgemeinen den Grad der Erwerbsunfähigkeit nicht über $33^1/_3$ % schätzen und auf die Annahme der bei einer Rente bis zu 20 % möglichen Kapitalabfindung hinwirken.

Demgemäß wird man auch zu einer Invalidisierung, welche ja mehr als $^2/_3$ Erwerbsunfähigkeit voraussetzt, auf Grund einer Neurose sehr selten kommen, häufig dagegen bei organischen Nervenkrankheiten.

Die eigentlichen Rentenkampfneurosen, die allein aus der Sucht nach unverdienter Rente hervorgehen, sind nach der Stellungnahme des Reichsversicherungsamtes nicht entschädigungsberechtigt. Auch ist unter dem Einfluß des Krieges die Rechtsprechung bei den traumatischen Neurosen des Friedens strenger geworden. Man wird sich der Vorstellung nicht entziehen können, daß es nicht ganz gerechtfertigt ist, einem Menschen, der mit dem Kopf gegen die Wand eines Straßenbahnwagens angeschlagen ist oder ähnliche kleine Schädigungen gehabt hat, große Summen aus dem Volksvermögen auszuzahlen, während Millionen draußen im Schützengraben ihr Leben wagten und verloren, Trommelfeuer, Verschüttungen und Verwundungen aushielten, ohne eine traumatische Neurose zu bekommen.

Begutachtung der Kriegsschädigungen

Die Begutachtung der nervösen **Kriegsschädigungen,** welche eine allgemeine ärztliche Angelegenheit geworden ist, geschieht im wesentlichen von sehr ähnlichen Gesichtspunkten wie bei der Unfallversicherung.

Rechtliche Grundlagen

Für die militärärztliche Beurteilung der Frage der Dienstbeschädigung oder Kriegsdienstbeschädigung ist das Reichsversorgungsgesetz von 12. 5. 1920 maßgebend; dasselbe enthält auch Ausführungsverordnungen und Ausführungsbestimmungen, sowie Rententafeln.

Dienstbeschädigung ist die gesundheitsschädigende Einwirkung, die durch militärische Dienstverrichtungen oder durch einen während der Ausübung des Militärdienstes erlittenen Unfall oder durch die den Militärdienst eigentümlichen Verhältnisse herbeigeführt worden ist. Zur Anerkennung einer Gesundheitsstörung als Folge einer D.B. genügt die Wahrscheinlichkeit des ursächlichen Zusammenhanges. Arbeiten, zu denen Angehörige der deutschen Heermacht in unverschuldeter Kriegsgefangenschaft verwendet wurden und die dieser Kriegsgefangenschaft eigentümlichen Verhältnisse werden dem Militärdienst und den diesem Dienste eigentümlichen Verhältnissen gleichgestellt. Die Angaben des Beschädigten, die sich auf Vorgänge bei der Gefangennahme und in der Kriegsgefangenschaft beziehen, sind der Entscheidung zugrunde zu legen, soweit nicht die Umstände des Falles entgegenstehen. Eine vom Beschädigten absichtlich herbeigeführte gesundheitsschädigende Einwirkung gilt nicht als D.B.

Der Beschädigte hat Anspruch auf Rente, solange infolge einer D.B. seine Erwerbsfähigkeit um wenigstens $15^0/_0$ gemindert oder seine körperliche Unversehrtheit schwer beeinträchtigt ist.

Die Erwerbsfähigkeit gilt insoweit als gemindert, als der Beschädigte infolge der Beschädigung nicht mehr oder nur unter Aufwendung außergewöhnlicher Tatkraft fähig ist, sich Erwerb durch eine Arbeit zu verschaffen, die ihm unter Berücksichtigung seiner Lebensverhältnisse, Kenntnisse und Fähigkeiten billigerweise zugemutet werden kann. Die Verdienstverhältnisse bilden keinen Maßstab.

Die schwere Beeinträchtigung der körperlichen Unversehrtheit wird einer Minderung der Erwerbsfähigkeit von 15 bis einschließlich $50^0/_0$ gleich geachtet, auch wenn die Erwerbsfähigkeit nicht oder nur in geringerem Maße als um $50^0/_0$ gemindert ist.

Als Unterlage für die Beurteilung der Minderung der Erwerbsfähigkeit (E.M.) dient zunächst der ärztliche Befund unter Berücksichtigung der Ursache und des Verlaufs von Erkrankung oder Verletzung, sodann der Gesamtzustand, sowie etwa schon vor der D.B. vorhandene Gesundheitsstörungen. Die Lebensverhältnisse, Kenntnisse und Fähigkeiten des Untersuchten sind in Betracht zu ziehen, um zu dem Urteil zu gelangen, inwieweit der Beschädigte fähig ist, sich auf dem allgemeinen Arbeitsmarkt Erwerb durch eine Arbeit zu verschaffen, die ihm in Ansehung der genannten persönlichen und sozialen Verhältnisse billigerweise zugemutet werden kann. Vorausgeschickte Erhebungen bei Arbeitgeber und Krankenkassen tragen zur Klärung des Krankheitsbildes bei.

Die durch die jeweilige Lage des Arbeitsmarktes bedingte oder nur durch außergewöhnliche Tatkraft erreichte wirtschaftliche Ausnützung der verbliebenen Arbeitskraft ist außer Betracht zu lassen; der vom Beschädigten erzielte Arbeitsverdienst kann deshalb höchstens als Anhaltspunkt, nie aber als Maßstab für die Bemessung der Erwerbsfähigkeit dienen.

In der Mehrzahl der Fälle wird allmählich mit einer Besserung gerechnet werden können und dementsprechend eine stufenweise Herabsetzung der Rente gerechtfertigt sein. Die unvermittelte Entziehung einer höheren Rente wird nur in besonders begründeten Fällen am Platze sein. Eine die Rentenherabsetzung rechtfertigende Beurteilung des Zustandes muß im allgemeinen auch durch den Befund gestützt sein.

Eine große Rolle spielt die Gewöhnung, d. h. die funktionelle Anpassung an Folgen von Erkrankungen und Verletzungen, die auch bei wesentlichen Organveränderungen eine weitgehende Ausnützung der Arbeitskraft gestattet.

Liegen als Folge von D.B. mehrere Leiden vor, so ist nicht jede einzelne Gesundheitsstörung in ihrer Wirkung auf die Erwerbsfähigkeit für sich allein ohne Berücksichtigung des Gesamtbildes abzuschätzen und sodann eine einfache Zusammenrechnung vorzunehmen, vielmehr ist die Minderung der E.F. einheitlich zu beurteilen und für ihre Höhe die Gesamteinwirkung der Gesundheitsstörung auf die E.F. maßgebend.

Haben die Folgen einer D.B. einen bereits vor Einwirkung der D.B. vorhanden gewesenes Leiden nachhaltig und wesentlich verschlimmert, auch in dem Sinne, daß sie zu alten Störungen am gleichen oder Aushilfsorgan hinzugetreten sind, so ist zunächst die E.M., wie sie unter Zugrundelegung des durch die Verschlimmerung geschaffenen Gesamtzustandes vorliegt, nach den sonst gegebenen Gesichtspunkten zu beurteilen. Die Bemessung der Rente selbst hat dann aber zu berücksichtigen, in welchem Grade die E.F. bereits durch den vor Einwirken der D.B. vorhanden gewesenen Schaden nachweisbar gemindert war, so daß ärztlicherseits auch hierüber ein Urteil abzugeben ist. Wer bei der Einstellung in seiner E.F. um weniger als $15\,^0/_0$ gemindert war, gilt als erwerbsfähig im Sinne des Gesetzes.

Für die militärärztliche Beurteilung der D.B. bei den häufigsten nervösen Erkrankungen der Heeresangehörigen sind von militärärztlicher Seite seinerzeit Richtlinien herausgegeben worden, deren wesentliche Punkte im folgenden wiedergegeben werden: Denn auch jetzt noch wird von uns häufig genug die Beantwortung der Frage verlangt, ob bei einem Kranken D.B. vorgelegen hat.

Die bei Kriegsteilnehmern auftretenden epileptischen Anfälle lassen bei   Epilepsie sorgfältiger Erhebung der auch hier unerläßlichen Vorgeschichte, soweit es sich nicht um symptomatische, vor allem durch direkte Hirntraumen[1]), organische Hirnerkrankungen (besonders Lues) bedingte Anfälle oder um versehentlich eingestellte schwere Epileptiker handelt, fast ausnahmslos den Nachweis zu, daß es sich handelt entweder:

um eine schon von früher her bestehende konstitutionelle Epilepsie mit seltenen Anfällen,

oder um einmalige epileptiforme Reaktionen bei Psychopathen, sog. Affekt- oder Reaktivepilepsie,

oder — was seltener ist —:

um Fälle, in denen eine bestehende epileptische und in sog. epileptoiden Erscheinungen meist schon vorher zum Ausdruck gekommene Anlage (sog. larvierte Epilepsie ohne echte epileptische Krampfanfälle) während des Krieges erstmalig in Erscheinung tritt in Gestalt von epileptischen Anfällen, die sich dann weiterhin unabhängig von äußeren Einflüssen wiederholen.

Eine D.B. wird im allgemeinen nur dann anzunehmen sein, wenn ersichtlich unter dem Einfluß stärkerer, mit dem Militärdienst oder mit den besonderen Verhältnissen des Krieges zusammenhängender Schädigungen und in zeitlichem Zusammenhang mit ihnen eingesetzt hat, entweder:

a) eine Häufung der Anfälle, oder

b) eine psychische Verschlimmerung, oder schließlich — in seltenen Fällen —

c) das erstmalige Auftreten von Anfällen beim Fehlen epileptischer oder epileptoider Störungen in der Vorgeschichte.

Als solche schädigende Einwirkungen kommen vor allem schwere traumatische Schädigungen und Infektionskrankheiten, vielleicht plötzliche Gemütserschütterungen in Betracht. Kalorische Schädlichkeiten einschl. der Insolation (Hitzschlag) sind sicher zuweilen bei der Auslösung des

---

[1]) Die traumatische Epilepsie pflegt sich meist erst monate- oder jahrelang nach dem Trauma einzustellen, die übrigen Folgeerscheinungen des Traumas können schon abgeklungen sein.

ersten Anfalls beteiligt. Ebenso häufig ist die Verkennung eines ersten epileptischen
Anfalls als Hitzschlag.

Bemerkt sei, daß auch bei der Epilepsie für ihr Auftreten oder die Weiter-
entwicklung einer epileptischen Anlage ein bestimmtes Lebensalter, die Zeit der
Pubertät, eine wesentliche ursächliche Rolle spielt. In diesem Alter pflegt es ohne
weitere Gelegenheitsveranlassung, ohne exogene Einwirkungen zu dem
ersten epileptischen Anfall zu kommen. Diese Erfahrung ist für die militärärztliche Beurteilung deshalb so bedeutungsvoll, weil die Mehrzahl der Heeresangehörigen, namentlich im Frieden, in diesem Alter steht.

Während in der Regel eine ererbte Anlage für die Pubertätsepilepsie in
Betracht kommt, gibt es auch Formen dieser Krankheit, in denen die Anlage
auf eine in der Kindheit durchgemachte Gehirnkrankheit oder akute, schwere
Infektionskrankheit oder auf ein infantiles Trauma zurückzuführen ist. Auch
in diesen Fällen kann entweder der erste epileptische Anfall in der Pubertät mit
oder ohne Gelegenheitsveranlassung auftreten, oder es können im Anschluß an
die infantile Krankheit zunächst einige Krampfanfälle sich einstellen, dann jahrelang ausbleiben und erst in der Pubertät mit oder ohne Gelegenheitsveranlassung
wiederkehren.

Seltener entwickelt sich die Pubertätsepilepsie ohne jede nachweisbare
Prädisposition. Meistens findet sich dann eine schwerere Gelegenheitsveranlassung,
z. B. ein schweres Trauma oder eine schwere Infektion.

Immerhin kommen unzweifelhaft auch einzelne Fälle vor, in welchen auch
die genaueste ätiologische Untersuchung weder eine Prädisposition noch
eine nennenswerte Gelegenheitsveranlassung nachzuweisen vermag.

Ist Epilepsie als D.B. anerkannt, so sind in der Regel alle späteren
epileptischen Störungen, selbst wenn sie erst nach einer mehrjährigen Pause sich
wiederholen, als Folgen dieser D.B. anzusehen.

Pro-
gressive
Paralyse

Progressive Paralyse: Die Friedenserfahrung lehrt nicht, daß die dem
Militärdienst eigentümlichen Verhältnisse schlechthin die Auslösung dieser Krankheit begünstigen oder ihren Verlauf ungünstig beeinflussen. Die Kriegserfahrungen
bei der progressiven Paralyse haben die Forschungsergebnisse des Friedens insofern
bestätigt, als in der Frage der Entstehung der Erkrankung nur die syphilitische
Verursachung der Erkrankung gesichert ist, und daß ihr gegenüber die Bedeutung
aller anderen bekannten exogenen Schädigungen mehr oder weniger zurücktritt.

Die Annahme von D.B. ist daher nur ausnahmsweise gerechtfertigt. Die
Möglichkeit oder vielleicht die Wahrscheinlichkeit des Vorliegens einer D.B. besteht
namentlich dann, wenn eine erhebliche Kopfverletzung oder Erschütterung des
ganzen Körpers oder eine akute, insbesondere konsumierende Infektionskrankheit
vorliegt. Die Bedeutung anderer Schädlichkeiten wie einmalige oder fortgesetzte,
das Durchschnittsmaß erheblich überschreitende körperliche Anstrengungen oder
länger dauernde Schlafentziehung oder starke mit großer Aufmerksamkeits-
anspannung verbundene langdauernde Erregungen, denen früher auslösende
Bedeutung beigelegt wurde, ist nach den Kriegserfahrungen zweifelhaft.

Für die Annahme eines ursächlichen Zusammenhangs der Erkrankung mit
einer einmaligen Schädigung muß daher gefordert werden, daß der Krankheits-
beginn bald nach der Schädigung einsetzt und die körperlichen oder nervösen
Folgeerscheinungen ohne länger dauernde gesunde Zwischenzeit in das Bild der
Paralyse übergehen.

Sorgfältige Erhebung der Vorgeschichte pflegt die Häufigkeit von Erscheinungen beginnender oder ausgesprochener Erkrankung (Schwindelanfälle,
Ohnmachten, Wesensveränderung, Nachlaß der Leistungsfähigkeit usw.) vor der
Einstellung zu ergeben. Vor der Annahme einer Dienstbeschädigung bei Verschlimmerung einer progressiven Paralyse wird man sich zu erinnern haben,
daß die Paralyse eine schnell fortschreitende Erkrankung von sehr veränderlicher
Erscheinungsform ist. Nur bei sehr augenfälliger Verlaufsänderung anschließend
an die vorhin genannten Schädigungen kann der ursächliche Zusammenhang
und damit die Verschlimmerung als wahrscheinlich gelten.

Eine körperliche Schädigung, die im Sinne eines Unfalls als Ursache angeschuldigt werden könnte, ist erfahrungsgemäß nicht selten schon Folge einer bereits

bestehenden Erkrankung (z. B. Folge paralytischer Aufmerksamkeitsschwäche, paralytischer Ungeschicklichkeit oder Folge eines paralytischen Anfalls oder dgl. m.).

Nach Ansicht einzelner Fachärzte kann aus dem schnelleren und schwereren Verlauf der Paralyse ein Schluß auf die auslösende oder verschlimmernde Mitwirkung von Kriegseinflüssen gezogen und so von Kriegsparalysen gesprochen werden.

Für Tabes dorsalis gilt im großen und ganzen das bei der Paralyse Gesagte. Die Auslösungsmöglichkeit eines tabischen Prozesses durch körperliche Anstrengung und Erschöpfung, durch akute Infektionen und durch traumatische Schädigungen, vor allem Erschütterungen des Gesamtkörpers muß anerkannt werden. Es wird aber erfahrungsgemäß durch eine genaue Erhebung der Vorgeschichte die Häufigkeit der solchergestalt entwickelten Erkrankungen erheblich eingeschränkt.

Der Verlauf einer schon bestehenden Tabes kann durch einmalige Schädigungen, starke körperliche Überanstrengungen, plötzliche heftige Abkühlungen, akute Erkrankungen ungünstig beeinflußt werden.

Die Annahme einer Verschlimmerung der Erkrankung durch die gen. exogenen Einwirkungen darf sich jedoch nicht damit begnügen, lediglich den Nachweis eines Fortschreitens des Erkrankungsprozesses zu führen. Größere wissenschaftliche Wahrscheinlichkeit des Einflusses dieser Schädigungen wird fast nur bei akuter einsetzenden Verlaufsänderungen (Eintritt von Ataxie, von Blasenlähmungen, Auftreten von Krisen anschließend an akute Schädigungen) vorliegen.

Es scheint, daß das Auftreten der Lues cerebrospinalis mehr als die beiden vorgenannten luischen Erkrankungen durch die Schädigungen des Krieges, insbesondere die traumatischen, begünstigt wird. Bezüglich der Grundsätze bei der Beurteilung der D.B. gilt dasselbe wie bei Paralyse und Tabes.

Für die Folgeerscheinungen nachgewiesener schwerer Hirnerschütterung oder umschriebener Hirnverletzung ist ohne weiteres D.B. anzunehmen.

Die anderen organischen Erkrankungen des Gehirns und Rückenmarks kommen ihrem Häufigkeitsverhältnis in der Bevölkerung entsprechend in geringen Prozentsätzen vor. In Betracht kommen vor allem multiple Sklerose, Syringomyelie und Hirntumoren. Es handelt sich fast ausnahmslos um die Frage der Verschlimmerung der bestehenden Erkrankung, doch kann gelegentlich, besonders bei multipler Sklerose und Syringomyelie, die auslösende oder sogar verursachende Bedeutung von Infektionen — diese besonders bei der multiplen Sklerose und von traumatischen Schädigungen in Betracht kommen.

Die Frage der Dienstbeschädigung ist auch bei diesen Erkrankungen nicht ohne den Nachweis bestimmter Schädigungen zu bejahen; doch zeigt die Erfahrung, daß besonders bei der multiplen Sklerose Schädigungen auch leichterer Art oft schnell zu wesentlichen Verschlimmerungen führen.

Die Thomsensche Krankheit (Myotonia congenita) ist zwar ein angeborenes Leiden, sie macht sich aber erfahrungsgemäß in einzelnen Fällen erst im späteren Alter bemerkbar. Tritt sie erstmalig im Anschluß an verhältnismäßig große körperliche Feldzugsanstrengungen auf, so kann die Annahme und Anerkennung von D.B. in Frage kommen.

Bei der psychopathischen Konstitution und den angeborenen Schwachsinnsformen liegt es im Begriff, daß der krankhafte Zustand bei der Einstellung bestanden hat.

Eine genauere Untersuchung der früheren Persönlichkeit ergibt aber, daß auch die anscheinend durch den Krieg verursachten neurotischen und psychopathischen Störungen nach übereinstimmenden Erfahrungen in der großen Mehrzahl der Fälle auf dem Boden einer vorher bestehenden psychopathischen Konstitution erwachsen. Die Tatsache der starken Beeinflußbarkeit der psychopathischen Konstitution durch äußere Verhältnisse bringt hier in besonderer Häufigkeit die Frage der Verschlimmerung eines bestehenden Zustandes zur Erwägung.

Wie man sich wissenschaftlich zur Frage der Entstehung der bei Heeresangehörigen in diesem Kriege beobachteten Neurosen (sog. Kriegsneurosen) auch stellen mag — ob man ihre körperliche oder seelische Herkunft vertritt, ob man sie als individuelle Reaktionen ansieht oder als krankhafte Reaktionen von Psychopathen, ob man sie als thymogene oder ideogene Krankheitserscheinungen wertet, ob man ihre episodische Natur betont —, für die Annahme von D.B. kommt es lediglich auf die Feststellung an, daß für die neurotischen Krankheitserscheinungen, die zur Zeit der gesetzlich vorgesehenen Erhebung von Versorgungsansprüchen vorliegen, Einwirkungen, die mit dem Militärdienst oder mit den besonderen Verhältnissen des Krieges zusammenhängen, also exogene Einflüsse, als wesentlich mitwirkende Ursache anzusehen sind. Dabei ist es gleichgültig, ob die ursächliche Einwirkung in einer Erzeugung, Auslösung, Verschlimmerung oder Fixierung der vorliegenden Krankheitserscheinungen besteht.

Bei der u. U. ausschlaggebenden ursächlichen Bedeutung einer krankhaften Anlage für das Auftreten und Fortbestehen neurotischer Störungen muß in jedem Einzelfalle festgestellt werden, ob schon vor dem Einsetzen der angeschuldigten exogenen Schädigungen ein endogener krankhafter Zustand vorgelegen, und wie und unter welchen Bedingungen er sich geäußert hat. Ergibt sich, daß die vorliegenden neurotischen Erscheinungen ausschließlich oder ausschlaggebend durch einen endogenen krankhaften Zustand bedingt sind, so können sie ärztlicherseits nicht als D.B. angesehen werden. Für ihre ausschließliche oder ausschlaggebende endogene Natur würde einmal sprechen können die nachweisliche Unerheblichkeit der in Betracht kommenden exogenen Einflüsse, insbesondere wenn diese nach Art und Umfang die vor dem Diensteintritt bei dem betreffenden Neurotiker wirksam gewesenen Schädigungen des täglichen Lebens nicht übertreffen, wenn sie ein belangloses, bisher als unerheblich erwiesenes alltägliches Erlebnis darstellen, insbesondere aber, wenn die danach auftretenden neurotischen Erscheinungen in gleicher oder gleichwertiger Form schon vor dem Diensteintritt bei dem betreffenden Neurotiker beobachtet wurden, ihm gleichsam geläufig sind. Weiterhin würde für die ausschlaggebende Bedeutung des endogenen Faktors gegebenenfalls der klinische Charakter der vorliegenden Störungen sprechen können. Als solche ausschließlich oder vorwiegend endogen bedingte psychopathische Reaktionen kämen in Betracht die Verstimmungen und Bewußtseinsstörungen mit ihren Folgeerscheinungen der unerlaubten Entfernung und anderen triebartigen Handlungen der sog. Epileptoiden (Personen mit sog. larvierter Epilepsie), Verstimmungen mit nervösen Magenstörungen und mit funktionellen Klagen in verschiedenen Organgebieten, depressive Anwandlungen ohne besonderen Anstoß u. dgl.

Klingen die neurotischen Störungen noch vor dem Ausscheiden aus dem Heeresdienst ab, oder werden sie bis zum Ausscheiden durch eine entsprechende Behandlung — deren Vornahme in jedem einzelnen Falle vorgeschrieben ist — zum Schwinden gebracht, so daß der Zustand, wie er vor der Einstellung bestand, erreicht ist, so kommt die Anerkennung von D.B. beim Ausscheiden nicht in Betracht.

Treten in diesen abgeklungenen oder geheilten Fällen nach dem Ausscheiden von neuem neurotische Störungen mit oder ohne Anstoß auf, so ist, unter Berücksichtigung vorstehender Gesichtspunkte, von Fall zu Fall zu prüfen, ob hierfür die etwa festgestellte dienstliche Beschädigung ursächlich von wesentlicher Bedeutung ist. Zutreffendenfalls ist vor Feststellung etwaiger Versorgungsgebührnisse nach Möglichkeit eine Behandlung vorzunehmen.

Wenn Neurotiker, die auf Grund anerkannter D.B. mit Versorgung ausgeschieden, aber später durch Behandlung geheilt sind und daher den Pensions- oder Versorgungsanspruch verloren haben, von neuem mit den früheren durch Behandlung beseitigten neurotischen Erscheinungen erkranken, so erübrigt sich in der Regel die erneute Prüfung der D.B.-Frage, und der Pensions- oder Versorgungsanspruch lebt ohne weiteres wieder auf.

Die Tatsache, daß es sich nur um eine ihrer Natur nach vorübergehende Reaktionsform eines an sich unveränderten Zustandes handelt, darf nicht dazu führen, die D.B.-Frage zu verneinen, wenn die Erscheinungen dieser Reaktion noch zur Zeit des Ausscheidens bestehen. Ebensowenig darf die Erwägung, daß durch Anerkennung von D.B. bei einem Psychopathen eine u. U. die Heilung verhindernde Krankheitssuggestion erzeugt wird, ausschlaggebend für die Beurteilung der D.B.-Frage sein.

Ohne weiteres klar ist die Lage bei den eigentlichen Kriegsverwundungen. Hier muß bei peripheren Nervenverletzungen natürlich in Höhe der durch die Einbuße an Kraft und Beweglichkeit geschaffenen Erwerbsbeschränkung entschädigt werden. *(Kriegsverwundungen des Nervensystems)*

Im letzten Jahre sind vom Reichsarbeitsministerium Anhaltspunkte für die Beurteilung der Minderung der Erwerbsfähigkeit bei Kriegsbeschädigten herausgegeben worden. Da die Kenntnis der wichtigsten Bestimmungen für weite Ärztekreise bis auf weiteres von besonderer Bedeutung ist, seien die wesentlichsten im folgenden wiedergegeben.

Die im Folgenden aufgeführten Hundertsätze sollen lediglich Anhaltspunkte für die ärztliche Beurteilung der E.M. geben.

Narben nach Weichteilverletzungen am Kopf haben in der Regel keine E.M. zur Folge, können höchstens durch Sitz und Ausdehnung in gewissen Fällen, z. B. bei Einwirkung auf die Umgebung zu einer solchen führen. Für „Skalpierung" Satz der Versehrtheitsrente 20%, für Entstellungen 20—50%. *(Narben nach Weichteilverletzungen am Kopf)*

Eindrücke und Gewebsverluste am knöchernen Schädel sind in den seltensten Fällen für sich, sondern meist in Zusammenhang mit den Störungen von seiten der vom Schädel eingeschlossenen Organe zu bewerten. Knochenverlust mit pulsierender Narbe allein verursacht häufig Blutandrang nach dem Kopf, besonders beim Bücken, und dadurch, zumal bei vorwiegend körperlicher Betätigung, erheblichere E.M. *(Eindrücke u. Gewebsverluste am knöchernen Schädel)*

Gehirnverletzungen sind in der Hauptsache nach Verlauf und Folgezuständen zu beurteilen (Umfang, Gehirnregion, Narben und Fremdkörper im Gehirn); zu berücksichtigen sind psychische und organische Ausfallserscheinungen, Epilepsie, Spätabszesse und Geschoßwanderung bei Steckschüssen; letztere sind an und für sich am ungünstigsten zu beurteilen. Zentral bedingten Ausfallserscheinungen kommt grundsätzlich eine viel ernstere Bedeutung zu als peripheren. *(Gehirnverletzungen)*

Störungen rein funktioneller Art (z. B. Beschwerden nach Gehirnerschütterung) bedingen im allgemeinen keine E.M.; in besonders liegenden Fällen sind Sätze bis zu 30% anzunehmen.

Geisteskrankheiten begründen Annahme von E.U. immer in den Fällen, in denen Anstaltsbehandlung oder dauernde Überwachung fachärztlich für notwendig gehalten wird. *(Geisteskrankheiten)*

Nicht gemeingefährliche und nicht aufsichtsbedürftige Geisteskranke, deren Bewegungsfreiheit im bürgerlichen Leben verhältnismäßig wenig beschränkt ist (z. B. Paranoia und Remissionen, sowie manche Endzustände der Dementia praecox) können nicht ohne weiteres als erwerbsunfähig gelten, auch wenn ärztlich wissenschaftlich noch von bestehender Geisteskrankheit gesprochen wird. Nach Lage des Falles kann hier bis auf 50%, zuweilen auch bis auf noch niedrigere Sätze herabgegangen werden.

Feste Zahlen der E.M. hier anzugeben ist nicht möglich, da von Fall zu Fall Sätze von 15—100% in Frage kommen können. Ebenso sind objektiv sicher nachgewiesene psychische Ausfallerscheinungen nach

Gehirnverletzungen (z. B. Schädelschußfolgen) zu beurteilen. Sätze unter 50 % werden hier beim Vorliegen entsprechender beruflicher Anforderungen kaum in Frage kommen.

Organische Gehirn- und Rückenmarkserkrankungen

Organische Gehirn- und Rückenmarkserkrankungen sind ebenfalls in weitem Spielraum je nach der Einwirkung des Leidens auf die Gesamtfunktion des Körpers abzuschätzen. (Über die völligen oder Teillähmungen der Gliedmaßen infolge Nervenerkrankungen siehe bei diesen.)

Erkrankungen im Gebiete einzelner Nerven

Neuralgien, Nervenentzündungen sind, wenn nicht ausgesprochene Atrophien oder Lähmungen vorhanden sind, in den meisten Fällen mit 15—30 % hinreichend bewertet.

Fallsucht (Epilepsie)

Epilepsie ist in der Hauptsache nach einer etwaigen Schädigung der geistigen Leistungsfähigkeit und nach Schwere und Häufigkeit der Anfälle oder nach den für solche eintretenden sogenannten „Äquivalente" zu beurteilen. Bei häufigen Anfällen (z. B. allwöchentlich 2, 3 und mehr ausgeprägten Krampfanfällen) oder erheblicherer Beeinträchtigung der Intelligenz kann die E.F. völlig aufgehoben sein. Auch bei seltenen Anfällen muß die stets erhebliche Einschränkung der Berufswahl und Wettbewerbsfähigkeit mit in Betracht gezogen werden. Nach gesetzlicher Vorschrift sind Epileptiker von allen maschinellen Betrieben und von solchen Berufen fernzuhalten, in welchen ihnen durch den Eintritt von Krampf- oder Schwindelanfällen Schaden erwachsen kann.

Treten nur ganz seltene Anfälle (mit monatlichen Pausen) auf, so wird, ebenso wie bei häufigeren, aber nur nächtlichen Anfällen, die E.M. nur 15—30 % betragen. Daß nicht nur die ausgeprägten Anfälle allein, sondern auch die für solche eintretenden Störungen (Äquivalente) je nach ihrer Schwere zu berücksichtigen sind, ist zu beachten.

Funktionelle Neurosen

Die seelisch bedingten (psychogenen) Störungen, einschließlich der Anfälle, sind ganz allgemein — dies gilt auch für die Extremitätenlähmungen und Störungen der Sinnesorgane — nicht als auch nur ähnlich schwer anzusehen wie organische Krankheiten und daher grundsätzlich anders zu bewerten. Die noch immer in weiten Kreisen hoch bewerteten Reflexsteigerungen, Gefühlsstörungen, Gesichtsfeldeinschränkungen usw. haben keinerlei Bedeutung. Zittern tritt häufig nur während einer ärztlichen Untersuchung oder bei dieser in stärkerem Maße in Erscheinung als im täglichen Leben. Durch die funktionellen Neurosen wird die Erwerbs- und Arbeitsmöglichkeit im allgemeinen nicht ähnlich hoch beeinträchtigt, wie Nichtärzte in den meisten Fällen und auch Nichtfachärzte hin und wieder auf die Klagen und den großen Eindruck hin, den die sinnfälligen Erscheinungen der Neurotiker machen, anzunehmen geneigt sind. In der Mehrzahl der leichteren Fälle liegt eine Minderung der E.F. nicht vor. Um mehr als 15—30 % mindert jedenfalls eine solche Neurose die E.F. nur im allerseltensten Falle, der dann vom Facharzt ganz besonders zu begründen ist.

Psychopathie

Das eben Gesagte gilt im großen und ganzen auch von der Psychopathie, obwohl diese meist angeborene Veranlagung als Bezeichnung eines Versorgungsleidens nicht angewendet werden sollte. Man spricht besser von einer auf dem Boden der Psychopathie entstandenen Neurose.

Für die Beurteilung mit dem Nervensystem in Zusammenhang stehender Augenschädigungen kommen in Betracht: Störungen durch Doppelbilder, Bewegungsbeschränkung und Sehstörung, welche die Ausschaltung eines Auges beim Sehakt bedingen können, z. B. völlige Lähmung des Lidhebers. In den letztgenannten Fällen können derartige Kranke oft wie Einäugige zu beurteilen sein (25%). Unheilbare Augen-
muskel-
lähmungen

Für den Neurologen von Wichtigkeit ist die Halbseitenblindheit; diese mit einer zentralen Sehschärfe von $1/2$ und mehr bedingt eine E.M. von 40%; der Satz erhöht sich auf 50%, wenn der Ausfall des Gesichtsfeldes die Seite der Arbeitshand oder die untere Gesichtsfeldhälfte betrifft, weil alle Hantierungen der Arbeitshand gehindert sind und das Arbeitsbereich meist im unteren Gesichtsfelde liegt. Ist die zentrale Sehschärfe auf unter $1/2$ herabgesetzt, so sind in jedem Falle Sätze von 50% und mehr aufzunehmen. Sonstige Gesichtsfeldeinschränkungen sind je nach Sitz und Ausdehnung ein- oder doppelseitig zu beurteilen. Die psychogenen Gesichtsfeldstörungen beeinträchtigen, da sie das unbewußte Orientierungsvermögen unbeeinflußt lassen, die Erwerbsfähigkeit nicht. Seh-
störungen

Bei der Abschätzung des Grades der E.M. bei organischer Schwerhörigkeit und Taubheit spielt die Erwerbstätigkeit eine große Rolle; dabei ist es für die meisten Berufe von geringerer Bedeutung, ob die Hörstörung durch Erkrankung eines oder beider Ohren bedingt wird. Maßgebend für die Beurteilung der E.M. ist die Herabsetzung des Hörvermögens für die gewöhnliche Umgangssprache bei Hören mit beiden Ohren! Wird gewöhnliche Umgangssprache noch über 4 m verstanden, so ist ein versorgungsberechtigender Grad von E.M. für die meisten Berufe im allgemeinen nicht anzunehmen. Der Satz von 40% ist angemessen, wenn gewöhnliche Umgangssprache erst unter 1 m verstanden wird. Organische Taubheit auf beiden Ohren rechtfertigt Sätze von 50% aufwärts. Praktische Taubheit besteht, wenn in gewöhnlicher Umgangssprache vorgesprochene Worte unmittelbar am besser hörenden Ohre nicht mehr verstanden werden. Sind mit der Schwerhörigkeit oder Taubheit andere Störungen, z. B. stärkeres Ohrensausen, Schwindel verbunden, so können sich die Sätze entsprechend erhöhen. Subjektive Ohrgeräusche an sich bedingen im allgemeinen keine E.M. Bedeuten sie augenscheinlich eine starke Belästigung, so kann die E.F. in meist geringen Graden gemindert sein. Organische
Schwer-
hörigkeit
und Taub-
heit

Für die Beurteilung des Einflusses von Schwindelzuständen, die vom Ohr ausgehen, auf den Grad der E.M. ist das objektive Untersuchungsergebnis des Vestibularapparates, das in derartigen Fällen nicht fehlen darf, von besonderer Bedeutung. Desgleichen die ausgeübte Erwerbstätigkeit; Schwindelerscheinungen sind für Arbeiter, die ihren Beruf in sitzender Stellung ausüben können, meist von geringerer Bedeutung, während sie auf Leitern, Gerüsten tätige in ihrer Berufstätigkeit erheblicher beeinträchtigen. Schäden des
Bogengang-
apparates

Erkrankungen der Halsmuskeln oder Nerven oder Verletzungsfolgen an ihnen (Verkürzung, Narben, Lähmung) mindern die E.F., je nach Beruf verschieden, in der Regel nicht erheblicher. Hals-
muskeln u.
-nerven

Schäden der Wirbelsäule

Bei Schäden der Wirbelsäule ist zu berücksichtigen, ob der Krankheitsprozeß als abgeschlossen gelten kann, oder ein Fortschreiten z. B. bei mangelnder Schonung zu befürchten ist. Sodann sind der Grad der Bewegungsbeschränkung, Störung der Tragfähigkeit der Wirbelsäule oder die Folgen einer Raumbeschränkung in der Rumpfhöhle und dem Rückenmarkskanal maßgebend.

Kropf

Im Vordergrund der Beurteilung des Kropfes stehen etwaige Störungen der Atmung und Herztätigkeit. Bei Basedowscher Krankheit als innerer Sekretionsstörung ist stets die Beeinträchtigung des Gesamtzustandes zu berücksichtigen. Es wird daher unter den Satz von 30% kaum herabzugehen sein.

Kehlkopfleiden

Völlige Tonlosigkeit der Stimme (Aphonie) bedeutet eine erheblicherere Minderung der E.F. und zwar von 30% aufwärts. Hysterische Stimmlosigkeit bzw. Stummheit bedingt nur zeitige E.M. Bezüglich der Höhe der Sätze ist das Grundleiden und die Erwerbstätigkeit von besonderer Bedeutung. Bei organisch bedingter Stummheit ist die Beurteilung von dem Grundleiden abhängig. Sätze von $50-100\%$ kommen in Betracht.

Gliedmaßen

Bei Erkrankungen oder Verletzungen der Gliedmaßen ist stets die verbliebene Gebrauchsfähigkeit des ganzen Gliedes zu berücksichtigen. Soll z. B. eine Hand ihre Tätigkeit voll entfalten, so muß sie in jeder normalerweise möglichen Höhe und Richtung gebraucht werden können, setzt also völlige Gebrauchstüchtigkeit der sämtlichen Armgelenke voraus. Besondere Berücksichtigung verdienen hier bei der Abschätzung der E.M. Berufstätigkeit, körperliche Rüstigkeit, Schonungsbedürftigkeit.

Die nachstehend genannten Sätze betreffen den Arbeitsarm. Schäden am Nichtarbeitsarm sind in der Regel um 10% niedriger zu bewerten.

Störungen der Armbewegungsnerven

Lähmung des Achselhöhlennerven $20-50\%$.
Lähmung des Speichennerven $20-40\%$.
Lähmung des Mittelnerven $20-50\%$.
Lähmung des Ellenbogennerven $20-40\%$.
Lähmungen aller oder mehrerer Nerven sind unter Umständen dem Verlust des Gliedes gleich zu achten.

Im allgemeinen ist zu sagen, daß die Erwerbsminderung nicht hinausgehen wird bei Verlust
eines Armes über 80% als Höchstsatz,
eines Unterarmes über 70% als Höchstsatz,
einer Hand über 70% als Höchstsatz.

Im übrigen wird man die Gebrauchsbehinderungen der oberen Gliedmaßen infolge von Nervenerkrankungen oder Verletzungen nach den Ausfallserscheinungen, die sie machen, beurteilen.

Bei der Beurteilung der Erkrankung der unteren Gliedmaßen ist zu berücksichtigen, ob der Beschädigte ausdauernd und sicher stehen, sich fortbewegen, steigen, sich ungehindert niedersetzen und längeres Sitzen aushalten, schließlich mit gebeugtem Knie oder im Knien arbeiten kann.

Lähmung des Hüftnerven 20—60%.
Lähmung des Schienbeinnerven 20—40%.
Lähmung des Wadenbeinnerven 20—40%.
Lähmungen aller oder mehrerer Nerven sind unter Umständen
dem Verlust des Gliedes gleich zu achten.

Im allgemeinen ist zu sagen, daß die E.M. nicht hinausgehen
wird bei

Auslösung eines Beines im Hüftgelenk über 80% im Höchstsatz,
Verlust eines Oberschenkels je nach Länge und Brauchbarkeit
des Stumpfes über 60—80% als Höchstsatz,
Auslösung im Kniegelenk 60%,
Verlust eines Unterschenkels 50—60%,
Verlust eines Fußes ohne nennenswerte Verkürzung des Beines
30—50%.

Mit diesen Zahlen, die sich naturgemäß nicht auf Nervenverletzungen, sondern auf verstümmelnde oder versteifende Verletzungen
beziehen, ist die vergleichsweise Grundlage zur Beurteilung der nervösen
Störung gegeben.

Man wird diese Prozentzahlen mutatis mutandis auch bei den
Verletzungen bei der Unfallversicherung zugrunde legen können.

Nach dem Gesetz über die Kapitalsabfindung Kriegsbeschädigter können
Personen, die Anspruch auf Kriegsversorgung haben, auf ihren Antrag zum
Erwerb oder zur Festigung eigenen Grundbesitzes durch Zahlung eines Kapitals
abgefunden werden, worüber die oberste Militärverwaltungsbehörde entscheidet.
Kapitalsabfindung kann bewilligt werden, wenn nach Art des Versorgungsgrundes
ein späterer Wegfall des Versorgungsgrundes nicht zu erwarten steht und für eine
nützliche Verwendung des Geldes Gewähr besteht. Für die Psychoneurosen
wird das Gesetz schon darum nur sehr selten in Betracht kommen, weil der
Wegfall des Versorgungsgrundes, d. h. ihre Heilung bei ihnen doch in einer
großen Anzahl von Fällen zu erwarten und in allen zu hoffen ist. Gerade von
neurologischer Seite hat man dann auch andere Vorschläge gemacht, so z. B.
das System der mit den Jahren fallenden Renten, ohne daß bisher diese Vorschläge
in der Gesetzgebung einen Niederschlag gefunden hätten.

Sachverzeichnis.

Druck der Universitätsdruckerei H. Stürtz A. G., Würzburg.

Fachbücher für Ärzte.

Die Bezieher der „Klinischen Wochenschrift" haben das Recht, die Fachbücher für Ärzte zu einem dem Ladenpreis gegenüber um 10 % ermäßigten Vorzugspreis zu beziehen.

Band II:

Praktische Unfall- und Invalidenbegutachtung bei sozialer und privater Versicherung, Militärversorgung und Haftpflichtfällen. Für Ärzte und Studierende. Von Dr. med. **Paul Horn**, Privatdozent für Versicherungsmedizin an der Universität Bonn. Zweite, umgearbeitete und erweiterte Auflage. 1922. Gebunden GZ. 10.

Band III:

Psychiatrie für Ärzte. Von Dr. **Hans W. Gruhle**, a. o. Professor der Universität Heidelberg. Zweite, vermehrte und verbesserte Auflage. Mit 23 Textabbildungen. 1922. Gebunden GZ. 7.

Band IV:

Praktische Ohrenheilkunde für Ärzte. Von **A. Jansen** und **F. Kobrak**, Berlin. Mit 104 Textabbildungen. 1918. Gebunden GZ. 8,4.

Band V:

Praktisches Lehrbuch der Tuberkulose. Von Prof. Dr. **G. Deycke**, Hauptarzt der Inneren Abteilung und Direktor des Allgemeinen Krankenhauses in Lübeck. Zweite Auflage. Mit 2 Textabbildungen. 1922. Gebunden GZ. 7.

Band VI:

Infektionskrankheiten. Von Prof. **Georg Jürgens**, Berlin. Mit 112 Kurven. 1920. Gebunden GZ. 7,4.

Band VII:

Orthopädie des praktischen Arztes. Von Prof. Dr. **August Blencke**, Facharzt für orthopädische Chirurgie in Magdeburg. Mit 101 Textabbildungen. 1921. Gebunden GZ. 6,7.

Band VIII:

Die Praxis der Nierenkrankheiten. Von Prof. Dr. **L. Lichtwitz**, ärztl. Direktor am Städt. Krankenhaus Altona. Mit 2 Textabbildungen und 34 Kurven. 1921. Gebunden GZ. 5,8.

Band IX:

Die Syphilis. Kurzes Lehrbuch der gesamten Syphilis mit besonderer Berücksichtigung der inneren Organe. Unter Mitarbeit einiger Fachärzte herausgegeben von Prof. Dr. **E. Meirowsky** in Köln, und Prof. Dr. **F. Pinkus** in Berlin. Erscheint im Frühjahr 1923.

Die Kriegsschäden des Nervensystems und ihre Folgeerscheinungen. Eine Anleitung zu ihrer Begutachtung. Von Professor Dr. **M. Lewandowsky** in Berlin. Nach dem Tode des Verfassers herausgegeben von Dr. **Kurt Singer.** 1919. GZ. 2,8.

Die Hysterie. Von Professor Dr. **M. Lewandowsky** in Berlin. (Sonderabdruck aus Handbuch der Neurologie, Band V.) 1914. GZ. 6.

Histopathologie des Nervensystems. Von Dr. **W. Spielmeyer,** Professor an der Universität München. Erster Band: Allgemeiner Teil. Mit 316 zum großen Teil farbigen Abbildungen. 1922.

GZ. 36; gebunden GZ. 39.

Technik der mikroskopischen Untersuchung des Nervensystems. Von Professor Dr. **W. Spielmeyer.** Zweite, vermehrte Auflage. 1914. Gebunden GZ. 4,8.

Chirurgische Anatomie und Operationstechnik des Zentralnervensystems. Von Dr. **Julius Tandler,** o. ö. Professor der Anatomie an der Universität Wien, und Dr. **Egon Ranzi,** a. o. Professor der Chirurgie an der Universität Wien. Mit 94 zum großen Teil farbigen Figuren. 1920. Gebunden GZ. 12.

Das vegetative Nervensystem. In Gemeinschaft mit bekannten Fachgelehrten dargestellt von Professor **L. R. Müller,** Erlangen. Zweite, vermehrte und verbesserte Auflage. In Vorbereitung.

Die Syphilis des Zentralnervensystems. Ihre Ursachen und Behandlung. Von Professor Dr. **Wilhelm Gennerich,** Kiel. Zweite, durchgesehene und ergänzte Auflage. Mit 7 Abbildungen. 1922. GZ. 9.

Taschenbuch der praktischen Untersuchungsmethoden der Körperflüssigkeiten bei Nerven- und Geisteskrankheiten. Von Privatdozent Dr. **V. Kafka,** Leiter der Serologischen Abteilung der Psychiatrischen Universitätsklinik und Staatskrankenanstalt Friedrichsberg in Hamburg. Zweite, verbesserte Auflage. Mit 29 Textabbildungen. 1922.

GZ. 2.

Taschenbuch zur Untersuchung von Nervenverletzungen, Nerven- und Geisteskrankheiten. Eine Anleitung für Ärzte, insbesondere bei gerichtlichen, militärischen und Unfallsbegutachtungen. Von Dr. **W. Cimbal,** Nervenarzt und Oberarzt der Städtischen Heil- und Pflegeanstalten zu Altona. Dritte Auflage. Mit 15 Textbildern. 1918.

Gebunden GZ. 5,1.

Lehrbuch der Psychiatrie. Von Dr. **E. Bleuler**, o. Professor an der Universität Zürich. Vierte Auflage. Mit 51 Textabbildungen.

Erscheint im Frühjahr 1923.

Grundriß der psychiatrischen Diagnostik. Von Dr. **Julius Raecke**, Professor an der Universität Frankfurt a. M. Neunte, vermehrte und verbesserte Auflage. Mit 14 Textabbildungen. 1922. GZ. 4.

Allgemeine Psychopathologie für Studierende, Ärzte und Psychologen. Von **Karl Jaspers**, o. ö. Professor der Philosophie an der Universität Heidelberg. Dritte, vermehrte und verbesserte Auflage.

Erscheint im Frühjahr 1923.

Vererbung und Seelenleben. Einführung in die psychiatrische Konstitutions- und Vererbungslehre. Von Dr. **Hermann Hoffmann**, Privatdozent an der Universitätsklinik für Gemüts- und Nervenkrankheiten in Tübingen. Mit 104 Abbildungen und 2 Tabellen. 1922.

GZ. 8; gebunden GZ. 11.

Körperbau und Charakter. Untersuchungen zum Konstitutions-Problem und zur Lehre von den Temperamenten. Von Dr. **Ernst Kretschmer**, Privatdozent für Psychiatrie und Neurologie in Tübingen. Dritte, gegenüber der zweiten unveränderte Auflage. Mit 32 Abbildungen. 1922.

GZ. 7,5; gebunden GZ. 9.

Psychiatrie und Strafrechtsreform. Von Geh. Medizinalrat Prof. Dr. Ernst Schultze, Direktor der Universitäts-Nervenklinik Göttingen. 1922.

GZ. 1,2.

Die kindliche Sexualität und ihre Bedeutung für Erziehung und ärztliche Praxis. Von Dr. med. **Josef Friedjung**, Dozent an der Universität Wien. (Sonderabdruck aus „Ergebnisse der inneren Medizin und Kinderheilkunde" Bd. 24.) Erscheint im Frühjahr 1923.

Kultur und Entartung. Von **Oswald Bumke**, Professor in Leipzig. Zweite, umgearbeitete Auflage. 1922. GZ. 3,45.

Die Therapie des praktischen Arztes. Von Professor Dr. **Eduard Müller**, Direktor der Medizinischen Universitäts-Poliklinik zu Marburg. Unter Mitwirkung von hervorragenden Fachgelehrten. In drei Bänden.

    I. Band: **Therapeutische Fortbildung** 1914. Vergriffen. Fortsetzung befindet sich in Vorbereitung.

    II. Band: **Rezepttaschenbuch** (nebst Anhang). Zweite, verbesserte Auflage. Bearbeitet von Professor Dr. **Ernst Frey**, Marburg, nebst Beiträgen von bekannten Fachgelehrten.

        Erscheint im Frühjahr 1923.

    III. Band: **Grundriß der gesamten praktischen Medizin.** In zwei Teilen. Mit 54 Textabbildungen. 1920.   Gebunden GZ. 22,5.

Ärztliche Behelfstechnik. Von Professor Dr. **Günther Freiherr von Saar** †. Zweite, veränderte Auflage. Bearbeitet von Generalarzt Professor Dr. C. Franz, Stabsarzt Dr. Th. Fürst in München, a. o. Univ.-Professor Dr. K. Holtei in Gratwein, Professor Dr. R. Hesse in Graz, Professor Dr. H. Hübner in Elberfeld, Professor Dr. O. Mayer in Wien, Professor Dr. B. Mayrhofer in Innsbruck, Professor Dr. H. Spitzy in Wien, Professor Dr. M. Stolz (†) in Graz und Professor Dr. R. von den Velden in Berlin. Herausgegeben von Generalarzt Professor Dr. C. **Franz.** Mit 372 Textabbildungen.   Erscheint im Frühjahr 1923.

Leitfaden für die ärztliche Untersuchung. Von Generaloberarzt Dr. **Leu.** Unter Mitwirkung von Oberstabsarzt Professor Dr. Thiem und des Stabsarztes d. R. Dr. Engelmann bearbeitet von Ärzten des III. A.-K. Nebst einem Geleitworte des Geh. Hofrats Prof. Dr. Friedrich v. Müller. Mit 47 Textabbildungen. 1918.   Gebunden GZ. 12.

Lehrbuch der Differentialdiagnose innerer Krankheiten. Von Geh. Med.-Rat Professor Dr. **M. Matthes**, Direktor der Medizinischen Universitäts-Klinik in Königsberg i. Pr. Vierte, verbesserte Auflage. Mit etwa 110 Textabbildungen.   Erscheint im Frühjahr 1923.

Differentialdiagnose, anhand von 385 genau besprochenen Krankheitsfällen. Lehrbuchmäßig dargestellt von Dr. **Richard C. Cabot,** Professor der klinischen Medizin an der Medizinischen Klinik der Havard-Universität in Boston. Zweite, umgearbeitete und vermehrte Auflage nach der 12. Auflage des Originals von Dr. H. Ziesché, leitender Arzt der Inneren Abteilung des Josef-Krankenhauses zu Breslau. Erster Band. Mit 199 Textabbildungen. 1922.   GZ. 16,7; gebunden GZ. 20.

Deutsche Irrenärzte. Einzelbilder ihres Lebens und Wirkens. Von Professor Dr. **Theodor Kirchhoff** in Schleswig. Herausgegeben mit Unterstützung der Deutschen Forschungsanstalt für Psychiatrie in München, sowie zahlreicher Mitarbeiter.

    Erster Band: Mit 44 Bildnissen. 1921.   Gebunden GZ. 9.

    Zweiter Band: Mit zahlreichen Bildnissen.   Erscheint im Frühjahr 1923.

Der Gesichtsausdruck und seine Bahnen beim Gesunden und Kranken, besonders beim Geisteskranken. Von Professor Dr. **Theodor Kirchhoff.** Mit 68 Textabbildungen. 1922.   Gebunden GZ. 7,5.

Über die Altersschätzung bei Menschen. Akademische Antrittsrede bei der Übernahme der Professur für innere Medizin in Erlangen, gehalten von **L. R. Müller**, Direktor der Medizinischen Klinik in Erlangen. Mit 87 Textabbildungen. 1922.   GZ. 2,5.